厥脱病证与休克研究

JUE TUO DISEASE SYNDROME AND SHOCK

主　审　刘伏友
主　编　黄道生
副主编　黄慧谦　黄红谦　黄彦凝
著作者　张四芳　张东山　李　灿　杨剑钢
　　　　周　安　黄道生　黄慧谦　黄红谦
　　　　黄彦凝

CNS | K 湖南科学技术出版社

《厥脱病证与休克研究》提要

《厥脱病证与休克研究》，是中西结合论述厥脱病证与相关心脑血管疾病特别是休克的专著。是作者几十年来从事厥脱病证与休克临床与实验研究的真实记载和经验总结。是弘扬我国中医学伟大宝库的典型范例。全书体现继承与创新精神，对厥脱病证广义与狭义之分以及病因、病机的阐释，诊治等均具创新和独特见解。汇聚国内、外最新技术成就，传统经验、个人心得。可供中、西医、药剂、护士学习和参考。

序 言

休克这种临床状态，一般发生、发展比较迅速，如不及时进行有效救治，常常危及患者的生命，或留下严重的后遗症。因此，对如何更安全、有效地救治休克患者及其相关的各种并发症，是医药学领域长期以来探索、研究的重大课题之一。由于长期以来积累了丰富的历史经验，我国中医有关厥脱病证丰富的理论和证治手段，为我们现今诊治休克和相关的并发症拓展了思维视野，也丰富了可供采取的手段和方法。黄道生教授出身于中医世家，受祖辈的熏陶，对中医学有系统、深厚的理论根底，特别是对内科温热病和心脑血管病有更多的研究和临床实践。黄教授曾长期在中南大学湘雅二医院主持中医学教研室和中医科工作，为提高该院中医学的医疗教学水平，开展科学研究做了大量有成效的工作。作为一位中医学者，他勤奋好学、不断进取，热忱关爱患者，深得患者和学生们的敬爱。

近年，黄道生教授退休后，一方面继续热忱为患者服务，另一方面以高度的责任感，认真整理了他多年来在厥脱病证方面所做的大量的临床实践经验和科学研究成果，潜心从事于著述。经过数年的坚毅努力，黄教授终于完成了《厥脱病证与休克研究》这一著作。这一著作的出版，必将有助于广大临床医师和医学生们在厥脱病证和休克证治实践中开阔临床界思维眼界和提高学习效果，对于进一步开展中医厥脱病证西医休克的科学研究，本书也将是一部有价值的参考书。为此，我深表庆贺。

原湖南省政协副主席

原湖南医科大学（现中南大学湘雅医学院）校长

著名生理学家、博士生导师

徐有恒

2013 年 2 月

自 序

本书秉承“走中国特色的医药卫生事业发展道路，发展我国医药学”的指导思想，强调继承创新，突出中医特色，吸取现代医学的长处。注意“三结合”，即中医和西医相结合，临床与实验研究相结合，医和药的研究相结合。

浩瀚的中医学文献中，保留了我们祖先长期积累的救治厥脱病证的宝贵经验，蕴藏丰富的医药资源，许多原始创新的潜力，成为当今创新我国传统医药学的源泉，是我们传承的核心。

《黄帝内经》对秦汉前所积累的厥脱病证的散在的、零星的实践经验和文字资料进行了初步的总结和论述，开始构建厥脱的理论基础。《伤寒论》创建的六经辨证，包括厥病的病因、病机、辨证施治，理、法、方、药俱备。《伤寒论》对厥的论述属于专病性质，它的内容和针对性较之《黄帝内经》更为具体。扁鹊治愈虢太子患“尸厥”的病案，表明当时有高明的医生掌握了救治“尸蹶（厥）”的医疗技术，标志着这个时期厥脱病证学术基础理论已构建形成。

晋葛洪收录急救用的多种外治法，增添治疗途径。巢氏《诸病源候论》补充和扩展了部分急症病因及治疗方面的内容。唐王焘《外台秘要》辑载治疗痰厥方药。金元时期医学上出现不同的流派，不同学术观点，有继承，有舍弃，有探索创新。金成无己所著《注解伤寒论》阐释“命绝”“脏绝”的病变部位，他不拘于古代医家只凭气息（呼吸）和脉象诊断是否死亡的传统技法，而是注重神机变化，倡用察神方法观察瞳仁，与当代观察瞳孔判断脑病预后方法相似，对后世深入研究厥脱病证及其合病、并病如多脏器衰竭等具有深刻意义。

明代以前没有厥脱证名。张景岳在继承前人厥病、脱病学术经验基础上创立了厥脱证。“是即阴阳相离之候，故致厥脱”，首次把当代西医学所称之为“休克”的危急症候，从厥病和脱病中鉴别分化出来，归属并定名为厥脱证，明确其含义、症候，使厥病、脱病、厥脱证三者独立，为后世形成完整学术体系奠定了基础。清温病学家的理论和诊治技术，更新了中医对温热厥脱的理念，提高了诊治水平，使厥脱危急重症治愈好转病例较之往昔大有增加。晚清及民国时期外国文化传入中国，中医界的有识之士利用和引进文明成果为我所用，中医学在竞争中前进，使厥脱病证学术理论步入创新成熟期。

新中国成立以来，国家相关部门全面规范厥脱病证的医疗、教学、科研任务，特别是八五期间将厥脱证纳入国家医药重点项目（攻关）且成绩显著，从此厥脱病证学术理论研究跨入规范完善时期。上述诸因素促使中医厥脱病证学术体系从萌芽、形成，经过争鸣变革，不断创新，反复实践，学理趋于成熟全面。现在，完全有必要将这些丰富的文献和宝贵的经验加以整理总结。

继承前人的学术经验是我们从事厥脱病证实验和学术研究的根本指导思想。其中构成轴心理论的厥病→脱病→厥脱证→厥脱病证，便是从源头（阴阳十一脉灸经“厥”蹶）顺藤摸瓜→历代中医文献→明《景岳全书》，再经清代、近代以来医家反复临床实践渐趋成熟。我们经过多年深入研究并结合流行病学调研，率先提出广义厥脱病证论，亦属抛砖引玉之举。

本书在全面论述广义厥脱病证基础上，应用现代科学试验手段制造厥脱（休克）模型，重点揭示了狭义厥脱证的病因病机。用灭活大肠埃希菌制成的犬内毒素休克模型，相当于中医学温病“热毒内壅、络气阻遏”的热厥证，其病理损害主要为营阴耗损，血脉瘀阻，阳气郁而不达。失血性休克犬模型，主要由大量失血使血容量减少，类似中医血脱证。用戊巴比妥钠静脉注射制成犬急性心力衰竭和心源性休克模型，相当于中医的阳气暴脱证。

上述由3种不同因素所致厥脱模型（休克），均属急骤损伤气血、脏腑病机。临床上出现的“阴阳相离之候故致厥脱”，所显示的特征不同于一般厥病、脱病，可资鉴别；能解释中医病因、病机，失血性休克、心源性休克、感染性休克模型，或为血脱，或为阳气暴脱，或为气滞血瘀，三者均属暴病性质，由气、血、津、精急剧耗损致病；能为制定中医治则提供依据，如“急则治其标”，行气活血，复脉回厥，此属于同治；而治本方面，恰合中医审证求因原则，针对大肠埃希菌内毒素、失血、戊巴比妥钠等因素，分别施以清热解毒，滋阴补血，养心益气。此属于异治。动物模型能表达中医的一些特色，创新了中医厥脱病证的研究方法。

寻找治疗急症中药方面，主要针对速效品种稀少、剂型单一、制作工艺滞后来进行。“救心复脉注射液”处方选择具有行气活血的枳实，按照新药审批办法的要求，从制剂、药理、毒理学、临床医学等方面深入研究。

枳实成分复杂，像个“天然小复方”，我国中医医务工作者借助现代分析技术，已弄清枳实的化学结构、有效部位，并能将其分离、合成。主要有昔奈福林和N-甲基酪胺。打个比喻来形容这两种成分的功用，它们就好比中医学中的阴阳，一个属阴，另一个属阳，像“阴”的昔奈福林能收缩血管，像“阳”的N-甲基酪胺能舒张血管，两者既相互对立又相互制约，起到调控血压和心率等作用，能使休克患者过低的血压升高，过慢的心率恢复正常。临床上通过掌握调控两个有效成分的配比和用量、输液速度，能使或快或慢的心率，或升之过慢或降之过低的血压稳定。它们与“天然小复方”中其他成分配合，共奏行气活血、改善循环、回阳救逆、救心复脉之功效。

枳实这样的药材，若只是制成膏、丹、丸、散、汤，即使口服到了胃里，它的主要成分也会被胃蛋白酶破坏，达不到升压、强心的目的。只有制成注射剂，经血管途径给药，才能药尽其用。上述事例表明，中医的继承与创新都十分重要，缺一不可。

本人在综合医院从事中医医疗、教学、科研工作40多年，从实践中体会到，只要我们自身努力，利用好现存条件，团结同仁，凭借这个舞台是可以开展中医急症医学研究，发展中医药学事业的。至于中医能不能治疗急重症，上述回答是肯定的。

编著者限于水平，加之年岁已高，唯恐时不待我，求成心切。因此，书中错误疏漏之处在所难免，恳请指证。希望此举能引起同仁共同关注乃至争鸣，激发年轻一代继往开来，共同创新中医药学。

中南大学湘雅二医院中医学教研室黄道生

2013年2月于海南

前言

《厥脱病证与休克研究》是一部以中西医结合论述厥脱病证与相关心脑血管病，特别是休克的专著，融中医文献、实验、临床研究于一书，尚属罕见。

长期以来，中医学中关于厥、脱病证的论述复杂，概念和内涵表述不一。本书通过文献、实验、临床研究和流行病学调查，率先将本类病证的名称和内涵归纳为厥脱病证，分广义与狭义。广义名为“厥脱病证”，包括厥病、脱病、厥脱证；狭义专指“厥脱证”。

全书分上、下两篇及附录。上篇论述广义厥脱病证，设四章，分别为概论、厥病、脱病、厥脱证；下篇从中西医结合方面分两章论述休克及休克并发症；附录主要介绍国家中医药“八五”攻关项目救心复脉注射液抗厥脱证的实验和临床研究内容成果，以及黄道生教授历年发表的有关厥脱病证的学术论文。

本书较全面的论述了广义厥脱病证的源流、病因、病机、诊断、治则、治法。重点研究和阐述了中医狭义厥脱证与西医学休克的同一性，以别于厥病、脱病，使厥脱病证的学术理论层次更清晰、更贴近临床，更具系统性和指导意义。

本书切合临床实用，具有可操作性。治疗方面继承了治疗厥脱病证的传统经验；吸收了国家中医药“八五”攻关和国内外的主要的研究成果；总结和核录了当代中西结合研究的新进展。书中以随机应变治法的形式贡献了作者的心得，皆可选用。本书可供中医、中西医结合的中、高级医药人员从事医疗、教学、科研的学习和参考。

编著者

2013年2月

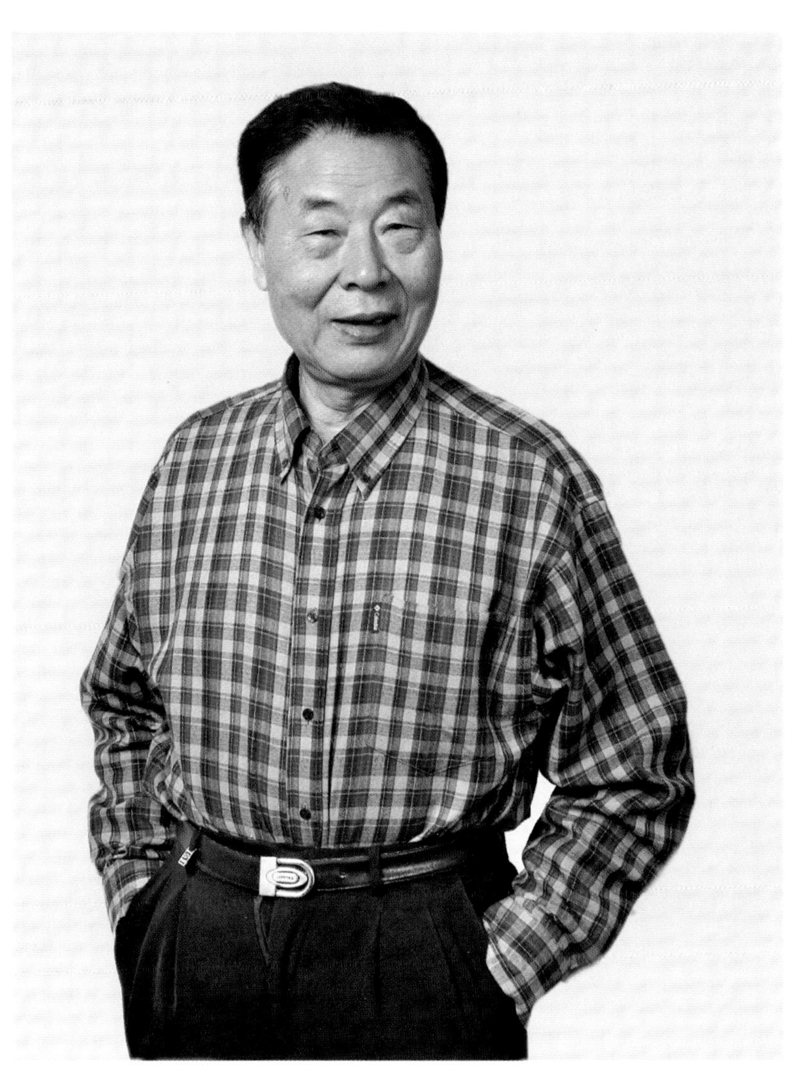

|作　者:黄道生

主编简介

黄道生，男，1934年11月出生于湖南省益阳市。主任医师、教授、硕士研究生导师。历任中南大学湘雅二医院中医学教研室主任、中医科主任。中华中医学会内科学会委员、国家自然科学基金委员会函议专家、国家中医药管理局科技评审专家、国家中医管理局厥脱急症协作组湖南组组长、湖南中医学会常务理事、湖南省中医内科学会副主任、中华中医药学会湖南分会资深委员会委员，任湖南省新药评审委员会委员、《湖南中医杂志》编委等职。被评定为首批“湖南省名中医”。

黄道生出身于中医世家，医术世代相传，为黄家第五代传人。早先随父学中医，尽得其传，曾就读于湖南省中医进修学校（湖南中医药大学前身），从事中医医疗、教育、科研工作已有50多年。潜心医学耕耘，技艺精湛，治学严谨，精通中医学，博采各家学说之长，擅长内科温热病、心脑血管病等的治疗。对厥脱病证与休克进行了深入研究，先后主持和完成国家中医药“八五”科技重点（攻关）项目“急性心肌梗死合并休克及心律失常的临床与实验研究”专题及“救心复脉注射液治疗厥脱证的临床与实验研究”分题，经国家相关部门验收达到国内先进水平。完成湖南省中医药科研课题多项。主编、参编中医著作10项，在国内外发表学术论文40多篇。担任中医学、西医学中本科及硕士研究生教学课程，为国家培养了一批中医和中西医结合杰出人才，贡献颇多。

近年退休后仍热心为当地患者服务并潜心著述，得到众多好评，被誉为“医林春晖”、“杏林精英”、湖南省“第二届国医大师”推荐。

目 录

上篇 中医厥脱病证

下篇　中西结合论休克

附 录

上篇

中医厥脱病证

第一章 厥脱病证概论

第一节 厥脱病证学术史略

人类伊始就有厥脱病证。人们在劳动生产中不可避免会发生跌仆，当跌倒时会出现头痛、头昏、昏迷、出血甚至死亡等现象，经过长期观察和体验，随着文字的发明，文化的发展，人们把这些现象记录并归纳整理，才逐渐形成学术思想。这一认识过程最初我们可以从厥字的形状、字义及出土文物等相关内容得到证实。厥从瘚，屰气也，从疒，从屰，从欠。又通蹶字，这个蹶多了足字旁，其义为颠仆，可能与失足直接相关。《淮南子修务训》："形劳而不休则蹶。"但作为学术名称，迄今已知文献记载，据考证始于春秋战国的《足臂十一脉灸经》。它的创建、形成与发展经历了漫长的历史过程，其具体内容可参见附表"秦汉至近代厥脱病证名称调查表"。

一、起源

（一）最初记载厥病的文献——马王堆帛书（公元前500年）

1973年年底出土的长沙马王堆三号汉墓，随葬品中有大批帛书、简牍，其抄写年代虽在秦汉时期，而它的成书年代却早得多。据考证，部分帛书、简牍的成书年代与《黄帝内经》同时，或前后相距不远，还有一部分的成书年代是在春秋晚期和战国早期，比《黄帝内经》更早，是当前我国最早的医药文献。其中《阴阳十一脉灸经》首次出现"是动病"与"是主（某）所生病"，载有"踝瘚"（瘚通厥，下同。巨阳脉）、"阳瘚"（少阳脉）、"骭瘚"（阳明脉）、"臂瘚"（臂巨阴脉，臂少阴脉）。这些厥病证名称在《黄帝内经》中仍保存，并衍变成经脉厥逆。经与《灵枢经脉篇》《素问厥论》比较，《足臂十一脉灸经》中对经脉病的治疗只提到了灸法，未提及针刺治疗，《阴阳十一脉灸经》中未提及治法，而在《灵枢》中灸法的应用只限于其脉"陷下"者，另外还增添了补泻疾留等治法，而《阴阳十一脉灸经》描述简略古朴，只提示了病位在脉和病名，亦未提症候，显示当初的原始性，诚为厥病证之渊源。

1983～1984 年间湖北省江陵县张家山出土的汉代竹简，其中和医学有关的即：《脉书》内有《阴阳十一脉灸经》丙本（相当于《脉书》的第 16～47 简）全文与马王堆出土医书的《阴阳十一脉灸经》甲本及《阴阳十一脉灸经》乙本内容完全符合，更证实了上述马王堆出土文物的真实性。此外在《四十四病导引》载有“蹷”“夜日卧厥”，经考证类似病证名称，是作为导引的适应证而论的。在《导引之效》中的“前厥”显然是用以表示导引方法中的动作和姿势。

（二）扁鹊治愈“尸厥”——最早的病案（公元前 500 年）

西方医学家在近代一百多年前，才认识到休克（shock）是“死亡过程中的暂时停顿”。而我国在春秋战国时期就已把这种病证当作“假死”，名为“尸厥”，当时的名医扁鹊曾使用中药、针灸治疗患者，获得了起死回生的显著效果。据《史记·扁鹊仓公列传》载：虢太子患“尸蹷（厥）”后当时昏迷，呼吸困难，脉搏摸不到，呈假死状态，群太医束手无策，要求扁鹊诊治。扁询问了病史，检查了太子病状“试入诊太子，当闻其耳鸣而鼻张，循其两股以至于阴，当尚温也”，随之断定太子并未真正死亡，而是“假死”，禀告虢君：“若太子病，所谓尸蹷（厥）者也。”便施以针灸、热熨、汤药等治疗，即刻转危为安。人们称赞扁鹊“起死回生”。扁鹊答：“越人非能生死人也，此自当生者，越人能使之起耳。”后世传为佳话。这个“假死”的典型案例，也成为后世所称“厥脱证”的范例。

二、构建形成

（一）《黄帝内经》全面总结秦汉前有关厥脱的理论

《黄帝内经》（约公元前 26～前 60 年）全面整理归纳了秦汉前厥脱病证的中医理论。其中继承先人论述厥病类的轨迹不乏其例。如《素问·厥论》《灵枢·血络》的六经厥逆便是源于《足臂十一脉灸经》《阴阳十一脉灸经》，如沿用其名巨阳脉“踝瘚”等，可谓是一脉相承。《黄帝内经》论述厥病的专篇有《气厥》《厥论》《厥病》，涉及厥病证的篇章有 33 篇，其中《素问》占 21 篇，《灵枢》12 篇。涉及脱病证的有《素问·平人气象论》《灵枢·决气论》等 5 篇。

厥在《黄帝内经》中含义广泛复杂，名称繁多。以厥字作为关键词语，大致有厥、厥逆、厥气、逆厥、气厥等，其义有指征者如厥冷，有指证者如寒厥，有指病类者如《灵枢·厥病》，有指病机者如《素问·方论衰论》，"逆皆为厥"。有指篇名者如《素问·厥论》。《黄帝内经》对厥证的命名有据病因而名者，有据病机而名者，有据病位而名者，有据主症而名者。据统计分析其名有67个，大体可分为以下三类：

以气逆所致为主的经脉之厥。《素问·厥论》："帝曰：善。愿闻六经脉之厥状病能也。岐伯曰：巨阳之厥，则肿首头重，足不能行，发为仆。阳明之厥，则癫疾欲走呼，腹满不得卧，面赤而热，妄见而妄言。少阳之厥，则暴聋颊肿而热，胁痛，不可以运。太阴之厥，则腹满胀，后不利，不欲食，食则呕，不得卧。少阴之厥，则口干溺赤，腹满心痛。厥阴之厥，则少腹肿痛，腹胀泾溲不利，好卧屈膝，阴缩肿，内热。"

以手足之寒或热为主症，区分寒厥、热厥。《素问·厥论》载：帝曰："厥之寒热者，何也?"岐伯曰："阳气衰于下，则为寒厥；阴气衰于下，则为热厥。"即阳气从足部衰起的，是寒厥；阴气从足部衰起的，是热厥。

以发病暴急，出现昏迷的危重病证命名，如暴厥、尸厥、煎厥、大厥、薄厥。《素问·缪刺论》："……五络俱竭，令人身脉皆动，而形无知也，其状若尸，或曰尸厥。"《素问·大奇论》："脉至如喘，名曰暴厥，暴厥者不知与人。"指出了厥病的临床特征。

《黄帝内经》对厥病病机的阐述，认为都与气逆相关。《素问·方盛衰论》载："是以气多少逆皆为厥。"在治疗上，主要是针灸，施用针灸治疗的原则是"盛则泻之，虚则补之，不盛不虚，以经取之"。

脱病之名亦源于《灵枢》。最初发现可能与经络及针刺治疗相关。如《灵枢·血络论》（专论经络和针刺）提出"脉气盛而血虚者，刺之则脱气，脱气则补"，其症状相当于现在的"晕针"。

《灵枢·决气》论述了脱病病因和分类。"精脱者，耳聋；气脱者，目不明；津脱者，腠理开，汗大泄；液脱者，骨属屈伸不利，色夭，脑髓消，胫酸，耳数鸣；血脱者，色白，夭然不泽，其脉空虚，此其候也。"

《灵枢·通天》描述了脱病发展至危重阶段的表现和预后："阴阳皆脱者，暴死不知人也。"此处所指其义有三：其一，暴者急骤凶狠；其二，不知人者，神志不清或昏迷；其三，即死亡。足以说明脱病起病时间之急促、病势之凶险、预后之不良。

总之，《黄帝内经》对厥病、脱病的论述，包括病名、病因、病机、治则等，初步形成了厥病、脱病的基础理论，后世论厥病、脱病多源于此。但限于历史条件，在病与证方面尚未区分，含义模糊；治疗上只有针灸、热熨。在药物方面只见到治疗血枯的藘茹丸一方。除了脱之病证名称一直保持至今外，厥之病证名称除个别仍保留沿用外，大多已分化或未继续使用。此外，也没有将厥和脱联系起来合称厥脱证的论述。

（二）张仲景——创立伤寒厥病辨证论治

《伤寒论》（公元200～205年）继承了《黄帝内经》经脉厥逆理论，发展了伤寒病厥逆的理论和治疗方法。《伤寒论》论述厥脱的条文有50条，占全书398条的13%，可见厥逆乃当时常见危重急证。其中见于厥阴病篇的有31条，霍乱病篇2条，两者占《伤寒论》论述厥逆病内容条文的66%，表明热病极期和霍乱病容易发生厥脱险候。

《伤寒论》于六经病证中重点论述了外感热病中的厥逆，概括和阐述了厥证总的病机病因。如第337条曰："凡厥者，阴阳气不相顺接，便为厥。厥者手足逆冷是也。"并阐明热厥"热深厥亦深，热微厥亦微"的机制。

《伤寒论》也论述了伤寒以外的厥病。因蛔虫扰动，气机逆乱所致者，如第338条载："蛔厥者，其人当吐蛔，今病者静而复时烦者，此为脏寒，蛔上入其膈，故烦须臾复止，得食而呕又烦者，蛔闻食臭出，其人当自吐蛔。"因痰涎阻滞，胸阳被遏，不能外达四末的痰厥，如第354条载："病人手足厥冷，脉乍紧着，邪结在胸中，心下烦而满，饥不能食者，当须吐之，宜瓜蒂散。因水停中焦胃阳虚弱，水饮内停，阳气被遏，四末失于温煦。"如第355条载："伤寒厥而心下悸，宜先治水。当服伏苓甘草汤，却治其厥，不尔，水渍入胃，必作利也。"因肝失条达，气机郁滞，阳郁而不能伸达四末所致气郁，如第318条载："少阴病，四逆，其人或咳，或悸，或小便不利，或腹中痛，或泄利下重者，四逆散主之。"显然这类病与上述六经病证的起始病因以及后期所出现的危急证候有别，张仲景在治疗上以祛除病因为主，所用方药分别为驱蛔止痛、祛痰、涌吐、利水、行气解郁等，与前者寒厥用四逆辈，热厥用白虎汤，以及下法治疗等则大相径庭。

《金匮要略》论及脱病："问曰：脉脱，入脏即死，入腑即愈，何谓也？师曰：非为一病，百病皆然。"这也表明张仲景已将脉脱作为"一病"概念，但这个时期还没有把厥和脱联系在一起的论述。《金匮要略》还涉及了《黄帝内经》之外的某些厥脱病证的内容。

三、争鸣变革

（一）《诸病源候论》（公元610年）对厥病、脱病病因学的贡献

巢元方《诸病源候论》是一部综合临床各科的病因证候学专著。对厥病的论述除崇尚仲景之学外，对此亦有补充和创意。

1. 扩大了厥病类的范围　如中恶病候篇记述了与《内经》里相似的多种厥病，被巢氏称之中恶候，卒忤候、尸厥；巢氏增补“自缢死候”“溺死候”等。但历来的一些初始病名在巢氏著作中没有轨迹。

2. 病因方面　《诸病源候论》对人体禀性的描述颇与现代所称之过敏因素致病相似：“人有禀性畏漆，但见漆便中其毒，喜面痒然后胸臂……皆瘙痒……著人急重……亦有性自耐者，终日烧煮竟不为害也。”“此是客邪暴盛，阴阳为之离绝，上下不通，故气暴瘚（厥）绝如死。”这些理论，有助中医工作者认识风厥病（类似现代的过敏性疾病包括过敏性休克）。

3. 病机方面　巢氏提出了“而腑脏衰弱，精神微羸，中之则真气竭，绝则死”。“阴阳离居”“荣卫不通，真气厥乱，客邪乘之”者；“阴阳离绝，气血暴不通流”者。还明确指出“下脱是阴挺”（即子宫脱垂）不属于脱病。限于当时历史条件，书中用词，亦有迷信荒诞之说。

（二）葛洪《肘后备急方》（公元284年）

晋葛洪《肘后备急方》多系从历代方书和民间流传的部分单方汇集而成。取材方便，利于携带、检用，适于当时就地急救之用。如救卒死方，有吹鼻法、吹耳法、针法、灸法等，其中有治疗厥脱病证的方法。

（三）王焘《外台秘要》（公元752年）载治痰厥头痛方

“病源谓痰水在于胸膈之上，又犯大寒，使阳气不行，令痰水结聚不散，而阴气逆上，上与风痰相结，上冲于头，即令头痛，或数岁不已，久连脑痛，故云膈痰风厥头痛，若手足寒冷至节则死。”

（四）金元学术争鸣丰富了厥病脱病内容（公元1127～1368年）

金元时期的医家刘完素、张子和、李东垣、朱丹溪，他们尊经而不泥古，敢于创新，敢于实践，自成一体，各具风格，分别是寒凉派、攻下派、补土

派、滋阴派的代表人物，号称金元四大家。四大家在内科热病和厥脱学术研究方面影响亦深，主要表现在：

1. 对厥逆病机和阳厥、阴厥的阐述　刘完素针对《伤寒论》偏重寒邪致病，热成寒化，用药以辛温为主等环节提出："六气变乱而为病者，乃相兼而同为病……性异而兼化者鲜也……病本热而变寒者，实亦鲜也。"认为热病厥逆乃"气逆冲上，火气炎上故也"。

刘完素不拘于《素问·厥论》"阳气衰于下，则为寒厥；阴气衰于下，则为热厥"之论，是从时代流行病特点，探查原发病始动因素，结合证脉，着眼整体，将其重新定义为："然阴厥者，原病脉候皆为阴证，身凉不渴，脉迟细而微，全无阳证。其阳厥者，原病脉证全为阳证，热极而反厥，时复反温，虽厥而亦烦渴谵妄，身热而脉数。"含义准确，对厥逆病机、症候论述较为全面。

2. 热病厥逆主用寒凉　刘氏指出了使用温热药的弊端，如："及尝有阳厥而尚不下，以至身冷脉微而似阴证，反误以热药投之，病势转甚，身冷脉微而欲绝……"认为"寒药养阴退阳生脉"。凉膈一服，则阴气可以渐生……而复不间至于死故也"（《河间六书》）为热病厥逆证指出了治疗用药原则。

3. 使用泻下和涌吐法治疗厥病　从《儒门事亲》记载看，吐法的适用证较多。"凡尸厥、痿厥、风厥、气厥、酒厥，可一涌而醒。"三法六门中列涌吐方9首，其中常用的有三圣散、瓜蒂散、独圣散，它们均是以瓜蒂为主药的涌吐方。这些方法为治厥逆开辟了新的给药途径。

4. 对《伤寒论》厥证总纲的争论　《伤寒论》第337条提出："凡厥者，阴阳气不相顺接，便为厥。厥者，手足逆冷是也。"人称之为厥证总纲。对这条训律历来无人质疑，唯有棒喝。成无己在他的著作《伤寒明理论》中提出了"四逆与厥逆相近而非也"的观点："四逆者四肢逆而不温是也，厥者手足冷也。经曰：诸四逆厥者不可下，是四逆与厥有异也。"李东垣认为："斯言也！所谓弥近理而大乱真者欤？窃尝考之仲景言四逆与厥者非一；或曰四逆，或曰厥，或曰厥逆，或曰厥冷，或曰厥寒，或曰手足逆冷，或曰手足厥，逆或曰手足厥冷，或曰手足厥逆冷，细详其义，俱是言寒冷耳。故厥逆二字每每互言，未尝分逆为不温，厥为冷也。"不赞成成氏把厥与逆截然分开，并以此区分"传经之邪"与阴经受邪下与不下之说。对上述问题的辩论，在时隔几十年之后又由滋阴派医家朱丹溪将其引入更深层次的研讨，涉及伤寒厥证

“总纲”。朱丹溪认为：“厥、逆也。手足因气血逆而冷也。”此专指手足（局部）寒冷之厥。又有“厥者，甚也、短也、逆也，手足逆冷也。其证不一……”即同时伴有其他症（证候）状的（称）厥病，而手足寒冷只是厥病的一种或有表现，以此区别局域性病变和整体性病变，一改往昔医家唯手足冷“是”厥之说，纠正其片面性。

5. 厥病的分类　按照朱丹溪的论说，厥有“手足寒冷者”之厥外，尚有因病而异之厥，“其证不一，散之方书者甚多。……且如寒热厥逆者，则为阴阳二厥也。阳厥者，是热深则厥，盖阳极则发厥……又尸厥、飞尸、卒厥，此即中恶之候。……痰厥者，乃寒痰迷闷，四肢逆冷，宜姜附汤，以生附汤，以生附代熟附。蚘厥者，乃胃寒所生。经曰：蚘者，长虫也。……气厥者，与中风相似。何以别之，风中身温，气中身冷，以八味顺气散或调气散。”又谓：“证，厥当分两种，次分五脏。”

（五）成无已阐述“五绝”，揭示脱病与五脏相关

《注解伤寒论》(1144 年)、《伤寒明理论》为金成无已所著。其中对“五绝”的阐述，在继承《黄帝内经》阳明脉解篇“厥逆连经则生，连脏则死”基础上，增补了伤寒论（其他版本）言厥者多而论脱者少的缺陷部分。

“五绝”，五者，指肺（命）、心、肝、脾、肾。绝者，断也，尽也，竭也，总之为衰竭之义。与脱者的消亡之义相近，故后世有将衰、竭、脱归属于同类病变者。

1. 脱病与五脏相关　《注解伤寒论》“辨脉法”阐释命绝时指出，“正与邪争，正负邪胜也。正气已脱，胃气又尽，荣卫俱绝，邪气独胜，故曰命绝也”。成氏认为正气已脱的主要病位、病机归之于“肺，为气之主，为津液之帅。汗出、发润者，津脱也；喘不休者，气脱也”。

2. “五绝”之患各有先兆　成氏倡诊瞳子法“有诸内必形诸外”，内脏受损必有外现之形。成无已解释“肾绝，肾司开合，禁固便溺。溲便遗失者，肾绝不能约制也。肾藏志，狂言者，志不守也。……骨之精不荣于瞳子，而瞳子不转也”。其中对有神志改变的“狂言者”倡导的诊瞳子法，尤具临床意义。

3. “五绝”发生的序贯性成无已从阴阳之气解释　方有执认为，“五脏绝之先后，不可以上文之第为拘，故复言脏气之前后绝竭，有以验之于既死之后，则脏有胜负，绝有迟速，大率可见矣”。

四、创新成熟

（一）张景岳首创厥脱证名和丰富厥脱病证理论

明张景岳首创厥脱名称，全面论述厥脱病证病因、病机。治疗上创治厥脱证新方如六味回阳饮、四味回阳饮、镇阴煎、通瘀煎等。《景岳全书》（1640年）、《类经》（1624年）都有论述厥逆的专篇。他的学说使厥脱病证学术理论更系统，更切合临床实用。

（二）清代医家论厥脱

清代温病学的飞跃发展，中医各科学术的整理总结特别是中医专科的发展，促进了中医厥脱病证学术理论的提升。前者以吴又可、叶天士、吴鞠通为代表；后者以唐容川和程国彭、林珮琴等人为代表。

1. 吴又可论脉厥　明末医家吴有性（字又可，约1582～1652年）认识到，疫病的病因，乃天地间一种“戾气”所致，并总结其治疗温病经验而著《瘟疫论》。其中对瘟疫厥脱之论有“脉厥”“体厥”之学说。吴氏认为：“温疫得里证，神色不败，言动自如，别无怪证，忽然六脉如丝，沉细而软，甚至于无，或两手俱无，或一手先伏，察其人不应有此脉，今有此脉者，皆缘应下失下，内结壅闭，营气逆于内，不能达于四末，此脉厥也。”“阳证阴脉，身冷如冰，为体厥。”

2. 叶桂《温热论》（1746年）论厥脱

（1）温病卫气营血理论：创温病卫、气、营、血辨证论治，贴近时势，适于温热病厥脱病证的论治。如“但诊其脉，若虚软和缓，虽倦卧不语，汗出肤冷，却非脱证。若脉急疾，躁扰不卧，肤冷汗出，便为气脱之证矣”。

（2）超前防治指导思想：在温病发展过程中，他强调“务在先安未受邪之地，恐其陷入易易耳”，“若舌白如粉而滑，四边色紫绛者，温疫病初入膜原，未归胃府，急急透解，莫待传陷而入，为险恶之病，且见此舌者，病必见凶，须要小心。”

（3）补充暑厥病证治：“夏令受热，昏迷若惊，此为暑厥。即热气闭塞孔窍所致，其邪入络，与中络同法。牛黄丸、至宝丹芳香利窍可效。神苏以后，用清凉血分，如连翘心、竹叶心、玄参、细生地、二冬之属。”

3. 吴鞠通《温病条辨》（1798年）论厥脱

（1）精辟分析厥脱病情程度：吴氏在《温病条辨·上焦篇》第十七条指

出："热厥之中亦有三等。上焦篇邪入心包，舌有邪在络者居多，而阳明证少者，则从芳香，本条所云是也；有邪搏阳明，阳明太实，上冲心包，神迷肢厥，甚至通体皆厥，当从下法，本论加载中焦篇；有日久邪杀阴亏而厥者，则从育阴潜阳法，本论加载下焦篇。"

（2）对厥脱病证三者的区分：区分脱与厥，在上焦暑温中如出现"喘喝欲脱"；中焦因痢而厥者，中焦篇第六七条"下痢无度，脉微细，肢厥，不进食，桃花汤主之"，吴氏自注："下痢无度，关闸不藏，脉微细肢厥，阳欲脱，大定风珠主之。"厥脱证之名称见于中焦九十七条："春温内陷，最易厥脱。"

（3）厥脱的病因和原发病：《温病条辨》中所载的各种温热病如风温、温热、温疫、温毒、暑温，湿温、秋燥、湿温、温疟等，皆有发生厥脱的表述。足以证明厥脱证可见于各种温热病，乃危及患者生命的主要因素。

（4）诊断厥脱证注重分析"神志"变化：纵览《温病条辨》，吴氏对温病痉、厥、闭脱等危急病证之临床观察，细致入微，描述清晰。就神志方面而言，如神昏、神昏窍阻、神昏谵语、神识不清、神明欲乱、神识如蒙、神气忽清忽乱、瞀乱谵语、烦躁、燥乱、神倦瘛瘲、目常不开等，这些表现能反映和提示脱病、厥病、厥脱证病势的适时状态，病情轻、中、重不同的程度，为中医辨证指标的不断细化和量化打下基础。

（5）治法特点，结合病情，制定相应治法：吴氏遵"治病必求于本"之宗旨，针对厥脱复杂因机，抓住起始动因，制定相应治法。

1）清热去邪，清心开窍：选安宫牛黄丸、清宫汤等方。

2）釜底抽薪：吴氏指出，"邪搏阳明，阳明太实，上冲心包。神迷肢厥，甚至通体皆厥，当从下法"，以承气辈急攻热结，畅通腑气，邪热归地，却邪安正之理论。

3）清化湿热：吴氏据湿、热轻重、病位差异而提出治法各有不同。

4）滋补肝肾：温邪久居下焦，阴虚阳浮之厥脱，吴氏"必以复阴为主"，从"育阴潜阳法"设加减复脉汤系列、救逆汤等方；若真阴耗损已极，脉象虚大欲散，阴阳有顷刻离绝之势者，方以人参救逆汤，或大定风珠加人参、龙骨补阴敛阳以救其脱。

4. 林珮琴《类证治裁》（1851 年）论厥脱

（1）脱证病机的概括："生命以阴阳为枢纽，阴在内，阳之守，阳在外，阴之使，阴阳互根，相抱不脱。《素问》所谓阴平阳秘，精神乃治也。若夫元海根微，精关直泄，上引下竭，阴阳脱离，命立倾矣。”可谓要言不烦。

(2) 脱证的辨证：除依《黄帝内经》之精、气、津、液、血，《灵枢》之阴、阳分辨外，尚增添了后世的发明如上脱、下脱证，上下俱脱证，并把这一分证有机地与阴阳以及病变部位的脏器相结合来诊治。如云：“今详斯症，总由阴阳枢纽不固。如上脱者，喘促不续，汗多亡阳，神气乱，魂魄离，即脱阳也；下脱者，血崩不止，大下亡阴，交合频，精大泄，即脱阴也；上下俱脱者，类中眩仆，鼻声鼾，绝汗出，遗尿失禁，即阴阳俱脱也。更有内闭外脱者，痉厥神昏，产后血晕等症是也。”综观以上辨证，其上脱者所现病候实为肺心脑的病候；下脱者实为脾肾病候；上下俱脱所出现的危急病候，实包含多脏器的损害。

(3) 强调正气和在未脱之先的防治理念：当时医家已认识到脱证的预后，所以注重在未脱之先的防治：“在未脱之先，审其元阳欲绝者，于回阳剂中兼引阴，参附汤用童便煎。真阴欲绝者，于摄阴剂中兼固阳，固阴煎。……血脱者益气，吐衄不止，独参汤加参三七、童便。精脱者填营，纵欲走阳，救脱汤。”

(4) 遣方用药注重急救和综合措施：“魂离者镇肝，身外有身，定魂丹。崩中者固下，血漏暴注，安崩汤。……至于内闭外脱，如痉厥神识不醒，暂用豁痰、鲜菖蒲根汁和送至宝丹。产后血晕不苏，急为开窍，外烧铁器淬醋熏鼻，或烧苏合香嗅气，内灌清魂散。若血闷，用独圣散、参苏饮。”

5. 唐容川《血证论》(1884 年) 论厥脱　唐容川《血证论》是讨论和研究中医血证的一部专门著作，范围涉及中医内科、外科、妇科的多种出血性疾病。唐氏对血证的理论、辨证、治疗颇有创新，与防治厥脱证有着密切联系，并直接指引其辨证和救治。如唐氏对创伤出血的治疗，刀伤出血与吐衄不同：刀伤乃平人被伤出血，既无偏阴偏阳之病，故一味止血为要，止得一分血，则保得一分命，其止血亦不分阴阳。诚为真谛。当今社会，经济发达，交通繁忙，车来人往，因交通意外事故而致血证者增多，此法仍具有指导临床血脱证的现实意义。

清代对于内科杂病厥脱证的总结，记载在诸多医籍之中，除了以上所举外，尚有陈士铎《辨证录》《石室秘录》，张璐《张氏医通》，李用梓《证治汇补》，日丹波元坚《杂病广要》，何梦瑶《医碥》等。其中多属于继承《黄帝内经》《伤寒论》等先辈医家之论，有的著作颇有发挥。有的著作亦有不少重复内容，如沈金鳌《杂病源流犀烛》所云“诸厥源流……此四条，经皆以发明厥逆之余疾，故复列而论之”，不一一列举。

（三）民国时期有关厥脱的论述

1. 中西医汇通　早在西方医学于19世纪传入我国，我国早已开展中西医汇通学术活动。论述中西医汇通的医家有唐容川及朱沛文等，但大规模开展中西医汇通之学术研究与实践者当属于民国时期的医家们。其中论厥脱证方面有唐容川、恽铁樵、丁福保、张锡纯等。在对厥脱病证的认识方面涌现了不同的学术观点和看法。如张锡纯《医学衷中参西录》有关论述：

（1）对内经厥证的分析：张氏认为，《黄帝内经》所谓煎厥、大厥、薄厥即脑充血。“内中风之证，曾见于《内经》。而《内经》初不名为内中风，亦不名为脑充血，而实名之为煎厥、大厥、薄厥”。也就是后世的中风病，其病机“脏腑之气化皆上升太过，而血之上注于脑者，亦因之太过致充塞血管而累及神经”。又说“然其证原是痰厥，与脑充血、脑贫血皆无涉。即使二证当昏厥之时，间有挟痰者，乃二证之兼证，非二证之本病也”。

（2）对脱证的分析：张氏在《医学衷中参西录》中多次论述，元气上脱，大气下陷，气随血脱，暴脱，霍乱暴脱以及心力衰竭与肾不纳气，形成了以元气下陷学说为主的基本理念。谓：“人之一身，自飞门至魄门一气主之。”“大气者，原以元气为根本，以水谷为养料，以胸中之地为宅窟也。”此气包举肺外，司呼吸之枢机。大气下陷最典型的症状即患者自觉气短不足以息，似喘而非喘，诊关脉不实。其他见证变化多端。张氏认为元气之下陷与肝之调节功能密切相关。“夫暴脱之証，其所脱者元气也。凡元气之上脱必由于肝(所以人之将脱者，肝风先动)。”“……此时宜重用敛肝之品，使肝不疏泄，即能杜塞元气将脱之路。”

（3）救治急证方药的创新：急救回阳汤：白虎加人参汤，保元清降汤，保元寒降汤等。

2. 中医科学化的思想　主张中医科学化的思想代表者有陆渊雷、时逸人等。陆氏在其《伤寒论今释》《金匮要略今释》对厥病证的诠释，不拘泥于《黄帝内经》的传统理论，而是用西医生理、病理解释之。陆氏的言行，既有称赞者，也有反对者。兹举陆氏对《伤寒论》原文注释一则为例，可见一斑。《伤寒论》第337条原文：“凡厥者，阴阳气不相顺接，便为厥。厥者，手足逆冷者是也。”(赵刻本“逆冷”下有“者”字，今从玉函成本，删之)。陆渊雷案："释手足逆冷之故，有因生温机能低减不能传达四末者，有因体温放散过速，不及补充者，有因血中水分被夺，血液浓厚循环不利，体温因而不得传达者，此皆寒厥之因。其因仍互相关联，故寒厥多非单纯一因所致。若夫热厥则因腹里有某种急剧病变，气血内趋以事救济，血不外行，因见厥冷耳。此云阴阳气不相顺接。语颇浮泛，山田氏以阴阳为动静脉，谓循环有一所否塞。则出者不入，入者不出，厥冷于是乎生，脉动于是乎绝。以此释不相顺接。虽似稳贴，然血管非属平行状，而为网状，一所否塞，固不至厥冷脉绝，若厥冷之故，于循环否塞，则厥冷无有不死者矣。"

五、规范完善

自新中国成立以来，中医药学受到党和国家的高度重视，发展中医药事业已被写入我国宪法。在广大中医药人员的努力奋斗下，中医药临床、教学、科研工作都取得可喜成就。

国家中医药管理局成立后，组建了全国厥脱急症协作组，制定《厥脱证急症诊断标准》《中药新药治疗厥脱的临床研究指导原则》《中药新药药理学研究指南》《治疗厥脱证中药的药效学研究》，上述文件正式规范了厥脱病证名称以及诊断和疗效判断标准，全面启动了厥脱病证的医疗、教教、科研工作，使之不断规范和完善。

厥脱证的研究在八五期间被列为重点（攻关）项目"国家中医药八五重点项目（攻关）冠心病急性心肌梗死合并休克及心律失常的临床与实验研究"，由中南大学湘雅二医院承担，黄道生教授主持。经课题组全体科研人员共同努力，已经按照合同要求完成任务，并经国家中医药管理局验收评定达国内先进水平。

综上所述，中医厥脱病证学术理论起源于先秦时期的长沙马王堆汉墓出土文物《足背十一脉灸经》《阴阳十一脉灸经》；构建形成于秦汉时期；争鸣变革于隋唐金元时期；创新成熟于明清民国时期；完善于新中国成立以来。

附表　　秦汉至近代厥脱病证名称调查表

	秦前起源	秦汉：构建形成期				魏晋唐至金元时期：争鸣变革期								明清至民国时期：成熟创新期							新中国完善		
名称*	马王堆出土帛书	素问	灵枢	伤寒论	中藏经	难经	脉经	肘后备急方	诸病源候论	外台秘要	圣济总录	三因极一病症方论	金元四大家	医学入门	景岳全书	温热经纬	证治汇补	医贯	杂病广要	医学衷中参西录	国家标准	其他	小计
阳厥	△	○	○	○	○						○	○	○	○			○	○	○			卫生宝鉴	13+
热厥		△		○					○			○	○		○	○	○		○			杂病源流犀烛	10+
阴厥		△		○	○				○			○					○	○				杂病源流犀烛	8
寒厥		△		○								○	○	○	○		○		○			杂病源流犀烛	9
气厥		△										○	○		○		○	○	○		○	杂病源流犀烛	9
血厥															○		○	○	○		○	普济本事方★	6+
煎厥		△									○			○	○		○	○				杂病源流犀烛	7
尸厥		△					○		○	○	○	○	○	○	○		○	○	○		○	杂病源流犀烛 扁鹊仓公列传	14
暴厥		△													○				○				3
薄厥		△									○			○	○		○	○				类证治裁	7
瞀厥		△																					1
大厥		△																					1
太阳		△										○											2
阳明		△										○											2
少阳		△										○											2
太阴		△										○											2
少阴		△										○											2

续表 1

	秦前起源	秦汉：构建形成期				魏晋唐至金元时期：争鸣变革期								明清至民国时期：成熟创新期							新中国完善		
厥阴		△										○											2
太阴逆		△																				1	
少阴逆		△																					1
厥阴逆		△																					1
太阳逆		△																					1
少阳逆		△																					1
阳明逆		△																					1
手太阴逆		△																				类证治裁	2
手太阳逆		△																					1
心少阴逆		△																					1
踝厥	△	○	○																				3
骭厥	△	○	○																			杂病源流犀烛	4
体厥																☆							1
臂厥	△	○	○																				3
痹厥		△																					1
脉厥																							2

续表 2

	秦前起源	秦汉：构建形成期				魏晋唐至金元时期：争鸣变革期								明清至民国时期：成熟创新期							新中国完善		
维厥		△								○												中医急症学○	3
食厥																	☆	○	○		○	赤☆+	5
酒厥														○	○		☆		○		○	杂病源流犀烛	6
色厥														☆					○				2
痰厥													☆		○		○				○	类证治裁	5
尿厥																							2
中忤									☆	○	○												3
暑厥																○						☆灯+	2
风厥		△											○								○	证治准绳	4
中恶								☆	○	○	○												4
卒忤								☆	○		○												3
尸疰								☆	○	○													3
骨厥	△	△																				杂病源流犀烛	3
冷厥													○								○	类证活人书☆+	3
痛厥		△	○																			类证治裁	3
卒厥				☆					○			○											3
水厥													☆										1
沉厥			△																				1
奔厥			△																				1
痫厥		△																				类证治裁	2
痉厥																☆							1

续表 3

	秦前起源	秦汉：构建形成期				魏晋唐至金元时期：争鸣变革期								明清至民国时期：成熟创新期							新中国完善		
清厥		△																				类证治裁	2
痹厥		△																				证治准绳	2
郁冒																		☆				类证	2
喑厥																						类证治裁	1
逆厥			△											○									2
脏厥				☆																		金匮要略○	2
肝厥		△																			○		2
心厥																				☆		1	
厥心痛		△	○								○												3
肾厥											○										○	普济本事方☆+	3
肺厥																					☆		1
脾厥																					☆		1
厥脱														☆	○						○	中国标准+	4
气脱		△	○												○	○						类证治裁	5
血脱		△	○											○							○	类证治裁	5
津脱		△	○																				2
精脱			△																			辨证录○	2?
暴脱		△												○						○			3

续表 4

	秦前起源	秦汉：构建形成期				魏晋唐至金元时期：争鸣变革期								明清至民国时期：成熟创新期							新中国完善		
脱证															○							医宗必读＋	2
闭脱															○								1
上脱																				○		☆通＋	2
下脱									☆													张氏医通	2
脱阳						☆																论证治裁	2
脱阴																					☆	治论裁证	2
脱疫																				☆			1
阴阳俱脱			△																			论证治裁	2
																					☆		1
其他																							
合计83	5	44	14	6	2	1	1	3	9	5	9	12	9	11	14	5	12	9	11	3	16	35（42）	（243）

注：各书书名号略。

本表统计说明：△初始名　○沿用名　☆创新名

一、各时期调查的代表性著作

（一）厥脱病证学术起源：

秦汉前（3）：马王堆出土帛书《阴阳十一脉灸经》，湖北张家山出土医书：《脉书》《四十四病导引》《扁鹊仓公列传》载扁鹊治虢术：太子“尸蹶（厥）”例。

（二）厥脱病证学术理论构建形成期

秦汉时代（4）：《内经》《伤寒论》《金匮要略》《中藏经》

（三）厥脱病证学术理论争鸣变革期

魏晋南北朝代（3）：《难经》《脉经》及褚氏遗书。

晋唐代（6）：◇《肘后备急方》，◇《诸病源候论》，◇《类证活人书》，◇《外台秘要》，◇《千金方》（表未标记，维厥统计在外台）《千金翼方》

宋金元时期（12）：《普济本事方》，◇《圣济总录》《太平圣方》《卫生宝鉴》《三因极一病症方论》《伤寒明理论》《伤寒来苏》

◇金元四大家：《河间六书》《儒门事亲》《东元十书》《脾胃论》《丹溪心法》（5）

（四）厥脱病证学术理论成熟、创新期

明清时期（28）：◇《医学入门》《医林绳墨》《医统大全》◇《景岳全书》，◇《医贯》《张氏医通》《寿世保元》《温疫论》《医宗必读》《温病条辨》叶天士《外感温病》◇《温热经纬》《医宗必读》《医门法律》

◇《证治汇补》《辨证录》《石室秘录》《张氏医通》《医门法律》《医碥》《证治准绳》《类证治裁》《杂病源流犀烛》◇《杂病广要》《医门补要》《医宗金鉴》《医林改错》《血证论》

近现代（11）：民国：◇《医学衷中参西录》，《金匮要略今释》，《伤寒论今释》。

（五）厥脱病证学术理论规范完善期

新中国时期：《实用中医内科学》《中医急症学》《中医脑病学》《内科疾病诊断标准》

◇《内科疾病中医诊疗体系》《中医大辞典》《今日中医》《内科常见病诊疗指南》

二、厥脱病证在被查阅著作中录载的频次统计

本次调查中医著作 67 部，其中有厥病证，脱病证，名称可查的计 37 部（占 52.2%）记录有厥病证名 67 个（其中马王堆出土文物《足背十一脉灸经》5 个，占 7.5%，《内经》48 个，占 71.6%，其余为后世名），脱病证名 13 个（其中《内经》载 7 个，占 53.8%）有厥脱证名可查者仅 4 部。

在这 37 部著作中出现的频次数分别为以下部分。

（一）厥病证

出现在 10 次以上的：尸厥，阳厥、热厥（3），占 4.48%

出现 5～9 次的有：阴厥、寒厥、气厥、血厥、煎厥、薄厥、食厥、痰厥、酒厥（9），占 13.4%

出现 4 次的有：风厥、中恶、骭厥（3），占 4.48%

出现 3 次的有：肾厥、厥心痛、痛厥、冷厥、骨厥、尸疰、卒忤、中忤、维厥、臂厥、踝厥、暴厥，卒厥（13），占 19.4%

出现 2 次的有：痫厥、清厥、痺厥、郁冒、逆厥、脏厥、肝厥、暑厥、尿厥、色厥、脉厥、手太阴逆、厥阴、少阴、太阴、阳明、太阳、少阳（18），占 26.87%

出现 1 次的有：脾厥、肺厥、心厥、喑厥、痉厥、奔厥、沉厥、水厥、体厥、痺厥、心少阴逆、手太阳逆、阳明逆、少阳逆、太阳逆、厥阴逆、少阴逆、太阴逆、大厥、瞀厥

(20)，占 29.85%

（二）脱病证

出现过 5 次以上的：气脱、血脱、液脱（3），占 23.08%

脱证出现过 3 次的有暴脱、阴阳俱脱（2），占 15.4%

脱证出现过 2 次的有津脱、精脱、上脱、下脱、脱阳、脱阴、脱证（7），占 53.8%

脱证出现过 1 次的有闭脱、脱疫（2），占 15.4%

（三）厥脱证

出现过 4 次的：(1)

注：限于表格，未能将全部被查阅著作名称纳入表中，但其有关内容以归入◇内，◇代表同一时代属于被本次调查的所有著作的相关内容。

第二节　厥脱病证的变革和名称由来

通过学习自先秦至近现代各个时期的代表性中医学著作如《黄帝内经》《伤寒论》等 67 部，从中寻根探源，大致了解到厥脱病证的名称的由来和变革。先秦前及先秦时代文字记载就有厥、脱病证名。为便于分析，我们将这时期发现的厥病、脱病证归纳为初始名称；从此以后出现的厥病、脱病证名分别归纳为新创名称，沿用名称（继承前人的）两类（见附表：秦汉至近代厥脱病证名称调查表），以了解其各种初始名和创新病证名更替规律，按照这样的界线划分，再从利用的角度考虑，统计其病证名在历代著作中出现的频率，分析其影响效果和演变情况。

一、文献调查的一般情况

本次查阅中医著作 67 部，其中有厥（病）证、脱（病）证名称可查的计 37 部（占 52.2%），记录厥病证名 67 个（其中马王堆出土文物《足背十一脉灸经》5 个，占 7.5%，《内经》48 个，占 71.6%，其余为后世名）。脱病证名 13 个（其中《内经》载 7 个，占 53.8%，其余为后世名）。厥脱证名首见于明《景岳全书》，后世可查著作仅 3 部。

（一）厥病证在历代中医著作中出现的频率（次）

1. 出现在 10 次以上的　尸厥，阳厥、热厥（3 个），占 4.48%。

2. 出现 5～9 次的有　阴厥、寒厥、气厥、血厥、煎厥、薄厥、食厥、痰厥、酒厥（合计 9 个），占 13.4%。

3. 出现4次的有 风厥、中恶、骭厥（合计3个），占4.48%。

4. 出现3次的有 肾厥、厥心痛、痛厥、冷厥、骨厥、尸疰、卒忤、中忤、维厥、臂厥、踝厥、暴厥、暑厥、卒厥（合计14个），占20.9%。

5. 出现2次的有 痫厥、清厥、痺厥、郁冒、逆厥、脏厥、肝厥、尿厥、色厥、脉厥、手太阴逆、厥阴逆、少阴逆、太阴逆、阳明逆、太阳逆、少阳逆（合计17个），占25.4%。

6. 出现1次的有 脾厥、肺厥、心厥、喑厥、痉厥、奔厥、沉厥、水厥、体厥、痺厥、心少阴逆、手太阳逆、阳明逆、少阳逆、太阳逆、厥阴逆、少阴逆、太阴逆、大厥、瞀厥（合计20个），占29.85%。

（二）脱病证在历代中医著作中出现的频率（次）

1. 出现5次以上的有 气脱、血脱、液脱（合计3个），占23.08%。

2. 出现3次的有 暴脱、阴阳俱脱（合计2个），占15.4%。

3. 出现2次的有 津脱、精脱、上脱、下脱、脱阳、脱阴、脱证（合计7），占53.8%。

4. 出现1次的有 闭脱、脱疫（合计2个），占15.4%。

（三）厥脱证在历代中医著作中出现的频率（次）

出现4次。

二、初始病证名和创新名情况

（一）厥病证

初始名在历代文献中出现4次以上的有11个，占被录总数的13%。

创新病证名出现5～9次的有4个，占总数的6%。以上均属于当今常用名。

（二）脱病证

初始名在历代文献中出现4次以上的有3个，占脱病名总数的23.08%。以上均属于当今常用名。

（三）厥脱证

此名称为明张景岳所创，此前无论述。

三、厥病证、脱病证名称变化的原因

整体看来，由古至今，病证名称总数发生了由多到少的量变（如上述），但就其内容分析，其中仍不失创新（名），可说是有减有加；含义则是繁简转换，逐渐提升和完善的过程。

（一）属于古辟，概念不清，带宗教色彩者

如鬼击、卒魇、卒忤候（最初见于《葛洪肘后救卒方》）；当时对某些突然发生的跌仆昏倒乃至死亡的现象，古人限于当时条件，找不到它的由来和确切的原因，著作人的描述难免夹带宗教色彩等以致牵强附会。

（二）属于经脉之厥和十二经厥逆类

内容主要是描述和反映经脉在体表循行部位的症候，原意为指导针灸治疗而设，它和暴厥、煎厥等“气复则生，不返则死”危重之症一同归属厥病类，有些勉强。后人未沿用并逐步把这类病证分化出去了。

（三）名称虽异，而义相同的重复名称

如肉绝、绝肉；脱阳、脱阴与阳脱、阴脱实质上说的都是一回事。

（四）创新名称的更替

如厥脱证名，它的内涵和外延包括了多种疾病危急阶段出现的危急证候，这些危急证候的病机都能用厥脱证理论阐明，并用以指导临床，绝非单纯厥病和脱病所能代替。而一些初始名称，如概念模糊、含义不清的被分化出去或归并到含义准确、概念明确的创新名称中去了并被代替。如有些具有突然跌仆致神志不清等症候的疾病，古时候限于条件，不能像今天一样进行鉴别诊断，把原本应诊为中风的病证归入到厥病中了。正如近代中医张锡纯所说：“内中风之证，曾见于《内经》。而《内经》初不名为内中风，亦不名为脑充血，而实名之为煎厥、大厥、薄厥。”

（五）疾病谱的变化

随着社会的进步，经济的繁荣，人口增长，交往增多，对外开放，战争的扰乱，环境污染，一些原来没有的疾病不断滋生；随着生活水平提高，卫生预防、营养条件改善，一些原有疾病如传染病、流行病、地方病已渐减少甚至被消灭。这些变化需要人们紧跟时势，去认识和研究创新。

第三节　当代规范名称和范畴

一、厥脱病证广义、狭义之分

历来的中医文献记载厥、脱，含义复杂，概念模糊，名称多，论说不一。至明张景岳创立厥脱证及理论，才出现了厥病（类）、脱病（类）、厥脱证三足鼎立的学术势头，这为厥脱病证分类、规范定义、治疗，构建系统的学术理论创立了新的模式。据此，我们结合流行病学调查结果等，将厥脱病证分为广义、狭义两种。狭义专指“阴阳相离之候，故致厥脱，而暴死，复反者轻，不复反者甚”的危急重症——即厥脱证候（相当于现在的各种休克）；广义的含病与证，名称为“厥脱病证”，包括厥病、脱病、厥脱证。三者各有其定义。

二、症、证、病的界定依据

在中医学史上，对于“症”“证”“病”的概念长期以来含糊不清。特别是《内经》时代尚未将“症”“证”“病”的概念以及内涵加以明确界定，加之当时人们在医学语言修辞方面有着以病代证的习惯，故古代医籍论病，常是病中有证，证中有病，病证不分。这种表达形式，同样反映在厥脱病证命名中。故本书力求将厥病、脱病、厥脱证区分开来，一一阐述。

中医学中症、证、病的概念乃是历代中医经过不断实践和反复研究，直至当代才逐步确立的。

症是指疾病所出现的各种反映于外的表现，包括症状（患者自我感觉的不适表现）和体征（医师通过检查所发现的疾病表现）。

证是指疾病在某一阶段（病程）或者在某局部的病机以及相应症状的集合，包括该阶段部位，病理、病因、性质、邪正盛衰关系和病变趋势的综合体现，即“证”是“病”在特定阶段、特定部位（因原发病而异）的病理反映。同一种疾病可有多个不同类型的证，而同一个证又可能出现在多种不同疾病过程之中，故有“同病异证”和“异病同证”之说。

由此可见症是证的外在表现及其构成因素，而证是症的内在机制和集合状态。病又称疾病，是指人体在致病因素作用下，机体的健康状况遭到破坏，表现为相对完整或独立的异常生命过程。

（一）厥病类的依据

厥病属于病类概念。从《内经》至历代医家对厥病的描述看来，不同名称的厥逆，它们之间在内涵和表象上有的存在属性关系，形成类病，有的没有关连，不属于此类。根据文献资料，结合个人经验，我们初步归纳如下理由，作为认定厥病的依据。

1. 厥字之义，有逆冷、尽也、跌仆等义　《内经》中有专篇论述，内容丰富，已形成较系统的理论。每将因气逆所致的神昏仆倒、手足逆冷等概以厥或逆厥为其病证名。但其名称繁多，含义复杂有指症者，有指证者，有指病者，有指病因者，有指病机者，有一证多名者，本书从《灵枢·厥病》病义方面论述，称为厥病。

2. 有明确的病位　根据“有诸内必形诸外”的脏象学原理，从临床表现等方面可以察知其病位以肝、脑为主，或涉及气血五脏。

3. 有导致病变的因素　如七情、六淫、痰、瘀、酒、食、秽、毒、寄生虫等所致。

4. 有与其病位、病因相应的临床表现。

5. 现代相关的检测手段可以检测其某些病理改变。

6. 厥病（证）以邪实证居多　病变亦可由实转虚，或虚实夹杂，甚至由厥至脱如气厥、血厥之虚证与气脱、血脱同病。

（二）脱病类的依据

脱病属于病类概念。气、血、津、液、精在生理和病理上都存在有机联系，相互依存、相互转化的关系，历代医家对脱病的描述基本一致。《金匮要略》有称它为病的论述：“问曰：‘脉脱，入脏即死，入腑即愈。何谓也？’师曰：‘非为一病，百病皆然。’”名称沿用至今未变，属性相同，故认定为脱病类。据文献资料和我们的流行病学调查资料，兹归纳以下几点：

1. 脱字之义为耗失，离散　作为病证名首见于《灵枢·血络论》（专论经络和针刺）：“脉气盛而血虚者，刺之则脱气，脱气则仆。”最初发现该病可能与针刺治疗有关。《灵枢·通天》：“阴阳皆脱者，暴死不知人也。”提示了该病证的严重性。

2. 有明确的病位　根据“有诸内必形诸外”的脏象学原理，从临床表现等方面可以察知其病位主要在气、血、津、精、神及五脏六腑等。

3. 病因主要为淫气毒邪、创伤、烧伤、药物、毒物、精神刺激等原因导致人体精、气、血、津液急骤耗失和脏气功能失常。

4. 有与其病位、病因相关的临床表现　如：“精脱者耳聋；气脱者目不明；津脱者腠理开，汗大泄；液脱者骨属屈伸不利，色夭，脑髓消，胫酸，耳数鸣；血脱者，色白，夭然不泽，其脉空虚，此其候也。”

5. 现代相关的检测手段可以检测其某些病理改变。

6. 脱病证一般都是虚证，因正气虚极，外邪容易乘虚而入，时亦有虚实夹杂，所谓至虚有盛候乃极危之证。

厥、脱均属于独立病类，各有自己的内涵和外延，其名称历代医家沿用已久，至今仍具有指导意义。但二者在发病和临床过程中既有区别，又有联系，可相互影响。所谓区别，指独自为病，所谓联系和影响指两者均潜在衍变为厥脱证的因素。

（三）厥脱证的依据

1. 厥脱证属于证类概念　厥脱证乃多种疾病发展至“阴阳相离之候”时的特定阶段的病理反应，为阴阳相离，精气乃绝，神机将灭之虞的急危证候。

2. 明代张景岳通过文献和长期临床研究创立了厥脱证

（1）厥脱证的常名：在景岳之前的医籍，只有某某厥、某某脱等名称，其义复杂模糊，病和证未分，难以反映某些危急病证（类似当今休克）的实质。景岳辨析此证引用《内经调经论》“大厥，厥则暴死，气复返则生，不返则死”时指出：“气并为血虚，血并为气虚，此阴阳偏败也，今其气血并走于上，则阴虚于下，而神气无根，是即阴阳相离之候，故致厥脱而暴死，复反者轻，不复反者甚。”明确指出“厥脱”一名。按照景岳的论述，凡是“暴厥”“薄厥”“尸厥”等诸多病变发展至危重阶段，出现“而暴死，复反者轻，不复反者甚”，“是即阴阳相离之候”，便为厥脱。而不是所有厥病都能称厥脱。

（2）厥脱证的危急症候：综合《景岳全书》《内经》论述“大厥”“暴厥”“薄厥”的文献，如《内经大奇论》暴厥“脉至如喘……不知如人言。”《内经终始篇》“厥逆为病也，足暴青……”以及《内经通评虚实论》《解精微论》“厥则目无所见”，《生气通天论》“薄厥”，《内经逆顺肥瘦篇》“故别络结，则跗上不动，不动则厥，厥则寒”及张景岳的论断：“……以致精气之源份败于此，则厥脱。”上述所引文献概括了厥脱证具有以下特征：①“脉至如喘”（脉疾促）。②“足暴青”（形色和体温的变化）。③“跗上（足背动脉）不动”（末梢循环障碍）。④“厥则目无所见”“不知与人言”（神志异常）。⑤“连脏则死”“气不复返甚”（病变损害脏腑，预后险恶）。这些证候颇与当今西医所称的休克相似，是当今中医诊断厥脱证的必要条件。

（3）厥脱证的病位：损及内脏。张氏在分析《内经》“三阴俱逆，不得前后，使人手足寒，三日死”时指出：“不得前后者，或闭结不通，或遗失不禁，不得其常之谓也。三阴俱逆则藏气绝。”并引证《内经·阳明脉解篇》“厥逆连臟则死，连经则生”点明厥脱证病变已涉及脏腑。又如张氏所云“因酒伤阴以致脾肾两虚而为厥脱者”亦属之。

(4) 厥脱证的病机：气血败乱，阴阳相离，精气乃绝，神机将灭之虞。

(5) 厥脱证必须急救治疗：“……非速救本源终无也。”

3. 此名已为现代医家公认，并被国家中医药管理局厥脱急证协作组规范统一为本名称，休克的中医药治疗可参照“厥脱”。

三、厥病、脱病、厥脱证的含义和范畴

(一) 厥病的含义和范围

1. 含义　因情志抑郁、食欲不节、秽、毒、六淫邪气所伤等致气机逆乱，升降乖戾，阴阳之气不相顺接，临床表现以瞬间晕厥不省人事，四肢厥冷为主症，或伴恶心欲呕，汗出，头晕乏力的多种短暂性神志蒙闭类病变。

2. 范围　中医所称为气厥、血厥、痰厥、酒厥、食厥、色厥、蛔厥、尿厥、秽厥、尸厥、中恶、暑厥、寒厥、热厥病；现代医学所称癔病、血管性晕厥、神经性晕厥、燃气中毒、酒精中毒、热射病、冻僵、低血糖致晕厥及高血压晕厥等。

(二) 脱病的含义和范围

1. 含义　因严重外伤、烧伤或大手术、暴吐、暴泻或温病高热等使津、液、血、气外泄，急骤耗损，脏腑、脑等失濡养，阴阳之气未相和合一类的危重病变。临床上常以突然大汗、大吐、大泻、大出血，目闭，口张，甚至神志昏迷为主要表现。

2. 范围　中医所称为气脱、血脱、津脱、液脱、阴脱（亡阴）、阳脱（亡阳），阴阳俱脱；现代医学所称之为失液、失血、电解质紊乱、低血压等。

(三) 厥脱证（狭义）的含义和范围

1. 含义　因某种疾病，邪毒内陷，或严重外伤出血或内伤脏气亡津失液所致的正气耗损、阴阳相离之候、神机将灭之虞的一类危重病证。以脉微欲绝，神志淡漠或烦躁不安，四肢厥冷，小便少，血压下降为主症。可见于各种疾病的危急阶段，亦可由厥病或脱病发展变化而致。

2. 范围　中医多种疾病危重期，正气虚极至阴阳相离时，可发为厥脱（包括厥病脱病）；现代医学中的各种休克包括感染性休克、心源性休克、失

血性休克、失液性休克、过敏性休克、神经源性休克、内分泌休克等。

四、厥脱病证（广义）鉴别要点

厥病、脱病、厥脱证的鉴别要点见下表。

项目	厥病	脱病	厥脱证
主要病机	气机逆乱致升降出入失常，阴阳之气不相顺接	气血津精急剧耗损，脏腑及脑失濡养，阴阳之气不相和合	内伤脏气或气血耗竭阴阳相离之候，神机将灭之虞
病性特征	以实证为主，虚实夹杂	以气血津液精外泄导致的虚证为主	正气虚弱，甚则“至虚有盛候或大实有羸状”
常见主症	短暂神昏，瞬息即过，四肢厥冷，常见于寒、热厥，临床主症随原发病而异，脉弦，血压或高或低	以出汗、出血、失津液症状为主伴面白，神疲，神昏，舌淡，脉弱或芤，血压偏低	神志异常，轻则但欲寐或谵语，甚则昏迷，四肢厥冷，少尿或无尿，脉微欲绝，血压下降
诊断要点	多有精神抑郁，食欲不节、中秽、中毒、六淫邪所伤等病史；常见主症；相关理化检查	多有严重外伤、烧伤或大手术、大失血、大吐、大下、大汗、失津液或温病高热等病史；常见主症；相关理化检查	有温热毒邪内陷，内伤脏气或严重创伤等病史；常见主症；相关理化检查
中医临床范围	气厥、血厥、痰厥、酒厥、食厥、色厥、蛔厥、尿厥、秽厥、尸厥、暑厥、水厥、寒厥、热厥病	气脱、血脱、津脱、液脱、阴脱、阳脱、阴阳俱脱	多种疾病危重期正气虚极至阴阳相离之候，发为厥脱，包括厥病、脱病均可按厥脱处理
西医临床范围	癔症、血管性晕厥、神经性晕厥、燃气中毒、酒精中毒、热射病、冻僵、低血糖致晕厥及高血压晕厥等	失液，失血，电解质紊乱，低血压	各种休克

第四节　厥脱病证病因

一、失血

阳络伤则血外溢，凡体表的脉管破损引起的出血如创伤、鼻衄、自杀等致大量血液耗失；阴络伤则血内溢、金刃、跌仆、骨折、手术损伤五脏六腑，奇恒之腑，脉管破损，血溢积于颅内、胸腔、腹腔、关节腔内等处；肺、肝、脾、胃肠道、妇科疾病及肿瘤溃破引起的大咯血、大吐血、崩漏、便血；血液病引起的广泛性溢血均可致脱病和厥脱证。研究采用对犬的股动脉反复放血的方法造成犬失血性休克模型，每千克体重平均失血量达到 30mL，出现动脉收缩压及舒张压明显下降，肾血流量下降，尿量减少，心率减慢等症候，状若《灵枢经》所描述："血脱者色白夭然不泽，其脉空虚。"近似中医"血脱""厥脱证"（参阅本书附录：救心复脉注射液对失血性休克犬的影响）。

二、烧伤及过度汗、吐、泄伤津耗液

大面积烧伤后体表肌肤蒸发大量津液；暴烈性腹泻、呕吐；过量使用利尿药物，过量使用发汗药物，过量使用泻下药物，均可导致津液大量流失；热盛伤津，超高热，烈日高温中暑未能及时合理治疗，灼伤津液，可发为津液脱和"厥脱证"。

三、热毒内陷

由毒邪侵犯、扰乱机体，正不敌邪引起的各种温热疾病，疫病，毒邪内陷致气血瘀滞，升降出入之机悖逆常道，清者不升，浊者不降，羁留体内，壅塞为患，上蒙清窍，中阻心肺，下塞肾关；脑之元神失养，神明失控，津液血骤减，气无依附，终将相离，阴阳不能互抱，而成脱证。六淫之邪，均可化毒，以暑、火、湿为甚。毒能致热，热能灼津耗液：寒邪直中，闭塞气机均可致温毒厥脱（参阅本书附录：救心复脉注射液对内毒素休克犬的影响）。

四、麻醉药和针刺遏制作用

麻醉药、针刺以及剧烈疼痛均能使气机逆乱，引起厥脱。患者在外科手

术时使用椎管内麻醉过程中，有的突然出现低血压，甚至心搏骤停或死亡，西医称之为神经源性休克。因为麻醉剂经督脉所在之处（椎管）穿刺而入，直达髓腔，遏制脑神，进而气机受阻，形成气脱。这类病例当时其形体脏腑以及津血等体液无一损伤的指征，故可排除由其他疾病所致，此种现象属于中医厥脱阳气暴脱证。早在《灵枢·经水篇》就有相关记载："刺而过此者，则脱气。"也是出现在针刺治疗过程中，突然头昏不语，面色苍白，甚至四肢凉冷，脉微，后世称"晕针"。因椎管内麻醉除用穿刺针外，还包含了麻醉药对脑神经的遏制和经气的阻断作用。

五、致敏物质与"人有禀性畏"者

病因有内外两端：外者，过敏原——致敏物质。已知的过敏物质有花粉、粉尘、螨虫、家养宠物；食品添加剂，如色素、抗氧化剂、防腐剂等；动物毒液；近些年来的文献报道表明，某些西药中药均能引起过敏性休克。尤其是给药途径为注射用药时更为多见。西药以抗生素类为最常见。引致过敏性休克的药物有青霉素类、头孢菌素类、链霉素、庆大霉素、卡那霉素、四环素类、林可霉素、争光霉素、两性霉素及血清制剂等。一些常用中药和中药静脉注射药也可产生严重过敏反应，导致厥脱病证。内者，与人群个体的禀性不耐受有关。隋《诸病源候论》对人体禀性的描述颇为形象："人有禀性畏漆，但见漆便中其毒，喜面痒然后胸臂……皆瘙痒……著人急重……亦有性自耐者，终日烧煮竟不为害也。"表明过敏原只有作用于"人有禀性畏"者（过敏体质的人）才会产生过敏反应。现代中医研究提示，过敏体质的人可能肺、脾、肾功能失调。肺主气，朝百脉，主宣化，肃降，开窍于鼻，体合皮毛；脾主运化，生化气血，能升清统血，开窍于口，在体合肌肉，通达四肢；肾藏精，为水火之脏，寓真阴、真阳，为一身阴阳之根本，主纳气和水液代谢。肺、脾、肾功能之或盛或衰，易致风厥（过敏性休克）厥脱证。

六、饮食不节

饮食不节，饥饱失常，损伤脾胃和肠道，使胃肠道屏障功能和排毒功能减退，正气抵御能力下降，容易导致感染、中毒。如过度饥饿，气血生化乏源，荣气亏虚，不能上荣，心神失养；暴饮暴食，食滞肠道助湿生热，积滞成毒腐肠败胰，秽、浊、虫、菌聚居一处，而不能及时清除，逆行上扰可以犯脑、犯肺、犯心，阻滞于中者可损肝、胆，蓄滞于下者则损伤肾和膀胱，均可诱发或加重厥脱病证。如嗜酒，酒性悍猛，饮酒入胃，必然影响胃之腐熟、助热生火，伤脾生湿，进而成痰动火，痰火蒙蔽心包出现神昏谵语或昏瞶不语，导致酒厥、食厥、痰厥。火热之邪可伤精耗液，气随液脱，甚至可出现脱证。

七、情志内伤

七情失调可致气机逆乱，脏腑功能失调，甚者导致阴阳之气不相顺接发为厥病。《救急选方》说："气逆即中气，因七情内伤，气逆为病……七气皆能使人中，七情主于心，调于肝而应于五脏。"故七情内伤中，大怒伤肝，肝气逆乱，气血并于上而发生厥病。忧思伤脾，脾伤则气血生化无源，一则气血运行失调发为虚厥；二则痰湿内生，阻塞气机，阴阳之气不相顺接，发为痰厥；三则不能摄血，血行脉外而出血，气随血脱发为血厥。大喜伤心，心火太甚，阳气独行，阴阳之气不相顺接而为厥病。惊恐伤肾，肾伤则肾精不足，而为厥病。悲则肺伤，肺伤，一则肺气缓，缓则气滞，而为气厥虚证；二则肺伤不能通条水道，水湿化痰，发为痰厥。暴怒惊恐，既可直扰气机，又可借积滞痰瘀停饮加剧气机逆乱之势，均可致阴阳之气不相顺接。

八、痰湿阻遏

"痰"是体内水液停聚凝结而形成的一种质稠浊而黏的病理产物。痰的形成因五脏、三焦等气化功能失常、水液代谢障碍而成。如外感六淫、饮食不当、情志刺激、过逸少动等影响肺、脾、肾等脏的气化功能，以致水液未能正常输布而停聚、凝结成痰。痰饮一旦形成，最易闭阻气机，或随气而行，无处不到，外壅于营卫经络，内阻于胸膈，障碍阴阳之气的相互顺接而形成厥病。痰若内停于肺，影响肺气的宣发肃降，其特征以咳嗽痰多、胸闷等为主；痰蒙清窍，则头晕目眩；痰蒙心神，则见神昏、神乱等。正如黄坤所说："盖痰饮伏流，腐败壅阻，碍气血环周之路，格精神交接之关，诸病皆起……而本气随亏而发。"现代中医研究发现，痰邪致病与三大能量物质代谢异常、内分泌紊乱、自由基的损伤、血液流变学、自主神经功能紊乱以及细胞因子、免疫功能异常等方面有关。痰湿体质者血液处于"浓、黏、聚、凝"的高黏状态，从而造成脑血流量降低及动脉硬化。而痰厥的出现是脑部供血出现障碍的最突出表现。此外，长期慢性支气管疾病及 COPD 疾病的患者，因肺的顺应性降低，肺泡张力降低以及肺部细支气管的慢性肺炎，肺部黏液分泌增多，肺部有黏痰难以咳出，复因肺部感染出现呼吸衰竭或一时痰阻于咽喉，气道阻塞出现窒息而发生晕厥，如不及时抢救，将出现生命危险。

九、瘀滞脉络

平人之血畅行脉络，内达脏腑，外充肌肤，环流无滞，是谓循其经常之道也。一旦循行受阻，滞留不行或失其常道血不循经，便会形成血瘀。血瘀者，它既是多种疾病的病理产物，又是诱发厥脱病证的因素。它对厥脱病证构成的危害程度，与形成瘀血的原发病以及瘀滞的部位、瘀血本身形质的大小相关。血瘀有因热毒之邪壅盛，灼伤津血，血枯而凝者，常导致温热病厥脱证；有因津血耗损，气随血脱或气随津脱而瘀，可与失血、失液同时发生，加重液脱、血脱（失液性休克、失血性休克）。由情志郁结伤肝而致者，影响其藏血和疏泄功能；有因寒邪直中心脉而致病者，多为厥病诱因。

瘀滞局限在某一部位脉络者，先是出现“不通”则痛、则肿胀、则色青紫、出血等现象，久之使缺血的组织坏死。若广泛发生于全身脉络者，使经络、脏腑失去濡养和温煦，微循环障碍，轻则出现皮肤瘀点、瘀斑、衄血、便血、咯血、吐血，重则加重休克，乃至并发弥散性血管内凝血、多脏器功能衰竭。

十、正气不固

素体禀赋不足，脏气衰微；或久病重病，屡治不愈，耗伤五脏之气。如心阳衰微，运血无力，脾阳衰败，失于统摄，肾阴衰竭，尿毒内泛等；纵欲房劳过度，或醉酒以入房，不知持满，伤肾损精耗气，日久气血黯耗，阴阳之气不相顺接；或因劳倦过度，易助邪伤正，酿生病理产物，阻碍气血运行；正气不固，容易复感外邪、内伤饮食、七情等诱因加剧，致五脏失其所主，是厥病脱病、厥脱证发生的基本因素。

第五节　厥脱病证病机

一、气逆及质量之变

气机逆乱包含气血自身量变和质变及升降出入失常。量变指气血的至盛至衰。至盛即气盛有余，冲逆上犯，形成亢盛之实证。《素问·生气通天论》："阳气者，大怒则形气绝而血菀于上，使人薄厥。"至虚，即气血津液精大量耗损，气随血脱，血随津液而竭，经脉失其所充，脏腑失其所养，形成虚衰证。《景岳全书·厥逆》："气厥之证有二，以气盛气虚皆能厥也。气虚卒倒者，必其形气索然，色清白，身微冷，脉微弱，此气脱证也。"

质变方面包括气血本身成分的改变和气的运动离场两方面。因毒邪内扰，经脉失调，脉络闭阻，气机升降异常，均能使气血的质地发生与人体正常生理不相适应的变化。如自然界之气，通于肺，在正常生理情形时，经过心肺的气化和吐故纳新作用而成宗气，灌血脉以荣周身，维系人体生命活动。当血液的质地被破坏之后，便会变成有害之物，形成浊气、气滞、瘀血出血。

气的离场。《素问·六微旨大论》说："升降出入无处不有，器者生化之宇，器散分之，生化息矣。"器者场所，宇者空间，气机升降出入的四种形式无处不有，人体也不例外，但各种形式的气化活动，都必须在一定的场所进行，如果这个场所不存在了，则升降出入的活动便停止了。气在人身，无处不有，无处不至，所在之处便是它活动的场所和空间。如脏腑、经络、血、津液等都是气的运动场所和灌养温煦之属。《灵枢·卫气篇》说："其气内干五脏，而外络肢节。……阴阳相随，外内相贯，如环之无端，亭亭淳淳乎，孰能穷之。"因此气与血、气与脏腑必须时刻相依，不能脱离。若脱离了这些场所和空间，便将失去生机，成为"出入废，则神机化灭；升降息，则气立孤危"的病理。凡外邪或内伤致病因素导致气的态势变化，皆能影响气的质变，如创伤出血，脏腑损伤，内出血等急骤打击、耗损，既能败坏气的质，又能耗损其量，更能扰乱气机，形成阴阳相离、神机将虞的厥脱证病理状态。

气的量变和质变及态势之变可以相互影响，但其变化过程及程度并非均一。因正邪盛衰状态、病邪性质及侵犯部位而异。就广义厥脱证论，它们之间的差异在：厥病主要是气升降出入态势的变化；脱病则以气的量变为主，急骤的气、血、津、精大量耗损（津液或血液的脱失，可致气随津脱，气随血脱）导致气的量急剧下降而产生脱病；厥脱证的病理则属于三者同时存在的极危重证。

实验研究证实气血败坏乃厥脱证主要病机之一。休克与中医厥脱证在病因病机及临床表现上有其共同的病理生理学基础。大肠埃希菌内毒素属疫毒病邪，能戕杀正气，灼伤血络，“血被烝熬”成瘀，气血逆乱，阴阳之气不顺接而致厥逆。给大鼠注入大肠埃希菌内毒素后，血压下降，注菌后1小时的血压与注菌前的血压比较，差别有显著意义（$P<0.05$）。说明内毒素休克造模成功，6-keto-PGF1α 值下降，TXB_2 值上升，6-keto-PGF1α/TXB_2 值下降，CA 前后比较差别有显著意义（$P<0.05$）。休克时溶酶体膜通透性升高，完整性破坏，溶酶释出，其机制与 PGI_2 及 cAMP 减少有关。PGI_2 对溶酶体有稳定作用，而 TXA_2 则有损害作用，TXA_2-PGI_2 平衡失调可损害溶酶体膜；休克时组织内 cAMP 减少，影响细胞代谢和溶酶体膜的稳定性，若 cCMP 升高，使膜漏增强，溶酶体释放。内毒素所致大鼠休克模型，其病理生理学改变与 PGI_2-TXA_2 平衡失调相关联，并主要表现为由实到虚、虚实夹杂的热厥兼气滞毒瘀互结证。

二、血、津液的变化

血、津液的急剧大量耗损，会出现生理功能失常，导致其病理机制发生改变，这是原发性血脱、津液脱的基本病机。其病位主要是血、津液并累及受其濡养和灌注的组织，外者如皮肤、孔窍、骨节，内者为脏腑。其受损脏腑及严重程度因病而异。创伤大出血，脏腑脉络受损之内出血，可直接导致血脱，使心、肝等脏失养，功能由衰而竭；暴泻暴吐损肠胃，可致津液的化生、输布发生障碍乃至津枯液竭，发为津液脱；大汗不止，卫气不固，终致气脱亡阳；烧伤属于火热之邪，既能直接损害触及的部位，灼伤其津液，戕害正气，又因火邪为患，易化热染毒，侵犯肺卫，直入营血内陷心包，并发昏瞀厥脱。

气依附于津液而存在，如人体津液大量丢失，气失其依附而随之形成气随津脱的病理状态。

津液本为一体，二者相互为用，病理上互相影响。一般说来，轻者为伤津，重者为伤阴。伤津并非一定伤阴，但伤阴则必兼伤津，故伤津乃伤阴之渐，伤阴乃津枯之甚。

津血同源，可津病及血，血病及津。津血其性皆属于阴，阴之根即真阴，藏于肾故津枯血燥势必损害真阴以及肾（参阅本书附录：救心复脉注射液对失血性休克犬的影响）。

三、脏腑之变

气血阴阳的生化运行是在脑神主宰和统领下，依靠心脏的搏动，肺脏的呼吸，肝脏的疏藏，脾脏的生化转输，肾脏的封藏、温煦以及分清别浊等气化作用下进行的。当发生气脱、血脱、津液脱时，由于气血津液的正常生理功能被破坏，可使相关脏腑的功能失调，甚至衰竭，其损害的脏腑可以是单个脏器，也可同时使多种脏器受损。厥脱持续时间越久，对内脏器官的损害越大。容易受损的脏腑如：

心主血，血运无力，心血减少，因血行障碍、心络不通而成心痺，真心痛；甚则血凝气滞、瘀血阻闭、心脉不通，则脉微欲绝，气血不荣于脑，脑之元神失养，神机失用，则见烦躁、淡漠甚至昏迷。

肺主气，肺失肃降或肺气闭塞，则气体交换障碍，则呼吸功能异常，水液代谢失调，体表屏障功能失常，以及气的生成、血液循环障碍。

肝藏血，喜疏泄条达。由于心肺受损，可使肝阳失充，肝阴失养，疏泄和藏血功能受损，气机不畅致肝血瘀阻而出血、动风。

脾的运化转输障碍，气、血、津、精化源告竭，肾亦可因脾虚精微不生或心衰使肾脏失养，肾阳衰微，气化失司。或血瘀阻络，关门不利。水道不通，则表现为少尿，甚至尿闭，浊邪壅塞（参阅本书附录：救心复脉注射液对戊巴比妥钠所致心力衰竭及心源性休克犬的影响）。

四、阴阳之变

人体内阴阳之气的互根、互用、消长、自和、平秘、相互感应等功能保持稳定有序的状态，可谓之“阴平阳秘”，是维持正常生命活动的重要因素。遭到破坏时病理反应随之而来。这也是发生厥脱病证的主要病机。内经灵枢、张仲景、张景岳均以阴阳阐述。灵枢对脱病机的描述为“阴阳之气，其新相得而未和合，因而泻之，则阴阳俱脱，表里相离，故脱色而苍苍然”（脱病），“阴阳离决，精气乃绝”（死候）；张仲景：“凡厥者，阴阳气不相顺接，便为厥。厥者手足逆冷是也”（厥病）。张景岳：“是即阴阳相离之候故致厥脱”

（厥脱证）。可见“阴阳”病机是厥脱病证的共同点。其不同者在于“未和合”“不相顺接”“相离之候”“离决”。这几则不同的词句所表述的对象分别是“脱”“厥”“厥脱”“死”（笔者意），正好用它们来作为鉴别的条件。笔者认为“未和合”“不相顺接”两者性质相近，只是病害部位和程度之别，皆属气的活动形式和量的改变反映在气血逆乱和气血盛衰上。而“相离之候”“离决”则是质量的转换，反映在“败坏”上，离和决差异更远，一者生机尚存，一者无生机，前者可逆，后者不可逆。试以实验研究为例说明和探讨。如放血方法造成的失血性休克模型，相似中医血、津急骤耗失的血脱证，即时补足丢失的血液或生理盐水可以得到恢复；而用大肠埃希菌类毒素注入动物血中所致的类毒素动物休克模型，相当热毒入营血的“厥脱”，单从补充血容量是不可能逆转病势的发展，终至死亡。究其原因失血性休克在一定时间里，只有血量的偏失（不足），而血液和其他器官组织尚未发生质的改变。类毒素休克则出现血瘀，微循环障碍，肝、肠等脏腑器质性损害的质地“败坏”变化，属于“阴阳相离之候”。两者的差异，显然是由于一个是限于量的变化，另一个则是质的败坏，前人论述这个问题可谓煞费苦心，从《内经》对脱的论说到张景岳创立厥脱证，时隔 2000 多年方圆其说。

“离决”含决裂之意，“阴阳离决”亦可谓形神相离，生离死别，可用于解释人类的正常或非正常死亡现象。但厥脱证是“阴阳相离之候”而不是“离决”，在当今的医疗条件下，多数病例都是可逆的，因此“阴阳离决”这一关键词语，它不能真切而完整地表达厥脱证病情。建议今后在描述本病证时，只要患者尚有一线生机，宜谨慎使用“阴阳离决”一词。

五、脑神受损

脑为“元神之府”“髓之海”，以经络为传导、传达之路，统领五脏六腑，诸窍百骸，“乃全身一切神经活动与精神的统帅和主宰”，故为神经中枢。脑为至清之脏，不能客邪，犯之则病，又为纯阳之脏。脑不但藏精而不泻，且“头为诸阳之府”，督主一身之阳，足太阳膀胱为巨阳，足三阳经皆上头而通脑。脑居头颅中，至高之巅，赖阳气通达，使脑髓转运疏泄，以敷和布达于周身，故为纯阳之脏。

脑藏元神以清净为贵。脑为真气所汇之处，藏元神，源于先天父母之精，又赖自身肾精所养。由于肾气之根源于命门肾间动气，而命门之气又本于父母先天脑髓所至真气，因而脑之阴阳气血失调则病。由于脑为元神之脏，具有主宰人之精神情志活动的功能，因而脑病可以影响五脏阴阳，可导致他脏阴阳失调。也因为脑有赖五脏功能正常，尤其是五脏所藏之神以涵养，因而五脏阴阳失调为病，也必然导致脑之阴阳失调。

脑之为病可因客邪直犯，亦可继发于其他脏腑病变之后。脑的病理主要为阴精阳气失调，营卫气血逆乱；脱病，厥脱证之病损，视机体正气之盛衰，病邪侵害之部位和程度而有轻重之别。如脑无元气则死。王清任说："脑髓中一时无气，不但无灵机，必死一时，一刻无气，必死一刻。"

真气不足，元神失养。精、气、神不能互生、互化，机体阴阳对立的平衡被破坏，即气脱（亡阳）。气脱则血（阴）无所依，而成孤阴不生（亡阴），阴阳离决。

猝然阳气暴脱，真阳受损，阴寒独盛，阴阳之气不调，神明失养，血脉失控，气机逆乱，该升者不升，该降者不降，该入者不入，该出者不出，病变又由虚转实，或阴寒独盛，或寒凝脑络，或痰阻清窍，变生闭阻。

髓海不足则脑虚。津、血、液、髓皆液，属于阴，在脑者为真阴。失血，失津、失液均致髓虚，真阴亏损，直接导致机体阴阳对立的平衡被破坏。而亡阴，则阳无所附，而独阳不长，阴阳俱脱。有研究证实，脑之神明赖血脉的供养。失血、失津液易导致脑缺血，真阴受损，首先是阴虚的表现，继之阴不能制阳，出现烦躁、不寐，甚或发热、脉细数等阴虚内热之象，或神明失养，神失舍守而昏迷。

六、经气衰竭

经络的气血衰竭，经气的衰败至终绝，气血也随之衰竭而出现生命垂危的病理变化。出血、失液、经脉失养经气由虚致经气衰竭。诚如《灵枢·口问》谓："血气分离，阴阳破败，经络厥绝，脉道不通，阴阳相逆。"经气衰竭通常分为以下3类。

（一）十二经衰竭

《内经》称之为终（绝），其临床表现主要与经络循行区域和他络属脏腑失常相关，甚者可致死亡。如手足太阳经脉将绝的时候，患者的眼睛上视，角弓反张，手足抽搐，面色苍白，汗暴出，而暴汗一出，严重的可能死亡。

（二）督脉衰竭

督脉为奇经八脉之一，沿脊后上行至项后入颅络脑，属肾。督含总督统率之义。具有调节全身阳气，反映脑、髓和肾的功能。当病邪侵犯时，督脉受损，可影响脑、髓、肾的功能和阳气的布达，阴阳相离，而发生厥脱。我们在临床研究中发现，给手术患者于相当督脉所循行的部位（椎管内）施行硬膜外阻滞麻醉时，有的病例即刻出现血压下降，脉微细，四肢厥冷，近似中医学中的阳气脱证。笔者认为，系麻醉药的作用直接阻遏了督脉调节"阳经气血"，与"反映脑、髓和肾的功能"有关。诚如晋王叔和《脉经》云："督之为病脊僵而厥。"

（三）络脉绌急

孙络是经络系统中脉络的最细小部分和末端，气和血液循环交换的端口，网络周身。当热毒等病邪侵扰时，络脉受损发生绌急，气血运行阻滞，导致经络气血功能紊乱。周身脉络特别是小络、孙络拘急时，使浊气不能排出，清气不能入，而气滞血瘀，乃至发生恶性循环，气机逆乱，上下不达，内外不均，阴阳相离，脏腑失养。厥脱由是而生。

第六节　厥脱病证诊断

一、主要症状和体征分析

（一）手足冷与肛趾温差

四肢厥冷，又称四逆，是指四肢手足冷至肘、膝，温度低于躯干部位的症状。其同义词尚有手足逆冷、手足厥逆、手足厥寒、四逆厥、厥冷、手足寒等。《伤寒论》则将其作为厥证的主症和提纲："凡厥者，阴阳气不相顺接，便为厥，厥者，手足逆冷者是也。"当代临床医学研究表明，四肢的温度与人体气血盛衰相关。气盛血旺，运行通畅，人体躯干的各部体温接近。由于四肢居于躯干的末端，远离心脏，又是经常显露部位，其温度常受外环境影响。就健康人群而言，四肢较躯干的体温低，而且波动较大；在病理情况下，这种变化更显著。笔者曾对健康人群（献血员）、气虚患者的肛温和肢端体温进行测试比较，结果可供参考：气虚证、献血员的肛温较稳定，气虚者平均体温为 36.7℃～36.9℃；献血员平均体温为 37℃～37.1℃。趾部皮温受外界气温的影响，献血员组在高温季节（室温 31℃～35℃）时趾温波动在 32℃～

35.6℃，平均为 34.2℃，肛趾温差（ΔT）平均为 2.8℃；低温季节（室温 14℃～21℃）时趾温在 27℃～35.3℃，平均为 30.6℃，肛趾温差 6.5℃。气虚组在高温季节测得的平均肛趾温差 2.9℃；低温季节平均肛趾温差 7.5℃。气温的变化能影响趾温，可使气虚者和献血员的 ΔT 发生部分变化。在室温接近的条件下，气虚患者和献血员相比，他们的趾温平均值是 0.2℃～1.4℃，肛趾温差平均值是 0.1℃～1℃，无明显差异；两者与热厥证相比，趾温的平均值在 5.3℃～6.7℃，肛趾温差的平均值在 7.5℃～8.5℃，有显著差异。

（二）神志变异

神志昏迷又称“昏迷”“昏冒”“昏蒙”“昏愦”“昏不识人”，是指神志模糊，甚至昏睡不省人事，呼之不应的症状。《素问》称其“暴不知人”“不与人言”等。其病变主要在心、脑。心主血脉，脑为髓海，为元神之官，生命的主宰。当邪毒伏陷心包，上扰元神以及气、血、津、液亏虚，心气衰弱时，气不上荣于脑，元神失养，均可至神昏，为病之险兆。

病因为湿、热、痰、瘀所致者多属于实证，表现为闭证，以神昏时牙关紧闭，肢强拳握、面赤气粗、痰邪壅盛等为其特点；病因由正气虚衰，气、血、津、液、精耗伤所致者，临床表现为脱证，是以目合口开，手撒、遗尿、鼻鼾息微、汗出肢冷为主要表现。

神志昏迷，属于脑之元神病变之严重者，其病之来也，可以猝然而至，也可渐变而成。其先兆有：

1. 心烦　指患者自觉心中烦热而郁闷的症状。

2. 烦躁　是指心中烦躁不安、急躁而怒、四肢动作或行为举止躁动不宁。古代医籍所称的“烦满”“火烦”“虚烦”“微烦”“暴烦”等均属烦的范畴；躁是指患者表现出动作行为躁扰不宁或言语多而无头绪，乃客观表现，“躁扰”“躁动”“躁狂”等属躁的范畴。临床上两者常同见，故称烦躁（若只烦不躁者，参见“心烦”）。烦躁有虚实之分。实则由邪热、痰火、瘀血为患；虚则为血不能养心，不能上荣于脑；久病伤阴，或急骤失血、失津，水亏火旺，上扰神明所致。不论虚实诸证，又多与火扰神明相关。仅有实火、虚火之别，且多由实致虚，或虚实夹杂。

3. 嗜睡　是指不分昼夜，时时欲睡，醒后复睡的症状。《内经》中称之为“好卧”“嗜卧”“善眠”“安卧”“多卧”。《伤寒论》称“但欲寐”，《金匮要略》称“欲卧”“欲眠”，后世又有“喜眠”“喜卧”“欲眠睡”“多睡”“多寐”

“卧寐”等名称。

寤者，醒也，动也，劳也，属阳；寐者，睡也，静也，逸也，属阴，实乃脑神之亢奋与抑制功能，正常生理状态下，两者昼夜交替，节律难变，以维系和保证人体的正常生命活动。但寤不寐，或寐多寤少，皆属病理。“阳气尽则卧，阴气尽则寤”，可反映神志异常，常为昏迷之先兆，具有临床意义。

笔者每于临床处理危重病症时，逢昏迷患者，除脑外伤、脑溢血猝然不省人事者多见，余则多为心烦、烦躁、多语、谵语、不寐、难寐或但欲寐、嗜睡等先兆。尤其是脱病、厥脱证的早期表现更是如此，宜高度警惕。

（三）面色变化

1. 面色白　指患者面部缺乏血色而发白，表现为面色变白或者面色㿠白，为营血不荣于面部所致。《灵枢》：“血脱者色白，夭然不泽。”白色为气血虚弱不能荣养机体的表现。阳气不足，气血运行无力，或耗气失血，致使气血不充，血脉空虚，均可呈现白色。如面色㿠白而虚浮，多为阳气不足；面色淡白而消瘦，多属营血亏损；面色苍白，多属阳气虚脱，或失血过多。

2. 面色红　指患者面部颜色超过正常人的红颜色，表现为面色通红或颧红，为体内有热，热盛上行于面部所致。《灵枢·五色》：“黄赤为热。”《伤寒论》又有“面赤”“面色缘缘正赤”“面合赤色”等论述。气血得热则行，热盛而血脉充盈，血色上荣，故面色赤红。主热证，辨证当分虚实。实热证满面通红，多为温病热毒入营血伴热扰心神或热盛动血；阳明经证为持续高热或日晡潮热等。虚热证，两颧嫩红，见于阴虚内热，面色红为阴虚不能制阳，虚火上炎所致虚热证，伴潮热盗汗、五心烦热，舌红少苔，脉细数；或阳虚而阴盛，阴盛格阳，虚阳上浮所致，其颧如涂油彩，浮浅游移，呼吸短促汗出肢冷脉微欲绝，阳气欲脱，病情危重，又称为戴阳证，乃精气衰竭，阴不敛阳，虚阳上越所致。

厥脱证时，面色由白转红润，乃气血状态转佳，正气欲复之兆；由红转白，提示受损程度加重，预后不佳。

3. 面色黄　患者面部颜色较平人黄，一般主湿证、虚证。如面色淡黄憔悴而不润泽者，称为面色萎黄，多为脾胃气虚，营血不能上荣于面部所致。面色发黄而且虚浮，称为黄胖，多属脾虚失运，湿邪内停所致；脱病、厥脱证累及肝胆时，可出现面色黄。若伴目黄、尿黄、身黄者，为黄疸，黄而鲜明如橘皮色者，属阳黄，为湿热熏蒸所致；黄而晦暗如烟熏者，属阴黄，为寒湿郁阻所致。凡疾病恢复期气血虚，亦可出现面色萎黄，尚需调治。

4. 面色青　患者面部显露青色者为面色青。主寒证、痛证、瘀血证、惊风证、肝病。青色为经脉阻滞，气血不通之象。寒主收引、主凝滞，寒盛而留于血脉，则气滞血瘀，故面色发青。经脉气血不通，不通则痛，故痛也可见青色。肝病气机失于疏泄，气滞血瘀，常见青色。肝病血不养筋，则肝风内动，故惊风时其色亦青。面色青在危急重症见之，提示预后不良，如心肾阳衰；心血瘀阻，伴呼吸急促，痰涎壅盛者常是闭证之恶兆。

5. 面色黧黑　患者面部均匀地显露晦暗的黑色，称为面色黧黑。主肾虚证、水饮证、寒证、痛证、瘀血证及毒证。黑为阴寒水盛之色。由于肾阳虚衰，水饮不化，气化不行，阴寒内盛，血失温养，经脉拘急，气血不畅，故面色黧黑。脱病、厥脱证影响肾脏时可出现上述现象。

（四）小便

厥病、脱病、厥脱证往往影响小便，以少尿、无尿、多尿常见。少尿指各种原因导致每日尿量不足 400mL 或每小时不到 17mL，无尿是指每日尿量不足 50mL。由于少尿、无尿，经肾脏排泄的秽浊物堆积于体内而引起代谢性酸中毒、高钾血症。皆反映肾的气化和膀胱开阖功能失常，水液代谢障碍，清者不能反归入肺，浊者滞留体内，邪毒为患，发为关格。多尿指每日尿量超过 2000mL，提示肾关不固、膀胱失约，导致津液亏损，见于疫斑热，津液脱、血脱。厥病患者可出现昏迷、小便的改变，这些因素的改变和异常对于判断疾病及病情轻重极为有利。临床上往往根据患者的小便来进行补液，少尿、无尿患者如经积极治疗后小便量明显增加，则病情好转。

（五）脉象

脉象是中医诊断厥病、脱病、厥脱证的客观标准之一。由于心主血脉，血赖心气的推动，得以在脉管中运行，它的搏动反映到人迎、寸口、趺阳等部位而成脉象。脉象不仅能直接反映心血管的某些生理和病理变化，还能间接反映相关脏腑的某些病变。因此在厥脱病证全过程中，要认真细心地观察脉象的变化，并做好记录。厥病以邪实为患或虚实夹杂者居多，常见脉以浮、弦、紧、数、沉脉为主，凡厥脉沉微为寒，沉数为热。细为气虚，芤大血虚。浮、数、滑为痰，沉、滑、紧、疾为食滞，洪大而滑为蛔。脱病、厥脱证以气、血、津、精急剧耗损为甚，常见脉象细、数、沉、微，甚至脉微欲绝，或无脉。脉象随病势变化。“数则气耗，耗则精无所归，独加夺去，故曰夺精”。如血脱患者脉率至数增大，提示仍在出血，耗气现象明显，病情加重。若脉像由数转缓，由微细弱转强，提示病情好转。

二、诊断标准

（一）厥病的诊断条件

厥病的诊断参考《实用中医脑病学》、《中医急诊学》、上海市卫生局等拟订的厥证标准。

1. 突然昏仆，不省人事呈一时性，“移时苏醒”，四肢逆冷。

2. 常伴恶心、汗出或口噤不开、两手握固，气壅息粗或面色苍白，视物模糊；清醒后头晕、疲乏、口干，但无失语、瘫痪等后遗症。

3. 既往可有类似病史。发病前有明显的情志变异因素或有暴饮、暴食、醉酒、痰盛宿疾史。曾入异境，遇异味或燃气中毒等。

4. 脑电图、脑干诱发电位、心电图、颅脑CT、MRI、血压、血常规、血糖等检查有助于诊断。

（二）脱病类诊断条件

脱病的诊断参考《实用中医脑病学》《中医急诊学》等拟订。

1. 汗出如珠，四肢厥冷，口开目合，手撒，面色苍白或灰黯，或口唇青紫。脉芤或散大无根。

2. 神志淡漠，昏愦不语或呈嗜睡状，似寐非寐或烦躁不安，甚或神志昏迷；或气息微弱或喘鸣欲脱；二便自遗或少尿、无尿；舌卷囊缩。

3. 有创伤、烧伤、温热病，或内伤久病，或汗、吐、泻过度，及大失血、精大泄等病史、病因或诱因。

4. 血压、中心静脉压、X线及血常规、血糖、脑电图等检查有助于诊断。

（三）厥脱证诊断

国家中医药管理局医政司厥脱急症协作组将病名称为厥脱证。本厥脱证非单纯之厥或脱证。是指邪毒内陷或内伤脏气或亡津失血所致的气血逆乱，正气耗脱一类病证。各种原因引起的休克可参考本证进行诊疗。

1. 病名诊断

（1）临床表现特点：①神志淡漠，但欲寐或烦躁不安，或神志不清，面色苍白或潮红或发绀，四肢厥冷，汗出不止，气息微弱或气促息粗等症。

②脉沉细无力或脉微细欲绝或不能触及，血压下降，收缩压低至 80mmHg (10.7kPa)，脉压小于 20mmHg (2.67kPa)。有高血压者，收缩压低于平时血压的 1/3 以上，或收缩压降低 30mmHg (4kPa)，尿少（每小时少于 30mL)，指压再充盈时间大于 3 秒。

(2) 发病特点：发病急，变化快，迅即逆转。

(3) 病因病机特点：因感受邪毒或内伤脏气、失血亡津、创伤剧痛、药物过敏等病因，导致气血逆乱，阴阳耗脱，发为本证。

(4) 实验室检查：根据不同病因可参考必要的特异性实验室检查，如血气分析、血流动力学及血液流变学等指标。

凡具备以上临床表现中的：①或②项，参考（2)、(3)、(4) 项即可诊断。

2. 证类诊断

(1) 气阴耗伤证：

[主证] 精神委靡、面白光、气短、口渴、汗出。

[兼证] 倦怠微烦，四肢欠温。

[舌、脉象] 舌红或淡红，脉细数无力。

(2) 真阴衰竭证：

[主证] 神恍惊悸，面色潮红，汗出如油，口渴欲饮，饮不解渴。

[兼证] 身热心烦，四肢温暖。

[舌、脉象] 舌光干枯无苔，脉虚数或结、代。

(3) 阳气暴脱证：

[主证] 神志淡漠，面色苍白，四肢厥冷，冷汗淋漓。

[兼证] 息微唇绀，体温不升。

[舌、脉象] 舌淡，脉微欲绝或不能触及。

上述证类以主证和舌、脉象为主要依据。病危重者，阳气暴脱与真阴衰竭可以互见。又因病因病机不同，可以兼夹下列诸证：

热毒炽盛证：壮热，口渴，烦躁，便结，舌红，苔黄燥，脉沉细而数。

心气不足证：怔忡不安，气促，舌淡，脉细而促，或结、代。

气滞血瘀证：口唇青紫，皮肤瘀斑，腹胀，舌紫暗，脉沉细而涩。

3. 分期分级

(1) 分期：早期表现为气阴耗伤证或阳气暴脱证或阴竭阳脱证；中、晚期表现为真阴衰竭证。

（2）分级：

①轻度：神清或烦躁不安，手足不温或肢端发凉，汗出过多，脉沉细（数）无力，血压下降；收缩压 80mmHg（10.7kPa）以下，脉压＜20mmHg（2.67kPa）；有高血压者，收缩压低于平时血压的 1/3 以上，或收缩压降低 30mmHg（4kPa）。

②中度：神志淡漠，手足冷至腕踝，大汗淋漓，脉微弱或虚大，收缩压在 50mmHg（6.67kPa）以下，脉压＜20mmHg（2.67kPa）。

③重度：意识朦胧或神志不清，肢冷超过腕踝 2 寸以上，或全身发冷，冷汗如珠，脉微细欲绝或不能触及，收缩压在 30mmHg（4kPa）以下。

轻、中、重度以上述①②③三大症状或血压异常为制订标准。

三、厥病、脱病、厥脱证的鉴别诊断

（一）厥病

1. 厥病与眩晕　眩晕有头晕目眩，视物旋转不定，甚则不能站立，耳鸣，部分可伴有恶心、呕吐及心悸等不适，且与体位改变及劳累等相关，但无神志异常及四肢逆冷表现。与厥病突然晕倒、不省人事、四肢逆冷等亦迥然有别。

2. 厥病与中风　中风以中老年人为多，常有素体肝阳亢盛。其中脏腑者，突然昏仆，并伴有口眼㖞斜、偏瘫等症，神昏时间较长，苏醒后有偏瘫、口眼㖞斜及失语等后遗症。厥病可发生于任何年龄，昏倒时间短，醒后无后遗症。但血厥之实证重者可发展为中风。

3. 厥病与癫痫　癫痫常有先天因素，以青少年多见。病情重者，亦有突然昏仆，不省人事，但发作时间短。若癫痫大发作，或呈癫痫持续状态，则持续时间较久，且发作时常伴有号叫、抽搐、口吐涎沫、两目上视、小便失禁等。常反复发作，每次症状均相类似，苏醒缓解后可如常人。厥病之昏倒，仅表现为四肢厥冷，无号叫、吐沫、抽搐等症。发作时或发作后行脑电图检查，可资鉴别。

4. 厥病与昏迷　昏迷为多种疾病发展到一定阶段所出现的危重证候。一般发生较为缓慢，有先轻后重，烦躁、嗜睡、谵语渐次发展过程。一旦昏迷，则持续时间较长，恢复较难，苏醒后原发病依然存在。厥病常为突然发生，昏倒时间较短，常因情志变异、饮食不节、劳倦过度、亡血失津等发病。

（二）脱病

1. 脱病与厥病　二者均可出现昏迷。脱病指气血津液急剧耗损，正气衰弱的危重病变，临床上以汗出如珠，四肢厥冷，口开目合，手撒尿遗，脉芤散大无根，甚至昏不知人等症状为特征。而厥病由情志、饮食、劳倦等病因导致气机逆乱，阴阳之气不相顺接而病，临床以突然跌倒，瞬间不省人事，四肢厥冷为特征。厥病多属于实证或虚实兼并，脱病属于虚极之证，厥病昏迷持续时间短暂，而脱病昏迷时间较长。

2. 脱病与闭证　脱病与闭证均为危急重症。均可出现神志昏迷。但两者病因、病机、临床表现迥然有别。闭证属于病邪亢盛内陷“闭阻于内”脏腑及脑窍功能闭塞所致，以邪气内闭为主。其证候多实；临床以神志昏迷，或牙关紧闭，两手握固，或抽搐，痰涎壅盛，气促，二便不通，舌苔厚，脉弦急或洪数为特征。脱病属于阴阳气血大量耗损，脏腑功能衰竭，导致生命垂危的病证。以正气耗竭，欲脱为主。其证候属虚。临床以汗出如珠，四肢厥冷，手撒遗尿，口开目合，脉微欲绝等为特征。

（三）厥脱证

1. 厥脱证与厥病　厥病以突然昏倒，不省人事，移时苏醒，或伴四肢厥冷为主要特征，多属实证，而且多具有原发病如气、血、痰、食、瘀、色、秽毒及六淫邪气等征兆。厥脱证多为各种危重病之中晚期且属于虚证者多，其神志不清亦不能瞬间或自行复苏，并有气息、面色、脉象等改变。

2. 厥脱证与脱病　两者在病因及证候上有相似之处，皆以虚证为主。但脱病病因病机多限于气、血、津液急剧耗损，阴阳不相和合，以气、血、津液外泄为特点，其证因失血、失津液有轻重之别而常为面白，神疲，神昏，舌淡，脉弱或芤，神情淡漠，不一定有神志昏迷和血压下降。厥脱证属于内伤脏气或气血耗竭阴阳相离之候，神机将灭之虞，其症也以正气虚弱为主，但病势病机较之脱病更甚，可出现“至虚有盛候或大实有羸状”复杂危急多变病情，以神志昏迷、血压下降、尿少或无尿为主症。

3. 厥脱证与中风　中风前可有突然昏仆，四肢不温或逆冷，或汗出，遗尿，或面白唇黯，或脉象微细等征象，但多见于老年患者，发作前多有肝阳上亢的病史，发作后有口眼㖞斜、半身不遂等主症；若有昏仆、肢冷、汗出者，亦以昏仆在先，肢冷、汗出继见；厥脱则诸症同时出现，神志不清。可见于任何年龄，故不难鉴别。

4. 厥脱证与昏迷 昏迷是以神志不清，短时不易复苏为主要表现，病位主要在心脑；厥脱证虽然可有神志不清，但非必见症，神志不清一般只见于中、重度患者，而且必伴有厥脱之主症，如手足逆冷、血压下降、汗多尿少、脉微欲绝等症。

5. 厥脱证与痫病 痫病是一种发作性的神志异常慢性病，其特征为发作性精神恍惚，甚则突然仆倒，昏不知人，口吐涎沫，两目上视，或口中如做猪羊叫声，移时苏醒。其病多有反复发作史，每次发作病状相似。厥脱证是一种突发的急危症，其神志不清多出现在中晚期，而且伴有虚衰证候，若不即时抢救，神志难于恢复并危及生命。

第七节 厥脱病证辨证要领

一、分广义、狭义

凡厥病、脱病、厥脱证或疑似患者，均宜先从广义上区分是厥病、脱病还是厥脱证；然后按厥病或脱病或厥脱证一一分辨。

二、审病因

厥脱病证之因较复杂。但从总体而言，可从两条思路入手：一是狭义厥脱证和脱病相同的病因，基本可概之为外、内二端。外者，当今创伤所致居首位，意外伤害导致机体内、外急骤出血和失液，即古人所云之金疮、跌仆及大面积烧伤、灼津耗液导致液脱血脱而成。其次是毒邪时疫内陷，温热病；肿瘤破裂或宿病迁移，脏腑功能衰竭；过敏、中毒猝然脱、绝。内者多由情志、虚损、痰湿内停所致脏腑疾病，气血逐渐消亡，乃至厥脱。而厥病则以七情、痰、色、食、酒、瘀、秽、毒及六淫邪气等为患者多。

三、定病位

辨别病变部位，当先分辨阴、阳、气、血津液；其次分清是居内的脏、腑、奇恒之府；还是形体的皮、肉、筋、骨及诸窍；或贯通体内外的经脉。以出血为例，外出血、内出血可同时兼见，亦可单独出现，其损伤部位可为多处，也可局限在某部分。只有找到损伤的部位、来源，配合其他措施，才能奏效。

四、识病性

厥病多由气逆而致，以实证居多。气厥、血厥、色厥有虚实之分，其他多属实证。脱病、厥脱证以虚衰为主。脱病分气脱、血脱、津液脱、阴阳俱脱概之。厥脱证分气阴耗伤证、真阴衰竭证、阳气暴脱证、心气不足证，尚有虚实夹杂之证如热毒炽盛证、邪毒内陷证、气滞血瘀证等，宜注意识别。

五、量轻重

厥病、脱病发展过程一般可区分为初、中、晚阶段，病势由轻至重，而厥脱证起病急骤，一旦发现，可能就是危重期，有顷刻立毙之虞。若及时抢救转危为安，则病势可由重—轻—愈。

六、察缓急

一般说来厥脱病证皆属于急症。但相对言厥脱证来势比厥病脱病更急猛，变化快而复杂。当严密观察其脉、息、神、色、肢温、血脉的变化。或监护器监测生命指征，为辨证施治和抢救提供依据。拟即时记录，便于对比分析，判断病变缓急。厥病病势较脱病、厥脱证发展较缓，但出现虚损证候时，当防止发展转变为厥脱证。

七、别兼证

脱病、厥脱证正气虚弱，除原有宿病之外，又易复感外邪，兼犯多种疾病，或厥脱证之虚损导致多脏器受损，故当细心体察，加以判别。

第八节　厥脱病证基本治则治法

一、治则

治疗法则，是指治疗的基本法则，简称治则。治疗法则是针对疾病临床态势，在进行全面分析的基础上制定的，用以指导具体的立法、处方、遣药。治疗厥脱证的基本治则有扶正祛邪，调整阴阳，调理气血，调理脏腑，防治并重，着眼整体，急则治标，缓则治本，多种治疗措施综合运用的治则。

（一）扶正祛邪

正指的是正气，人体自身正常生理功能（含脏腑经络等组织）和抗病防御修复能力。邪指的是邪气，引起人体致病的各种因素。扶正就是以维护和增强人体自身抗病防御和修复能力为目的而采取的各种措施方法。祛邪是指主动积极采取消除致病因素的措施和方法。

1. 扶正　适用于正气虚弱，而邪气不盛的病证。宜用补益法。补者，补其不足，如治疗气脱时可使用补气法，血脱时使用补血法。

2. 祛邪　适用于以邪盛为主，而正气尚未虚的实证。治疗时宜用泻实的方法，并区分病邪以及所侵犯的病位，如风寒表实证宜用辛温解表法，热盛里实证宜用清热通下法。

3. 扶正与祛邪法则并用　适用于虚实夹杂的病证。就厥脱病证而言，厥病以实证多见，虚实夹杂者亦有之，治疗时宜分清病变主次缓急，步骤上分先后。若实证为主，先宜祛邪而后扶正，或以祛邪为主，佐以扶正，或以扶正为主，祛邪为辅，或同时使用两法，皆谓攻补兼施，或称之为补泻兼施。脱证多属于气血津液精耗损之虚证，宜用补法，视其虚在何处，耗为何物，量其轻重程度，针对用药。如气脱补气，血脱补血。

（二）调整阴阳

厥病、脱病、厥脱证都与阴阳失调的病机相关，因此调整阴阳至关重要。《素问·至真要大论》云："谨察阴阳所在而调之，以平为期。"先要掌握阴和阳两方面的状态，而后确定从哪一方着手，总之是补虚泻实，补其偏虚，损其偏盛。恢复阴阳相对平衡，促其阴平阳秘，乃治愈疾病的关键。如阳衰当温阳，阴虚者当填阴等，属于补虚。如实证火热充斥的狂证，伴有阳明腑实证时，运用寒凉峻下泄热的方法，制其阳盛，属于泻实，以达到阴阳以平为期之目的。

这里要善于把握两点：一是先治后治的问题。如《灵枢·终始第九》云："阴盛而阳虚，先补其阳，后泻其阴而和之。阴虚而阳盛，先补其阴，后泻其阳而和之。"意思是阴经的邪气盛，阳经的正气虚，应该先补阳经的正气，后泻阴经的邪气，从而调和它们的有余或不足。阴经的正气虚，阳经的邪气盛，应该先补阴经的正气，后泻阳经的邪气，从而调和它们的有余或不足。二是"阳中求阴"或"阴中求阳"之法，即所谓"善补阳者必于阴中求阳，则阳得阴助而生化无穷，善补阴者必干阳中求阴，则阴得阳升而泉源不竭"。

阴阳偏胜而调理棘手时可用甘药和中。《灵枢》指出，"如是者则阴阳俱不足，补阳则阴竭，泻阴则阳脱。如是者可将以甘药，不可饮以至剂，如此者弗灸。不已者因而泻之，则五脏气坏矣"。

（三）调理气血

"气为血帅""血为气母"，气血相互为用，相互促进，以维系生命活动。当两者关系失常时，会产生气血失调病证。气血逆乱是厥脱病证的主要病机。在治疗上始终要注意运用调理气血的法则。首先区分"气之多少逆皆为厥"，多者属有余，实证；少者为不足，为虚证，治宜损其有余，补其不足。厥病类以气、秽、酒、食、痰、瘀致者多，故病理变化和临床表现均以实证或虚实夹杂者居多。应针对病因分别施用理气解毒除秽、解酒、消食、祛痰、化瘀治法，祛除病因，以调气机。气衰时的失调表现为气脱，治宜益气固脱；血亏损时的失调表现为血脱，治宜补血固脱。

鉴于气和血相互关联，调理气血时在分清主次基础上，尚需彼此兼顾。又因有形之血不能速生，无形之气乃当急固。"夫载气者，血也，而运血者，气也，人之生也，全赖乎气。血脱而气不脱，虽危犹生，一线之气不绝，则血可徐生，复还其故，血未伤而气先脱，虽安必死。"（唐容川《血证论》）故益气固脱保住生命为第一要则；若血大量耗失未能及时控制，则脱难固，务必同时施以止血治疗，以制其源。

（四）调理脏腑

厥病、脱病、厥脱证的病位和病机都与五脏以及脑等脏腑相关，故调治和保护这些脏器是至关重要的治疗法则。脏腑之病理损害多系形体和功用失调两方面，形体指脏器本质，属于阴，功用指脏腑之气。对脏腑的调治和保护，实际是从形用着手。其病势变化虽复杂，但亦不出虚实两端。虚则补其母，实则泻其子。如肝脏病可影响脾，需及早采用补脾病的措施防治脾病；肺与大肠相表里，当热毒犯肺出现咳嗽喘满、胸高气促，亦常伴腹胀满、大便燥结的腑实证，此时采用通泻大肠、荡涤燥屎的方法能达到泻肠清肺之目的。

要注重对心脑的调理。心者，君主之官，主血脉，脑者，髓之海，元神之府，二者为生命之本，在厥脱证病变过程中始终要注意防治心脑病变。当失血失液时，心脏缺乏濡养，心气随之而虚，动力不足，可使心气由衰而竭，出现脉微欲绝的危象，宜及早使用救心复脉药剂。热毒痰瘀均可上扰元神之府，阻塞清窍，清气不升，浊气不降，停滞于脑而为水肿，出现神昏谵语，息微气促，急当清热解毒，祛痰化瘀，利湿，开窍醒脑。脑之虚证多因气、血、津、精脱，不能上荣，缺血少气，元神失养而成。可卒然昏厥，急宜大补元阴、元阳。

（五）防治并重

厥脱证有的属于继发病，每多先兆，或有原发病证的临床表现，应及时捕捉先兆征象，采取防治措施。如疫病厥脱证从卫气营血传变，其病变过程多发生在两种情况下：一是初期就逆传心包；二是在邪毒入营血阶段或下焦。医者掌握这些传变规律之后，就有可能采取截断法，当病势尚处于卫气分或中焦阶段时，提早使用清营凉血、解毒的方药截断其传变，防止病势恶化，或用清气透热之剂使病邪由气分透出。叶天士谓“先安未受邪之地”，近代姜春华氏称之为截断疗法，都是告诉人们厥脱证要提早防治。

（六）着眼整体

多种治疗措施综合运用。因病变复杂病势急重，宜从整体着眼，既要祛除病邪，又要照顾人体正气，才能制订抢救方案。采取速效、安全的多种治疗药物及多种途径给药措施。

（七）急则治标，缓则治本

标本是一个相对概念，含义多种，如以正邪言，则正气是本，邪气是标；以病因与症状说，则病因是本，症状是标；以部位言，则内脏是本，体表是标；以病症先后言，旧病是本，新病是标，原发病是本，继发病是标。在厥脱病证方面，标本主要用以说明病变过程中各种矛盾的主次。缓急则指病情的轻重和病变的快慢。区分标本缓急就是指治疗厥脱证宜注意区分各种疾病矛盾双方的主次关系，包括病情轻重和病变的缓急，以拟订相应的治疗方案。

1. 急则治标　厥脱证为危重急症，当以急救为先。当气、血、津、精急骤耗损，阴阳行将离决之时，若非速效，生命将随之崩溃，此时务必抓住时机从速解除威胁生命的主要因素，采用功专力重而能速效的制剂，保住生命，才能赢得后续治疗的机会。

2. 缓则治本　如上述厥脱证经用回阳救逆或益气固脱抢救成功，脉搏血压已正常，脱离危险，此时正气尚未恢复，宜固本治疗如补气补血，以图全功。

3. 标本同治　指本病标病并重时，采用本病标病同治的法则。如前述扶正与祛邪同时使用。又如血脱证一方面采用益气和救心复脉的制剂急救；同时采用补充津液、血液的治疗方法以固脱。温病厥脱在用回阳救逆或救心复脉的同时，使用清热解毒方药清除病邪，都属于标本同治。

二、治法

治法是指治疗方法，是治则的具体化，在治则指导下加以运用。如扶正祛邪是治疗法则，而益气、养血、滋阴、补阴等就是扶正的具体方法；而化痰、活血、利水、攻下等是祛邪的具体方法。古人把药物治疗的方法归纳为汗、吐、下、和、温、清、消、补八法，可供临床参考。治疗厥脱方面常用的方法有以下几种。

（一）回阳救逆

适用于阳气暴脱证，症见汗出淋漓，面色苍白，四肢厥冷，脉微欲绝等。可选用参附汤、六味回阳饮、回阳急救汤等。

（二）益气固脱

适用于元气衰败，元神耗散，阴阳离决之血脱、气脱、阴脱，可选用生脉散或生脉注射液、保元汤、独参汤等。

（三）补血固脱

适用于大失血后上竭下厥、阴阳离绝，而见唇色惨白，晕厥，喘逆上气，脉微弱或时有结、止等，可选用当归补血汤加芍药、桂枝、附子，亦可选用四物汤、胶艾汤、炙甘草汤、当归内补建中汤、十全大补汤、人参养荣汤等。

（四）养阴生津

分滋养肺胃、增液润肠、滋填肾阴法。温热病邪退正虚，肺胃津伤，宜滋养肺胃，可选沙参麦门冬汤。阳明热却，阴液受伤，宜用增液润肠法，可选增液汤。湿热病深入下焦，劫灼肾阴，宜用滋填肾阴法，可选加减复脉汤、一贯煎、大补阴丸、左归丸，肺阴虚用百合固金汤、麦味地黄丸等。

（五）清热解毒

凡热毒壅盛，发热，咽痛，目赤，尿黄，或肌肤疮疖，脉数、舌红、苔黄属于里实证者，均可使用清热解毒法。可选黄连解毒汤、泻心汤、凉膈散、栀子金花汤、五味消毒饮、普济消毒饮、甘露消毒丹、四妙勇安汤、仙方活命饮等方。

（六）清营法

分清营泄热、气营两清二法。营分证与血分证只是深浅程度不同，治疗不可单纯用清营凉血之剂，宜参透泄之药。代表方清营汤、清宫汤、神犀丹等。

（七）凉血法

分凉血散血、清瘟解毒两法。凉血散血法，适用热盛动血之证，宜选用犀角地黄汤。清瘟解毒法宜于温热壅盛，弥漫三焦，症见斑疹紫黑、衄血、吐血、尿血等，宜用清瘟败毒饮加减，此法常配合醒脑开窍法使用。

（八）开窍醒脑法

脑为髓海，精灵之府，最忌邪闭，闭之则神昏窍阻。治宜开闭、通窍。开窍之法分为温开和凉开两种方法。

凉开法适用于热邪内陷心包，痰热壅闭心窍，症见高热烦躁、神昏谵语、中风昏迷、小儿惊厥等症，可选用安宫牛黄丸、牛黄清心丸；神昏窍阻而又痉厥者，可用开窍镇痉的紫雪丹；若秽浊毒邪甚，兼见痰盛气粗，可用至宝丹。凉开之方，因含芳香药较多，只宜暂服，不可久服。

温开法主要用于中风、中寒、痰厥等属于寒闭者。症见突然昏倒，牙关紧闭，神昏不语，舌苔白、脉迟等，宜选苏合香丸、冠心苏合丸、玉枢丹、紫金锭等。

（九）化痰醒神法

痰随气而升降，气壅则痰聚，气顺则痰清。津液不运化，聚而为痰为饮，无处不至，无病不有。痰凝脑脏，神志被蒙，神昏窍闭，痰滞五脏，则五神受扰。化痰之法有燥化、清化、温化之别。

1. 燥化湿痰　适用于痰多易咳，胸脘痞闷，呕恶眩晕，肢体困倦，甚或痰厥，舌苔或腻，脉缓或弦滑。可用导痰汤、涤痰汤、金水六君煎、十味温胆汤等。

2. 清化热痰　适用于咳嗽痰黄，黏稠难咳，舌红苔黄腻，脉数，可用瓜蒌贝母散；若癫狂惊痫，或怔忡昏迷，或眩晕，耳鸣，或不寐，或梦寐等，可选礞石滚痰丸或天竺黄散以泻火逐痰。

3. 温化寒痰　适用于寒痰壅盛，清稀色白，舌白滑，脉细滑等，一般可用二陈汤合三子养亲汤、苓甘五味姜辛汤。若见牙关紧闭，突然昏仆等，可用稀涎散吹鼻得嚏。药为皂角、细辛、半夏（末），待苏醒后再用理中化痰丸以治本。

（十）活血化瘀法

创伤人体，血溢脉外，络脉淤阻，或六邪如寒凝络脉而瘀，热灼津伤，血枯而瘀；气虚亦可致瘀，阻塞脉络，内则影响脑和五脏六腑，外则肌肤、骨骼和孔窍等。故活血化瘀可分为益气化瘀、理气化瘀、通窍化瘀法、峻下逐瘀法。

出血病变，因离经之血积滞体内，形成瘀阻，影响新血的生成，瘀血不除去，出血难止。因某些活血药如丹参有去瘀生新作用，故能治疗止血，具有行血、止血双重效用，临床应根据病情灵活运用。

1. 益气化瘀　适用于气虚不能行血而瘀，可选补阳还五汤治疗。

2. 理气化瘀　适用于“有所堕坠，恶血留内”，所伤在脑或胸或其他部位，可据证脉及病位选用血府逐病汤、身痛逐瘀汤、膈下逐瘀汤、少腹逐瘀汤、复元活血汤加减治之。

3. 通窍化瘀　适用于窍道瘀阻、气血不行而致五官诸窍气滞血瘀，症见头痛昏晕、面色青紫、耳聋等，可用通窍活血汤。

4. 峻利逐瘀　适用于因外邪上犯神明，瘀结在脑。症见其人如狂，少腹急结，脉微而沉等症，治宜峻下逐瘀，轻则桃仁承气汤，重则下瘀血汤、抵当汤（丸）治之。

（十一）温脑利水法

适用于脑水肿。督脉外连太阳经脉，内贯脑连髓海，主周身之阳。邪之所犯，易致阳虚水停，循督脉而水停于脑，导致脑液循环受阻。临床常见剧烈头痛，喷射状呕吐，视盘水肿，舌淡，舌苔白滑，可用五苓散加牛膝、车前子、炙附子治疗。若伴心阳虚，水停聚或泛于肢体为肿，宜真武汤加减治疗。

（十二）泻下法

泻下法以泻下药为主组成。具有通导大便，排除肠胃积滞，攻逐内停水饮，保护胃肠道屏障功能等作用。泻下法本为里实证而设，以外无表邪，里实之证已成为宜。近年来的实验和临床研究表明，其作用和用途已扩展，并涌现诸多创新。泻下剂分寒下、温下、润下、逐水、攻补兼施5类，笔者对其中4类（逐水除外）所列入的12首泻下方剂做了分析，其组成以大黄为君者有10首，占全部方剂的83.3%，表明寒、温、润，攻补兼施都离不开这位“将军”。因此，谈中药的泻下剂主要是论大黄。历代本草记载，大黄具有下瘀血，破症瘕积聚，荡涤胃肠，推陈致新之功效。现在的研究表明大黄药理作用是多方面的，能活血化瘀，改善微循环，清除胃肠道内细菌和毒素，抑制肠道细菌移位和肠道中内毒素的吸收，维护胃肠屏障功能，减少应激性溃疡的发生。为预防肠功能障碍，阻止肠道内内毒素侵入系统循环，阻断MODS提供了重要途径。

1. 寒下剂　适用里热与积滞互结之实证。通过使用寒下类方剂，引热下行，使热邪从大便而去，此即上病下取，釜底抽薪之意。代表方如大承气汤、小承气汤、调胃承气汤、复方大承气汤、大黄牡丹汤等。

2. 温下剂　适用于因寒邪壅滞之里实证。代表方如大黄附子汤、温脾汤等。

3. 润下剂　适用于肠燥便秘之证。代表方如济川煎。

4. 攻补兼施剂　适用于里实证，正气虚而大便秘结者。代表方如新加黄龙汤、增液承气汤。

（十三）止血法

止血法分药物止血和非药物止血两种方法，本节介绍药物止血法。宜用于血热妄行或虚寒性的各种出血证，如吐血、衄血、咯血、便血、尿血、崩漏等。

1. 清热泻火止血法　适用于血热妄行之出血，血色鲜红，口干咽燥，脉弦数等。常用大蓟、侧柏叶、槐花、白茅根、大黄等为主，佐清热泻火药组方。代表方剂如十灰散、咳血方、小蓟饮子、槐花散等。

2. 温阳益气止血法　适用于虚寒性之出血，血色淡红或暗淡，四肢不温，面色萎黄，脉沉细无力等。常用灶心黄土、艾叶、阿胶、炮姜等为主，代表方剂如黄土汤、胶艾汤。

（十四）针灸疗法

1. 厥病

(1) 辨证治疗：厥病实证，昏厥肢冷者，应开窍通阳，取十宣、十井、人中、内关，用强刺激泻法。如邪实闭盛者，可刺十宣少量放血。痰厥证，取大椎、曲池、陷谷、劳宫，针刺泻法，肾俞针刺补法。气逆郁闭证取内关、气海、膻中，均针刺。厥病虚证，昏厥肢冷，神疲气微者，应温阳救逆，取百会、神阙、关元、足三里、气海；气虚阳陷证取关元、中极、大溪、神阙，均用艾灸法。

(2) 耳针：取肾上腺、升压点、皮质下、心等为主穴，以甲状腺、激素点、神门、肺、肝、交感为配穴。方法：以常用穴为主，两耳交叉取穴，间歇留针，留针 1～2 小时，效果不显著者加配用穴。

(3) 电针：主穴取足三里、合谷，昏迷重者加涌泉。电压 10.5～14V，频率 106～120 次，轻者一支电针，1 个穴位，重者两支电针，两个穴位。

2. 脱病

(1) 辨证治疗：阴脱，补涌泉、关元，平补平泻百会、人中、承浆、神聪，平十二井穴。阳脱，灸神阙，温针关元，用烧山火针针涌泉、足三里，平补平泻百会、人中、承浆、四神聪、手十二井穴。阴阳俱脱，灸神阙。毫针补素髎、内关、人中、中冲、涌泉等穴。肢冷脉微取百会、神阙、气海、关元俱灸。

(2) 主穴：素髎、关元，配穴少冲、少泽、中冲、涌泉。手法：中度刺激、留针，间断捻转，收缩压升至 80mmHg（10.7kPa）以上时，延长间断捻转时间，使血压稳定在 80mmHg（10.7kPa）以上即可出针。

(3) 电针：取足三里、合谷，昏迷加涌泉，或刺百会。用双针双向法，即一针向前额，一针向后（针向颈项）。用于气随血脱证，能起到回升血压之作用。

(4) 耳针：选取下屏尖、升压点、枕，心、脑，两耳交替取 2～3 穴，间歇运针，留针 1～2 小时。

3. 厥脱证

第一组：主穴：素髎、内关；配穴；少冲、少泽、中冲、涌泉。针后半小时无效或 1 小时内血压尚未达 80mmHg（10.7kPa）以上者，则加 1～2 个配穴，手法中度刺激持续留针间断捻转，收缩压升至 80mmHg（10.7kPa）以上时延长捻转间断时间，使血压稳定在 80mmHg（10.7kPa）以上即可出针。

第二组：针刺或电针。主穴：足三里、合谷。若昏迷，加涌泉。电压 10.5～14V，频率 106～120 次，轻者 1 支电针，1 个穴位，重者 4 支电针，两对穴位。

第三组：主穴：足三里、涌泉；配穴：内关、人中。

第四组：主穴：人中；配穴：内关、足三里、十宣。手法强刺激。

进行休克治疗时，一般说来发热者可针，体温低者宜灸，阳脱可灸百会、关元、神阙。上述四组处方宜轮换或交替使用。据报道，针刺升压时，血压低于 40mmHg（5.33kPa）效果较差，心肌病变、酸中毒、人工冬眠状态、深度昏迷者针刺效果也较差。

（十五）刮痧疗法

即刮痧掐穴法。患者仰卧，充分暴露胸腹部。用双手拇指从鼻梁推经印堂至前额发际，反复捏起印堂。再分左、右推至太阳穴，揉按数圈后绕过耳后往下推至两肩，并反复抓捏揉按肩筋、三角肌和胸大肌。胸部从膻中分两侧绕乳房推向腰部，同时反复捏起膻中穴和两侧腹外斜肌，捏起处可见紫红痧斑即止。然后抓捏两手臂，并以拇指分别掐合谷穴、人中穴。取效后患者当即苏醒，汗止喘平，脸色转佳。本法适于暑厥证。

（十六）嚏法

1. 药物组成（验方）　皂荚 6g，细辛 4g，半夏 4g，冰片 2g，蟾酥 1g。

上药研末，瓶储封藏备用，临用时以吸管吸取少许药末，喷入患者鼻腔，可反复使用。

加减：产后晕厥加樟脑 3g；仆跌昏厥加麝香 1g，石菖蒲 4g；呼吸骤停加麝香 1g，樟脑 2g，胆南星 3g。

2. 适应范围　突然昏厥，不省人事，四肢厥冷，或高热神昏，四肢抽搐，大汗淋漓之危急证候，使用后即能喷嚏苏醒。宜于气厥、痰厥、食厥、酒厥、蛔厥、暑厥、痛厥、产后血厥诸病证。

第九节 厥脱病证常用中药制剂

一、急救用中药注射剂

（一）益气固脱

生脉注射液

［主要成分］人参、麦冬、北五味子。

［剂型规格］注射剂，每盒 2mL/10 支。

［用法用量］用于心源性、感染性休克治疗时，静脉推注，每次 10～20mL，每日 4～5 次，连续 3～10 日，或 40～80mL 加入 250mL 液中静脉滴注，或每次 20mL，每日 2～4 次。治疗充血性心力衰竭可静脉推注，每次 10～20mL，每日 2～4 次，或 40～80mL 加入 250mL 液中静脉滴注，每日 1～2 次。治疗冠心病每次 40～60mL 加入 250 液 mL 中静脉滴注，每日 1 次，10～15 日为 1 个疗程。肌内注射每次 4mL，每日 2 次。

参麦注射液

［主要成分］人参、麦冬。

［剂型规格］注射剂，每盒 10mL/3 支。

［用法用量］休克患者：立即用 20mL 加入 5％葡萄糖注射液 250mL 中缓慢静脉注射，再用 20～40mL 加入 5％葡萄糖注射液 250mL 中静脉滴注维持。

黄芪注射液

［主要成分］黄芪。

［剂型规格］注射液，每盒 2mL/10 支。

［用法用量］肌内注射，每次 2～4mL，每日 2 次；静脉滴注，10～20mL 溶于 10％葡萄糖注射液或生理盐水 250～500mL 中静脉滴注，每日 1 次。

（二）回阳救逆

参附注射液

［主要成分］红参、附片。

［剂型规格］注射剂，每盒 10mL/10 支。

［用法用量］肌内注射，每次 2～4mL，每日 1～2 次。静脉滴注，每次 20～100mL（用 5％或 10％葡萄糖注射液 250～500mL 稀释后使用）；静脉注射，每次 5～20mL 用 5％或 10％葡萄糖注射液 20mL 稀释后使用或遵医嘱。

救心复脉注射液

[主要成分] 枳实（每毫升含生药4g）。

[剂型规格] 注射剂，每盒5mL/5支。

[用量用法] 抗休克：救心复脉注射液5mL加入生理盐水或5%葡萄糖注射液稀释至10mL，每次用1～2mL，静脉注射，视情况可重复2～5次。继用救心复脉注射液5～10mL时需加入生理盐水或5%葡萄糖注射液250～500mL中静脉滴注维持。

治心力衰竭：各类心脏病患者均经2周以上洋地黄及利尿药治疗无明显疗效者；其次患者入院前已用洋地黄治疗，心力衰竭未控制但已出现明显中毒表现，呕吐，恶心，严重心律失常者。静脉滴注每日1次，每次以枳实注射液20mL加入10%葡萄糖液500mL，每分钟20～30滴，7～10日为一疗程。滴注过程中密切注意观察心律、心率、血压及自觉症状的变化并观察肺部啰音、肝脏大小、水肿、尿量等的变化。

治疗室上性心动过速：静脉注法救心复脉注射液5mL加生理盐水或10%葡萄糖液20mL，静脉注射。注射过程中仔细听诊心律、心率，测量血压，同时行心电监护。当收缩压上升至150mmHg（20kPa）左右即停止推注，连续观察血压，一般在停注后2～3分钟内血压仍会继续上升20～30mmHg（2.67～4kPa），以后方渐下降；如果在推注过程中突变出现窦性静止，应立即停止注射。（此时患者多可感到心跳有“突变”而心电图上出现短暂窦性静止）。如未达上述两项变化，则可继续将救心复脉注射液5mL全部推注完毕。但最终血压以高达170～180mmHg（22.7～24kPa）为宜。

（三）活血化瘀

复方丹参注射液

[主要成分] 丹参、降香。

[剂型规格] 注射剂，每盒2mL/10支。

[用法用量] 肌内注射，每次2mL，每日2～4次，2～4周为1个疗程；静脉注射，每次10～16mL加入5%葡萄糖注射液250～500mL中稀释后应用。

丹参注射液

[主要成分] 丹参提取物。

[剂型规格] 注射剂，每盒2mL/10支。

［用法用量］肌内注射，每次 2～4mL，每日 1～2 次；静脉注射，每次 4mL，用 50%葡萄糖注射液 20mL 释释后应用，每日 1～2 次；静脉滴注，每次 10mL，用 5%葡萄糖注射液 100～500mL 稀释后应用，每日 1 次。

血栓通注射液

［主要成分］三七。

［剂型规格］注射剂，每盒 2mL/10 支。

［用法用量］静脉注射：每次 2～5mL 用 10%或 50%葡萄糖注射液或氯化钠注射液 20～40mL 稀释后缓漫注射，每日 1～2 次。静脉滴注：每次 2～5mL，用 10%葡萄糖注射液或 0.9%氯化钠注射液 250～500mL 稀释后静脉滴注，每日 1～2 次；肌内注射：每次 2～5mL，每日 1～2 次。

三七总皂苷注射液

［主要成分］三七总皂苷。

［剂型规格］注射剂，每支含三七总皂苷 100mg。

［用法用量］肌内注射：每次 100mg，每日 2 次。静脉注射：每日 1 次，每次 200mg 以 25%或 50%葡萄糖注射液 40～60mL 稀释后静脉缓慢注射或加入 5%葡萄糖注射液 100mL 中静脉滴注。15 日为 1 个疗程，停药 1～3 日后再进行第 2 个疗程。

脉络宁注射液

［主要成分］玄参、牛膝等。

［剂型规格］注射剂，每支 10mL。

［用法用量］成人每次 10mL 或 20mL，加入 5%或 10%葡萄糖注射液或 0.9%氯化钠注射液 250mL 内静脉滴注，每日 1 次，10～14 日为一个疗程，每个疗程之间可间隔 5～7 日，重症患者，必要时可连续使用 2 个疗程。

β-七叶皂苷钠注射液

［主要成分］β-七叶皂苷钠。

［剂型规格］注射剂，每支含 β-七叶皂苷钠 5mg。

［用法用量］本品仅供静脉内给药，不得作肌内注射、皮下注射及动脉内给药。成人用量：5～10mg 溶于 10%葡萄糖注射液或 0.9%氯化钠注射液 250mL 作静脉滴注；或 5～10mg 溶于 10～20mL 上述注射液中供静脉注射。重症患者（如脑外伤、脑出血、神经外科手术引起的脑水肿）可多次给药，但每日总量不得超过 20mg。

（四）醒脑宁神

清开灵注射液

［主要成分］牛黄、水牛角、黄芩、金银花、栀子。

［剂型规格］注射剂，每支10mL。

［用法用量］静脉滴注，一般每日20～40mL，稀释于10%葡萄糖注射液200mL或生理盐水100mL中。治疗中风病时，每日40～60mL，稀释于10%葡萄糖注射液500mL中，肌内注射，每次2～4mL。

醒脑静注射液

［主要成分］麝香、冰片、栀子、郁金等。

［剂型规格］注射剂，每支2mL、5mL、10mL。

［用法用量］肌内注射，每次2～4mL。静脉注射或静脉滴注，每次4～20mL（小儿一般2～4mL），每日1～2次。

（五）清热解毒

注射用双黄连粉针剂

［主要成分］金银花、黄芩、连翘。

［剂型规格］粉针剂，每瓶600mg（相当于生药10g）。

［用法用量］静脉滴注，临用前加灭菌注射用水、5%或10%葡萄糖注射液或0.9%生理盐水适量，溶解后转入输液中。每次每千克体重60mg，每日1次或遵医嘱。静脉滴注药物浓度每100mL不超过1.2g。静脉滴注速度，小儿0.5～1mL/min（20～40滴/min）；成人1～2.5mL/min（40～60滴/min）。文献报道有发生过敏反应者，宜谨慎使用。

穿琥宁注射液

［主要成分］穿心莲叶、琥珀酸酐。

［剂型规格］注射剂，每盒2mL/10支（每支含脱水穿心莲内酯酸琥珀酸半酚单钾盐20mg；每盒2mL/10支）。

［用法用量］肌内注射，每次2mL，每日3次；静脉滴注，每次4～6mL，每日2次（用相当于药液5倍量的5%葡萄糖注射液稀释）或遵医嘱。

茵栀黄注射液

［主要成分］茵陈、栀子、黄芩等。

［剂型规格］注射剂，每盒10mL/5支。

［用法用量］静脉滴注，每次10～20mL，用10%葡萄糖注射液250mL或

500mL 稀释后静脉滴注，症状缓解后可改用肌内注射，每日 2～4mL。

苦黄注射液

[主要成分] 苦参、大黄等。

[剂型规格] 注射剂，每支 10mL。

[用量用法] 30mL 加入 5%或 5%葡萄糖注射液 500mL 中静脉滴注（重症及淤胆型肝炎可增加至 60mL，每日 1 次，15 日为 1 个疗程，可反复注射）。

板蓝根注射液

[主要成分] 板蓝根。

[剂型规格] 注射剂，每盒 2mL/10 支。

[用法用量] 肌内注射。常用量每次 2mL。每日 1～2 次。

柴胡注射液

[主要成分] 柴胡。

[剂型规格] 注射剂，每盒 2mL/10 支。

[用法用量] 肌内注射，常用量每次 2mL，每日 1～2 次，儿童酌减或遵医嘱。

二、常用中成药

（一）祛邪类

1. 清热解毒

牛黄解毒片

[主要成分] 牛黄、雄黄、石膏、冰片、大黄、黄芩、桔梗、甘草。

[剂型规格] 糖衣片，每袋 24 片。

[用法用量] 口服，每次 4 片，每日 2 次。

双黄连口服液

[主要成分] 金银花、连翘、黄芩等。

[剂型规格] 口服液，每盒 10mL/10 支。

[用法用量] 口服，每次 2 支，每日 3 次，小儿酌减或遵医嘱。

芩连片

[主要成分] 黄芩、连翘、黄连、黄柏、赤芍、甘草。

[剂型规格] 片剂，每片 0.55g。

[用法用量] 口服，每次 4 片，每日 2～3 次。

黄连上清丸

[主要成分] 桔梗、旋覆花（酒炒）、川芎（酒炒）、石膏、黄连、蔓荆子（炒）、栀子（姜制）、防风、甘草、连翘、荆芥穗、白芷、薄荷、大黄、菊花、黄柏。

[剂型规格] 大蜜丸，每丸 6g。

[用法用量] 口服，每次 1～2 丸，每日 2 次。

清热解毒口服液

[主要成分] 生石膏、连翘、龙胆、金银花、栀子、板蓝根、玄参、甜地丁、知母、生地黄、黄芩、麦冬。

[剂型规格] 口服液，每支 10mL/10 支。

[用法用量] 口服，每次 1～2 支，每日 3 次。

二丁颗粒

[主要成分] 紫花地丁、蒲公英、板蓝根、半边莲。

[剂型规格] 颗粒剂，每袋装 20g/4g（无蔗糖）。

[用法用量] 开水冲服，每次 1 袋，每日 3 次。

复方丹栀颗粒

[主要成分] 苦参、栀子、黄柏、丹参、水飞蓟素。

[剂型规格] 颗粒剂，每袋装 10g。

[用法用量] 开水冲服，每次 10g，每日 2～3 次；或遵医嘱。

2. 清热泻下

新清宁片

[主要成分] 大黄。

[剂型规格] 片剂，每片 0.3g。

[用法用量] 口服，每次 3～5 片，每日 3 次，必要时可适当增量。

麻仁丸

[主要成分] 火麻仁、苦杏仁、大黄、枳实、厚朴、白芍。

[剂型规格] 水蜜丸，每瓶 60g。

[用法用量] 口服。每次 6g，每日 1～2 次。

麻仁润肠丸

[主要成分] 火麻仁、苦杏仁（去皮炒）、大黄、木香、陈皮、白芍。

[剂型规格] 丸剂。每丸 6g。

［用法用量］口服，每次1～2丸，每日2次。

便秘通口服液

［主要成分］白术、枳壳等。

［剂型规格］口服液，每盒20mL/6支。

［用法用量］口服，每次20mL，早、晚各服1次，建议1个月为1个疗程。

3. 清热利湿

藿香正气丸

［主要成分］藿香、厚朴、半夏、白芷、橘皮、白术等。

［剂型规格］水丸，每盒3g/10支。

［用法用量］口服，每次6g，每日2次。

湿热片

［主要成分］大黄、苍术（泡）、羌活、制川乌、金银花、槐花（炒炭）、侧柏叶（炒炭）、赤石脂（制）、槟榔（炒）、苦杏仁。

［剂型规格］片剂，每片0.25g。

［用法用量］口服，每次4片，每日2～3次。

葛根芩连微丸

［主要成分］葛根、黄芩、黄连、甘草（蜜炙）。

［剂型规格］丸剂，每袋1g。

［用法用量］口服，每次1袋，每日3次或遵医嘱。

4. 清暑解毒

清暑解毒冲剂

［主要成分］芦根、金银花、淡竹叶、夏枯草、薄荷、甘草。

［剂型规格］冲剂。每袋15g/10包。

［用法用量］含服，或温开水冲服，每次1包，每日4～5次。

龙虎人丹

［主要成分］薄荷脑、冰片、丁香、八角茴香、木香、砂仁、肉桂、胡椒、干姜、儿茶、甘草。

［剂型规格］丸剂，每丸0.04g。

［用法用量］口服或含服，每次4～8粒或遵医嘱。

5. 清热解酒

复方鲜石斛颗粒

［主要成分］石斛。

[剂型规格] 颗粒剂，每袋 5g/10g。

[用法用量] 开水冲服，每次 5～10g，每日 3 次。

雅解片

[主要成分] 大百解、葛根、羊耳菊、竹叶兰、箭根薯、甘草。

[剂型规格] 片剂，每片 0.36g。

[用法用量] 口服。每次 3～5 片，每日 2 次；或遵医嘱。

6. 清热凉血

白蒲黄胶囊

[主要成分] 白头翁、蒲公英、黄芩、黄柏。

[剂型规格] 胶囊剂，每粒 0.3g。

[用法用量] 口服，每次 4 粒，每日 3 次。

7. 通淋利尿

尿路通片

[主要成分] 金钱草、海金沙、鸡内金、芒硝。

[剂型规格] 糖衣片，每瓶 45 片。

[用法用量] 口服，每次 4 片，每日 3 次。

金钱草颗粒

[主要成分] 金钱草。

[剂型规格] 颗粒剂，每袋 10g。

[用法用量] 开水冲服，每次 10g，每日 3 次。

肾衰冲剂

[主要成分] 丹参、甘草、大黄等。

[剂型规格] 冲剂，每包 16g。

[用法用量] 饭前温开水冲服，每次 1 包，每日 1～3 次。

8. 行气化湿

开胃丸

[主要成分] 白术（麸炒）、陈皮、厚朴（姜汁炙）、枳实。

[剂型规格] 丸剂，每 100 粒重 6g。

[用法用量] 口服，每次 6g，每日 2 次或遵医嘱。

平胃片

[主要成分] 苍术、厚朴、陈皮、甘草。

[剂型规格] 薄膜衣片，每片 0.31g。

[用法用量] 口服，每次 6 片，每日 2 次；饭前服用。

四磨汤口服液

[主要成分] 木香、枳壳、乌药、槟榔。

[剂型规格] 口服液，每盒 10mL/6 支。

[用法用量] 口服，成人每次 30mL，每日 3 次；新生儿每次 2～5mL，每日 3～5 次，3～5 日为 1 个疗程。

本香顺气丸

[主要成分] 香附、木香、枳壳、莱菔子、麦芽、乌药、茯苓。

[剂型规格] 水丸剂，每盒 3g/10 支。

[用法用量] 口服，每次 1 支，每日 2 次。

朗通元胡止痛胶囊

[主要成分] 醋制延胡索、白芷。

[剂型规格] 胶囊剂，每盒 0.5g/12 粒。

[用法用量] 口服，每日 3 次，每次 3 粒。

9. 温中散寒

丁蔻理中丸

[主要成分] 丁香、豆蔻、党参、白术（炒）、干姜、炙甘草。

[剂型规格] 丸剂，每丸 6g。

[用法用量] 口服，每次 1 丸，每日 2 次。

八味肉桂胶囊

[主要成分] 肉桂、木香、白芍、豆蔻、高良姜、荜茇、小茴香、甘草。

[剂型规格] 胶囊剂，每粒 0.4g。

[用法用量] 口服。每次 4 粒，每日 3 次，饭后服用。

温胃降逆颗粒

[主要成分] 肉桂、小茴香、砂仁、高良姜、延胡索、牡蛎、芍药、甘草。

[剂型规格] 颗粒剂，每袋 1.2g。

[用法用量] 口服。每次 1.2g，每日 3 次。

香砂平胃散

[主要成分] 苍术（炒）、厚朴（姜炙）、陈皮、砂仁、甘草。

［剂型规格］颗粒剂，每袋 6g。

［用法用量］口服，每次 6g，每日 1～2 次。

加味香砂枳术丸

［主要成分］枳实（麸炒）、白术（麸炒）、陈皮、香附（醋炒）、木香、砂仁、枳壳（麸炒）、山楂、麦芽（炒）、六神曲（麸炒）。

［剂型规格］丸剂，每 20 丸重 1g。

［用法用量］口服，每次 6g，每日 2～3 次或遵医嘱。

山楂调中丸

［主要成分］山楂（去核）、山药、白扁豆（土炒）、茯苓、莲子（麸炒）、薏苡仁（麸炒）、芡实（麸炒）、六神曲（麸炒）、麦芽（清炒）。

［剂型规格］丸剂，每丸 6g。

［用法用量］口服，每次 2 丸，每日 2 次。

10. 清肝利胆

清肝利胆口服液

［主要成分］茵陈、金银花、栀子等。

［剂型规格］口服液，每盒 10mL/6 支。

［用法用量］口服，每次 20～30mL，每日 3 次，10 日为 1 个疗程。

茵陈退黄胶囊

［主要成分］茵陈、苦参、龙胆、黄芩、郁金、神曲、大黄、山楂。

［剂型规格］胶囊剂，每粒 0.3g。

［用法用量］口服，每次 5 粒，每日 3 次或遵医嘱。

黄疸茵陈颗粒

［主要成分］茵陈、黄芩、大黄（制）、甘草。

［剂型规格］颗粒剂，每袋 10g。

［用法用量］开水冲服，每次 10g，每日 3 次。

藏茵陈片

［主要成分］藏茵陈。

［剂型规格］片剂，基片重 0.25g。

［用法用量］口服，每次 5～6 片，每日 3 次。

清肝片

［主要成分］板蓝根、茵陈、甘草。

［剂型规格］片剂，基片重 0.35g。

［用法用量］口服，每次 5 片，每日 3 次。

龙胆泻肝口服液

［主要成分］龙胆、柴胡、黄芩、炒栀子、泽泻、羌木通、车前子（盐炒）、当归（酒炒）、生地黄、炙甘草。

［剂型规格］口服液，每盒 10mL/10 支。

［用法用量］口服，每次 1 支，每日 3 次。

11. 疏肝理气

逍遥丸

［主要成分］柴胡、当归、白芍、白术（炒）、茯苓、甘草（蜜炙）、薄荷。

［剂型规格］大蜜丸，每丸 9g；浓缩蜜丸，每瓶 96 粒。

［用法用量］口服，大蜜丸，每次 1 丸，每日 2 次。浓缩蜜丸每次 8 丸，每日 3 次。

柴胡舒肝丸

［主要成分］茯苓、白芍（酒炒）、陈皮、枳壳（炒）、甘草、桔梗、豆蔻、香附（醋制）、厚朴〔姜制）、山楂（炒）、柴胡、紫苏梗、三棱（醋制）、当归、莪术（制）、防风、黄芩、木香、大黄（酒炒）、姜半夏、六神曲（炒）、薄荷、槟榔（炒）、青皮（炒）、乌药。

［剂型规格］大蜜丸，每丸 10g。

［用法用量］口服，每次 1 丸，每日 2 次。

开郁舒肝丸

［主要成分］香附（醋制）、木香、槟榔、陈皮、青皮（醋制）、草果（炒）、莪术（醋制）、五灵脂（醋制）、乌药、延胡索（醋制）、大黄、郁金等 17 味。

［剂型规格］丸剂，每 100 丸 5.5g。

［用法用量］口服，每次 8g，每日 2～3 次。

舒肝散

［主要成分］当归（蒸）、白芍（酒炙）、柴胡（醋炙）、香附（醋炙）、白术（麸炒）、茯苓、（炒）、栀子、牡丹皮、薄荷、甘草。

［剂型规格］颗粒剂，每袋 10g。

［用法用量］口服，每次 10g，每日 2 次，开水或生姜汤送服。

12. 清肺化痰

去痰灵口服液（复方鲜竹沥）

［主要成分］鲜竹沥、鱼腥草、枇杷叶、桔梗。

［剂型规格］口服液，每盒 10mL/6 支。

［用法用量］口服，每次 20mL，每日 2 次。

竹沥达痰丸

［主要成分］黄芩、半夏（制）、大黄酒制、橘红、甘草、沉香。

［剂型规格］丸剂，每 50 粒 3g。

［用法用量］口服，每次 6～9g，每日 2 次。

川贝散

［主要成分］川贝母。

［剂型规格］粉末，每袋 2g 或 3g。

［用法用量］口服，每次 1～2g，每日 3 次。

13. 宣肺平喘

通宣理肺片

［主要成分］麻黄、紫苏叶、前胡、桔梗、苦杏仁、半夏（制）、黄芩、茯苓、陈皮、枳壳（炒）、甘草。

［剂型规格］薄膜衣片，每片 0.3g。

［用法用量］口服，每次 4 片，每日 2～3 次。

止嗽定喘口服液

［主要成分］麻黄、石膏、杏仁、甘草。

［剂型规格］口服液，每支 10mL/10 支。

［用法用量］口服，每次 10mL，每日 2～3 次。

黛蛤散

［主要成分］青黛、蛤壳。

［剂型规格］散剂，每瓶 50g。

［用法用量］口服，每次 6g，每日 1 次，随处方入煎剂。

14. 活血化瘀

活血通脉胶囊

［主要成分］水蛭。

［剂型规格］胶囊剂，每瓶 0.25g/50 粒。

［用法用量］口服，每日 3 次，每次 2～4 粒或遵医嘱。

三七总苷片

［主要成分］三七总皂苷。

［剂型规格］片剂，每盒 25mg/20 片。

［用法用量］口服，每次 2～4 片，每日 3 次。

三七片

［主要成分］三七。

［剂型规格］片剂，每片 0.53g；基片重 0.32g（糖衣片）。

［用法用量］口服，每次 2～3 片或 3～5 片（糖衣片），每日 1～2 次。

三七养血胶囊

［主要成分］熟三七、党参、当归、黄芪。

［剂型规格］胶囊剂，每粒 0.3g。

［用法用量］口服，每次 3 粒，每日 2～3 次。

灯盏花素片

［主要成分］灯盏花素。

［剂型规格］片剂，每盒 20mg/8 片。

［用法用量］口服，每次 2 片（40mg），每日 3 次。用于冠心病心绞痛，每次 7 片，每日 3 次。

消瘀康胶囊

［主要成分］当归、苏木、赤药、川芎、桃仁、红花、泽兰、川牛膝、川木通、地黄、续断、泽泻等 17 味。

［剂型规格］胶囊剂，每粒 0.5g。

［用法用量］口服，每次 3～4 粒，每日 3 次；或遵医嘱。

人参鳖甲煎丸

［主要成分］鳖甲胶、大黄、土鳖虫（炒）、桃仁、鼠妇虫、蜣螂、凌霄花、牡丹皮、（精制）、蜂房（炒）、柴胡、厚朴（姜制）等 23 味。

［剂型规格］丸剂，每 40 丸 3g。

［用法用量］口服，每次 3g，每日 2～3 次。

冠心苏合丸

［主要成分］苏合香、乳香、青木香、冰片、檀香。

[剂型规格] 胶囊剂，每瓶0.35g/30粒。

[用法用量] 口服，每次1～2粒，每日3次。也可临睡前或发病时服用。

速效救心丸

[主要成分] 川芎等。

[剂型规格] 水丸剂，每盒40粒/2瓶。

[用法用量] 含服，每次4～6粒，每日3次。急性发作时10～15粒。

血竭胶囊

[主要成分] 龙血树脂。

[剂型规格] 胶囊剂，每粒0.3g。

[用法用量] 内服，温开水送服，每次4～6粒，每日2～3次，外用：外伤先用75%乙醇或消毒水洗净患部，取适量血竭粉敷在创伤处，加盖纱布固定。

15. 醒脑开窍

(1) 清热开窍类：

安宫牛黄丸

[主要成分] 牛黄、犀角、黄连、栀子、雄黄、麝香、冰片、朱砂、珍珠、金箔。

[剂型规格] 大蜜丸，每丸3g。

[用法用量] 口服，每次1丸，每日1次。小儿3岁以内1次1/4丸，4～6岁1次1/2丸。

牛黄清心丸（《太平惠民和剂局方》）

[主要成分] 牛黄、羚羊角、人工麝香、人参、白术（麸炒）、当归、白芍、柴胡、干姜、阿胶、桔梗、水牛角浓缩粉等27味。

[剂型规格] 散剂，1.6g/6袋。

[用法用量] 口服，每次1.6g，每日2次。

紫雪

[主要成分] 石膏、寒水石、滑石、磁石、玄参、木香、沉香、升麻、甘草、丁香、芒硝（制）、硝石（精制）、水牛角浓缩粉、羚羊角、人工麝香、朱砂。

[剂型规格] 散剂，1.5g/支。

[用法用量] 口服，冷开水调下。1～2支/次，每日2次。

牛黄清脑开窍丸

［主要成分］人工牛黄、胆汁膏、连翘、栀子、黄连、黄芩、金银花、石菖蒲、郁金、山羊角、全蝎、冰片等22味。

［剂型规格］每丸6g。

［用法用量］口服，每次1丸，每日2～3次；小儿酌减，温开水送下。

（2）温通开窍类：

苏合香丸

［主要成分］苏合香、人工麝香、安息香、丁香、沉香、檀香、木香、香附（醋制）、乳香、荜拨、白术（麸炒）、诃子肉、朱砂、水牛角浓缩粉、冰片。

［剂型规格］3g/10丸。

［用法用量］口服，每次1丸，每日1～2次。

麝香保心丸

［主要成分］麝香、苏合香脂、人参、蟾酥、人工牛黄、肉桂等。

［剂型规格］水丸剂，每盒22mg/24粒。

［用法用量］口服，在症状发作时含服，每次2粒，每日3次；缓解期每次1粒，每日3次，2～3周为1个疗程。

麝香心脑通胶囊

［主要成分］丹参、红花、葛根、三七、川芎、桃仁、郁金、淫羊藿、水蛭、麝香、人参茎叶总皂苷、冰片。

［剂型规格］胶囊剂，每粒0.3g。

［用法用量］口服，每次3～4粒，每日3次或遵医嘱。

脑心通胶囊

［主要成分］黄芪、丹参、当归、川芎、赤芍、红花、乳香（制）、没药（制）、桂枝、全蝎、地龙、水蛭。

［剂型规格］胶囊剂，每粒0.4g。

［用法用量］口服，每次2～4粒，每日3次或遵医嘱。

16. 祛风熄风

全天麻胶囊

［主要成分］野生全天麻。

［剂型规格］胶囊剂，每盒0.5g/12粒。

[用法用量] 口服，每次2粒，每日3次，2周为1个疗程。

天麻丸

[主要成分] 天麻、牛膝、羌活、附子、玄参、杜仲、当归。

[剂型规格] 胶囊剂，每瓶0.5g/100粒。

[用法用量] 口服，每次4粒，每日2次。

羚羊角散

[主要成分] 羚羊角。

[剂型规格] 散剂，每瓶装0.3g或0.6g。

[用法用量] 口服，每次0.3～0.6g，每日1～2次。

复方羚角降压胶囊

[主要成分] 羚羊角、夏枯草、槲寄生、黄芩。

[剂型规格] 胶囊剂，每粒装0.3g。

[用法用量] 口服，每次4粒，每日2～3次。

复方钩藤片

[主要成分] 钩藤总苷、天麻蜜环菌粉、向日葵盘、寄生、淮牛膝、菊花、石决明、夏枯草、黄精、葛根、女贞子、制首乌等14味。

[剂型规格] 片剂，基片0.32g。

[用法用量] 口服，每次2～4片，每日3次或遵医嘱。

复方夏枯草降压糖浆

[主要成分] 夏枯草、白芍、槐角。

[剂型规格] 糖浆剂，每瓶15mL/100mL。

[用法用量] 口服，每次15mL，每日3次或遵医嘱。

丹珍头痛胶囊

[主要成分] 高原丹参、夏枯草、川芎、当归、白芍、熟地黄、珍珠母、鸡血藤、菊花、蒺藜、钩藤、细辛。

[剂型规格] 胶囊剂，每粒0.5g。

[用法用量] 口服，每次3～4粒，每日3次或遵医嘱。

头痛宁胶囊

[主要成分] 天麻、土茯苓、制何首乌、当归、防风、全蝎。

[剂型规格] 胶囊剂，每粒0.4g。

[用法用量] 口服，每次3粒，每日3次。

愈风宁心颗粒

[主要成分] 葛根。

[剂型规格] 颗粒剂，每袋 5g。

[用法用量] 开水冲服，每次 5g，每日 3 次。

华佗再造丸

[主要成分] 川芎、吴茱萸、冰片等。

[剂型规格] 大蜜丸，每盒 10 丸；水蜜丸：每瓶 80g。

[用法用量] 口服，大蜜丸，每次 1 丸，每日 2 次，连服 10 日停药 1 日。30 日为 1 个疗程，可连服 2～3 个疗程。水蜜丸：每次 8g，每日 2～3 次。

（二）扶正类

1. 补阳

固本统血冲剂

[主要成分] 锁阳、黄芪、菟丝子、肉桂等。

[剂型规格] 冲剂，每盒 20g/10 袋。

[用法用量] 饭前开水冲服，每次 1 包，每日 2 次。1 个月为 1 个疗程。

金匮宝口服液

[主要成分] 肉桂、附子、熟地黄、山茱萸、山药、牡丹皮、泽泻、茯苓等。

[剂型规格] 口服液，每盒 10mL/10 支。

[用法用量] 口服，每次 20mL，每日 2 次；冲剂，每次 2 包，每日 2～3 次。

参茸颗粒

[主要成分] 人参、鹿茸。

[剂型规格] 颗粒剂，每袋 10g。

[用法用量] 开水冲服，每次 10g，每日 2 次。

参芪鹿茸口服液

[主要成分] 党参、黄芪、鹿茸、蜂王浆、蜂蜜。

[剂型规格] 口服剂，每支 10mL。

[用法用量] 口服，每次 10mL，每日 1～2 次。

参杞全鹿丸

[主要成分] 党参、淫羊藿、枸杞子、白术（炒）、全鹿干、茯苓、菟丝

子、炙甘草。

［剂型规格］丸剂，每40丸3g。

［用法用量］口服，每次6～9g，每日2次。

桂茸固本丸

［主要成分］红参、鹿茸、党参、白术（焦）、附子（制）、肉桂、干姜、肉豆蔻、大青盐、甘草（炙）。

［剂型规格］丸剂，每丸15g。

［用法用量］口服，每次1丸，每日1～2次。

2. 补阴

贞芪扶正冲剂

［主要成分］黄芪、女贞子。

［剂型规格］冲剂，每盒10袋。

［用法用量］开水冲服，每次1袋，每日2次。

七味都气丸

［主要成分］五味子（制）、山茱萸（制）、茯苓、牡丹皮、熟地黄、山药、泽泻。

［剂型规格］水蜜丸，每40粒3g。

［用法用量］口服，每次9g，每日2次。

黄精养阴糖浆

［主要成分］黄精（制）、薏苡仁、南沙参。

［剂型规格］糖浆剂，每瓶100mL或120mL。

［用法用量］口服，每次20mL，每日3次。

3. 阴阳双补

全鹿片

［主要成分］全鹿清膏、补骨脂（盐水炒）、全鹿干、芡实、白术、陈皮、当归（酒炒）、沉香、川芎（酒炒）、小茴香（酒炒）、山药、花椒、肉苁蓉等34味。

［剂型规格］片剂，基片重0.35g。

［用法用量］口服，每次4片，每日3次。

4. 补气

西洋参胶囊

［主要成分］西洋参。

［剂型规格］胶囊剂，每粒 0.5g。

［用法用量］口服，每次 3 粒，每日 2 次。

人参口服液

［主要成分］人参。

［剂型规格］口服液，每瓶 10mL 或 50mL 或 100mL。

［用法用量］口服，每次 10mL，每日 3 次。

补中益气丸

［主要成分］黄芪、党参、升麻、柴胡、当归等。

［剂型规格］小蜜丸，每瓶 120g。浓缩丸，每盒 0.2g/96 粒。

［用法用量］口服，浓缩丸每次 8 丸，小蜜丸每次 6～9g，每日 2～3 次。

保元片（保元口服液）

［主要成分］人参、黄芪等。

［剂型规格］片剂，每盒 0.25g/15 片；口服液，每盒 10mL/10 支。

［用法用量］口服，片剂，每次 2 片，每日 1～3 次。口服液，每次 1 支，每日 2 次。

生脉饮口服液

［主要成分］人参、麦冬、五味子。

［剂型规格］口服液，每盒 10mL/10 支，

［用法用量］口服，每次 10mL，每日 3 次。

黄芪精口服液

［主要成分］黄芪。

［剂型规格］口服液，每盒 10mL/10 支。

［用法用量］口服，每次 10mL，早、晚各服用 1 次。

5. 补血

当归补血丸

［主要成分］当归、黄芪。

［剂型规格］丸剂，6g/6 袋。

［用法用量］口服，每次 6g，每日 3 次。

驴胶补血冲剂

［主要成分］纯驴胶、黄芪、当归、熟地黄、党参、白术。

［剂型规格］冲剂，每盒 20g/30 包。

［用法用量］开水冲服，每次1包，每日2次。

参芪阿胶胶囊

［主要成分］党参、黄芪、枸杞子、人参、阿胶。

［剂型规格］胶囊剂，每粒0.5g。

［用法用量］口服，每次3粒，每日3次。

阿胶养血膏

［主要成分］黄芪、当归、党参、阿胶、枸杞子、熟地黄、白芍。

［剂型规格］膏剂，每瓶125g。

［用法用量］口服，每次9～15g，每日2次。

生血丸

［主要成分］鹿茸、黄柏、山药、白术（炒）、紫河车。

［剂型规格］小蜜丸，每瓶5g。

［用法用量］口服，每次5g，每日3次，小儿酌减。

6. 气血双补

十全大补合剂

［主要成分］党参、白术（炒）、茯苓、甘草（蜜炙）、黄芪（蜜炙）、当归、熟地黄、白芍（炒）、川芎、肉桂。

［剂型规格］每瓶装10mL或100mL。

［用法用量］口服，每次10mL，每日2～3次。

养荣丸

［主要成分］党参、白术、茯苓、甘草（炙）、当归（炒）、熟地黄、白芍、陈皮、远志、肉桂、黄芪（制）、五味子（制）、大枣、生姜。

［剂型规格］丸剂，每10丸0.7g。

［用法用量］口服，每次6～9g，每日2次。

参芪片

［主要成分］人参、黄芪、当归、熟地黄、鹿角胶等。

［剂型规格］糖衣片，每盒0.25g/48片。

［用法用量］口服，每次4片，每日3次。

7. 养心

柏子养心丸

［主要成分］柏子仁、黄芪、茯苓、酸枣仁、川芎、白芍、肉桂、五

味子。

［剂型规格］小蜜丸，每瓶 120g。

［用法用量］口服，每次 9g，每日 2 次。

补心气口服液

［主要成分］黄芪等。

［剂型规格］口服液，每支 10mL/10 支。

［用法用量］口服，每次 10mL，每日 3 次，4 周为 1 个疗程。

滋心阴口服液

［主要成分］麦冬、赤芍、北沙参、三七。

［剂型规格］口服液，每盒 10mL/6 支。

［用法用量］口服，每次 10mL，每日 3 次。

8. 健脑安神

安神口服液

［主要成分］酸枣仁、茯苓等。

［剂型规格］口服液，每盒 10mL/10 支。

［用法用量］口服，每次 1～2 支，每日 3～4 次。

脑立清丸

［主要成分］磁石、法半夏、牛膝、猪胆汁、赭石、薄荷脑、珍珠母、酒曲（炒）、冰片。

［剂型规格］丸剂，每 10 粒 1.1g。

［用法用量］口服，每次 10 粒，每日 2 次。

清脑降压片

［主要成分］黄芩、牛膝、水蛭、珍珠母、夏枯草、当归、钩藤、槐米、地黄、决明子、磁石、丹参、地龙。

［剂型规格］糖衣片，每片 0.3g。

［用法用量］口服，每次 4～6 片，每日 3 次。

复方活脑舒胶囊

［主要成分］猪脑、五味子、麦冬、人参、枸杞子、地黄、丹参。

［剂型规格］胶囊剂，每粒 0.25g。

［用法用量］口服，每次 3 粒（重症 5 粒），每日 2 次，饭后服；12～15 日为 1 个疗程。

补肾益脑丸

[主要成分] 鹿茸（去毛）、红参、熟地黄、枸杞子、补骨脂（盐制）、当归、川芎、牛膝、麦冬、五味子、酸枣仁（炒）、朱砂（水飞）等16味。

[剂型规格] 丸剂，每10丸2g。

[用法用量] 口服，每次8～12丸，每日2次。

9. 益肺

川贝雪梨膏

[主要成分] 梨清膏、川贝母、麦冬、百合、款冬花。

[剂型规格] 煎膏剂，每瓶100mL。

[用法用量] 口服，每次15mL，每日2次。

养阴清肺丸

[主要成分] 地黄、麦冬、玄参、川贝母、白芍、牡丹皮、薄荷、甘草，辅料蜂蜜。

[剂型规格] 丸剂，蜜丸9g/10丸。

[用法用量] 口服，每次9g，每日2次。

固本咳喘片

[主要成分] 党参、白术（麸炒）、茯苓、麦冬、五味子（醋制）、炙甘草、补骨脂（盐水炒）。

[剂型规格] 片剂，每瓶45片。

[用法用量] 口服，每次3片，每日3次。

健肾益肺颗粒

[主要成分] 冬虫夏草、鹿茸、人参、黄芪、党参、当归、丹参、地黄、枸杞子、麦冬、五味子。

[剂型规格] 颗粒剂，每袋10g。

[用法用量] 开水冲服，每次5～10g，每日2～3次。

参鹿健肺胶囊

[主要成分] 人参、鹿茸、黄芪、白术、茯苓、何首乌、枸杞子、狗脊、当归、远志、黄柏、核桃仁。

[剂型规格] 胶囊剂，每粒0.25g。

[用法用量] 口服。每次3粒，每日2次。

10. 补肾

六味地黄丸

[主要成分] 熟地黄、山茱萸、山药、泽泻、牡丹皮、茯苓。

[剂型规格] 小蜜丸：每瓶 120g；浓缩丸：每盒 0.2g/36 粒。

[用法用量] 口服，小蜜丸，每次 6g，每日 2 次。浓缩丸，每次 8 丸，每日 3 次。

金匮肾气丸（桂附地黄丸）

[主要成分] 六味地黄丸、附子、肉桂。

[剂型规格] 小蜜丸，每瓶 120g。

[用法用量] 口服，每次 6～9g，每日 2 次。

龟鹿补肾液

[主要成分] 龟甲胶、鹿角胶、黄芪、菟丝子、淫羊藿、炙甘草、山药、锁阳、续断、酸枣仁、覆盆子、何首乌、狗肾、陈皮、熟地黄、金樱子。

[剂型规格] 口服液，每盒 10mL/10 支。

[用法用量] 每次 1～2 支，每日 2 次，15 日为 1 个疗程。

缩泉丸

[主要成分] 山药、益智仁、乌药。

[剂型规格] 丸剂，每袋 36g。

[用法用量] 饭前用淡盐（水）汤或温开水送服，每次 6～9g，每日 2 次。

11. 养肝健肝

参芪肝康

[主要成分] 当归、党参、水飞蓟宾、五味子、茵陈、黄芪、刺五加浸膏。

[剂型规格] 胶膏剂，每粒 0.4g。

[用法用量] 口服，每次 5 粒，每日 3 次。

强肝丸

[主要成分] 郁金、山楂（去核，炒）、神曲、泽泻、茵陈、黄精、板蓝根、丹参、白芍、当归、黄芪、党参等 16 味。

[剂型规格] 丸剂，每 10 丸重 0.6g。

[用法用量] 口服，每次 2.5g，每日 2 次。

白芝颗粒

[主要成分] 白芍、灵芝。

［剂型规格］颗粒剂，每袋10g。

［用法用量］开水冲服，每次20～30g，每日3次或遵医嘱。

护肝胶囊

［主要成分］柴胡、五味子、茵陈、板蓝根、猪胆粉、绿豆。

［剂型规格］胶囊剂，每粒0.35g。

［用法用量］口服，每次4粒，每日3次。

肝健胶囊

［主要成分］藏茵陈、柴胡、枸杞子、红花、甘草。

［剂型规格］胶囊剂，每粒0.3g。

［用法用量］口服，每次2～3粒，每日3次。

复肝能胶囊

［主要成分］黄芪、山楂、葛根、蒲黄、五灵脂、白茅根、三七、水牛角浓缩粉。

［剂型规格］胶囊剂，每粒0.35g。

［用法用量］口服，每次6粒，每日2～3次；3个月为1个疗程。

12. 健脾和胃

理中片

［主要成分］党参、炮姜、白术（土炒）、炙甘草。

［剂型规格］片剂，基片0.3g。

［用法用量］口服，每次5～6片，每日2次；小儿酌减。

香砂养胃丸

［主要成分］砂仁、香附、白术、陈皮、法半夏、豆蔻仁。

［剂型规格］水丸，每盒9g/10瓶。

［用法用量］口服，每次9g，每日2次。

人参健脾丸

［主要成分］茯苓、炙黄芪、当归、酸枣仁（炒）、远志、木香、陈皮、山药、砂仁。

［剂型规格］蜜丸，每盒6g/10丸。

［用法用量］口服，每次2丸，每日2次。

归脾丸

［主要成分］党参、白术（炒）、炙黄芪、茯苓、远志（制）、酸枣仁

(炒)、龙眼肉、当归、木香、大枣、炙甘草。

[剂型规格] 丸剂，每丸 9g。

[用法用量] 用温开水或生姜汤送服，每次 1 丸，每日 3 次。

参考书目

[1] 黄帝内经·素问. 北京：人民卫生出版社，1956

[2] 灵枢经. 北京：人民卫生出版社，1979

[3] 难经. 北京：人民卫生出版社，1956

[4] 清高士宗. 黄帝内经素问直解. 黄帝内经注释丛书，北京：科学技术文献出版社，2001

[5] 汉张仲景. 伤寒论. 四库全书. 南京：江苏科学技术出版社，2008

[6] 汉张仲景. 金匮要略. 北京：人民卫生出版社，1963

[7] 晋王叔和. 脉经. 北京：人民卫生出版社，1982

[8] 晋葛洪. 肘后备急方. 北京：人民卫生出版社，1983

[9] 隋巢元方. 诸病源候论. 北京：人民卫生出版社，1984

[10] 唐孙思邈. 备急千金要方. 北京：人民卫生出版社，1982

[11] 唐王焘. 外台秘要. 北京：人民卫生出版社，1958

[12] 宋赵佶. 圣济总录. 北京：人民卫生出版社，1962

[13] 宋许叔微. 普济本事方. 上海：科学技术出版社，1959

[14] 宋严用和. 济生方. 北京：人民卫生出版社，1956

[15] 宋王怀隐. 太平惠民和剂局方. 北京：人民卫生出版社，1959

[16] 金张从正. 儒门事亲. 重庆：科技文献出版社重庆分社，1986

[17] 金刘完素. 素问玄机原病式. 北京：人民卫生出版社，1959

[18] 金刘完素. 河间六书. 太原：山西科学技术出版社，2010

[19] 元朱丹溪. 丹溪心法. 上海：科学技术出版社，1959

[20] 元朱震亨. 格致余论. 北京：人民卫生出版社，1956

[21] 明王肯堂. 证治准绳. 上海：上海卫生出版社，1958

[22] 明喻昌. 医门法律. 上海：上海卫生出版社，1958

[23] 明张介宾. 景岳全书（上下册）. 上海：上海科学技术出版社，1959

[24] 明徐春辅. 古今医统大全. 北京：人民卫生出版社，1996

[25] 清吴又可. 瘟疫论补注. 影印版. 北京：人民卫生出版社，1955

[26] 清吴鞠通. 温病条辨. 北京：人民卫生出版社，1981

[27] 清王孟英. 温热经纬. 上海：中医书局，1955

[28] 余文岫. 古代疾病名候疏义. 北京：人民卫生出版社，1953

[29] 柴剑虹　李肇用．说文解字．北京：九州出版社，2001

[30] 朱文锋．国家标准应用中医内科疾病诊疗常规．长沙：湖南科学技术出版社，1999

[31] 李经纬．中医史．海口：海南出版社，2007

[32] 孙中堂．中医内科史略．北京：中医古籍出版社，1994

[33] 贝政平．内科疾病诊断标准．北京：科学出版社，2007

[34] 国家食品药品监督管理局．国家药品标准（试行）.2002

[35] 周一谋．马王堆医书考注．天津：天津科学技术出版社，1988

[36] 湖南医学院．长沙马王堆一号汉墓古尸研究．北京：文物出版社，1980

[37] 彭六保，赵绪元．实用袖珍中成药手册．长沙：湖南科学技术出版社，1998

（黄道生　黄红谦　黄慧谦）

第二章 厥 病

第一节 厥病概述

厥病是指以气机逆乱，阴阳之气不相顺接所引起的突然昏倒，不省人事，四肢厥冷为主要表现的一类病证。轻者昏厥时间较短，自会逐渐苏醒，清醒后无偏瘫等后遗症。

病因主要有内伤七情，外感六淫，饮食不洁，中毒，痰湿，嗜酒伤肝，纵欲伤精，体虚劳倦等。病机由上述原因导致气机逆乱，升降乖戾，阴阳之气不相顺接。《素问·方盛衰论篇》说："逆皆为厥。"清张志聪《黄帝内经·素问集注》："厥，逆也。气逆则乱，故发为眩仆，卒不知人，此名为厥。与中风不同，有寒热者，有阴有阳也。"乱者，言气血背道而行，乖逆而上，阴阳气不相顺接，元神受扰而昏瞀，遏阻脉络，气血不能布达肢末而厥冷。

病位主要在心、肝，涉及脾肾。七情主于心，调于肝而应于五脏，心病则神明失用。肝乃厥阴之脏，若疏泄、藏血失司，肝风痰火气郁气逆，冲激闭塞，发为厥逆，甚至昏痉。脾为气机升降之枢纽，肾乃元气之根本。脾病中气下陷，清阳不升，肾病精气不注，髓海失养，亦可与心肝合病而引致厥病。

历代医籍中对于厥病的概念，分类和名称较复杂，且未统一。有以病因命名者，如食厥、酒厥、痰厥、色厥、风厥、暑厥、秽厥、怒厥等；有以病性命名者，如阴厥、阳厥等；有以病之暴急危重而命名者，如暴厥、卒厥、大厥、薄厥、煎厥、尸厥等；有以病状而命名者，如寒厥、热厥、痿厥、燥厥、清厥等；有以病位而命名者，如体厥、脏厥、肢厥、维厥、脉厥、骨厥、踝厥、臂厥、肝厥、肾厥等；有以经脉命名者，如巨阳厥、阳明厥、少阳厥、太阴厥、少阴厥、厥阴厥等。其名称在《黄帝内经》时代多达 67 个，其后除了个别创新名称外，逐渐减少，迄至明清，文献记载出现过 4～10 次，表明继续沿用的仅有 15 个。

当代在中医诊疗标准的整理规范中，将古代厥病类疾病的范围概括为两个方面：一是脏气衰败，清气不升，瘀、痰、湿浊内生，邪毒闭塞清窍，而神识昏蒙的病变，根据原发病脏器的不同，分为肺厥、肝厥、肾厥、脾厥、心厥及尸厥等，归属“脏厥”范畴；二是各种外邪刺激等导致神昏肢厥的病变，据其因机的不同，分为气厥、血厥、脉厥、风厥、痰厥、冷厥、暑厥、酒厥、蛔厥、中恶厥等（中华人民共和国国家标准《中医临床诊疗术语》）。

本书所论之厥病，将上述外邪所致厥病如气厥、血厥、痰厥、食厥、酒厥、蛔厥、暑厥、尿厥、色厥、饮厥、中恶厥、尸厥等列入本章讨论。这些病证临床上相当于现代医学中多种原因引起的晕厥，如癔症、高血压脑病、脑血管痉挛、低血糖及排尿性晕厥、酒精中毒、燃气中毒、胆道蛔虫病、日射病、高热昏迷等，可参照本章进行辨证论治。至于脏厥及寒厥、热厥、风厥等，归入本书下篇休克章内阐述。

第二节 气 厥

气厥是指因精神刺激，情志不舒，气机郁闭所致。以突然昏厥，过时复醒，或有感觉、运动功能障碍，但无脏腑形器损害的厥病类疾病。最早见于《素问·气厥论》：“鼻渊者，浊涕下不止也，传为衄衊瞑目。故得之气厥也。”指出胆热引起鼻病导致气机逆乱，热气上行犯脑致昏眩诸证。《证治要诀·厥》：“气厥，即中气。”后世一直沿用气厥病名至今。

气厥症见突然昏仆，目盲耳闭等。病位以肝、脾二脏最为密切，涉及心肾。多因恼怒惊骇，情志过极，以致气机逆乱，上壅心神，蒙蔽窍隧，而引起晕倒；或元气素弱，又遇悲恐或因疲劳过度，以致阳气消乏，气虚下陷，清阳不升，而致突然晕倒。临床上可分为虚、实两类，其中以实证居多。相当于现在的神经源性休克，癔病以及贫血等疾病。

【证候】

（一）气厥实证

由情志异常、精神刺激而发作，突然昏倒，不知人事，或四肢厥冷，呼吸气粗，口噤拳握，舌苔薄白，脉伏或沉弦。

［证候分析］人之七情与肝最为密切，长期情志不调，致肝气郁结不疏，

在此基础上，突然伴有剧烈的情志刺激，致气上逆，壅阻心胸，内闭神明，因而突然晕倒，不省人事，口噤不开；闭郁胸中，肺气不得宣畅，则呼吸急促，阳气不能外达于四肢，则见四肢冷，阳气闭郁于内则脉沉伏，弦属肝病之脉。

（二）气厥虚证

发病前有明显的情绪紧张、恐惧、疼痛或站立过久等诱发因素，发作时眩晕昏仆，面色苍白，呼吸微弱，汗出肢冷，舌淡，脉沉细微。

[证候分析] 患者元气素虚，气血不充，突然因情绪紧张、恐惧、疼痛等诱因，致气机逆乱，清阳不升，神明失养，眩晕昏仆，面白。中气不足，则呼吸微弱，阳气不能敷布于外，见汗出肢冷。

【治则治法】

（一）气厥实证

开窍、顺气、解郁。

1. 方药　通关散合五磨饮子加减。

(1) 通关散（《丹溪心法附余》）：

[组成] 细辛（洗，去土、叶）、猪牙皂角（去子）各 3g，上药磨成极细的粉末。

[用法] 取少许搐鼻取嚏。

[方解] 皂角辛温开窍，细辛走窜宣散，通诸窍，合之通关开窍，急救催醒。

“急则治其标”，先以通关散急救催醒，待患者苏醒后服用五磨饮子加减。

(2) 五磨饮子（《医方集解》）：

[组成] 木香、沉香、槟榔、枳实、台乌药各等分（15g）。

[用法] 白酒磨服。

[方解] 本证由气逆所致。气上逆宜降之，故用槟榔、木香；气逆宜顺之，故用乌药、沉香纳气于肾。加人参者，降中有升，泻中带补，恐伤其气也。

[加减] 神昏加麝香（适量）、冰片（适量）以增强醒脑开窍之力。胸闷加檀香 9g、丁香 9g、藿香 12g，理气宽胸。肝阳偏亢，头晕而痛，面赤燥热者，可加钩藤 10g、石决明 15g、磁石 30g 等平肝潜阳。若兼痰热，症见喉中痰鸣，痰涌气塞者，可加胆南星 9g、贝母 12g、橘红 10g、竹沥 12g 等涤痰清热。若醒后哭笑无常，睡眠不宁者，可加茯神 15g、远志 5g、酸枣仁 15g 等

安神宁志。

2. 中成药

（1）逍遥散（丸）（《太平惠民和剂局方》）：共研成粉末，每次 6～9g，煨姜、薄荷少许，共煎汤温服，每日 3 次。亦可作汤剂，水煎服，用量按原方比例加减。丸剂，每次 6～9g，每日 2 次。

（2）柴胡疏肝散：每次 3～6g，每日 2～3 次。

3. 针灸治疗　苏厥回神，疏肝行气。取水沟、内关、中冲、涌泉。操作：水沟、中冲、内关用泻法，涌泉用平补平泻法。若肝郁气滞较甚，可加太冲、中封，均用泻法以加强理气疏肝之力。

4. 其他疗法

（1）刺血疗法：可用十宣放血治疗。

（2）单方验方：可使用皂角末吹鼻促醒，并服用莱菔子行气导滞。

（二）气厥虚证

补气，回阳，醒神。

1. 方药　四味回阳饮（《景岳全书》）：

［组成］人参 30～60g，制附子 6～9g，炙甘草 3～6g，炮干姜 6～9g。

［用法］用水 400mL，武火煎至 250mL，温服。

［方解］方中人参大补元气为君，附子、炮姜温里回阳为臣，以加强人参补气升阳之力，甘草调中缓急，功兼佐使，共奏补气温阳之效。

［加减］若汗出多者，加黄芪 30g、白术 12g、煅龙骨 15g、牡蛎 15g，益气、固涩止汗；若心悸不宁者，加远志 5g、柏子仁 12g、酸枣仁 12g，养心安神；若纳谷不香者，加白术 12g、茯苓 15g、陈皮 10g，健脾和胃。

2. 中成药

（1）归脾丸：每次 3～9g，每日 2 次。

（2）香砂六君子丸：每次 3g，每日 3 次。

（3）生脉口服液：每次 3 支，每日 3 次。

（4）参脉注射液：肌内注射，每次 2～4mL，每日 1 次。静脉滴注，每次 10～60mL，加入 5%葡萄糖注射液 250～500mL 中静脉滴注。

3. 针灸治疗　苏厥回神，补气升阳。取穴太冲、人中、内关、百会、足三里、关元、气海。手法：太冲、人中、内关用泻法，足三里用补法。灸法：用艾炷灸百会、气海、关元。

第三节 血 厥

血厥又名脉厥，是指因情绪紧张、恐惧或创伤出血、剧痛，或年老体弱，或在突然改变体位等情况下，导致气机逆乱，脉络弛缓，清阳不升，脑失血养。以突然昏倒，面白肢厥，神识不清为主要表现。

血厥之名见于《景岳全书杂证谟·厥逆》："血厥之证有二，以血脱、血逆皆能厥也。"并一直沿用至今。病位多在肝、胃，多因肝阳素旺，复加暴怒，以致血随气逆，气血上壅，清窍不利，突然昏倒不省人事，或久病血虚及产后及其他疾病致失血过多，气随血脱，而发生昏厥，相当于各种出血，如急性胃、十二指肠出血等致晕厥以及血管运动性晕厥。辨证有虚、实之分。

【证候】

（一）血厥实证

多因急躁恼怒而发，突然昏倒，不知人事，牙关紧闭，面赤唇紫，舌黯红，脉弦有力。

［证候分析］肝为刚脏，体阴而用阳，七情之中，暴怒最易伤肝，怒则气上，致使肝气逆而不降，血随气升，气血上涌，并走于上，扰乱神明，突然昏倒，不省人事，面赤唇紫，脉弦有力均为气逆上窜，血菀于上的表现。

（二）血厥虚证

因失血过多而发，突然昏厥，面色苍白，口唇无华，四肢震颤，自汗肢冷，目闭口张，呼吸微弱，舌质淡，脉芤或细数无力。

［证候分析］平素气血亏虚，或因外伤失血，或因崩漏不止，或因其他疾病引起出血，均可致气随血脱，神明失养，昏厥发作。气血不能上荣于面部，则见面色苍白，口唇无华，阳气不足，正气不固，可见目闭口张，自汗肢冷，四肢经脉失养则震颤，舌质淡，脉芤或细数无力，均为阴血不足之表现。

【治则治法】

（一）血厥实证

开窍，活血，顺气，降逆。

1. 方药 通瘀煎（《景岳全书》）：

［组成］当归尾9～15g，山楂12g，香附10g，红花6g，乌药3～6g，青皮5g，木香3g，泽泻5g。

［用法］ 水400mL，煎至280mL，加酒100～200mL，餐前服。

［方解］方中当归尾、红花、山楂活血散瘀，乌药、青皮、木香、香附等顺气开郁，泽泻性下行而泻，引气血而下，酒性温能行气散滞，用之助诸药之效，若出血者不宜。

［加减］若兼寒滞者，加肉桂3g，或吴茱萸1.5g；若急躁易怒，肝热者，加菊花9g、牡丹皮12g、龙胆12g；瘀极而大便结燥者，加大黄3～9g，或加芒硝、蓬术亦可；若肝阳上亢，去酒，可加用石决明15g、钩藤10g、牛膝15g平肝潜阳。妇人月经不行者，加桃仁30粒（去皮尖），或加苏木9g、延胡索10g。

2. 中成药

（1）血府逐瘀（汤）胶囊（《医林改错》）：每次6粒，每日2次，1个月为1个疗程。孕妇忌服。

（2）云南白药：每次1～2粒，每日4次。孕妇忌用。

3. 针灸治疗　调气理血。取穴水沟、中冲、涌泉、足三里、合谷、太冲。手法：足三里用补法，水沟、合谷、中冲用泻法，涌泉平补平泻。

4. 其他疗法

（1）出血不止者可服用童尿并吞服荷叶炭，或灶心土，或艾叶煎汤灌服。

（2）葱姜盐熨：取食盐适量，生姜15g，葱白15g。将食盐炒热熨脐；生姜、葱白打碎烂，冲热酒灌之，再以药渣熨脐。或取食盐50g，炒热待温敷脐部，再以麦麸加醋炒热，布包，放盐上熨之。

（3）血厥实证出血不止者可服用荷叶炭，或服蒲黄炭，并吞服云南白药片。

（4）通阳回厥验方：半夏末、麝香或皂角末吹鼻促醒，或继用一味人参散急煎灌服。

（二）血厥虚证

补养气血，固脱。

1. 方药

（1）独参汤（《景岳全书》）：独参汤即重用一味人参。“有形之血不能速生，无形之气所当急固”，故急用一味人参大补元气，以防气随血脱。待患者苏醒后再用人参养营汤治疗。

(2) 人参养营汤(《太平惠民和剂局方》):

[组成] 白芍 9g，当归、肉桂、炙甘草、陈皮、人参、炒白术、黄芪各 30g，五味子 10g，茯苓 20g，炒远志 15g，熟地黄 20g。

[用法] 散剂研成粗末，每次 12g，加生姜 3 片，大枣 1 枚，水煎服。近代用法各适量作汤剂，水煎服。

[方解] 以人参、黄芪为主，益气固脱；佐当归、熟地黄以养血；白芍、五味子以敛阴；白术、茯苓、甘草益气、健脾、安神，合人参以加强益气之力；失血之后，神无所养，以远志安神；肉桂温肾阳、行气血，生姜、大枣、陈皮理气，以防滋补太腻，共为佐使。

[加减] 若自汗肤冷，呼吸微弱者，加附子 3g、干姜 3g，温阳；若口干少津者，加麦冬 15g、玉竹 12g、沙参 15g，养阴；心悸少寐者，加龙眼肉、酸枣仁各 15g，养心安神。

2. 中成药

(1) 人参养荣丸：水蜜丸每次 6g，大蜜丸每次 1 丸，每日 1～2 次。

(2) 归脾丸：每次 8～10 丸，每日 2～3 次。

(3) 人参注射液：每支 2mL，成人每次 1 支，每日 1～2 次，肌内注射。

3. 针灸治疗灶气海、百会、关元艾炷灸。针血海用补法。

第四节　痰　　厥

痰厥指因风痰内动，痰阻气道，闭扰神明所致。以突然昏厥或神昏，喉间痰重，肢厥脉沉实为主要表现的厥病类疾病。是有形之痰壅聚于胸膈，郁遏阳气，痰盛气闭引致之病。张子和《儒门事亲·卷一指风痹痿厥近世差玄说二》指出："有涎如拽锯，声在喉咽中为痰厥。"一直沿用至今。病位在脾胃、肺。因形盛气弱之人嗜食酒酪甘肥之品，脾胃受伤，运化失常，聚湿生痰，痰浊内聚，气机不利，或因恼怒气逆，痰随气升，阻滞气道，上蒙清窍，以致突然眩仆而厥。相当于现在的痰阻性晕厥及重症支气管哮喘，以及各种原因引起的气管阻塞。

【证候】

素有咳喘宿痰，多湿多痰，恼怒或剧烈咳嗽后突然昏厥，喉有痰声，或呕吐涎沫，呼吸气粗，舌苔白腻，脉沉滑。

［证候分析］平素多湿多痰，复因恼怒气逆，痰随气升，上闭清窍，故突然眩仆。因痰阻气道，痰气相搏，故喉中痰鸣，呼吸气粗，痰邪犯胃，则呕吐涎沫；舌苔白腻，脉沉滑，均为痰湿内阻之征象。

【治则治法】

行气豁痰。

1. 方药导痰汤（《重订严氏济生方·咳喘痰饮门/痰饮论治》）：

［组成］半夏12g，天南星（炮，去皮）10g，橘红、枳实（去瓤，麸炒）、赤茯苓（去皮）各15g，甘草（炙）3g。

［用法］加生姜4片，水煎服，每日2次。

［方解］方中胆南星燥湿化痰，祛风散结；枳实下气行痰，共为君药；半夏功专燥湿祛痰，橘红下气消痰，均为臣药，辅助君药加强豁痰顺气之力；茯苓渗湿，甘草和中，为佐使药。全方共奏燥湿化痰、行气开郁之功。气顺则痰自降，晕厥可除，痞胀得消。

［加减］若痰湿化热，出现口干，便秘，苔黄腻，脉滑数者，可加黄芩12g、栀子12g、竹茹10g、栝楼仁12g，以清热降火；痰气壅甚者，可加紫苏子10g、白芥子12g、莱菔子10g，以化痰降气。

2. 中成药

（1）礞石滚痰丸（《中国药典》2001年）：小庄每次6.2g，每日1次。

（2）香砂六君子丸：每次8～10丸，每日2～3次。

3. 针灸治疗　取穴：太冲、合谷、内关、人中、丰隆，均用泻法。后取：太冲、内关、足三里、丰隆、阴陵泉，行气祛痰，健脾和胃善其后。

4. 其他治疗

（1）对于喉中痰鸣而痰不易咳出者，可采用细辛脑雾化治疗，以促使痰排出。

（2）痰厥者可用白矾3g水泡服，每日1剂。

第五节 暑 厥

发于暑热夏季，或高温环境下感受暑邪而致猝倒，谓之暑厥。又名暑闭、中暍及热厥。临床上以高热、神昏，或呕恶、腹痛等为主要表现的中暑重症。

《素问·生气通天论》："因于暑、汗、烦则喘喝，静则多言，体若燔炭。"乃暑邪致病的最初记述。《金匮要略·痉湿暍病脉证治第二》有太阳中暍、太阳中热之论。清叶天士《叶香岩三时伏气外感篇》提出："夏月受热，昏迷若惊，此为暑厥。即热气闭塞孔窍所致。"《医学传灯》卷上亦谓："夏月猝然僵仆，昏不知人，谓之暑厥。当分阴阳二症。"

暑厥病位在心脾。暑多夹湿，多因感受暑热之邪或高温作业，耗气伤阴，夹湿邪蒙蔽清窍，气血阴阳不相顺接，而致突然昏倒。相当于现代医学所称的重度中暑以及流行性乙型脑炎等疾病。

【证候】

发于夏季暑热环境，面红身热，突然昏仆，甚至谵妄，眩晕头痛，舌红干，脉洪数。

［证候分析］夏季冒暑行走或高温作业，感受暑邪，暑热内闭，蒙塞清窍，则猝然昏厥；扰乱神明，则神智昏乱，狂妄谵语，暑热内袭，热郁气逆，故见头晕头痛；暑热内蒸，则汗出、面赤、身热；舌红干，脉洪数，均为暑热内盛、气阴两伤的表现。

【治则治法】

清暑益气，开窍醒神。

1. 方药

(1) 清暑益气汤（《温热经纬》）：

［组成］西洋参5g，石斛15g，麦冬9g，黄连3g，竹叶6g，荷梗15g，知母6g，甘草3g，粳米15g，西瓜翠衣30g。

［用法］水煎服，分两次口服，或顿服。

［方解］方中西瓜翠衣清热解暑，西洋参益气生津，养阴清热，共为君药。荷梗助西瓜翠衣清热解暑；石斛、麦冬助西洋参养阴生津，共为臣药。

黄连苦寒泻火，以助清热祛火之力；知母苦寒质润，泻火滋阴；竹叶甘淡，清热除烦，均为佐药。甘草、粳米益胃和中，为使药。诸药合用，具有清暑益气，养阴生津之功。

［加减］若暑热较高，可加石膏 30g，以清热解暑；暑热夹湿，苔白腻者，可去阴柔之麦冬、石斛、知母，加藿香 10g、六一散（滑石 10g，甘草 2g）12g，以增强祛湿之力；黄连味苦质燥，若暑热不甚者，可去之。

（2）白虎加人参汤（《伤寒论》）：

［组成］知母 18g，石膏（碎，布裹）30～45g，甘草（炙）6g，粳米 12g，人参 9g。

［用法］上五味，以水 1L，煮至米熟汤成，去滓。温服 200mL，每日 3 次分服。

［方解］本方所治为气分热盛而津气不足之证，故在白虎汤清热生津的基础上，加人参以益气生津。

［加减］若气血两燔，引动肝风，见神昏谵语、抽搐者，加羚羊角 1g（或水牛角 10g 代），以凉肝熄风；若兼阳明腑实，见神昏谵语、大便秘结、小便短涩者，加大黄 5g、芒硝 10g，以泄热攻积。

2. 中成药

（1）万氏牛黄清心丸：小丸每次 2 丸，大丸每次 1 丸，每日 2～3 次。孕妇慎用。

（2）紫雪丹：每次 1.5～3g，每日 2 次。

（3）痰热清注射液：静脉滴注，每次 20mL，重症患者可用 40mL 加入 5％葡萄糖注射液或 0.9％氯化钠注射液 250～500mL 中静脉滴注，注意控制滴数在 60 滴/min 内，每日 1 次。

（4）醒脑静注射液：肌内注射：每次 2～4mL，每日 1～2 次；静脉滴注：每次 10～20mL，加入 5％或 10％葡萄糖注射液 250mL 中，1 小时内滴完，每日 2 次，疗程 3～7 日。

3. 针灸治疗 取穴：合谷、人中、神门、内关，均用泻法：足三里，用补法，点刺十二井穴出血少许，针后热退神清。后用合谷、曲池、足三里、神门、百会，清热、益气、安神以善后。

4. 其他治疗

（1）一般处理：首先将患者迅速移至阴凉通风之处，吸氧，输液，采取有效措施降温。对于中暑昏迷者可使用纳洛酮（首剂 2mg 静脉注射，必要时 30 分钟后重复静脉注射 2mg，其后给予 2mg＋5％葡萄糖注射液 500mL 静脉滴注，维持至清醒后 2 小时）治疗。

（2）亚低温治疗：国际上将低温分为轻度低温（33℃～35℃）、中度低温（28℃～32℃）、深度低温（17℃～27℃）和超深度低温（＜17℃）4 种，其中轻—中度低温称为亚低温。在亚低温状态下，可以对心脑等重要脏器有最大的保护作用，且无明显的不良反应。由于中暑高热患者多为老年人，心肺功能差，因此建议低温维持在 34℃～36℃即可。方法为冰袋降温法、医用冰毯降温法、冷水浸泡或淋浴、静脉输注低温液体、体外血液冷却法、应用血管内冷却装置、血液滤过、选择性头部降温、全身亚低温疗法等。

（3）单方验方：

1）口服西瓜汁、龙虎仁丹以及石膏水及滑石等解暑治疗。

2）暑厥者可服用藿香、佩兰或石膏水、滑石、寒水石、西瓜等，并将患者脱离高热的环境，转至通风阴凉的地方。或服用十滴水、人丹等处理。

（4）刮痧掐穴法救治暑厥证：患者仰卧，充分暴露胸腹部。用双手拇指从鼻梁推经印堂至前额发际，反复捏起印堂。再分左右推至太阳穴，揉按数圈后绕过耳后往下推至两肩，并反复抓捏揉按肩筋、三角肌和胸人肌。胸部从膻中分两侧绕乳房推向腰部，同时反复捏起膻中穴和两侧腹外斜肌，捏起处可见紫红痧斑即止。然后抓捏两手臂，并以拇指分别掐合谷穴、人中穴。有效时患者当即苏醒，汗止喘平，脸色转佳。

第六节　食　厥

食厥是指由饮食不节而引起的厥证，又称“食中”。见于暴饮、暴食后，偶感风寒或因情志触动，食滞中脘，气逆而上壅，使清窍闭塞而昏厥。症见脘腹胀满，嗳出食物腐味，舌苔厚腻，脉滑数等。《明医杂著卷之四·风症》：“食厥者，过于饮食，胃气不能运行，故昏冒也，用六君子加木香。”食厥病位在脾胃，多因饮食不节，积滞内停，气机受阻，以致窒闷而厥。或饱食之后，骤逢恼怒，气逆夹食，食填中脘，气机受阻，壅塞清窍，而为厥病。本病早期或轻症近似于现代医学的消化功能不良；严重者近似急性胃潴留、胃扩张。

【证候】

食后突然昏厥，气息窒塞，呕恶酸腐，脘腹胀满，舌苔厚腻，脉滑实。

［证候分析］《素问·痹论》说："饮食自倍，肠胃乃伤。"由于暴饮暴食，损伤脾胃，食积不化，填塞中脘，脾气不运，复遇恼怒，气逆于上，气与食并，壅塞于上，则清窍不利，故突然昏仆，胃腑浊气上乏，故见呕恶酸腐；食滞停积于中焦，则脘腹胀满，舌苔厚腻，脉滑实，均为食滞不消，浊气不降的表现。

【治则治法】

理气和胃，消食化滞。

1. 方药

(1) 保和丸（《丹溪心法》）：

［组成］山楂六两（180g），神曲二两（60g），半夏、茯苓各三两（各90g），陈皮、连翘、莱菔子各一两（各30g）。

［用法与用量］上为末，炊饼为丸，如梧桐子大，每服七八十丸（9g），食远白汤下（现代制剂用法：共为末，水泛为丸，每次6～9g，温开水送下。亦可水煎服，用量按原方比例酌减）。

［方解］方中重用山楂为君，消一切饮食积滞，长于消肉食油腻之积；神曲甘辛性温，消食健胃，长于化酒食陈腐之积；莱菔子辛甘而平，下气消食除胀，长于消谷、面之积。三药同用为臣，能消各种食物积滞。食积易于阻气、生湿、化热，故以半夏、陈皮辛温，理气化湿，和胃止呕；茯苓甘淡，健脾利湿，和中止泻；连翘味苦微寒，既可散结以助消积，又可清解食积所生之热，均为佐药。诸药配伍，使食积得化，胃气得和，热清湿去，则诸症自除。

［加减］若腹胀较重者，可加枳实15g、厚朴10g、槟榔10g；苔黄脉数者，可加黄连3g、黄芩12g；大便秘结者，可加大黄10g；若属于脾虚食积者，可加白术15g，或用健脾丸。若属于湿热食滞，内阻胃肠者可用枳实导滞丸；腑实便秘者可用小承气汤。

(2) 健脾丸（《证治准绳》）：

［组成］炒白术75g，木香、黄连（酒炒）、甘草各22g，白茯苓60g，人

参 45g，炒神曲、陈皮、砂仁、炒麦芽、山楂肉、山药、肉豆蔻各 30g。

［用法与用量］共为细末，糊丸或水泛为丸，每次 6～9g，温开水送下，每日 2 次。

［方解］本方因脾胃虚弱，运化失调，食滞生热而制。故以行气健脾与消食补气并施。首用四君（参、苓、术、草）、山药益气健脾，化湿止泻；黄连清热，肉豆寇、砂仁、陈皮、木香行气和胃宽肠，山楂、神曲消食导滞，合而成方，补重于消，食消脾健故名健脾丸。

2. 中成药

（1）保和丸：每次 6～9g，温开水送下，每日 2～3 次。

（2）健脾丸：每次 6～9g，温开水送下，每日 2 次。

3. 针灸治疗　太冲、合谷、内关、人中、中脘、足三里，均用泻法。

4. 其他治疗

（1）食后不久而发厥，先用盐汤探吐祛邪；另可用紫苏、萝卜子单煎除胀，或瓜蒂催吐。亦可将手指尖放入患者咽壁处轻揉，让患者呕吐。

（2）可用莱菔子煎汤服或保和丸口服，或紫苏煎汤送保和丸。

第七节　蛔　　厥

蛔厥者，因蛔而厥也。又名蚘厥、虫厥。因肠寒胃热，或因驱蛔不当，以致蛔虫窜入胆道，致肝胆气机紊乱而成。以突发上腹钻顶样绞痛，或伴呕吐、四肢厥冷等为主要表现。

汉张仲景《伤寒论·厥阴篇》：“蛔厥者，其人当吐蛔。今病者静而复时烦者，此为脏寒，蛔上入其膈，故烦，须臾复止，得食而呕，又烦者，蛔闻食臭出，其人常自吐蛔。蛔厥者，乌梅丸主之。”首次提出了蛔厥的病因、临床表现及治法。其名一直沿用至今。蛔厥病位在胆、胃、小肠。病因为蛔虫窜胆。或饮食不洁，误食虫卵，虫邪内阻，气机逆乱而致厥病。本病相当于西医的胆道蛔虫症、肠道蛔虫或蛔虫性肠梗阻病。

【证候】

腹部绞痛，痛引背中及右肩，痛剧时弯腰屈膝，辗转不安，呻吟不止，冷汗淋漓，四肢发凉，痛甚则汗出，或吐涎沫，或吐蛔虫，时发时止，或伴有寒热，恶心呕吐。舌淡红，苔腻，脉沉滑。

[证候分析] 因患者素有蛔虫，复由肠道虚寒，蛔虫上扰所致。蛔虫起伏无时，虫动则发，虫伏则止，故腹痛与呕吐时发时止；痛甚气机逆乱，阴阳之气不相顺接，则四肢厥冷，发为蛔厥。因蛔虫结聚成团，壅塞肠道，气机不利，胃气上逆，可见吐涎沫，或吐蛔虫。舌淡红，苔腻，脉沉滑，均为蛔虫内阻之佐证。

【治则治法】

安蛔定痛，驱除蛔虫。

1. 方药 乌梅丸（《伤寒论》）：

[组成] 乌梅 20g，细辛 5g，干姜 12g，黄连 10g，当归 10g，附子（炮去皮）10g，蜀椒 9g，桂枝 10g（去皮），人参 10g，黄柏 10g。

[用法] 水煎服。

[方解]“蛔得酸则静，得辛则伏，得苦则下。”方中重用乌梅，取其酸能安蛔，使蛔静则痛止，为君药。蛔动因于肠寒，蜀椒、细辛辛温，辛可伏蛔，温可祛寒，共为臣药。黄连、黄柏性味苦寒，苦能下蛔，寒能清解因蛔虫上扰，气机逆乱所生之热；附子、桂枝、干姜皆为辛热之品，既可增强温胆祛寒之功，亦有辛可制蛔之力；当归、人参补养气血，合桂枝养血通脉，以解四肢厥冷，均为佐药。以蜜为丸，甘缓和中，为使药。

[加减] 蛔厥初期，疼痛较剧而无明显热证表现者，宜用乌梅丸安蛔定痛。痛甚者，可加川楝子、延胡索、白芍、甘草驱蛔理气，缓急止痛，或同时使用针刺治疗止痛。大便秘结者，加大黄、槟榔泄热通腑。呕吐甚者，加半夏、陈皮和胃降逆。发热、腹部压痛明显、脉数、苔黄等热证表现者，去生姜、桂枝、附子之辛热，重用黄连、黄柏，并加金银花 10g、连翘 10g、茵陈 12g、栀子 12g、柴胡 12g，以清热解毒，疏利肝胆。

2. 中成药

(1) 驱虫片：成人每次 8 片，每日 2 次，小儿酌减。本品有小毒，一般服用 1～2 日，不可连续服用。若驱虫未净，隔周再服。孕妇忌用。

(2) 使君子丸：每次 8～9g，每日 1 次，空腹砂糖水送服，服药 4 小时后方可进食，勿食过饱。

3. 针灸治疗 胆囊穴、阳陵泉、胆俞、肝俞、日月、期门，毫针泻法。

4. 其他治疗

(1) 南瓜子食用。

(2) 鲜苦楝树根皮二两（100g）洗净、鸭蛋1个，加水煮熟，食蛋，可驱蛔。（黄圣翼验方）

第八节 酒 厥

酒厥是指一次过量饮酒，酒气上攻，神明失主，以烦躁、欲呕、气喘、酣睡昏厥为主要表现的厥病类病变。又名酒醉、酒风、酒癖和伤酒等。酒厥病因为饮酒过量，纵酒无节或酒后过饱，酒后伤风，酒后恼怒，酒后行房等。病机与酒的烈性及用量相关。《中药大辞典》谓酒："性味甘，苦，辛，温，有毒。入心、肝、肺、胃经。"《名医别录》："饮适量则通血脉御寒，行药势。"《本草纲目》指出，过量饮酒可致："痛饮伤神耗血，损胃亡精，生痰动火。"酒厥相当于当代医学所称的急性酒精中毒。

现代酒精中毒患者，年龄分布特点以年轻人多，秋冬季节是发病高峰，从发病时间看大部分患者集中在晚上9点至凌晨2点，从临床表现看主要为消化和神经系统症状，如恶心呕吐，消化道出血，神志异常，兴奋，呼吸抑制，共济失调。

【证候】

酒厥就其病势发展过程言，其证候可分早、中、晚三期。早期多言善语，神态欣悦面部潮红，目赤，恶心，呕吐，脉疾数。中期胡言乱语，神志错乱，步履艰难，体态不稳，甚至呕血，呼出酒气味。晚期不言不语，神志昏迷，面色苍白，皮肤湿冷，口唇青紫，气息变缓，鼾睡不醒，四肢厥冷，甚至二便失禁，脉微欲绝。

［证候分析］过量饮酒之后，首先损胃，则恶心，呕吐，酒毒从胃之络脉入血上乘，经心达脑，阳气更旺，故面红目赤，脉疾数，神情兴奋，多言善语。继之酒毒火烈之性更燔，胃络脉受损更甚，血溢脉外呕吐而出，其时酒毒之害已由气及血，由阳及阴，脑之元神由兴奋变成受遏制，故神情错乱，胡言乱语，行为失约，步履蹒跚，步态不稳。病势未经控制发展至晚期，酒毒更烈，并波及肺、肝、肾，影响肝之疏泄，肺之吐故纳新，肾之通调水道

功能，浊气积滞。清气不入，浊邪与酒毒相结为犯，蒙蔽元神，则神志昏迷，真阴真阳受损，多脏失司，阴阳之气相离，厥脱之症乃显。

本症若及时发现，及时治疗，预后良好，轻症患者亦可不药而愈。但因酒醉者一般缺乏自制力，多由旁人发现护送就诊，此时病势已处中晚期，当急救为先。

【治则治法】

解酒醒神贯彻始终。早期宜逐酒外去，中期宜清胃热、泻血中之酒毒，晚期救阴复脉或回阳救逆。

1. 方药　葛花解酒汤（黄道生自拟方）：

［组成］葛花 20g，黄连 6g，滑石（水飞）30g，甘草 6g，半夏 10g，陈皮 10g，土茯苓 15g，甘草 10g，枳椇子 10g，芦根 15g。

［用法与用量］上药水煎，红甘蔗 1 根（榨取汁），鲜莱菔汁（白萝卜汁）50mL，加入上药混合口服。

［方解］本方选葛花清热丸《滇南本草》解酒方《随息居饮食谱》及温胆汤（《备急千金要方》）加减而成。葛花性味甘凉，“入足阳明胃经”，莱菔入肺，枳椇子入心、脾二经，三药皆能解酒，故以为君。葛花性味甘凉，善开肌肉而发泄，透表而解；莱菔汁消积滞，下气宽中，解毒；枳椇子甘平，润五脏，利大小便，去膈上热，得滑石之助，能增通利、降解之功，合之能透表清里。黄连性味苦寒，苦能燥湿，寒能制热，能降一切有余之实火，用之以制酒毒之热。茯苓、半夏、陈皮健脾和胃，降浊止呕。芦根、甘蔗养阴生津，姜、枣和胃止吐，甘草和中，调和诸药与滑石相配，谓六一散，尚有直接吸附化学毒物，保护受损胃黏膜作用。

［加减］呕血者，加代赭石、花蕊石、白茅根、大黄炭、三七粉；发热烦躁者，加用清开灵口服液或注射液，神志昏迷者，用醒脑静注射液静脉滴注。

2. 中成药

（1）醒脑静注射液：肌内注射，每次 2～4mL，每日 1～2 次。静脉滴注，每次 10～20mL 加入 5％或 10％葡萄糖注射液 250～500mL 中静脉滴注。

（2）复方麝香注射液：肌内注射，每次 2～4mL，每日 1～2 次。静脉滴注，每次 10～20mL，加入 5％或 10％葡萄糖注射液或 0.9％氯化钠注射液 250～500mL 中静脉滴注；或遵医嘱。

（3）参麦注射液或生脉注射液：每次 10～30mL 加入 50％葡萄糖注射液 20～30mL 中静脉滴注，每日 2～3 次。

（4）参附注射液：每次 10～20mL 加入 50％葡萄糖注射液 30～40mL 静脉注射 1～2 次，再以 40～80mL 加入 10％葡萄糖注射液 250～500mL 中静脉滴注，每日 2 次。

（5）葛花解酲汤（《内外伤辨惑论》）：每次 9g，温开水调下。或作汤剂，水煎服。

3. 针灸治疗　指掐人中、合谷。针刺：主穴人中、涌泉、合谷、内关、足三里、百会。配穴：呼吸困难者配孔最；烦躁不安者配神门、列缺；尿少、尿闭配照海、大钟、肾俞；肢冷配内庭、阳陵泉。进针后大幅度捻转提插，每 5 分钟 1 次，留针半小时。

4. 其他治疗

（1）搐鼻散取嚏。

（2）盐汤探吐或加味木香调气饮（宋一亭经验）：适于食气填中证，醉饱过度，复感风寒或因恼怒，脾阳不运，忽仆不省者，姜盐汤探吐，食出即愈。方药：食盐（炒黄）10g，生姜 6g，加水急煎约 150mL，分 3 次灌服，并以鸡翎探吐，以吐尽为度。

加味木香调气饮：木香 6g，藿香 10g，砂仁 6g，蔻仁 6g，葛根 12g，陈皮 10g。水煎分 2 次灌服。

（3）葛花汤或绿豆甘草汤（验方）：绿豆、枳椇子（水煎）取汁，甘蔗汁、莱菔汁适量，混合口服。

（4）可服用葛花解酒或高良姜解酒，或竹茹煎汤。

（5）50％葡萄糖注射液 100mL 静脉注射以加速乙醇在体内氧化代谢。并给患者保暖，吸氧，必要时静脉注射纳洛酮促醒。若出现急性肾衰竭，可予血液透析治疗。有呼吸衰竭者，可使用呼吸机及呼吸兴奋剂等。

第九节　尸　　厥

尸厥，即“尸蹷”，亦名“飞尸”“卒厥”。是指因各种原因致脑神严重受损，以神志丧失，身体僵直，不能言动，二便失禁，其状若尸为主要表现的厥病类疾病。尸厥最早语出《素问·缪刺论》：“邪客于手足少阴，太阴，足阳明之络，此五络皆会于耳中，上络左耳中，上络左角，五络俱竭，令人身脉皆动，而形无知也，其状若尸，或曰尸厥。”并沿用至今。《诸病源候论》对尸厥的描述：“其状如死，犹微有息而不恒，脉尚动而行不知也。”后世一直宗其说。尸厥病位在经络及相关脏腑，如心、肺、肾、脾、胃、脑等。病因较复杂，一说为感受“尸气”，一说与“惊恐”有关。大凡能引起气机逆乱，阻滞清窍，神明失养，阴阳之气离决者皆可导致尸厥。预后险恶。相当于现代医学所称的各种休克、昏迷待查、心搏骤停等。

【证候】

突然昏倒不省人事，状如昏死，兼见手足逆冷，肌肤起粟，头面青黑，精神恍惚不宁；或错言妄语，牙紧口噤，头旋晕倒，呼吸低微而不连续。舌淡胖，苔厚腻，脉极微细。

[证候分析] 患者本元空虚，脾肾不足，素有隐伏之邪，突受惊恐，气机逆乱，清窍气道阻滞，神明失养。症见突然昏倒不省人事，状如昏死，轻则心神被扰，精神恍惚不宁；或错言妄语；阳气被郁于内，不能外达于四末，可见四肢逆冷；肾阳虚，不能纳气则呼多吸少；肺肾气虚，则呼吸微弱。舌淡胖，苔厚腻，脉伏或细微，均为元气空虚，阴寒内盛之佐证。

【治则治法】

急则治其标：心脏骤停，呼吸骤停急需人工复苏，配以针灸。

辨证求因：若属神志昏迷者，当醒脑苏厥，按昏迷急救治疗；若属于厥脱者，宜区分用回阳救逆还是救阴固脱施救。

缓则治其本：经上述处理神苏志清，气复脉回者，可参考本书厥脱证等章辨证论治。本节仅就痰阻致厥轻症举方为例。

1. 方药

（1）涤痰汤：

[组成] 南星（姜制）、半夏各 5g，枳实、茯苓各 12g，橘红 9g，石菖蒲、人参各 6g，竹茹 6g，甘草 3g。

[用法与用量] 水煎，每日 1 剂，分 2 次服。

[方解] 本方豁痰开窍。方中以南星（姜制）、半夏化痰，疏利气道，相助呼吸，枳实行气活血，人参益气，使气帅血行而脉复厥回，力挽垂危之

生命。

[加减] 临证见阳虚，四肢不温，溏泻，面色㿠白，冷汗出者，可加入附子6g、肉桂3g、干姜6g，温阳散寒；痰湿较重者，可加入木香10g、藿香10g，以加强理气化痰；痰湿化热者，可加入栀子10g、黄芩10g；气血不足者，加黄芪30g、当归10g。平素可服用香砂六君子丸或八味肾气丸以补益脾、肾治疗。

2. 中成药

(1) 苏合香丸：急予苏合香丸灌服治疗，并麝香末吹鼻促醒。待患者醒后继以中药汤剂治疗。

(2) 香砂六君子丸：每次8～10丸，每日2～3次。

3. 针灸治疗　隐白、大敦、金门、中极。操作：隐白、大敦用泻法，或点刺放血。平素元气虚者，可加关元、气海艾炷灸。金门、中极用平补平泻法。

4. 其他治疗　高压氧治疗。对于一氧化氮中毒者可予高压氧治疗。

第十节　尿　厥

发生于排尿时、排尿中或排尿结束时突然发生的短暂意识丧失称为尿厥。病位在肾与膀胱，病因多为憋尿及饮食不洁，脾胃受损。由肾阳不足，下焦水饮上逆，蒙蔽清阳导致；或因素体虚弱，阴阳失调，气机逆乱，阴阳之气不相顺接，气血不能上荣于心脑，神失所主，脑失所养，神明不清，而致忽然晕厥；或与脾肾俱虚，清阳不升相关。相当于西医所说的排尿性晕厥及神经源性膀胱及嗜铬细胞瘤压迫膀胱等病症。

【证候】

突然发生于排尿或排尿结束时的短暂意识丧失，伴有腰、膝酸软冷痛，头晕乏力，精神委靡，不思饮食，汗出肢冷，舌淡胖有齿痕，苔白而腻，脉细。

[证候分析] 脾肾两虚，阳气不足，不能上荣头面，排尿时耗气更甚致脑神失养，故昏倒，意识不清。阳虚内寒，经脉失养，故伴腰膝酸软冷痛。阳虚无以温煦形体，故畏寒肢冷，精神委靡不振。脾阳虚，中气下陷，不能运

化水谷，邪湿内阻，故不思饮食，舌淡胖有齿痕，苔白而腻，脉细。

【治则治法】

温补脾肾。

1. 方药

（1）金匮肾气丸（《金匮要略》）：

［组成］干地黄 15g，薯蓣（即山药）10g，山茱萸 10g，泽泻、茯苓、牡丹皮各 9g，桂枝 6g，附子（炮）6g。

［用法］本方改作汤剂，煎服。

［方解］本证乃阳虚阴盛，治宜宗王冰法："益火之源，以消阴翳。"方中附子大辛大热，为温阳诸药之首；桂枝辛甘而温，乃温通阳气要药，二药相合，补肾阳之虚，助气化之复，共为君药。然"善补阳者，必于阴中求阳，则阳得阴助，而生化无穷"，故重用干地黄滋阴补肾；配伍山茱萸、山药补肝、脾而益精血，共为臣药。再以泽泻、茯苓利水渗湿，配桂枝又善温化痰饮；牡丹皮苦辛而寒，擅入血分，合桂枝则可调血分之滞，三药寓泻于补，俾邪去而补药得力，以制诸阴药可能助湿碍邪之虞。众药合用，助阳之弱以化水，滋阴之虚以生气，使肾阳振奋，气化复常，则诸症自除。

［加减］若小便不利者，可加入车前子 15g、牛膝 10g；夜尿多者，宜肾气丸加五味子 5g；小便数多，色白体羸，为真阳亏虚，宜加补骨脂 15g、鹿茸 10g 等以温肾壮阳，益火之源。

（2）补中益气汤：

［组成］当归、炙甘草、陈皮、人参、炒白术、黄芪各 30g，升麻 10g，柴胡 10g，桔梗 9g。

［用法］水煎，每日 1 剂，分 2 次服。

［方解］本方宜于中气下陷，清阳不升者。方中重用黄芪为君，补中益气，升阳固表。人参、炙甘草、白术健脾为臣。气虚时久，荣血随之亦亏，故用当归补血和荣，佐陈皮理气和胃，协诸药补而不滞。以少量柴胡、升麻为使，助君药提升下陷之气。众药成方，使气虚得补，气陷得升，尿厥乃复。

［加减］若兼腹中痛者，加白芍 10g 以柔肝止痛；头痛者，加蔓荆子 10g、川芎 12g；咳嗽者，加五味子 5g、麦冬 15g 以敛肺止咳。

2. 中成药　五子衍宗丸（《摄生众妙方》）：每次 60 丸，每日服 2 次。温开水或淡盐汤送下，冬月用温酒送下。

3. 针灸治疗　关元、气海、肾俞、百会均用补法，足三里平补平泻。

4. 其他治疗　尿厥若为嗜铬细胞瘤引起者，可行肿瘤切除术。

第十一节　秽　　厥

秽厥又名中恶、客忤。以突然头晕，呕恶，呼吸困难，不省人事，移时或经治疗而缓解为主要表现的厥病类疾病。因神气不足，卒感秽浊不正之气，或入阴森恐惧之处等，神明被蒙。本病最早见于《肘后备急方·卷一救卒客忤死方第三》："客忤者，中恶之类也……客者，客也；忤者，犯也，谓客气犯人也。此盖恶气，治之多愈……"病位在肺、肾、小肠，病因为情志不调，戾气入侵。平素正气不足，素体虚亏，偶入岚瘴秽浊之地，或偶嗅腐尸异气，秽恶之气由口鼻直入，上犯脑窍，蒙蔽脑神，经络营卫闭阻，气血逆乱，而发为眩晕昏仆，手足厥冷。相当于现代医学的有毒气体感染等。

【证候】

多因接触秽毒之境，吸入毒气或精神紧张，突然遭受惊恐刺激而发。由吸入毒气所致者，呼吸息微，头面青黑，神志不清，毛发耸立，手足厥冷，皮肤起粟，脉微欲绝；由惊恐刺激而发者神情恐怖，错言乱语，或牙关紧闭，四肢颤动，昏晕不知，大小便自遗，舌苔白，脉弦滑。

[证候分析] 毒气由鼻而入，肺络受阻，宗气失司，不能宣肃，则呼吸低微，毒气滞内，头面青黑，清阳不升，脑神失养则神志不清。卫阳不能温煦四肢，而手足逆冷，肌肤起粟，心气被遏，脉微欲绝。近似西医学某些有害气体中毒症。如燃气（天然气、液化气、煤气）中的有害成分以一氧化碳及甲烷、硫化物等为主，侵入人体之后，主要使人窒息，损害脑、心、肺，发生"闪电式"死亡。

惊则气乱，气滞血瘀，头面青黑。心神被扰，清窍蒙闭，神不守舍，错言乱语，昏晕不知。气不固摄，大小便不约。肝藏魂主筋，魂离失守，则四肢颤动。由惊恐等情志因素致病者，近似气厥之证，可参照本章气厥证论治。

本证危急，需争分夺秒抢救。若抢救及时得当，可以逆转，否则难于回生。严重中毒者即使经抢救，挽回生命，出现假愈期，虽生存多日，亦可继发迟发性脑病，精神智能障碍，锥体或锥体外系运动障碍，甚至出现去皮质状态，或非创伤性横纹肌溶解症（NRML）。部分患者早期只有肌无力症状，而没有肌肉肿胀的表现，而常忽视肌肉损害，处理不及时，轻者造成局部肌肉缺血、挛缩、神经功能障碍，重者导致休克、急性肾衰竭（ARF），甚至死亡。实验室检查可有血、尿肌红蛋白增高，重度中毒者血清肌酸激酶（CK）升高。

【治法治则】

除秽涤痰，醒脑苏神，健脾养心，补血安神，补肾益脑。

1. 方药

（1）涤痰汤加减：

［组成］南星（姜制）5g，半夏 10g，枳实 10g，茯苓各 12g，橘红 10g，石菖蒲 4g，人参 12g，竹茹 12g，甘草 10g。

［用法］水煎服，每日 1 剂，分 2 次服。

［方解］本方以南星、半夏、竹茹化痰疏通气道，枳实行气活血，使气顺而百脉畅，人参益气保心，石菖蒲开窍醒神。茯苓健脾渗湿，甘草和中。合之共奏涤痰除秽、醒脑苏神之功。

［加减］汗出肢凉者，加附子 3g、肉桂 3g、干姜 6g，温阳散寒；痰湿较重者，加瓜蒌 10g；痰湿化热者，加山栀子 10g；黄芩 10g、气血不足者，加黄芪 30g、当归 10g。

（2）七味白术散（《小儿药证直诀》）：

［组成］人参 15g，白术 12g，茯苓 15g，甘草 10g，藿香 12g，葛根 15g，木香 5g。

［用法］水煎服，每日 1 剂，分 2 次服。

［方解］本方能和胃生津，健脾益气。方中参、术、苓、草为四君子汤，健脾益气。葛根，含葛根素、黄酮等，具扩张血管，增加脑血流量，抗缺氧等效用。藿香、木香芳香化湿，健胃促进食欲。适用于本证，脉复厥回，生命体征平稳，但仍有脾胃失健，食欲缺乏，疲乏，肢软，记忆力差，脉弱，舌淡者，宜之。

（3）归脾汤加减（《证体类要》）：

［组成］白术 10g，当归 10g，白茯苓 10g，黄芪 10g，远志 10g，龙眼肉

10g，酸枣仁 10g，人参 20g，木香 5g，炙甘草 3g。

［用法］水煎服，每日 1 剂，分 2 次服。

［方解］功能健脾养心，补血安神。方中以人参、黄芪、白术、炙甘草补脾益气，使气旺而血生；当归、龙眼肉甘温补血养心；茯苓、酸枣仁、远志宁心安神；木香辛香而散，理气醒脾，大枣调和脾胃，以资化源。全方共奏益气补血、健脾养心之功。适用于本证，脉复厥回，生命体征稳定，唯心脾两虚，头昏乏力，心悸失眠伴纳呆，忆力差，脉弱，舌淡者。

（4）加味肾气丸（《济生方》）：

［组成］炮附子 6g，白茯苓 20g，泽泻 12g，熟地黄 15g，山药 15g，山茱萸 15g，牡丹皮 10g，官桂 6g，川牛膝 12g，车前子 15g。

［用法］加生姜 3 片，大枣 3 个，水煎服，分两次服用，或顿服，丸剂则每次 3～9g，每日 2 次。

［方解］本方补而不滞，既具补肾益脑之功，又利于排余毒。原方用于肾虚水肿。因肾主精，生髓，故适于本证中后期有脑肾两虚，余毒未尽者。

2. 中成药

（1）参附注射液。

（2）参麦注射液。

（3）救心复脉注射液。

（4）苏合香丸：每次 1 丸，磨汁兑服。昏迷不能口服者，可鼻饲给药。

（5）香砂六君子丸：每次 10g，1 日 3 次。

（6）生脉饮口服液：每次 3 支，1 日 3 次。

3. 针灸治疗

（1）急救：隐白、大敦、金门、中极。操作：隐白、大敦用泻法，或点刺放血。平素元气虚者，可加关元、气海用艾柱灸。金门、中极用平补平泻法。

（2）迟发脑病：风池、肩髃、曲池、外关、合谷、上廉泉、环跳、阳陵泉、足三里、气海、肾俞、华佗夹脊穴。以上穴位交替使用，隔日针刺 1 次。

（3）非创伤性横纹肌溶解症（NRML）：风池、大椎、肩髃、曲池、外关、合谷、秩边、环跳、阳陵泉、三阴交、昆仑、太溪、委中、足三里、上廉泉、哑门、华佗夹脊穴。以上穴位交替使用，隔日针刺 1 次至患者症状完全消失。

4. 单方验方

(1) 生萝卜捣碎，取萝卜汁频频灌服，如 30 分钟后患者苏醒，可随后给大量白糖口服。

(2) 忍冬煎（《古今医统大全》）：忍冬藤叶（量不拘多少）捣碎，以水煮沸，取浓汁内服。

5. 其他治疗

(1) 纠正缺氧。

(2) 高压氧治疗。

(3) 气管被阻者当清除异物。

(4) 呼吸停止者，行人工呼吸或用呼吸机维持。

(5) 查明毒物，针对病因采取相应的解毒措施。

第十二节 色 厥

色厥又称走阳、脱阴（阳）、色脱、房事昏厥。指性生活无节制，恣情纵欲，精气脱泄致昏不知人，肢冷脉微等而致的厥病类病。始见于明康椿《原病集》："男女交接过度，真气大脱。"《类证治裁·卷之五·厥症论治》："色厥乃纵欲竭情，精脱于下，气脱于上。"指出色厥病位在肾与膀胱，病因为纵欲过度，或新婚情绪紧张。病机乃肾精亏损，精气不化，则气虚神衰，精不化阴，则真阴亏虚或阳气郁而不达，致阴阳之气不相顺接而成。临床表现为男女双方在性生活过程中达到极度高潮，出现男或女昏迷不醒，四肢寒冷，面色苍白，脉细无力，甚者呼吸即停，厥而难返。本病相当于现代医学的房事晕厥、性交过敏症等。

【证候】

（一）气随精脱证

男女性交时，精液倾泻不止，气促，手足厥冷，大汗淋漓，神志昏迷，不省人事，甚则一厥不返，面色苍白，舌淡胖，有齿痕，脉细弱或微。

[证候分析] 气随精脱，气促、昏迷，甚则厥而难返。气随精脱，卫外不固，可见大汗淋漓，不能温煦，可见四肢逆冷。精与血相互滋生，称为"精血同源"。精气亏损，均致营血虚，血不华于舌，不充于经脉，故面色苍白，

舌淡胖，有齿痕，脉细弱或微。

（二）阴虚火旺证

男女性交时，精液倾泻不止，或精不出而见血出，眩晕，或昏仆，或见鼻出血及吐血诸证，烦躁，面红，舌红少津，苔黄腻，脉细数而微弱。可见于血液系统疾病及精血证，以及阴茎海绵体损伤及性交时黄体破裂及处女膜撕裂等。

[证候分析] 肾虚精亏，虚火内生，火热之邪上扰清窍可见眩晕、昏仆；火扰精室，精关不固，迫血妄行可见精出不止及血精；虚火上炎，迫血妄行，可见鼻出血或吐血诸证。烦躁，面红，舌红少津，苔黄腻，脉细数而微弱，均为阴虚火旺之佐证。

（三）肝郁气滞证

多见于初次行房时，双方过度紧张，在房事前或过程中突然晕厥，伴有早泄，肢冷，甚至不省人事，或见抽搐等，舌淡红，苔薄白，脉弦细。

[证候分析] 平素多抑郁不舒，情志不遂，行房之时过度焦虑，阴阳之气不相顺接，发生厥证，则昏仆、不省人事；阳气郁而不达，可见四肢逆冷。肝郁化热动风，见四肢抽搐，舌淡红，苔薄白，脉弦细。

【治则治法】

（一）气随精脱证

益气回阳，养精固脱。

1. 方药　六味回阳饮《景岳全书》：

[组成] 人参 30～60g，制附子 6～9g，干姜（炮）6～9g，炙甘草 3g，熟地黄 15～30g，当归身 9g。

[用法] 水煎温服。每日 1 剂，分 2 次服。

[方解] 本方以四逆加人参汤合当归、熟地黄而成。药以人参大补元气为君，臣以附子、干姜温补肾阳，当归养血，熟地黄滋阴、填精，佐甘草缓中，调和诸药。功能益气回阳，养精固脱。

[加减] 汗多者，加五味子 10g、黄芪 12～15g 或 30g 或冬白术 9～15g；如泄泻者，加乌梅 2 枚；口渴尿频者加山茱萸 15g。

2. 中成药

(1) 参麦口服液：每次 1 支，每日 2～3 次。

(2) 参附注射液：肌内注射，每次 2～4mL，每日 1～2 次。静脉滴注，每次 20～100mL 加入 5%～10%葡萄糖注射液 250～500mL 中静脉滴注。静脉注射，每次 5～20mL 加入 5%～10%葡萄糖注射液 20mL 稀释后使用。

(3) 附子理中丸（《伤寒论》)：大蜜丸每次 1 丸，每日 2～3 次；水蜜丸每次 6g，每日 2～3 次；浓缩丸：每次 8～12 丸，每日 3 次；口服液：每次 5mL，每日 2 次；片剂：每次 6～8 片，每日 1～3 次。

3. 针灸治疗　关元、气海穴，用艾炷灸。气随精脱者加肾俞、太溪，用补法；肝气郁结者加太冲、侠溪，用泻法。

（二）阴虚火旺证

滋阴降火。

1. 方药

(1) 大补阴丸（《丹溪心法》)：

[组成] 熟地黄（酒蒸）18g，龟甲（酥炙）18g，黄柏（炒）12g，知母（酒浸，炒）12g。

[用法] 改作汤剂，水煎服。

[方解] 方中重用熟地黄、龟甲滋阴潜阳，壮水制火共为君药。黄柏苦寒泻相火以坚阴。知母苦寒而润，上能清润肺金，下能滋清肾水，与黄柏相须为用，苦寒降火，保存阴液，平抑亢阳，均为臣药。丸剂则用猪脊髓、蜂蜜为丸，填精益髓，既能助熟地黄、龟甲以滋阴，又能制黄柏之苦燥，俱为佐使。

[加减] 阴虚盗汗者，加地骨皮 12g；咯血、吐血者加仙鹤草 12g、墨旱莲 12g、白茅根 10g，以凉血止血；遗精者加金樱子 15g、芡实 10g、桑螵蛸 12g、山茱萸 12g，以固精止遗。

2. 中成药

(1) 知柏地黄丸：浓缩丸，每次 8～10 丸，每日 2～3 次。

(2) 大补阴丸：浓缩丸，每次 8～10 丸，每日 2～3 次。

3. 针灸治疗　阴虚火旺者，阴陵泉补法，足三里平补平泻。

（三）肝郁气滞证

疏肝解郁，理气回厥。

1. 方药　柴胡疏肝散（《证治准绳》引《医学统旨》方）：

[组成] 柴胡、陈皮、白芍（酒炙）、川芎（醋炙）、香附（醋炙）、枳壳、甘草。

［用法］上药改汤剂，水煎服。

［方解］本方以柴胡入肝胆经升发阳气，疏肝解郁；白芍柔肝养血敛阴，陈皮、枳壳、香附、理气解郁，与柴胡相伍，一升一降，有舒畅气机之功；川芎行气活血，使阳气布达周身，则四末自温。

［加减］肝郁化火者加栀子 10g、牡丹皮 10g、动风者加僵蚕 15g、钩藤 15g、蝉蜕 10g；心烦不安者加酸枣仁 15g、莲子心 10g、百合 15g；口渴欲饮者加麦冬 15g、天冬 10g。

2. 中成药　逍遥丸：浓缩丸，每次 8～10 丸，每日 2～3 次。

3. 针灸治疗　取太冲、侠溪穴，用泻法；关元、气海穴用艾炷灸。

第十三节　水　　厥

水饮停蓄于心下，水液不布，胸阳被饮邪所遏，而出现心悸、四肢逆冷特征者称水厥，又称饮厥。最早见于《伤寒论》第 355 条："伤寒，厥而心下悸，宜先治水，当服茯苓甘草汤。却治其厥。"可见心悸源于水，厥由水致，水与厥，二者互为因果。多因六淫秽邪致肺系疾患，或肾脏水肿病损耗津精，水液代谢失常所致。病位在肺、心、脾、肾。相当于现代医学的感染性疾病导致胸腔炎性渗出、循环系统障碍及低蛋白血症所引起的漏出性胸腔积液、腹腔积液。

【证候】

心下悸，肢末不温，口不渴，小便利，或伴恶心、呕吐，舌淡，苔白腻而滑，脉弦滑。

［证候分析］水饮停蓄于心下，使居于胸部的心肺活动受限，故心下悸、甚至喘息，牵连脾胃，致脾气不升、胃气不降，可见恶心、呕吐。阳气被遏，不能布达，失于温煦，则四肢逆冷，因水饮夺人之津精而为邪，故患者小便利而口不渴。舌质淡，乃正气虚不营于上。苔白腻而滑，脉弦滑均属水饮内停之佐证。

【治则治法】

扶正祛邪，温阳化饮。既要祛除水饮，又要扶持正气，先攻后补或先补后攻或攻补兼施，当酌情处理。

1. 方药 真武汤合茯苓甘草汤（《伤寒论》）：

［组成］茯苓 15g，芍药 12g，白术 12g，干姜 9g，附子（炙）9g，桂枝 12g，甘草 6g。

［用法］水煮取汁，去滓，温服，每日 2 次。

［方解］本方真武汤、茯苓甘草汤合方属攻补兼治之例。以附子辛甘性热，温肾助阳、桂枝温通心阳二药兼暖脾土，运化水湿，故以为君。臣以茯苓利水渗湿，使水邪从小便去；白术健脾燥湿，佐以生姜之温散，既助附子温阳散寒，又合茯苓、白术宣散水湿。白芍、甘草为佐药，柔肝缓急。合而为方，温心脾肾之阳，水得温化而达祛饮回厥之效。

［加减］小便少者，茯苓易茯苓皮 20g，加椒目 10g；若咳甚者，加细辛，干姜以温肺散饮；若血压高者，可加龙骨、牡蛎平肝潜阳。若痰多气阻者，拟按痰厥论治。

2. 中成药

（1）济生肾气丸：口服，水蜜丸每次 6g，小蜜丸每次 9g，大蜜丸每次 1 丸，每日 2 次。

（2）六君子丸（《医学正传》）：口服，每次 9g，每日 2 次。

3. 针灸治疗 足三里、内关、三阴交、太溪、足三里平补平泻，内关、三阴交用泻法。

4. 其他治疗 胸腔积液、腹腔积液居多者，可行胸、腹腔穿刺抽液以及胸腔内注射药物等。可输适量人血白蛋白，并维持水、电解质平衡。

第十四节 厥病随机应变治疗

厥病范畴较宽，涉及病因、病机较复杂，因此，临床医师在治疗上务求从具体病情出发，随机应变。

厥病总由气机逆乱为病。升、降、出、入乃气通常运动的基本形式。若升、降正常，出、入有序，则五脏安和，阴阳相顺接。若升、降失常，出、入无序，五脏乖戾，阴阳之气不相顺接，厥病乃生。临床治疗中务必始终注意调理气机，医者反逆为顺乃治疗厥病的关键。如气厥实证素因情志不遂，肝气郁结，无以疏泄条达而上逆，治疗宜顺气开郁；血厥实证素多肝阳上亢，血随气升而致，治宜平肝熄风，引血下行。气厥虚证则元气素虚，卒然惊恐、过劳等诱发，清阳不升，阴阳不相顺接，治宜益气升阳。血厥虚证，气随血脱，不能上荣，治宜益气补血养脑。

“人之生也，全赖乎气，血脱而气不脱，虽危犹生，一线之气不绝，则血可徐生，复还其故。”（《血证论·脉证死生论》）可见其气在救治厥病中的重要性。危急时刻要保存“一线之气不绝”，务必使用可靠而速效的措施和药剂。当代医学领域的呼吸机，氧气治疗、针灸、中药新制剂如救心复脉注射液、参附注射液、生脉注射液具有行气活血，救阴复脉，回阳救逆等功效，能由经络、气管、血管途径施治，取效快速，可酌情选用。

厥病病因繁多，通过审证求因，针对主要病因如痰、食、暑、蛔、酒、秽、毒、湿、热、色等因素以治其本。痰厥乃痰气交阻，上蒙清窍所致，治宜理气豁痰。食厥乃食气相并，气机痞格所成，治宜消食导滞。暑厥乃中暑或暑伤元气所致，治宜清暑益气，开窍醒神。蛔厥、蛔虫内伏，上下攻窜，致脏腑气机通降受阻而致，治宜驱虫定痛。酒气性热、质湿有毒，饮酒过多，必然生痰动火，耗气烁阴，故治疗酒厥当解酒毒，醒脑苏神。尿厥多因脾肾两虚，命门火衰或中气不足所致，治宜温补肾、脾或补中益气。中秽厥多因感受不正之气或山岚瘴气所致，故治疗上宜芳香避秽，开窍醒神。色厥多因纵欲过度，气随精脱，或阴虚火旺，或肝郁气滞，拟分别用益气固脱、滋阴降火、疏肝解郁之法，配以醒脑苏厥治疗。水厥乃中阳衰竭，水饮内停，阳气被遏所致，治宜温阳化饮为主。

暑厥高热扰乱神明，首要措施是降温。古人对于里热亢盛，汗出热不解的病证早就提倡物理降温。所谓“治诸热病，以饮之寒水，必寒衣之，居之寒处，身寒而止”，便是睡冰床（往昔是卧地泥罨）、戴冰帽、穿冰衣（用蓝布以凉水浸湿，敷贴胸腹）等冷敷法退高热的形象描述。现代医学中国际上采用的亚低温治疗发展了传统的方法如冰袋降温法、医用冰毯降温法、冷水浸泡或淋浴、静脉输注低温液体、体外血液冷却法、应用血管内冷却装置、血液滤过、选择性头部降温、全身亚低温疗法等，均可选用。

中秽厥、尸厥等病因病机复杂，且至今亦完全清楚，在治疗上颇为棘手，有待中西医紧密配合，深入研究，不断创新，以提高治愈率。

厥病病势发展变化快，可由气及血，由阳及阴，由实致虚，由厥而脱或厥脱合病。若早发现早防治，其恶性循环的过程是可以阻断的。

此外尚有寒厥、热厥将分别列入厥脱证及休克相关章节阐述。

第十五节 厥病预后预防护理

【预后】

厥病的预后情况如何，与患者平素的正气盛衰及病势轻重缓急，抢救治疗得当与否密切相关。发病之后，经及时治疗，一般皆可治愈。在病变过程中，若呼吸比较平稳，脉象有根，神智清醒，回答问题正常，表示正气尚强，预后好。反之，若患者气息微弱，或见昏愦不语，或手冷过肘，足冷过膝，或脉象沉伏，或散乱无根，或人迎、寸口、趺阳之脉全无，多属危候，预后不良。

【预防】

（一）增强体质和正气

对于体质尚好的，可加强体育锻炼；患有基础心、脑或肺、肾疾病者，应治疗基础疾病，可适量运动。

（二）保持良好的心态

因厥病常复发，故对于曾经发生厥证者，平素应当注意戒郁怒，节忧思，避免情志相激。防止过度疲劳、睡眠不足、饥饿等诱发因素等。

（三）避免各种病邪侵犯

1. 痰厥　一般有哮喘及慢性支气管疾病史，平时应当积极治疗。并根据四时气候增减衣着，防感冒。对长期卧床者当定期定时拍背，辅助其排痰。并可采用冬病夏治的原则。

2. 暑厥　发病多在夏天及高温环境下，当注意防暑降温，避免在白天最热的时候外出。多饮水及随身携带凉性瓜果及六神丸、人丹等防暑药剂。

3. 食厥　与饮食不节制、不清洁密切相关，当养成良好的进食习惯，少食多餐，不要暴饮暴食。积极治疗脾胃疾病。食厥患者病情严重时宜禁食。

4. 酒厥　由于大量饮酒所致。应避免过量饮酒及空腹饮酒，饮酒之前，可进食少许菜汤或茶水。酒醉之后，避免到处走动，以防发生意外；可进食少许甜食，以促进酒精代谢；或输注葡萄糖液体及维生素治疗。

5. 蛔厥　应注意个人卫生和饮食卫生，防止饮食不洁，误食虫卵。发现胆道蛔虫症、肠道蛔虫或蛔虫性肠梗阻病，必须即时就诊治疗，防止恶化。

6. 尿厥　尿厥的发生与中阳虚衰密切相关，多见于老年人，因此，尽量以下蹲体位解小便，不要憋尿。解小便尽量有人陪同。平素注意固护脾肾之阳，可多食温补性食物如生姜、羊肉等。

7. 色厥　多因纵欲过度所致，当戒纵欲，行房事时保持良好的心态，避免酒后或疲劳后行房。

8. 中秽厥　提高安全防毒意识。居家睡觉取暖，注意通风，及时关闭燃气灶；净化环境，防止污染，防止有害气体泄露。

9. 水厥　注意治疗原发病，定期检查，坚持治疗。

10. 尸厥　尸厥的病因尚未清楚，故平日经常体检，即时发现潜在的疾病和危险因素至关重要。其次保持良好心态，避免不良刺激和接触秽浊恐怖环境。

【护理】

（一）发作期

1. 体位　凡厥病患者，立即更换体位。使下肢抬高30°左右，双膝伸直，躯干保持水平。头略高于胸部，可促使下肢静脉血液回流，而呼吸维持良好。不应取“头低足高位”，因此体位使颅内血液回流受阻，增加脑内压力，也容易使膈肌上升而影响呼吸，不利于病情的恢复。如有痰者，头偏向一侧，以防阻塞呼吸道，必要时用吸痰器吸出。

患者发病凡与被污染及高温、寒冷、有害、有毒等可疑物质有关者，均宜速将患者转移到洁净安全的环境。如中秽厥发生于地窖、深井等处，暑厥患者常处于高温环境，必须立即更换环境。

2. 吸氧　立即大流量给氧，吸入氧浓度为30％左右，注意湿化，保持呼吸道湿润。

3. 建立静脉通道。

4. 备好各种抢救药品及器械，认真执行医嘱。

5. 中药急救　对实证患者用搐鼻散少许吹入鼻腔取嚏醒神；虚证者可急煎参附汤鼻饲，以回阳固脱，或用人参注射液、生脉注射液静脉注射，益气救阴。

6. 针灸　急刺人中、十宣、涌泉等穴以开闭通阳；血虚者直接灸大敦3～5壮或隐白1～3壮以回阳救逆，温阳散寒。

7. 立即测体温、脉搏、呼吸、血压，观察瞳孔大小。如有变化，及时通知医师。有体温下降，肢体厥冷者，应注意保暖，提高室内温度，添加被服。

8. 厥病缓解后，切勿疏忽大意，应严密观察病情，防止再次发生。

（二）缓解期

1. 情志疏导 必须加强对缓解后患者的情志护理。实证患者多性情暴躁，易激动，护理时应因势利导，采取顺气开郁疏导的方法，经常和患者谈心，解释不良情绪对疾病康复的影响，生活上关心体贴，在不违背治疗原则的基础上尽力满足患者要求，使之肝火平复，心情舒畅。对虚证患者，要指导患者注意休息，起居有常，劳逸结合，以消除他们心理上的危机感和轻率思想，安心休养，恢复元气。在护理患者的同时，应做好患者家属的思想工作，使之配合医护人员共同护理好患者。

2. 练气功 可提高人体对大自然的适应力，对疾病的抵抗力，对损伤的修复力。呼吸与肢体引导运动相结合，做到“精神内守”，功能养真复元、疏通经络、行气活血，使意乱者得安，神散者得聚，因此有益于患者的康复。

3. 饮食调护 重点在于固护正气及胃气。对虚证者给予补气养血之品，选用扁豆、莲子、山药、龙眼肉、鱼、羊、猪肝、黄芪、党参、当归、生姜、红枣、当归生姜羊肉汤、归参鳝鱼羹、山药莲子粥等药膳。气郁证者，常嚼金橘可助理气解郁。实证者忌食辛棘及助热兴阳动风之品。疾病初愈，胃气尚未完全恢复，不宜进食油腻、厚味，而宜清淡粥食调养。

临床病案选辑

一、气厥

患者，男，21岁，大学生。2002年12月1日急诊。患者在400m赛跑至终点时，因面色青白、眩晕而倒仆，四肢无力、牙关紧闭、不知人事。为尽快促使其神志苏醒，脱离生命危险，我一边让患者就地平卧，并让患者避风保暖，一边询问发病前因。然后急速诊断用药：用救心油4滴口服，葡萄糖水送服。针灸取穴：人中、足三里。患者很快苏醒过来，口噤解除。做四诊检查，症见：脸色稍好转，精神好转，但仍头晕伴轻微头痛，四肢发麻无力，饥不欲食，舌红，苔腻，脉沉弦。证属：（气厥）肝旺脾虚、气机逆乱。治疗：疏肝理气、扶正祛邪。

处方：柴胡疏肝散加减。陈皮6g，柴胡10g，白芍10g，香附6g，钩藤10g，郁金10g，菊花10g，党参15g，茯苓15g，炙甘草6g，细辛3g，酸枣仁10g。每日1剂，服3剂后痊愈。

按：《景岳全书·厥逆》篇说："盖厥者，即气血败乱也。"患者素体脾虚，气虚血少，又因情志不舒，肝胆郁热，疏泄失职，气机逆乱，上壅心胸，蒙蔽心窍，导致昏仆无知。药用陈皮、香附、茯苓、党参理气补气健脾，菊花、钩藤、白芍、郁金清肝平肝，解烦闷。达到理气健脾、清肝解郁的作用，窍隧开，神清厥除，而治病本。［昏厥辨治验案3则. 中医药临床杂志，2005，17（3）：216］

二、气厥虚证

患者，女，30岁。于1999年4月8日上午11:45因从摩托车上摔倒，自行到当地诊所就诊。

主诉：刚才从摩托车上摔倒，右腿受伤，站立和行走时疼痛。

患者于4月8日上午11：45左右因乘摩托车摔伤腿脚而来要求清创包扎。在消毒清洁伤口时，突然出现神昏，呼之不应，面色苍白，四肢厥冷。当即由医务人员抬至观察床抢救。体格检查：平卧，自动体位，患者形体瘦呈恐惧状，神志不清，问之不答。面色苍白，目闭，瞳仁等大，口噤不语。两肺呼吸音清，未闻干湿啰音，心尖区尚未闻及杂音，律齐。腹软无压痛未见瘀斑出血。右下肢胫骨前中部皮肤有一条块状形伤痕血迹，约3cm×5cm范围，踝关节处压痛，活动受限。四肢凉冷。脉沉细。血压40/30mmHg（5.33/4kPa），心率90次/min，呼吸20次/min，体温36℃，既往体健，无癫痫及癔症等慢性病，亦无类似发病史。

诊断：气厥虚证。治则：益气回厥。处方即针刺人中，口服生脉饮30mL，吸氧。同时建立静脉输液通道备用。留观。病程经过：经上述处理后速即好转，当日上午12:05分血压80/46mmHg（10.7/6.13kPa），神志清醒，肢端回温，留诊所观察约1小时后，血压脉搏正常，患者自己步行回家。

按：当时症象及发病因素显然与摩托车摔跌有关，经体查仅右下肢局部软组织轻伤，且无出血现象，故可排除血脱、血厥。清创过程中亦未接触过敏药物，不支持风厥。但患者呈恐惧面貌，精神紧张，能导致气机逆乱，恐则气下，清阳不升，脑神失养，阴阳之气不相顺接而成气厥虚证，故立即针

刺人中，给氧急救，续服生脉饮奏效。（黄道生医案）

三、痰厥

患者，男，65岁。2005年5月23日就诊。2日前因受凉体倦不适，继而卧床不起。经门诊中西药治疗无效而邀余诊治。症见：目闭面黄，牙关紧闭，口唇振动，呼吸急促，目光无神，角膜混浊呈紫绿色，神志不清，肢体时时抽动，手足逆冷，舌苔厚腻白滑，脉散数浮大，唯右寸口脉沉滑有力。辨属痰涎壅塞，胸阳被遏，肺失肃降，痰蒙清窍，气血阻滞，精不养神所致之痰厥证。治宜豁痰降气，回阳救逆。药用半夏12g，胆南星10g，陈皮15g，茯苓12g，川贝母12g，杏仁10g，紫苏子12g，枳实10g，制附片12g，党参15g，黄芪30g，干姜6g，甘草3g。水煎服1剂后，次日开始口流痰涎，并用手取出数块黏稠痰，神志逐渐清醒，呼吸通畅，言语自如，唯胸部稍有胀闷。拟生脉散加味：党参15g，麦冬15g，五味子10g，桔梗20g，陈皮15g，知母10g，白芍12g，生地黄20g，厚朴15g，甘草5g。服用1剂后康复如初。[痰厥治验. 中国中医急症，2007，16（7）：887]

四、暑厥

患者，女，13岁，农村学生。1973年6月11日午后至田间拾麦穗，时许，始而行走蹒跚，继则突然晕倒。余去应诊时，即将患者移至树荫处，视患儿面色㿠白，牙关紧闭，肢厥，脉细数。急刺人中，不应。遂使用三组穴附后交替针刺，约数分钟，患儿叹息数声，目睛始开，予开水送服红灵丹一支，厥回。半小时后，呕吐胃内容物，继之泄泻一次，日晡身热少汗，测体温39.2℃（腋下），头晕头痛，心烦，口渴引饮，舌苔微黄，脉滑教。予人参白虎汤加味以清热解暑。处方生石膏（先煎）30g，太子参、知母、麦冬各12g，益元散（包）12g，鲜荷叶、西瓜翠衣各30g。一剂药后，汗出热降，翌日能进稀粥。续服1剂，热退身凉而愈。

附三组方穴：一组方穴，水沟、中脘、内关、足三里、合谷。平补平泻。二组方穴：百会、气海、神门、平补平泻；曲泽、委中、涌泉，泻法。三组方穴：印堂、十宣、十二井，刺出血；后溪、太溪，平补平泻。[暑厥救治一例. 江苏中医杂志，26（总266）]

五、尿厥

患者，男，45 岁。于 2005 年 5 月 2 日初诊。近 3 个月之内，排尿时晕倒 3 次。晕倒前有头晕、恶心、腿软、出冷汗等症，并且有 2 次晕倒是在饮酒后如厕时出现。该患者平素常觉疲乏，稍微活动后就全身出汗。诊时见面色不华，脉迟大无力，舌质淡红，舌体胖大且边有齿痕，苔薄黄稍腻。诊为：排尿性晕厥。仍用补中益气汤加黄连 6g，薏苡仁 30g，藿香、佩兰各 10g，连服 10 剂，后改汤为丸，早晚空腹各服 2 丸。连用 2 个月巩固疗效，随访至今再未发病。

按：本病属中医之厥证，其病因病机是元气素虚，又加疲劳过度，小便之后热随尿失，一时阳气虚馁，中气下陷，清阳不升，血不上达，精明失养，而致突然晕厥。饮酒过后，血流加速，全身皮肤毛细血管扩张充血，导致供给大脑血液更加亏虚。《金匮要略·痉湿暍病脉证治第二》曰：“太阳中暍，发热恶寒，身重而疼痛，其脉弦细芤迟。小便已，洒洒然毛耸，手足逆冷。”其中“小便已，洒洒然毛耸，手足逆冷”颇似本病，仲景未出方治。笔者受上述经义启发，根据中医基础理论“脾主升清”，变通而用补中益气汤治疗排尿性晕厥，故获良效。[针刺急救暑痉症和暑厥症．湖北中医杂志，2004，26（2）：49-50]

六、寒湿潜扰，滑精厥脱案

患者，男，33 岁，已婚。1984 年 5 月 29 日初诊。1983 年 4 月初，帮架线，晚餐留饮，晚归入浴，浴后房事，突发寒战、滑精无度、不省人事而送入某医院救治。3 天后症平出院。但从此后每行交媾即昏厥，夫妻惊骇，遂以禁绝。后患者来院致意，言试行房事已无恙。随访至今，工作、生活均正常。本案因劳累、酒后入浴未忌房事而致寒湿之邪陷入少阴，时俗专以涩精固脱从治，未能内安浮越之肾阳、外透久陷寒湿之阴邪，致使邪潜精室，精气受戕，故每行交媾即精脱。仿仲师温经回阳救逆法，采用麻黄附子细辛汤重用附子以回阳，取“益火之源，以消阴翳”，复加右归饮加减以温肾涩精，标本兼治，冀达阴平阳秘、滑止厥回之效。[罗希锋麻黄附子细辛汤加味治滑精厥脱先期证候举隅. 江西中医药，1991，12（1）]

七、冉雪峰治尸厥

武昌周某室，年三十八，体质素弱，曾患血崩，平日常至予处治疗，此次腹部不舒，就近请某医诊治，服药腹泻，病即随变，晕厥瞑若已死，如是者半日许，其家已备后事，因族人以身尚微温，拒入殓，且争执不休。周不获已，托其邻居来我处婉商，请往视以解纠纷，当偕往。病人目眼齿露，死气沉沉，但以手触体，身冷未僵，扣其胸服，心下微温，恍惚有跳动意，按其寸口，在若有若无间，此为心体未全静止，脉息未全厥绝之证。

族人苦求处方，姑拟参附汤：人参一钱，附子一钱。煎浓汁，以小匙微微灌之，并嘱就榻上加被。越二时许，复来邀诊，见其眼半睁，扪其体微温，按其心部，跳动较明晰，诊其寸口，脉虽极弱极微，亦较前时明晰。子曰：真怪事，此病可救乎！及予扶其手自肩部向上诊察时，见其欲以手扣头而不能，因问：病人未昏厥时曾云头痛否？家人曰：痛甚。因思仲景云："头痛欲绝者，吴茱萸汤主之。"又思前曾患血崩，此次又腹泻，气血不能上达巅顶，宜温宣冲动，因拟吴茱萸汤一方：吴茱萸三钱，人参一钱五分，生姜三钱大枣四枚。越日复诊，神识渐清，于前方减吴茱萸之半，加人参至三钱。一周后，病大减，用当归内补建中汤、炙甘草汤等收功。予滥竽医界有年，对气厥、血厥、风厥、痰厥屡见不鲜，真正尸厥，尚属少见，幸而治愈，因录之，以供研究。[冉雪峰医著全集. 北京：临证京华出版社. 2003]

历代中医文献精选

《灵枢·五乱》："乱于臂胫，则为四厥；乱于头，则为厥逆，头重眩仆。"

清张志聪《黄帝内经素问集注·厥论篇第四十五》："厥，逆也。气逆则乱，故发为眩仆，卒不知人，此名为厥。与中风不同。有寒热者，有阴有阳也。"

《伤寒论》(354)："病人手足厥冷，脉乍紧者，邪结在胸中；心下满而烦，饥不能食者，病在胸中，当须吐之，宜瓜蒂散。"

《伤寒论》(356)："伤寒厥而心下悸，宜先治水，当服茯苓甘草汤，却治其厥。不尔，水渍入胃，必作利也。"

东晋葛洪《肘后备急方·卷一救卒客忤死方第三》："客忤者，中恶之类也，多于道门门外得之，令人心腹绞痛胀满，气冲心胸，不即治，亦杀人，救之方……客者，客也；忤者，犯也，谓客气犯人也。此盖恶气，治之多愈，虽是气来鬼鬼毒厉之气，忽逢触之其衰歇，故不能如自然恶气治之，入身而侵克脏腑经络，瘥后，犹宜更为治，以消其余势，不尔，亟终为患，令有时辄发。”

《景岳全书·杂证谟厥逆》“如云卒厥、暴厥者，皆厥逆之总名也。如云寒厥、热厥者，分厥逆之阴阳，如云连经连脏者，论厥逆之死生也。再若诸经脏腑之辨，亦既详也。又近世犹有气厥、血厥、酒厥、脏厥、蛔厥亦无非本经之意。”

《景岳全书·杂证谟厥逆》：“气厥之证有二，以气盛气虚皆能厥也。气虚卒倒者，必其形气索然，色清白，身微冷，脉微弱，此气脱证也。……气实而厥者，其形气愤然勃然，脉沉弦而滑，胸膈喘满，此气逆证也。”“血厥之证有二，以血脱血逆皆能厥也。血脱者如大崩大吐或产后尽脱，则气亦随之而脱，故致卒仆暴死。……血逆者，即经所云，血之与气并走于上之谓。”

《石室秘录·厥症》：“人有忽然厥，口不能言，眼闭手撒，喉中作酣声，痰气甚盛，有一日即死者，有二三日而死者，此厥多犯神明，然亦因素有痰气而发也。”

《张氏医通·厥》：“今人多不知厥证，而皆指为中风也。夫中风者，病多经络之受伤；厥逆者，直因精气之内夺。表里虚实，病情当辨，名义不正，无怪其以风治厥也。”

《救急选方》：“气厥即中气，因七情内伤，气逆为首……七气皆能使人中，因怒而中尤多。”

《普济本事方》卷七：“郁冒，亦名血厥。”

《类证治裁·厥症》：“郁厥亦血厥症，平居无疾，忽默默无知，目闭口噤，恶闻人声，移时方寤。由热升风动，郁冒而厥，妇人多有之。羚羊角散。”

《医林绳墨·厥》：“有血厥者，因而吐衄过多，上竭下厥，先致足冷，有如水洗，冷过腰膝，入腹即死，此血竭而作厥也。”

《赤水玄珠·厥证门》：“治吐衄不知人而厥者，用芎归养荣汤、十全大补汤，或独参汤。”

《医林绳墨·厥》：“有痰厥者，痰气妄行于上，咳嗽连续不已，气急喘盛，坐不得卧，以致上盛下虚而作厥也，名之曰痰厥。宜以二陈汤加厚朴、白术、黄芩、山楂，降下痰气，使复归于脾之脉络，则足可温，不致厥也。”

《寿世保元·厥》指痰厥：“卒然不省人事，喉中有水鸡声者是也。用牙皂、白矾等分研末，吹鼻；即以香油一盏，入姜汁少许灌之，立醒。或烧竹沥、姜汁灌之亦可。”

《医学传灯》卷上：“夏月猝然僵仆，昏不知人，谓之暑厥。当分阴阳二证。阳证，脉来洪数无力，身热汗出，谓之阳厥，此因暑食伤脾，食多而热亦多，宜用连芍调中汤，或辰砂六一散，先治其热，俟其人事清白，再看食之多寡调治……”

《医宗金鉴·暑证门》：“暑厥之证，昏昧不省人事，因其人元气素虚，暑热冲心，或挟痰上冲，以致精神昏愦，虚者以清暑益气汤治之，实者以辰砂益元散合抱龙丸治之。”

《温热经窍纬叶香岩三时伏气外感篇》：“夏令受热，昏迷若惊，此为暑厥。即热气闭塞孔窍所致，其邪入络，与中络同法。牛黄丸、至宝丹芳香利窍可效。神苏以后用清凉血分，如连翘心、竹叶心、玄参、细生地、二冬之属。此证初起，大忌风药。初病暑热伤气，竹叶石膏汤，或清肺轻剂。”

《赤水玄珠·厥证门》：“其证醉饱之后，或感风寒，或着恼怒，忽然厥逆昏迷，口不能言，肢不能举。因食滞胸中，阴阳痞隔，升降不通所致。不可误作中风，而用祛风散气之剂，重伤胃气。宜煎姜盐汤探吐其食。”

《明医杂著风症》：“因怒发搐，呕吐痰涎，口噤，昏愦……此气滞而食厥。”

《证治汇补·伤酒章》：“大醉之后，忽然战栗，手足厥冷，不省人事，名曰酒厥。”

《简明医彀·卷之二·中风》：“有因饮酒过多而致。盖酒之为物，水形而火性，故悍酷烈，湿热蕴积之久，则为饮，为痰，渗以脏腑，流于关节，为半身不遂，口眼㖞斜；更值醉甚，亦至昏愦、僵朴。治宜解酒除湿。”

《儒门事亲》：“凡尸厥、痿厥、风厥、气厥、酒厥，可一涌而醒，次服降心火，益肾水，通血和气之药，使粥食调养，无不瘥者。”

《素问·本病论》：“神游失守其位，即有五尸鬼干人，令人暴亡也，谓之曰尸厥。”

《医林绳墨·厥》谓尸厥之证：“系元本空虚，及入庙堂冢墓，心觉惊闪，偶尔中恶之气冒感卒然，手足冰冷，肌肤粟起，头面青黑，精神不守，错言妄语，牙关紧急，不知人事，卒然而中。宜以苏合香丸灌之，再用二陈汤加苍术、香附、当归、厚朴之类。”（同时期戴元礼《证治要诀·中恶》的描述

与此相似）

《普济方卷二百三十八尸疰门尸厥附论》："夫尸厥者，阴阳气逆也。此由阳脉猝下坠，阴脉猝上升，阴阳杂居，营卫不通，真气厥乱。"

《石宝秘录》："有人小解之时，忽然昏眩而倒者，亦阴阳之气脱也。此症多得之久内过于纵欲，即景岳所谓不即病而病此者也。"

《千金方》："卒忤即中恶也，与卒死鬼击相类，治皆参取《医林绳墨·厥》而用之。"

《医学纲目·中恶》："病者卒心腹胀满，利吐不行，如干霍乱状，世所谓中恶是也。"

《原病集》："男女交接过度，真气大脱，昏厥不醒，俱勿放开，须两阴交合，待气自苏。若就开合，必死难救，至慎至慎。"

《医方考》："凡男女交感而死，在男子名曰脱阳，在女子名曰脱阴。男子虽死，阳事犹然不委；女子虽死，阴器犹然不闭。有梦中脱死者，其阳必举，阴必泄，尸容有喜笑，为可辨也。皆在不救。"

《伤寒医诀串解》："再言水厥，伤寒厥而心下悸，宜先治水，当服茯苓甘草汤，却治其厥。不尔水渍入胃，必作利也，此厥阴病预防下利之法。"

《医碥》："厥者尽也，逆者上冲也，言气虚竭，上冲而欲脱也。"

方剂汇集

1. 皂角丸（《普济方》） 白矾，牵牛（去头尾），皂角。

2. 苏合香丸（《广济方》，录自《外台秘要》） 吃力伽（即白术）、光明（砂研）、麝香、诃梨勒皮、香附、沉香、青木香、丁子香、安息香、白檀香、荜拨、犀角（水牛角代），薰陆香、苏合香、龙脑香。

3. 参麦注射液 红参、麦冬。

4. 复方麝香注射液 人工麝香、郁金、广藿香、石菖蒲、冰片、薄荷脑。

5. 醒脑静注射液 天然麝香、冰片、栀子、郁金。

6. 玉枢丹（《百一选方》） 山慈菇、红大戟、千金子霜、五倍子、麝香、雄黄。

7. 生脉散（《医学启源》） 人参、麦门冬、五味子。

8. 归脾汤（《正体类要》） 白术、当归、白茯苓、黄芪（炒）、远志、龙眼肉、酸枣仁（炒）、人参、木香、甘草（炙），加生姜、大枣，水煎服。

9. 补中益气汤（《内外伤辨惑论》） 黄芪、甘草（炙）、人参（去芦）、当归、橘皮（不去白）、升麻、柴胡、白术。

10. 六味回阳饮（《景岳全书》） 人参、制附子、干姜（炮）、炙甘草、熟地黄、当归身。

11. 瓜蒂散（《伤寒论》） 瓜蒂、赤小豆。将二药研细末和匀，用豆豉煎汤送服。

12. 稀涎散（《儒门事亲》） 猪牙皂角（炙用）、绿矾、藜芦。

13. 还魂汤（《千金要方》） 麻黄、桂心、甘草、杏仁。

14. 麻黄附子甘草汤（《伤寒论》） 麻黄（去节）、甘草（炙）、附子（炮）。

15. 大承气汤（《伤寒论》） 大黄、枳实、厚朴、芒硝。[本方去芒硝，将枳实、厚朴减半，谓之小承气汤（大黄、枳实、厚朴）；去枳实、厚朴，另加甘草以缓和药性，谓之调胃承气汤（芒硝、大黄、甘草）]。

16. 小陷胸汤（《伤寒论》） 黄连、半夏（洗）、瓜蒌实。

17. 温脾汤（《备急千金要方》） 大黄、当归、干姜、附子、人参、芒硝、甘草。

18. 清瘟败毒饮（《疫疹一得》） 生石膏、小生地、乌犀角（水牛角代），生栀子、桔梗、黄芩、知母、赤芍、玄参、连翘、竹叶、甘草、牡丹皮。

19. 四逆散（《伤寒论》） 柴胡、枳实、芍药、炙甘草。

20. 三生饮（《删补名医方论》） 南星（生用）、木香、川乌（生，去皮）、附子（生，去皮）、生姜、人参。

21. 涤痰汤（《奇效良方》） 南星（姜制）、半夏（汤洗七次）、枳实（麸炒）、茯苓（去皮）、橘红、石菖蒲、人参、竹茹、甘草。

22. 柴胡疏肝散（《景岳全书》） 陈皮（醋炒）、柴胡、川芎、枳壳（麸炒）、芍药、甘草（炙）、香附。

23. 五磨饮子（《医方考》） 木香、沉香、槟榔、枳实、台乌药等分。

24. 逍遥散（丸）（《太平惠民和剂局方》） 炙甘草、当归、茯苓、白芍药、白术、柴胡、煨姜、薄荷少许。

25. 四味回阳饮（《景岳全书》） 人参、制附子、炙甘草、炮干姜。

26. 香砂六君子汤（《古今名医方论》） 人参、白术、甘草、陈皮、半夏、砂仁、木香、生姜。

27. 通瘀煎（《景岳全书》） 当归尾、山楂、香附、红花、乌药、青皮、木香、泽泻。

28. 血府逐瘀（汤）（《医林改错》） 桃仁（炒）、红花、赤芍、川芎、枳壳、柴胡、桔梗、当归、地黄、牛膝、甘草。

29. 人参养营汤（《太平惠民和剂局方》） 白芍、当归、肉桂、炙甘草、陈皮、人参、炒白术、黄芪、五味子、茯苓、炒远志、熟地黄。

30. 导痰汤（《重订严氏济生方》） 半夏（浸泡 7 次）、天南星（炮，去皮）、橘红、枳实（去瓤，麸炒）、赤茯苓、甘草（炙）。

31. 礞石滚痰丸（《中华人民共和国药典》2001 年） 金礞石（煅）、沉香、黄芩、熟大黄。

32. 清暑益气汤（《温热经纬》） 西洋参、石斛、麦冬、黄连、竹叶、荷梗、知母、甘草、粳米、西瓜翠衣。

33. 葛花解酲汤（《内外伤辨惑论》） 木香、人参（去芦）、猪苓（去皮）、白茯苓、橘皮（去白）、白术、干生姜、神曲、泽泻、青皮、砂仁、白豆蔻、葛花。

34. 金匮肾气丸（《金匮要略》） 干地黄、薯蓣（即山药）、山茱萸、泽泻、茯苓、牡丹皮、桂枝、附子（炮）。

35. 五子衍宗丸（《摄生众妙方》） 枸杞子、菟丝子（酒蒸，捣饼）、北五味子（研碎）、覆盆子（酒洗，去目）、车前子（扬净）。

36. 七味白术散（《小儿药证直诀》） 人参、白术、茯苓、甘草、藿香、葛根、木香。

参考书目

[1] 黄帝内经素问．北京：人民卫生出版社，19956

[2] 灵枢经．北京：人民卫生出版社，1979

[3] 晋王叔和．脉经．北京：人民卫生出版社，1982

[4] 晋葛洪．肘后备急方．北京：人民卫生出版社，1983

[5] 随巢元方．诸病源候论．北京：人民卫生出版社，1984

[6] 唐孙思邈．备急千金要方．北京：人民卫生出版社，1982

[7] 唐王焘．外台秘要．北京：人民卫生出版社，1958

[8] 宋赵佶．圣济总录．北京：人民卫生出版社，1962

[9] 宋叔微．普济本事方．上海：上海科学技术出版社，1959

[10] 宋严用和．济生方．北京：人民卫生出版社，1956

[11] 宋王怀隐．太平惠民和剂局方．北京：人民卫生出版社，1959

[12] 金张从正．儒门事亲．重庆：科技文献出版社重庆分社，1986

[13] 金刘完素．素问玄机原病式．北京：人民卫生出版社，1959

[14] 金刘完素．河间六书．太原：山西科学技术出版社，2010

[15] 元朱丹溪．丹溪心法．上海：科学技术出版社，1959

[16] 元朱震亨．格致余论．北京：人民卫生出版社，1956

[17] 明虞抟．医学正传．北京：人民卫生出版社，1981

[18] 明龚廷贤．寿世保元．上海：上海科学技术出版社，1959

[19] 王纶明．医杂著风症．上海：上海古籍书店据明刻线装影印本，1979

[20] 明楼英．医学纲目·中恶．北京：人民卫生出版社，1987

[21] 明王肯堂．证治准绳·厥．上海：上海卫生出版社，1958

[22] 明喻昌．医门法律．上海：上海科学技术出版社，1983

[23] 张介宾．景岳全书．上下册/原著．上海：上海科学技术出版社，1984

[24] 明方隅．医林绳墨．上海：商务印书馆，1955
[25] 明戴元礼・证治要诀・厥症：北京：人民卫生出版社，2006
[26] 明徐春辅．古今医统大全．北京：人民卫生出版社，1994
[27] 明孙志宏. 简明医彀．北京：人民卫生出版社，1984
[28] 明吴崑．著医方考．北京：人民卫生出版社，2007
[29] 明薛己．证体类要．上海：上海卫生出版社，1957
[30] 清吴谦．医宗金鉴．北京：人民卫生出版社，1957
[31] 清李用粹．证治汇补．上海：上海卫生出版社，1958
[32] 明李时珍．本草纲目．北京：人民卫生出版社，1981
[33] 孙一奎．赤水玄珠．点校本．北京．人民卫生出版社，1986
[34] 清陈士铎．石室秘录．北京：人民军医出版社，2009
[35] 清怀抱奇．医彻．上海：上海科学技术出版社，1958
[36] 清程杏轩．医述：合肥：安徽科学技术出版社，1983
[37] 江苏新医学院．中药大辞典．上海：上海科学技术出版社，1977
[38] 朱佑武校注．宋本伤寒论校注．长沙：湖南科学技术出版社，1982

（杨剑刚　黄道生　王哲　金万存）

第三章 脱 病

第一节 脱病概述

脱病指因创伤、烧伤、淫气毒邪、药物、毒物、情志刺激等致气血、津液外泄，急剧耗损，阴阳之气未相和合，脏腑失去濡养一类的危急病证。临床表现为大汗，目开，手撒，遗尿，面色苍白甚至神志昏迷或脉微细欲绝。

脱病之名源于《灵枢·血络论篇》："脉气盛而血虚者，刺之则脱气，脱气则仆。"脉气旺盛而血虚的人，再刺血络放血便会发生气脱昏倒。说明当初发现脱病可能与经络及针刺治疗相关。《灵枢·决气》将气、血、津、液、精脱失，这类既有共性又各具特征的病证，归纳一起论述并加以区分："精脱者，耳聋；气脱者，目不明；津脱者，腠理开，汗大泄；液脱者，骨属屈伸不利，色夭，脑髓消，胫酸，耳数鸣；血脱者，色白，夭然不泽，其脉空虚，此其候也。"并明确指出这类病变发展至严重阶段可突然昏迷甚至死亡。《灵枢·通天》："阴阳皆脱者，暴死不知人也。"

历代对脱的阐述多崇《黄帝内经》之说。如《难经》将脱按阴阳区分为阴脱、阳脱。其后，论脱者亦多综合内经、难经之论。清代林佩琴总结前辈的经验，他的《类证治裁》除沿用内经病证名外，尚按人体部位，结合阴阳、气、血、津、液、精予以区分并增加上脱、下脱和上下俱脱的新名，同时阐述了脱病病机。如云："总由阴阳枢纽不固。如上脱者，喘促不续，汗多亡阳，神气乱，魂魄离，即脱阳也；下脱者，血崩不止，大下亡阴，交合频，精大泄，即脱阴也；上下俱脱者，类中眩仆，鼻声鼾，绝汗出，遗尿失禁，即阴阳俱脱也。更有内闭外脱者，痉厥神昏，产后血晕等症是也。"

脱病病位主要在心、肺、肾、脑。心主血，肺主气，肾藏精，脑为髓海，乃一身之枢纽。因邪毒创伤等致精气外泄，急骤耗损，不足以维系生机，而新的津液气血等未及与原来的相和合，致神明失控，五脏失养而成。《灵枢·血络论篇》将其概括为："阴阳之气，其新相得而未和合，因而泻之，则阴阳俱脱，表里相离，故脱色而苍苍然。"

脱病属于危急重病，发展变化快，若抢救不力可迅速死亡。但与一般人正常衰老死亡现象是有区别的，因此不能把脱病的病理死亡与人类自然的生理死亡等同看待。如清华岫云则谓："脱即死也，诸病之死皆谓之脱。"华氏之说实际包括一切死亡现象和临终前休克，未将生理的和病理的、可逆的和不可逆的加以区别。若对脱病的本质深入研究，细致观察，与常人的生理死亡比较，鉴别，它们之间是有严格区别的。如《临证指南医案·脱》徐灵胎评："脱之名，惟阳气骤越，阴阳相离，汗出如油，六脉垂绝，一时急迫症，方名为脱。'阳脱者'，非无阳也，乃阳气上越，而不肯附于阴也。故欲止其汗，必用阴药以维系之。"明确脱病乃"一时急迫症"而非死亡，及时抢救是可逆的。

当代对中医诊疗标准的整理规范中，将各种脱病证归属于脱类疾病。认为古代医籍称之为脱、衰、绝、竭者，均属于病类概念，可归入脱（绝、衰）病类。系指脏气衰败，精血、阴液、阳气等消耗殆尽，阴阳相离，生命垂危的一类危重病变。其中脱，亡也，虚而脱也，主指阴津、阳气等的亡失；绝，竭也，衰而竭也，主指脏气衰竭。脏气衰绝必致阳气、阴血消亡，阴血阳气消亡，则脏气必败，故脱、绝、衰相互关联，难于截然分开，可以通称。

中医界医、教、研各部门对脱病证的命名和归纳尚未统一。有分为气脱证、血脱证、液脱证者；有将脱证分为气脱、血脱、阳脱、阴脱、阴阳俱脱者。我们认为，从总体言气属于阳；血和津液属于阴。故气脱证又能称为阳脱证。血脱、液脱证可归并为阴脱证。脱义亦包含消亡之意，故阳脱证又可谓之亡阳证，阴脱证亦可谓之亡阴证，若阳损及阴或阴损及阳，导致阴阳俱病者，称之为阴阳俱脱证，兼有阴脱证和阳脱证的表现。

本书将脱病类分气脱、血脱、津液脱、阴阳俱脱在本章论述。其他与厥脱病证相关的脏腑衰竭病证，分别在休克及休克并发症篇章论述。

现代医学中所指电解质紊乱，失液、失水及休克等，可参考本章辨证施治。

第二节 气 脱

气是生命活动的基础，《灵枢·营卫生会篇》说："人受气于谷，谷人于胃，以传于肺，五脏六腑，皆以受气……阴阳相贯，如环无端……"说明了气的来源和形成，运化转输，循行路径、周期以及在维持生命活动中的地位。“气也，人之生也，全赖乎气。”尤其是脑对气的感应更敏锐。王清任说：“脑髓中一时无气，不但无灵机，必死一时，一刻无气，必死一刻。”

气脱病证的本质是气的质和量急剧损耗，气机的功用障碍乃至丧失的病理变化。由于创伤、崩漏、产后大出血，或外感内伤等疾，久病不愈，正不胜邪，气（主要是元气）由虚而衰而脱，或气随血脱，阳气暴脱，阴阳不相和合，而出现的以出汗不止，昏迷，大小便失禁，四肢厥冷为主症的证候。按照发病的缓急来划分气脱有暴脱、虚脱之分：精气骤然耗脱，引起阳气亡失者为暴脱；精气逐渐消耗，引起脏腑功能虚衰者，为虚脱。可见于低血压、神经源性休克、中风病变之脱证等。

【证候】

卒然大汗不止，神情淡漠，倦怠乏力，面色苍白，声低息微，四肢不温，舌淡胖，脉细微，或芤大等。

［证候分析］汗为津血所化，汗多则伤津，损气耗血，使经络、肌肤、脏腑和脑等失养，故神情淡漠，疲倦乏力，面色苍白，阳气不达肢端则四肢不温。肺气虚则呼吸减弱，语声低微。心气虚，血不充于脉道，则脉搏微细或芤大无根。

【治则治法】

益气固脱。

1. 方药

（1）举元煎（《景岳全书》新方八阵补阵）：

［组成］人参、炙黄芪各15g，炙甘草10g，炒升麻10g，炒白术12g。

［用法］水煎温服。

［方解］本方用于治气虚下陷、血崩血脱、亡阳等垂危证。人参、黄芪、白术、炙甘草益元气，补脾肺，摄血固脱，辅以升麻升阳举陷，宜用于气脱证。

［加减］若阳气暴脱形寒，肢厥明显者，加炙附子10g、干姜6g。遇此证时亦可急用独参汤。

（2）独参汤（见《十药神书》）：

［组成］人参15～30g。

［用法］水煎，温服，不拘时服。

［方解］人参峻补元气，益气固脱，为救脱之首选药物，用量宜大。

［加减］药后病情缓解，而仍有自汗、气短、心悸、神疲、面色㿠白，脉微者，可用六君子汤补脾益气以善其后。

（3）六君子汤（《医学正传》）：

［组成］人参15g，白术15g，茯苓15g，陈皮12g，半夏10g，炙甘草10g，生姜3片，红枣3个。

［方解］人参补益元气，茯苓、白术健脾和胃，炙甘草缓中。

［加减］加煅龙骨、煅牡蛎、五味子收敛固涩，止汗安神；山茱萸固敛元气。若四肢发凉，可酌加附子。

2. 中成药

（1）参麦注射液：20mL加入25％葡萄糖注射液20mL中静脉注射，每隔10～15分钟1次，连续3～5次。或以50～100mL加入5％葡萄糖注射液或生理盐水250～500mL中静脉滴注，直至病情好转为止。

（2）救心复脉注射液（每毫升含枳实相当生药4g）。①收缩压低于50mmHg（6.67kPa）者或据病情只需要在较短时间内应用者，首次用5mL加入生理盐水或5％葡萄糖注射液稀释至10mL，每次用1～2mL，30秒内静脉注射完，视血压情况可重复2～5次或改用静脉滴注。②收缩压高于50mmHg（6.67kPa）者或据病情需要较长时间用药者，以救心复脉注射液5～20mL加入生理盐水或5％（10％）葡萄糖注射液250～500mL中静脉滴注，剂量在0.001～0.004mL/（kg·min）范围内。据病情调节滴速或调整药液浓度，以维持收缩压在90mmHg左右［原有高血压病者维持收缩压在100～120mmHg（13.3～16kPa）左右］。当血压稳定时，渐减药量或停用。

（3）参附注射液：20～30mL加入5％～10％葡萄糖注射液或生理盐水20mL中静脉推注，必要时每隔15～60分钟重复一次；或以50～100mL参附注射液加入5～10％葡萄糖注射液250～500mL静脉滴注。

（4）参附青注射液：100mL加入5％葡萄糖注射液或生理盐水500mL中静脉滴注。初起滴速宜快，后酌情减慢，直至阳气回复为止。若肢冷息微，汗出如油，阴竭阳脱者，参附青或参附注射液与参麦或生脉注射液合用，用量同前。

3. 针灸　以灸法为主。腧穴：气海、巨阙、神阙、涌泉（灸），每日2次。此外，尚可用葱白灸法。《针灸逢源》载："卒（猝）然四肢厥冷不省人事，名曰脱阳，俱宜急以葱白紧缚放脐上，以艾火灸之，使热气入腹。"

4. 其他治疗　养元粉（《实用中医脑病学》）加减：糯米750g（水浸一宿，沥干，慢火炒熟），炒山药100g，炒芡实100g，莲子肉100g、山楂50g，花椒10g（炒至壳开）。上药共研细末，封存备用。于饥时，以滚水一碗，入白糖3匙化开，入药末50～100g调服。健脾养胃气。宜用于康复期调护。

第三节　血　　脱

血，是构建和维持人体生命活动的基本物质之一。血循脉道环流周身，对机体各部发挥营养和滋润作用。身体的任何部分都不能缺少它，一旦缺失时，既会引起局部苍白和疼痛，严重会使缺血部位功能丧失，组织损害，乃至坏死。

血脱证由突然大量失血，或长期反复出血，致血脉空虚，脏腑组织失养所致，以面色苍白，头晕目眩，心悸怔忡，气微而短，四肢厥冷，渐致神志昏蒙，舌淡白，脉芤，或细数、欲绝等为主的危重证候。本证主要见于创伤出血以及内科出血性疾患之吐血、咯血、便血、妇科血崩等。也可由慢性出血久而不愈，或虚劳病后期虚极而成。西医失血性休克可参考本病辨证施治。

【证候】

突然大量失血后，面色苍白，神志淡漠或恍惚或烦忧，甚至昏迷。心悸自汗，气息微弱，四肢清冷。或咽干口渴，舌质淡而干燥，脉细数或芤，或沉微欲绝。

［证候分析］因失血过多，血虚不能荣于脑，故见面色苍白，甚则突然昏厥，不省人事；气随血脱，宗气不足，肺失其养故见气息低微，卫气不固则自汗，四肢清冷，舌淡、脉濡或细微欲绝均为失血之象。

【治则治法】

益气固脱，补血填阴。

1. 方药

(1) 独参汤:

[组成] 人参 15～30g。

[用法] 熬汁，灌服。

[方解] 人参大补元气，乃益气之首选。出血过多，气随血脱，血脱必须先益气，故宜用独参汤以益气固脱。待病情稍有缓解，则继用人参养荣汤。

(2) 人参养荣汤(《太平惠民和剂局方》)

[组成] 人参 15g，黄芪 15g，当归 10g，熟地黄 10g，白芍 12g，五味子 6g，肉桂粉(冲兑)3g，白术 10g，茯苓 15g，远志 3g，陈皮 10g，炙甘草 10g，生姜 10g，大枣 5 个。

[用法] 水煎服。每日 1 剂，分 2 次服。

[方解] 方中以人参、黄芪补益元气为主，当归、熟地黄养血补血，白芍、五味子敛阴，白术、甘草健脾和中生血，肉桂通阳，陈皮调气，姜枣调理脾胃。

[加减] 若出血不止者，当止血固脱为先。先父和本人经验：产后及暴崩可选加阿胶珠、荆芥炭、银花炭、血余炭；咯血因痰热者可选仙鹤草、藕节、白茅根、田三七、侧柏叶炭。

2. 中成药 止血复脉口服液：口服(神志不清者以鼻饲管给药)，2 小时内服完 180mL，第 3～12 小时服完 90～180mL，第 12～24 小时服完 90～180mL，第 2～7 日可根据病情恢复情况，每日服 90～180mL，分 3 次口服。

3. 其他治疗 安崩汤(《类证治裁·卷之二》)脱症论治：人参、白术各 30g 三七根末五钱 25g 水煮。用于妇科血崩。

第四节 液 脱

津液，即津和液，是机体一切正常水液的总称，包括脏腑组织器官的内在体液及其正常的分泌物如胃液、肠液、涕、泪等。二者在性状和功能上略有区别：津清稀，有滋润作用；液稠厚，有濡养作用；津分布于皮肤、肌肉、孔窍，渗注血脉；液灌注骨节、脏腑、脑、髓等。《内经·灵枢》既有津脱，又有液脱的记载。但津与液之间可以相互转化，病理上往往相连，临床上参差互见，难以严格区分，故合并论述。

津液脱指因温热病高热灼损，或大面积烧伤造成津液大量急剧耗失，以致阴亏脉陷，气阴欲脱。以口渴无尿，肤燥脉微，血压显著降低为主要表现的脱病类疾病。

病因可由严重烧伤以及多种急、慢性虚损疾患，汗、吐、泻过度，或失血失液过多，或温热病耗伤阴液过度所致。病位与原发病直接相关。相当于西医学所称的脱水、严重烧伤失液，低蛋白血症，酸中毒，失液性休克等。

【证候】

神情烦躁，谵妄或昏迷，肌肉干瘪，皮肤皱褶（烧伤者皮肤焦黑或起水泡甚至皮焦肉裂），唇干齿燥，目眶陷下，面色潮红，盗汗潮热，口干而渴，呼吸短促，尿少或闭，舌质干红，脉沉微欲绝或细数无力。

［证候分析］由于阴液耗竭，失于濡润，故见肌肉干瘪，皮肤皱褶，唇干齿燥，眼眶深陷，口渴；阴不敛阳，阳气外越，则面赤身热；阴液耗竭，脑失充养，故精神烦躁，或神昏谵语；气随液耗，不能固摄，汗出不止。肺之化源欲竭，则呼吸气促。舌质干红，津枯失润。津血同源，津液脱失，血液随之亏损，血脉不充，故脉虚数或细数无力。

【治则治法】

养阴生津，复脉固脱。

1. 方药

（1）大补元煎（《景岳全书》）加减：

［组成］人参 3～6g（或 30～60g），山药炒 10g，熟地黄 10g（或 30～90g），杜仲 6g，当归 5～10g，山茱萸 10～15g，枸杞子 10g，炙甘草 6g。

［用法］水煎，温服。

［方解］方中以人参补气助阳，熟地黄、山药、山茱萸、枸杞子以补肾阴，当归补血活血，杜仲温补肾阳。诸药合用，既能益气养阴，又有培本固元之效。《景岳全书》认为，“此回天赞化救本培元第一要方”。

［加减］元阳不足多寒者，于本方中加附子、肉桂、炮姜。如气分偏虚者，加黄芪、白术。血滞者，加川芎，去山茱萸。

（2）清营汤加减：

［组成］西洋参 12g，生地黄 12g，玄参 10g，竹叶 10g，丹参 12g，麦冬 15g，黄连 9g，连翘 15g，金银花 15g。

［用法］水煎服。每日 1 剂，分 2 次服。

［方解］清营养阴，透热解毒。因烧伤而致者首先用生脉注射液（用法另详）急救，继而内服清营汤加减。

（3）挽脱汤（《温热经纬》）加味：

［组成］人参 30g，麦冬 20g，白芍 15g，生石膏 20g，竹茹 12g，玄参 12g，石斛 15g，连翘 15g。

［用法］水煎服。每日 1 剂，分 2 次服。

（4）固阴煎（《景岳全书·卷五十一》）加减：

［组成］人参 30g，熟地黄 30g，山茱萸 15g，黄芪 30g，山药 15g，寸冬 15g，五味子 10g，甘草 6g。

［用法］水煎服。每日 1～2 剂，每剂分 2 次服。

［方解］以上（3）（4）两方均为津液脱证而设。挽脱汤宜用于发热伤津者，故于养阴药中用生石膏退热生津，玄参、石斛、连翘清热解毒，却邪安正以固脱；固阴煎宜用于津液亏损而汗出不发热者，故以山茱萸、五味子填阴敛汗固脱。

2. 中成药

（1）生脉注射液：100mL 加入生理盐水 200mL 中静脉滴注，滴速为 60 滴/min，必要时可在 1 小时后重复给药 1 次，每日 2 次。最大剂量用至每日 400mL。

（2）救心复脉注射液（参见本章第二节“气脱”相关内容）。

3. 针灸　涌泉、关元用补法。百会、人中、承浆、四神聪、手十二井穴，用平补平泻法。

4. 其他治疗

（1）收汗丹（《类证治裁·卷之二》）：人参、麦冬、生地黄各 30g，酸枣仁 15g，五味子 10g，当归 15g，甘草 3g。

（2）加减四斤丸（《类证治裁·卷之二》）：熟地黄 15g，五味子 10g，肉苁蓉 10g，牛膝 10g，木瓜 10g，天麻 10g，鹿茸 10g，菟丝子 12g。宜用于治疗液脱喘虚。

第五节　阴阳俱脱

“生命以阴阳为枢纽，阴在内，阳之守，阳在外，阴之使，阴阳互根，相抱不脱。《素问》所谓阴平阳秘，精神乃治也。若夫元海根微，精关直泄，上引下竭，阴阳脱离，命立倾矣。”（林佩琴《类证治裁》）表明阴阳在维系人体生命活动中具有重要性。

阴阳俱脱乃是阴阳维系人体生命的功能遭到了严重破坏，机体阴阳由亏虚而致衰竭殆尽的垂危病理变化。其病机以属于阳（真阳）或属于阴（真阴）的功能和器质骤然发生严重障碍或损害乃至衰竭。由于阴或阳的亡失，从而使机体原本相互维系的阴阳双方皆不能为对方的存在提供必需的支持，阴亡则阳气无根而孤阳不长，阳亡则阴气无根则独阴不生，失去了生机，阴阳由此进入“阴阳之气，其新相得而未和合，因而泻之，则阴阳俱脱，表里相离，故脱色而苍苍然”的阶段，若未能逆转，最终将发展为“阴阳离决”。

本病证可由上述气脱、血脱、津液脱发展变化而来，亦可骤然直接发病，病势凶险程度与本书第四章厥脱证类似，可以互参。见于各种休克以及脏气衰竭等危急病证。

【证候】

危急重病猝然面色苍白或发绀，神志恍惚或昏不知人，目合口张，气息微弱，或心悸喘促，手撒，四肢厥冷，冷汗淋漓，二便失禁，少尿或无尿，舌卷囊缩，或瞳孔散大，口唇、手足指甲青紫，舌干少津，脉细数或沉微欲绝。

［证治分析］气血阴津大量耗损，阴液枯竭，进而阴损及阳，阴竭阳脱。由于阴津、阳气衰竭，不能上充于脑，故见神志恍惚，甚或昏不知人，目合口张。阴液亡脱，故见舌卷囊缩，少尿或无尿，舌干、少津等症。阳气亡脱，故见四肢厥冷，面色苍白，冷汗淋漓。阴竭阳脱，五脏功能垂绝，故见气息微弱，或喘喝欲脱，呼吸不规则，手撒尿遗，或二便失禁等症。阳气衰脱，气不运血，血运失常，故见口唇青紫，脉微细欲绝，皆为五脏衰竭，阴阳俱脱之象。

【治则治法】

益气救阴，回阳固脱。

1. 方药 六味回饮（《景岳全书》）：

［组成］人参15～60g，制附子6～10g，炮干姜6～10g，炙甘草3g，熟地黄15～60g，当归身10g。

［用法］水煎温服。

［方解］以人参益气，附子温中回阳，当归活血补血，熟地黄滋阴，乃阴中求阳之意，共奏益气救阴、回阳固脱之效。

［加减］病至此境，至虚无疑，但气血运行不畅，经络受阻，机体形成之浊物积滞于内，颇似古人所云“至虚有盛候”，其陈腐不除去，奈何以生新？诸药之效应何以发挥？故赖气血之启动是为要务，但对于虚中有滞者，宜加藏红花、丹参去瘀生新。虚阳上浮者，加茯苓6g、肉桂3～10g、龙骨15g、牡蛎15g。

2. 中成药

（1）参附青注射液：脉微欲绝或不能触及者，立即用参附青注射液20mL加入25%葡萄糖注射液液20mL静脉缓慢注射。

（2）救心复脉注射液：参见本章第二节“气脱”相关内容。

（3）参附芪注射液：5mL加入5%或10%葡萄糖注射液，或生理盐水20mL中静脉注射，必要时可重复；或以20mL加入5%～10%葡萄糖注射液500mL中静脉滴注。

3. 针灸 可参照阳脱证治疗，灸气海、巨阙、神阙、涌泉。每天2次。

4. 其他治法

（1）单验方：

1）加味生脉散（验方）：人参、麦冬、五味子、金银花、蒲公英、野菊花、紫花地丁、虎杖。水煎服。用于温热病热毒炽盛、气阴欲脱，相当于西医之感染性休克。

2）来复汤（《医学衷中参西录》）：人参、山茱萸、白芍、龙骨、牡蛎、炙甘草。水煎，用于汗出淋漓不尽，元气随汗外脱之症。

3）独参汤加味（《类证治裁》）：人参、三七、童便。水煎服。用干吐衄不止以致气随血脱者。

4）稳压汤（验方）：人参、附子、黄精、麦冬、炙甘草。水煎服。用于阴阳两脱。

（2）药物贴敷疗法及外治法：

1）外敷方（《医述》）：以葱白数枚切碎，安放脐上，再以热水袋熨之，然后灌服参附姜汤。用于大汗、大泻所致之阳脱证。

2）熏治方（《类证治裁·脱症》）：外烧铁器，淬醋熏鼻，或烧苏合香丸嗅气，具有开窍醒神作用，用于产后血晕未苏所致之内闭外脱证。

第六节　脱病随机应变治疗

脱病正气虚极，外邪易乘虚而入，故多并病合病，病情复杂危笃，医者宜严密观察。立方遣药，宜依时度势，权衡标本缓急，随机应变。

1.新感病邪　毒邪乘虚而至，可加重脱证。常见咳嗽、痰多、气促、胸痛或痰中夹血者，为痰热壅肺，可在原方基础上合瓜蒌贝母散、泻白散；痰热不解，甚则陷入心包，症见心烦、低热、脉细数、舌绛者，当清心泻火，可选清营汤或清宫汤加减；因放置导尿管，湿热之邪易逆入膀胱，致尿频、尿急、尿痛者，宜清热利湿，可合用萆薢分清饮，导赤散加减。

2.神志昏迷　乃脑之元神严重受损所致。典型者不难识别，一经确认，当毫不犹豫，酌选安宫牛黄丸、至宝丹、醒脑静、清开灵之属开窍安神。唯心烦、不寐或但欲寐、嗜睡等先兆之征，鲜为医者警惕，凡见此症，不必悉俱，亦可着先合用清心泻火，护脑安神之剂如莲子心、玄参、麦冬、芦根、鲜菖蒲、炙远志、灯心草等药，或大定风珠、小定风珠及三甲复脉汤、黄连阿胶汤等。

3.出血　凡原发病因创伤所致者，当及时请外科处理并止血；因内科病变脏腑器质受损者，当审其病位、病因，予以止血。止血疗法也是控制血脱证病因治疗的主要措施，常见部位多为胃络受损，症见呕血、便血，可用清胃、降逆、止血法，如冷藏止血合剂灌胃；肝火犯胃所致者，可用《医学衷中参西录》中之补络补管汤加味；脾不统血者，用黄土汤加减。若因疫毒所致瘀斑、瘀点、舌绛、脉数者，可合清瘟败毒饮加减。若属于妇科血崩，可用人参养荣汤加白薇、黄柏、龟甲、阿胶珠、荆芥炭、金银花炭，止血补血，益气固脱，血充脉复，效果更佳。

4. 小便少 尿为津、血所化，当气、血、津液急骤耗损时，尿量亦相应减少，但经及时使用养阴、增液、补血之后，尿量可随之增加，若仍不见效，依然尿少甚或无尿，乃不良之兆。有因阳气衰微，肾之真阳受损，无以化水，当用益火之源以消阴翳，拟附桂八味汤加减，甚则浊阴上泛，关格不通，上引下竭者，拟真武汤合黄连橘皮竹茹汤，温肾利尿，和胃降浊；若因肾之真阴受损，津液、血耗竭，肾之元阳、失其所养，源泉枯绝者，“当壮水之主，以制阳光”，知柏地黄丸滋阴、利尿，务使小便畅通，以利浊邪排出。叶天士对温病厥脱的救治，注重小便之通与不通。“救津不在血而在汗”，“通阳不在温而在利小便”。诚为真谛，小便一通，可望脉复厥回。

5. 发热 脱证发热，不同于外感，一般不宜用发散剂，避免再伤其津，仲景早有禁汗明训。若逢高热，只宜物理降温。“居之寒处，衣之寒衣”，使用冰水灌肠，或冷敷方法应急；继之审证。偏阴虚者，用自拟养阴清热汤（白参 10g，玉竹 12g，天花粉 8g，地骨皮 10g，银柴胡 10g，生地 10g，麦冬 10g，胡黄连 10g，青蒿 10g，甘草 6g。煎服，每日 1 剂，重症每日 1 剂半，偏气虚者用补中益气汤，甘温除热）祛热而不伤正。

6. 中风 病变过程中常并发气脱，本着急则治标原则，先复脉固脱，可用独参汤灌服，而后治中风。

第七节 脱病预后预防护理

【预后】

脱病虽病情危重，若能早期发现，早期诊断，早期治疗，是可以治愈的。若未及时抢救和合理治疗，病邪严重，正气虚极，脏腑功能严重受损，阴枯阳竭，其预后较差，病死率较高。临床上若见患者呼吸微弱，神志昏迷，不能吞咽，尿少或无尿；或体温过高或不升或骤降，或四肢凉冷，头身汗出如油，或瞳孔散大，目瞪直视；或舌卷囊缩，或脉细数，人迎寸口、趺阳等脉俱微欲绝，均属于预后不良。

【预防】

（一）注意对原发病进行积极、正确的治疗

避免误用汗、吐、下等法，以免再损伤正气而导致病情突变恶化。

（二）密切注意，及早发现脱证发生的先兆症状

临床上如见突然面色苍白、呼吸微弱急促、烦躁不安或神志淡漠、脉微弱、血压下降，四肢厥冷等，均为脱证发生的先兆。一旦发生，应立即积极进行救治。不仅要细心观察病情，而且要认真分析。如某些危重患者在极度衰弱时突然出现面色泛红，或欲饮食，精神似有好转，亦可能为“回光返照”之象，此时要对患者的全面诊察进行分析，不为假象所惑。

（三）病势发展而成内闭外脱

当分清闭脱之孰轻孰重，酌情选用固脱或开窍法。以脱证危重者，急当救脱；闭脱并重者，开闭救脱兼顾，保住生命，遏制逆势，为后续治疗创造条件。

（四）保护易发群体

对于脱病的易发群体，如老年人等，则应在平日注重调养治疗，补其不足，调其阴阳，防止一般慢性虚衰病发展至脏腑气血阴阳衰竭的地步。

【护理】

脱病多属于垂危患者，要有专人护理或住监护室，务必注重两方面的问题。

（一）病情观察

对危重患者病情的观察是抢救的关键，也是帮助医师制订正确抢救方案的主要依据。

1. 神识与面色　“得神者昌，失神者亡”。神志和意识是脏腑气血盛衰的外露征象，以此判断脏腑、阴阳、气血盛衰和疾病的轻重预后。临床施护中观察病情的轻重不同，其瞳仁、神志的变化反映亦不同。厥脱病证表现为神志不清、瞳仁异常者预后极差，甚至死亡。面色为脏腑气血的外荣。面色潮红者愈后较好，面色苍白或发绀者愈后较差。

2. 口渴与出汗　口渴主要反映津液盛衰及输布状况。口渴引饮为热盛伤津。渴不欲饮者伤阴血瘀。汗为心之液，阳气作用于阴液，阳加于阴谓之汗。主要观察出汗的量、性状及部位。大汗淋漓如油腻，符合亡阳上越、阴不附阳、阴阳离决之说，最终导致死亡。

3. 气息、心率与血压　气息主要观其频率以及鼻翼、声音。内伤虚损、

肺肾气衰而气促息微者，预后较差。心率每分钟 90 次以上，最快达每分钟 140 次，平均每分钟 100 次。厥脱证纠正后，心率则恢复到正常范围，每分钟 60～80 次。厥脱证患者的血压一般为 52.5/30mmHg，有的甚至测不到。使用中药制剂抗厥脱后，有明显提升血压功效。

4. 尿量　观察 24 小时尿量在 500mL 以上者厥脱纠正较快，24 小时尿量 100mL 以下者厥脱纠正较慢。

5. 肢冷和末梢温度的观察　脱证末梢循环较差，四肢不温。末梢温度的变化可反映阳气之盛衰。可采用检测肛趾温差方法，观测患者的肛温和趾温，其结果更全面和准确。

（二）临床施护要点

1. 注意情志与饮食　稳定情绪、配合治疗，以达到精神内守，康复病愈之目的。给予高热量营养丰富的饮食，易消化之清淡流质或半流质饮食，以保存胃气。

2. 补充血容量　建立两路静脉给药途径。一路给予升血压药、回阳固脱制剂加生理盐水适量静脉滴注，初期应快速滴注，达每分钟 60～80 滴；另一路给予控制感染或其他必需制剂，速度宜慢不宜快，每分钟 30 滴。当血压回升或稳定后，补液速度应逐渐减慢。一般维持在每分钟 30～60 滴。

3. 适当的体位与预防感染　采取休克患者的卧位，中凹仰卧位，头和脚均抬高 30°交替使用。保持良好的环境，病室应保持安静、舒适、光线柔和，避免不良刺激。皮肤保持清洁干燥，出汗后应用毛巾揩净，注意保暖，勤换衣服，以防受凉。预防肺部感染及并发症的发生。

4. 其他　口唇青紫或气促者应立即有效吸氧；若属于亡阳患者，要特别注意保暖，可做肢体按摩，艾灸关元，同时做好抢救的各项准备。

（三）脱病康复

脱病纠正，脉象、血压稳定，病势发展至此时，已脱离了生命危险。但原发病尚未恢复治愈，脱病给机体遗留的损害，使患者的生理功能尚未恢复正常，需要调养身心和治疗原发病，从而使身心全面康复。

1. 注重健脾护肾　危急重病后（即瘥后），古人早就提出容易致食复和劳复的观点，值得我们重视。食复者指瘥后脾胃已经虚弱，不能像正常时那样进食和用餐，否则可以造成脾胃再损伤。《温热经纬·疫证条辨》："瘥后余热未净，肠胃虚弱，饮食不节，谷气与热气两阳相搏，身复发热，名曰食复。

雄按：治法与伤寒食复同，更有瘥后起居不慎，作劳太早，虚阳浮扰而发热者，名曰劳复。治宜调气血。”饮食故宜清淡，容易消化，营养素丰富，少吃多餐，食量由少至多，逐步递增。

肾主藏精，寓元阴元阳。脱证导致气、血、精、津耗损，直接伤害肾，且一时难以复常，当长期保养，精宜藏而不宜泻。古人经验，在这种情境下男女同房，会再损耗肾中之精气，故致劳复。《温热经纬·疫证条辨》“瘥后早犯女色而病者，名女劳复；女犯者，为男劳复。其证头重目眩，腰痛肢酸，面热如烘，心胸烦闷。宜麦冬汤主之。若舌出寸余，累日不收，名曰阳强。以冰片研细糁之，即缩。长至数寸者，多不救。雄按：此方甚妙。宜加竹茹枸杞子。男子新瘥，余热未净，而女人与之交接得病者，名阳易；女人新瘥，余热未清，而男子与之交接得病者，名阴易。宜节欲护肾。”

2. 保持心情舒展　情为神志和精神之表现形式。长期以来人们习惯于把脑子的思考和精神上的愉悦称之为用心和开心，中医学里把它归属于心主神明。脱证瘥后，适宜于少劳累，多逸趣，换句俗话说，就是上面提到的少“用心”，多“开心”。古代把这种养神方法概之为恬淡虚无。恬是指安静坦然；淡指静；虚无指人的思想清静无欲而言。因为过度精神刺激会耗气伤精，伤神伤脑。所以养成专一安静而少欲的习惯，是养脑康复的基本法则。

临床病案选辑

一、脱证阴阳兼顾验案

吾幼时在孟河天宝堂药铺甘焕树先生之门下习业。其弟鲁峰素有咯血症，是年十月忽起寒热，头痛身疼。治以桂枝、葛根汗之。寒热已尽，渐能饮食。停一日，忽然面红，汗出如珠，神静脉浮而无力，即请马培之先生诊之，服药依然，至晚汗出更甚，莫可为计。至二更，余看《医宗金鉴》少阴戴阳一条，即谓焕树先生曰：“峰叔之病，与戴阳相合，急宜引火归元。”焕树恍然语曰：“此阳脱证也，非温纳不可，因其素昔咯血，畏惧阳药，故畏缩而不敢专用，倘一差失。杀吾弟矣。”余曰：“阳无阴不敛，当阴阳并顾。与其不治而死，不如含药而亡。”即以熟地四两，党参四两，黄芪四两，附子三钱，肉桂三钱煎汁，加以童便三两，分三服。光进一服，静待半时，无所变，再服亦然。二服已尽，汗仍不收，面赤不退，不寐、不烦、不胀，后治法已乱。

曰："既能受补而无他变者，恐病重药轻故也。"再浓煎高丽参二两服之，又不胀，再以紫河车一具、东洋参二两，煎浓服之，约一时许，汗收，面红渐退而安寐，至明日始醒。宛如无恙。后，费伯雄、丁雨亭先生诊之曰："此等治法，出乎医理之外，非自己为医不可。"费伯雄先生曰："昨日阳脱而救阳，今日阳回当保阴。"即服甘凉咸寒养阴之品十余剂而愈。余见古书有云服参数斤者，于此益信古人之自有此法也。(《中国历代名医医话·诊余集》)

二、血脱益气案

血脱益气，乃血证门中治法之一，盖血以载气。血尽而气将随之，此时补血既不能骤生，唯先固其气，气固血止，再商治法，然亦为气不摄血，可用参芪之证言之耳，设外受热迫，内因火动，而致诸般失血，亦难概援此例也。顾晓韵治徐氏妇，咯血倾盆数日不止，危如累卵。病员因郁火，久蒸肺胃，复缘暑热外迫，唯苦寒之药。到口即吐，其为虚火可知。故借用八汁饮意纯取甘寒，冀其入胃清上，先止其血。乃以蔗、藕、芦根、白果、萝卜水、梨、西瓜、鲜荷叶等，生取汁，和匀炖热与服，不住口缓缓灌之，血遂止。唯神倦懒言，奄奄一息，脉虽稍平，右愈浮大无力，此血去过多，将有虚脱之虑，始以当归补血汤合生脉散意裁方，煎成仍加入诸汁，服之而愈。王潜斋治陈秋搓，年六十八岁，忽大便骤下黑血数升，继即吐鲜红之血，汗出神昏，肢冷搐搦，躁乱妄言。其脉左乎如无，右弦软，全虑其脱，将煎参汤灌之矣。王氏急止之，谓高年阴分久亏。阴血大亏，而风阳陡动，殆由忿怒，兼服热药所致耳。询之果然，乃以西洋参、羚羊角、犀角、生地黄、金银花、绿豆、栀子、元参、茯苓、芋根为剂，冲入热童便灌之。外以烧铁淬醋，令吸其气、龙牡研粉扑汗。生附子捣贴涌泉穴，以引纳浮阳，两服血止，仍以是法加减。半月后，始解黑燥屎，便溺之色皆正，以滋补药善后而愈。读上两案，其先后缓急之序，辩证用药之妙，堪为师法，益可见治病不可徒守一说也。(《中国历代名医医话·觉庐医话录存》)

三、亡阴案

阳加于阴则为汗，故汗多是亡阴证。亡阴不止，然后阳乃随之，阳是阳随阴亡如薪烬则火熄，油干则灯灭。其理一也，今人不知汗多是亡阴又不知亡阳是阳随阴亡，往往误治。故徐徊溪有亡阴亡阳之论并申明辨证之诀，云：

“亡阳脉微汗冷如膏，手足厥逆而舌润；亡阴脉洪汗不黏，手足温和而舌干。”其救治之法，则云亡阳之药宜热，亡阴之药宜凉。数语寥寥，明白简捷，真有功后世之：然亡阴之用凉药，是正治法，无容踌躇者也；亡阳之用热药，乃权宜救急之法。不宜过剂，过剂则功尽弃，盖阳不自亡。以阴先亡而阳无依耳，故亡阴是本病，阳既回而阴不复。则方回者亦必复去，如浪子思家，而已无家可归矣。故徊溪治芦城生耕石、暑热坏证，先用参附回阳，阳既回即以西瓜啖之，更饮以清暑养胃之剂而愈。非深契造化之微者不能知也。然此法亦本之仲景，按伤寒论证象阳、且误用附子而亡阳者，更饮甘草干姜汤回其阳后，重与芍药甘草养其阴，后与承气汤止谵语。此中奥义，未易窥测。喻嘉言阴病论云：阳既安堵，即宜休养其阴。正从此等悟出。若徊溪则义神而明之者也、亡阳有两证：有阴竭阳厥、有阴盛格阳。右所论者是阴竭阳厥。故治法如是，若阴盛格阳，则又不在此例。（《中国历代名医医话》）

历代中医文献精选

《灵枢·血络论篇》：“脉气盛而血虚者，刺之则脱气，脱气则仆。”

《灵枢·血络论篇》：“阴阳之气，其新相得而未和合，因而泻之，则阴阳俱脱，表里相离，故脱色而苍苍然。”

日本丹波元珍《灵枢识》：“脱气则仆。”张云：“气虽盛而血则虚者，若泻其气，则阴阳俱脱，故为仆倒。”

清张志聪《黄帝内经·灵枢集注》：“此承上文，总结阴阳外内之相合也。皮肤为表，经脉为里，肤表之阳，得脉内之阴气以和之，经脉之阴，得肤表之阳气以和之，阴阳表里之相合也，如阴阳之气其新相得而未和合，因而泻之，则阴阳俱脱，表里相离，故脱色而苍苍然。”

《素问·离合真邪论》：“候邪不审，大气已过。泻之则真气脱。”

日本丹波元坚《金匮玉函要略辑义·卷一·脏腑经络先后病脉证第一》：“问曰：脉脱入脏即死，入腑即愈，何谓也？师曰，非为一病，百病皆然，譬如浸淫疮，从口起流向四肢者，可治；从四肢流来入口者，不可治；病在外者，可治；入里者，即死。[尤注]：脉脱者，邪气乍加，正气被遏，经隧不通，脉绝似脱，非真脱也，盖暴厥之属，经曰：趺阳脉不出，脾不上下，身冷肤硬，又曰：少阴脉不至，肾气微，少精血，为尸厥，即脉脱之谓也，厥病入脏者，深而难出，气竭不复则死，入腑者浅而易通，气行汗出即愈，浸淫疮，疮之浸淫不已。”

《景岳全书杂证谟厥逆》：“血脱者，如大崩大吐或产，血尽脱，则气亦随之而脱，故致卒仆暴死，宜先掐人中，或烧醋炭以收其气，急用人参一二两煎汤灌之，但使气不尽脱，必渐苏矣。”

《证治汇补》：“辨闭脱症凡卒仆暴厥，须分闭脱。牙关紧闭，两手握固，即是闭症，其病易治。如口开鼾睡，小便自遗，即是脱症，其病难治。（《证治准绳》）闭者，邪气闭塞于外，元气犹然在内，但与开关利气，则邪自散，故治易。脱者，元气泄于外，邪气混于内，虽与峻补，而脏已伤残，故治难，诸症皆然，不独中风也。”

张志聪《侣山堂类辨》：“盖上脱者，妄见妄闻，有如神灵，下脱者，不见不闻，有如聋。上脱者，身轻快而汗多淋漓。下脱者，身重着而肉多青紫。……但治分新久，药贵引用。新病者，阴阳相乖，补偏救敝，宜用其偏。久病者，阴阳渐入，扶元养正，宜用其平。若久病误以重药投之，转增其竭绝耳，引用之法，上脱者，用七分阳药，三分阴药而夜服，从阴以引其阳；下脱者，用七分阴药，三分阳药而昼服，从阳以引其阴。”

《辨证录》：“大约脱症俱宜治阳。盖精脱之后，精已尽亡，是无阴也。而阳气亦在将脱未脱之际，若不急救其阳气，则阳气一散，归阴甚速。”“一时昏晕而脱者，两目上视，手足冰冷，牙关不收，不能语言，人以为中风不语也，谁知是阴脱之症乎。”

《临证指南医案》：“脱即死也，诸病之死皆谓之脱，盖人病则阴阳偏胜，偏胜至极即死矣。夫脱有阴脱阳脱之殊，《内经》论之最详。……今观先生之治法，回阳之中，必佐阴药，摄阴之内，必兼顾用气。务使阳潜阴固，庶不致有偏胜之患。至于所脱之症不一，如中风、眩晕、呕吐、喘、汗多亡阳之类，是阳脱也；泻痢、崩漏、胎产、下多亡阴之类，是阴脱也；痧胀、干霍乱、痞胀、痉厥、脏腑窒塞之类，是内闭外脱也。‘阳脱于上，阴脱于下’，即人死，而魂升魄降之谓也。”《临证指南医案·脱》徐灵胎评：“脱之名，唯阳气骤越，阴阳相离，汗出如油。六脉垂绝，一时急迫症，方名为脱，阳脱者，非无阳也，乃阳气上越，而不肯附于阴也。故欲止其汗，必用阴药以维系之。”

《医学心悟》论：“更有当峻补者，有当缓补者，有当平补者如极虚之人，垂危之病，非大剂汤液不能挽回。予尝用参、附煎膏，日服数两，而救阳微将脱之证。”

清林佩琴《类证治裁·卷之二·脱症论治》：“魂离者镇肝，身外有身，定魂丹。崩中者固下，血漏暴注，安崩汤。津脱者实卫，大汗亡阳，收汗丹。液脱者滋阴，血枯成瘘，加减四斤丸。喘促而吸入短者资化源，气急不续，都气丸。类中而神昏者熄风火，心火暴甚，河间地黄饮子去桂、附、巴戟。至于内闭外脱，如痉厥神识不醒，暂用豁痰，鲜菖蒲根汁和送至宝丹。产后血晕不苏，急为开窍，外烧铁器淬醋熏鼻，或烧苏合香嗅气，内灌清魂散。若血闷，用独圣散、参苏饮。凡诸暴脱，或孤阳无根，而阴失所系，或精血骤去而神失所根据，洵有如喻氏所见，壮岁无病一笑而逝，少年交合一注而倾者，不早寻罅漏而缄固之，其能拯危于一线也哉。”

张锡纯《医学衷中参西录》：“夫暴脱之证，其所脱者元气也。凡元气之上脱必由于肝（所以人之将脱者，肝风先动），当用酸敛之品直趋肝脏以收敛之。即所以杜塞元气上脱之路，再用补助气分之药辅之……处方净杭萸肉（二两）野党参（一两）生怀山药（一两）共煎汤一大盅，温服。”

《任应秋论医集》脱与“脱证”辨：“《内经》之脱，并非休克。《灵枢·决气》说：“精脱者，耳聋；气脱者，目不明；津脱者，腠理开，汗大泄；液脱者，骨属屈伸不利，色夭，脑髓消，胫酸，耳数鸣；血脱者，色白，夭然不泽，其脉空虚，都不可能是休克，只是脱失、虚损之意耳。”“惟厥逆必须要分辨闭与脱两大证候。厥逆而口开、遗尿、手撒者为脱证，口噤、痰多、手握者为闭证。法治则闭证宜通，脱证宜补。如中风厥逆的闭证，闭在表用小续命汤，在里用三化汤。脱证，肾气脱用参附汤，脾气脱用术附汤，卫气脱用芪附汤，营气脱用归附汤之类。要之，闭证以去邪为主，脱证必须以扶正为先务。”

王泰康论气脱：“气脱是气机出入异常而以应入而出的形式为主的一种病理变化。不仅有气的量不足，还有气的方向之改变，更有气从场的脱离。主要由于正不胜邪，邪胜极而正气竭，或突然血液脱失，气随血脱和大汗大泻、大吐致津液大伤，气随津脱。此为无形之气，从有形之血液、津液之场的脱失，由形气合一变为形气离决，或慢性疾病长期消耗，气虚至极，或闭证不开，气乱气耗。由气闭变为气脱，《金匮要略心典》曰：吐下之余，定无完气。《景岳全书》云：关门不固则气随泄去。此乃气从有形之脏腑，组织器官的脱失，无形之气，脱离了有形之场，形气离决。气脱之证最为危候，脱即散也。喻嘉言：气聚则生、气散则死，所以气脱临床表现为神志不清，全身瘫痪，汗出不止，面色苍白、口开息微、手撒肢冷、小便失禁、脉微欲绝。”

方剂汇集

1. 举元煎（《景岳全书》） 人参、炙黄芪、炙甘草、升麻（炒）、白术。

2. 独参汤《十药神书》 人参。

3. 人参养荣汤《三因极一病证方论》 人参、黄芪、当归、熟地黄、白芍、五味子、肉桂粉（冲兑）、白术、茯苓、远志、陈皮、炙甘草、生姜、大枣。

4. 大补元煎《景岳全书》 人参、山药、熟地黄、杜仲、当归、山茱萸、枸杞、炙甘草。

5. 六味回阳饮《景岳全书》 人参、制附子、炮干姜、炙甘草、熟地黄、当归身。如虚阳上浮者，加茯苓、肉桂。

6. 真武汤（《伤寒论》） 茯苓、白术、芍药、生姜、附子。

7. 黄连温胆汤（《备急千金要方》） 黄连、半夏、橘皮、茯苓、甘草、枳实、竹茹、大枣。

8. 清营汤（《温病条辨》） 犀角（水牛角代）、西洋参、生地黄、玄参、竹叶、丹参、麦冬、黄连、连翘、金银花。

9. 冷藏止血合剂（中南大学湘雅二医院中医科） 大黄 30g，紫珠草 30g，上药加水 400mL 先浸泡 1 小时，然后煎煮 30 分钟得滤液约 200mL，待凉冷之后装入消毒瓶，置冰箱冷藏。临用时，1 次取 50～100mL 加入滇三七粉 5g 拌匀，以鼻饲管灌入胃内。

10. 安宫牛黄丸方（《温病条辨》） 牛黄、郁金、犀角、黄连、朱砂、梅片、麝香、真珠、山栀、雄黄、金箔衣、黄芩。

11. 紫雪丹方（《温病条辨》）滑石、石膏、寒水石、磁石、羚羊角、木香、犀角、沉香、丁香、升麻、元参、炙甘草（从本事方去黄金）。以上八味，共捣锉，入前药汁中煎，去渣入后药。朴硝、硝石、辰砂、麝香入煎药拌匀。合成退火气，冷水调服一、二钱。

12. 至宝丹方（《温病条辨》） 犀角、朱砂、琥珀、玳瑁、牛黄、麝香。以安息重汤炖化。

13. 大定风珠（《温病条辨》） 生白芍、阿胶、生龟甲、干地黄、麻仁、五味子、生牡蛎、麦冬（连心）、炙甘草、鸡子黄（生）、鳖甲（生）。水八杯煮取三杯，去滓，再入鸡子黄，搅令相得，分三次服。喘者加人参；自汗者，加龙骨、人参、小麦，悸者，加茯神、人参、小麦。

14. 小定风珠（《温病条辨》） 鸡子黄、真阿胶、生龟甲、童便、淡菜。水五杯，先煮龟甲、淡菜，去滓，入阿胶，上火烊化，纳鸡子黄，搅令相得，再冲童便，顿服之。

15. 加减复脉汤方（《温病条辨》） 炙甘草、干地黄、生白芍、麦冬（不去心）、阿胶、麻仁。剧者加甘草、地黄、白芍、麦冬。

16. 救逆汤方（《温病条辨》） 炙甘草、干地黄、生白芍、麦冬（不去心）、阿胶、生龙骨、生牡蛎。脉虚大欲散者，加人参。

17. 一甲复脉汤方（《温病条辨》） 炙甘草、干地黄、生白芍、麦冬（不去心）、阿胶、麻仁、牡蛎。

18. 二甲复脉汤方（《温病条辨》） 炙甘草、干地黄、白芍、麦冬（不去心）阿胶、麻仁、生牡蛎、生鳖甲。

19. 三甲复脉汤（《温病条辨》） 炙甘草、干地黄、生白芍、麦冬（不去心）阿胶、麻仁、牡蛎、生鳖甲、生龟甲。

20. 黄连阿胶汤（《温病条辨》） 黄连、黄芩、阿胶、白芍、鸡子黄。

21. 补络补管汤（《医学衷中参西录》） 生龙骨、生牡蛎、山茱萸、三七（研细）。服之血尤不止者，可加赭石细末。

22. 来复汤（《医学衷中参西录》） 人参、山茱萸、白芍、龙骨、牡蛎、炙甘草。

23. 贝母瓜蒌散（《医学心悟方》） 贝母、瓜蒌、茯苓、橘红、桔梗、花粉。

24. 泻白散（《小儿药证直诀》） 地骨皮、桑白皮、生甘草。

25. 萆薢分清饮（《丹溪心法》） 川萆薢、乌药、益智仁、石菖蒲。

26. 导赤散（《小儿药证直诀》） 生地黄、木通、生甘草。

27. 知柏地黄丸（《医宗金鉴》）六味地黄丸加知母、黄柏。

28. 肾气丸（《金匮要略》） 干地黄、山药、山茱萸、泽泻、茯苓、牡丹皮、桂枝、附子。

29. 左归饮（《景岳全书》） 熟地黄、山药、山茱萸、枸杞子、茯苓、甘草。

30. 参附汤（《正体类要》） 人参、熟黑附子。

31. 生脉散合参附龙牡汤（《世医得效方》） 人参、麦冬、五味子、熟附子、煅龙骨、煅牡蛎。

32. 加味生脉散（验方） 人参、麦冬、五味子、金银花、蒲公英、野菊花、紫花地丁、虎杖。

33. 独参汤加味（《类证治裁》） 人参、三七参、童便。

34. 稳压汤（验方） 人参、附子、黄精、麦冬、炙甘草。

35. 挽脱汤（《温热经纬》） 人参、麦冬、白芍、石膏、竹茹。

36. 急救回阳汤（《医林改错》） 党参、附子、干姜、白术、甘草、桃仁、红花。

37. 兔髓汤（《四胜心源》） 附子、玄参、人参、龙骨、牡蛎、五味子、半夏、甘草。

38. 养阴清热汤（黄道生自拟） 白参、玉竹、天花粉、地骨皮、银柴胡、生地黄、麦冬、胡黄连、青蒿、甘草。

参考书目

[1] 黄帝内经素问．北京：人民卫生出版社，1956

[2] 灵枢经．北京：人民卫生出版社，1979

[3] 张登本．内经的思考．北京：中国中医出版社，2006

[4] 日丹波元坚．金匮玉函要略辑义．皇汉医学丛书·聿修堂医学丛书，皇汉医学编泽社，1936

[5] 元危亦林．世医得效方．上海：上海科学技术出版社，1964

[6] 明张景岳．景岳全书．影印本．上海：上海科学技术出版社，1984

[7] 清王士雄．温热经纬．上海：上海中医书局，1950

[8] 清叶天士．临证指南医案．上海：上海科学技术出版社，1959

[9] 清徐灵胎评本．临证指南医案．太原：山西科学技术出版社，2006

[10] 清王清任．医林改错．上海：上海卫生出版社，1956

[11] 林佩琴．类证治裁．北京：中国中医药出版社，1997

[12] 朱文锋．国家标准应用中医内科疾病诊疗常规．长沙：湖南科学技术出版社，1999

[13] 王永炎，晁恩祥．今日中医内科．北京：人民卫生出版社，2000

[14] 王泰康．中医气病学．北京：中国医药科技出版社，2001

[15] 沈红瑞，梁秀清．中国历代名医医话大观（上下册）．山西科学技术出版社，1996

[16] 中国中医研究院．实用中医脑病学．北京：学苑出版社，1993

[17] 王永炎，等．中医脑病学．北京：人民卫生出版社，2007

[18] 任继学．中医急诊学．北京：中国中医出版社，2004

（黄道生　黄红谦　黄慧谦）

第四章 厥脱证

第一节 厥脱证概述

厥脱证名，源自广义厥脱病证中的厥病与脱病。厥指手足逆冷，暴不知人的一类病证，如《素问·大奇论》云："脉至如喘，名曰暴厥"，"暴厥者，不知与人言。"张仲景《伤寒论》："凡厥者，阴阳气不相顺接，便为厥。厥者，手足逆冷是也。"脱指气、血、津液、精大量耗损所引起的一类危重病证。如《灵枢·血络论》云："刺之则脱气，脱气则仆。"

明张景岳首次将厥与脱之名联系在一起，并定义为"是即阴阳之气相离之候，故致厥脱"，以别于厥病和脱病。厥脱证可由多种疾病导致，亦可由厥病或脱病转化而成。

现代随着中医对心脑血管病证和"休克"的研究不断深化，中医病证名称规范化和诊疗标准的不断完善，中医学界欲将传统的厥、脱分为厥病类、脱病类和厥脱证之趋势渐成。1983 年国家中医药管理局组织成立了全国厥脱证协作组，认为中医厥脱证与西医学的"休克"有诸多相似之处。中医厥脱证的西药治疗可参照休克处理，而西医休克的中医药治疗可按中医的"厥脱"证辨证施治以别于单纯之厥病或脱病。本书定厥脱为证名，属于广义厥脱病证之一的狭义厥脱证。

厥脱证是指邪毒内陷，或内伤脏气或亡津失血所致的正气耗脱，阴阳相离之候的危急证。以脉微欲绝，神志淡漠或烦躁不安，四肢厥冷，血压下降为主症。可见于多种疾病的危急阶段，亦可由厥病或脱病发展变化而致。

病位在五脏，而以心、脑、肾居多。病因有内外两端，内者正气不固，或情志所伤，脏腑虚衰，或个体"禀性畏"等；外者六淫热毒邪气，失血、烧伤及过度汗、吐、下伤津耗液，麻醉剂和针刺遏制作用，致敏物质及饮食不节。病机变化复杂，主要是气、血、津液、精的急剧损耗，脏腑受损，脑神失养，经气衰竭，气滞血瘀等致真阴或真阳偏失而阴阳相离。病性除邪毒内陷及情志、过敏因素所致者，可见虚实夹杂表现外，其他各证均以虚、衰、竭、脱、厥症状多见。临床常见证候可分为邪毒内陷，气滞血瘀，气阴耗伤，真阴衰竭，津液脱、血脱、阳气暴脱、阴阳俱脱、心阳衰微等进行辨证施治。

据《休克的回顾性调查与中医辨证分析》表明：厥证、脱证、厥脱证与休克原发病关系：脱病证与外伤、烧伤及出血性疾病关系密切。血脱证由外伤出血所致者占 52.5%，由宫外孕破裂出血及上消化道出血等所致者占 46.8%。津脱证主要是烧伤所致，占 71.4%。气脱证由心血管疾病和创伤所致的比例都是 35.6%。气血脱证也以外伤出血所致者居多，占 73.2%。其他由肾脏疾病及肠梗阻、发热原因待查等所致。厥脱（并见）证在与休克的病情程度治疗结果调查分析中，其属于重度休克者占 40%，死亡率占 41.2%和恶化均为各证之榜首。

现代医学中的感染、创伤、失血、失液、中毒性以及心源性、代谢性或变态性反应性所引起的休克，均可参照本证治疗。

第二节　气阴耗伤证

【证候】

精神委靡，倦怠微烦，面色苍白，气短息促，口渴汗出，四肢欠温，舌红少苔或舌淡红，脉细数无力。

［证候分析］病邪入里发热，耗伤气阴；或汗吐下失血，致气随津耗，或气随血脱，阳气不达四肢，故四肢欠温；气阴耗伤，神明失养，则见精神委靡；气虚鼓动无力，则见气短息促；不能帅血上荣，则见面色苍白；卫外不固，则见汗出；热盛伤津，则见口渴；热扰心神，则见心烦、汗出；舌红少苔或舌淡红、脉细数无力均为气阴耗伤之象。

【治则治法】

益气固脱，敛阴生脉。

1. 方药　生脉散（《医学启源》）：

［组成］人参 15g，麦冬 15g，五味子 15g。

［用法］水煎，每日 1～2 剂，分 2～4 次服。

［方解］人参甘温，益元气，补肺气，生津液为君。麦冬甘寒养阴清热，润肺生津，用以为臣。五味子酸温敛汗，生津止渴，为佐。三药合用，一补一润一敛，使气复津生，汗止阴存，气充脉复，乃名“生脉”。

［加减］若大汗、大渴者，加山茱萸 15g，益肾敛汗止渴；喘脱脉散大者，重用人参、五味子；汗漏不止者，加煅龙骨、牡蛎各 10g；四肢厥冷者，加熟附子 10g，益气温阳救逆。

2. 中成药　参麦注射液 60mL 加入 5%葡萄糖注射液 250mL 中静脉滴注。

3. 针灸　益气固脱法。针刺关元、气海、内关穴，或加电针刺激。艾灸涌泉穴，每次 10 分钟。耳穴：针刺肾上腺、皮质下、肺，留针 30 分钟。

4. 其他治疗　穴位注射：参麦注射液 0.5mL，双侧内关穴注射。

第三节　真阴衰竭证

【证候】

手足不温，神志恍惚，心悸或慌乱，面色潮红，汗出如油，口渴欲饮，饮不解渴，或见身热心烦，四肢温暖。舌光干枯无苔，脉虚数或结代。

［证候分析］大汗、吐泻、失血，或温病后期，耗伤阴精，以致真阴衰竭，气血不达四肢，则见手足不温；心神失养则见神志恍惚，心悸或慌乱；虚热内扰则见面色潮红，身热心烦，四肢温暖诸症；真阴衰竭，阳气无根，阳不敛阴，则见汗出如油，虽口渴欲饮，但饮水无力解救真阴，故饮不解渴；舌光干枯无苔，脉虚数或结代亦真阴衰竭之候。本证从病因分析，因失血所致者，表现为血脱；因失津液所致者，表现为津液脱证，因津血同源，病理上相互影响，临床表现上有相似之处，往往又合而称之为亡阴或阴脱。

【治则治法】

育阴潜阳，复脉救逆。

1. 方药　三甲复脉汤加减（《温病条辨》）：

［组成］生牡蛎、鳖甲、龟甲各 20g，生地黄 15g，山茱萸 10g，麦冬 15g，白芍 10g，五味子 10g，炙甘草 5g。

［用法］水煎。每日 1 剂，分 2 次服。

［方解］本方由大定风珠去鸡子黄更名而成。功能滋阴复脉，治疗温病，邪热久羁，灼伤真阴，热深厥深，脉气虚弱，时时欲脱者。方中阿胶为血肉有情之品，滋阴养液为君，重用生白芍、生地黄、麦冬生津壮水，滋阴柔肝为臣。阴虚则阳浮，则以牡蛎、鳖甲、龟甲滋阴潜阳；麻仁润燥，五味子酸收，均为佐药，甘草调和诸药为使，共奏全功。

［加减］有出血者，加丹参、生地黄（炒炭）；口干咽燥者，加石斛、花粉、玄参；便秘者，加麻仁、玄参。若以失血为主者，当以止血补血为先，若以失津液为主者，当以生津补液为先。

2. 中成药　生脉注射液或参麦注射液，每次 50～100mL 静脉注射；或 100mL 加入 5%葡萄糖注射液 250mL 静脉滴注，每日 2 次，或连续滴注，以力挽衰竭之真阴。

3. 针灸　救阴扶元。针刺关元、肾俞、三阴交穴，或加电针刺激。艾灸涌泉穴，每日 1 次，每次 10 分钟。耳穴：针刺肾上腺、皮质下、肝、肾，留针 30 分钟。

4. 其他疗法　穴位注射：参麦注射液 0.5mL，双侧内关穴注射。

第四节　阳气暴脱证

【证候】

神志淡漠，面色苍白，四肢厥冷，冷汗淋漓，息微唇绀，体温不升，舌淡，脉微弱欲绝或不能触及。

［证候分析］邪气过盛，正不胜邪，或久病阳气衰微，或大汗亡阳，均可致阳气暴脱。阳气暴脱，无力鼓荡血液运行，脑失所养，神无所依，故见神志淡漠，面色苍白；阳气大伤，温煦失用，则四肢厥冷，体温不升；阳脱卫外不固，则冷汗淋漓；舌淡，脉微弱欲绝或不能触及，为阳气暴脱之象。

【治则治法】

回阳固脱。

1. 方药　参附汤加味（《正体类要》）：

［组成］红参 15g，熟附子 10g，干姜 10g，炙甘草 5g。

［用法］水煎，每日 1～2 剂，分 2～4 次服。

［方解］本方为四逆汤加人参而成。方中附子大辛大热，入心、肺、肾经，温中散寒，助阳通脉，回阳救逆以为君药。干姜辛温助附子温中回阳之力，炙甘草缓附、姜峻烈之性。人参大补元气，选入方中，使益气复脉，回阳救逆之力大增，更宜于抢救急症。

［加减］四肢逆冷者，加桂枝、当归；气促者，加五味子、黄芪、山茱萸；汗出量多者，加五味子、煅龙骨、煅牡蛎。

2. 中成药　参附注射液 20mL 静脉注射，继用参附注射液 100mL 加入 5％葡萄糖注射液 250mL 中静脉滴注；或救心复脉注射液 5mL 加入生理盐水或 5％葡萄糖注射液稀释至 10mL，每次用 1～2mL，静脉推注，视情况可重复2～5次，继用救心复脉注射液 5～10mL 加入生理盐水或 5％葡萄糖注射液 250～500mL静脉滴注，视病情调节输注速度。

3. 针灸　回阳救逆：针刺关元、内关、肾俞、三阴交穴，或加电针刺激。艾灸涌泉穴，每日 1 次，每次 10 分钟。耳穴：针刺肾上腺、皮质下、心、肝、肾，留针 30 分钟。

4. 其他治疗　穴位注射：参附注射液 0.5mL，双侧内关穴注射。

第五节　热毒炽盛证

【证候】

发热，肢暖或厥冷，口干烦渴，饮后稍解，气短息微，神志淡漠，或时有谵语，汗出过多，小便短赤，舌红苔黄燥，脉虚数或细数。

［证候分析］外感邪气，热毒过盛，深陷脏腑，故见发热、有时肢暖；阳气被郁，阴阳之气不相顺接，故见四肢厥冷等热深厥深之象；热伤气津，则见口干烦渴，小便短赤，气短息微；热扰心神，或热蒙心窍，则见神志淡漠，或有谵语；热盛于里，迫津外泄，则见多汗；舌红苔黄燥，脉虚数或细数为邪热内陷、津气耗伤之象。本证邪毒内陷主要表现为热厥，进而正虚邪陷，阴伤气耗，内闭外脱，甚则由闭转脱，阴损及阳，阳虚阴盛，阳不外达；或原为温热病高热大汗，或疫

毒痢剧烈泻下亡津、失液，亦可骤然阳气暴脱，导致寒厥亡阳重证。

【治则治法】

益气养阴，清热解毒。

1. 方药　生脉散合黄连解毒汤（《外台秘要》）加减：

［组成］人参10g，麦冬15g，五味子10g，川黄连、黄芩、山栀子、大黄各10g。

［用法］水煎，每日1剂，分2次服。

［方解］人参补益元气，麦冬、五味子滋阴生津、敛液：黄连、黄芩、山栀子清热解毒，三药分消上、中、下三焦之热毒，使邪却正安。

［加减］热毒盛者，加蒲公英、败酱草、紫花地丁、连翘心等以解毒；烦渴甚者，加石膏、知母清热除烦。血分热盛，吐衄发斑者，加生地黄、牡丹皮、玄参、犀角（代用品水牛角）等凉血化瘀；神昏谵语者加用安宫牛黄丸清热解毒，开窍醒神；阳明腑实者加枳实、芒硝导滞泄热。若骤变为寒厥者，拟用回阳救逆法，选参附汤加减，可参考本章阳气暴脱证或心阳衰微证治疗。

2. 中成药　生脉注射液或参麦注射液，100mL加入5%葡萄糖注射液或生理盐水250mL中静脉滴注，每日2次。

神昏者，醒脑静注射液30mL加入5%葡萄糖注射液250mL中静脉滴注，每日1～2次。

3. 针灸　针刺内关、人中、百会、大椎等穴。灸涌泉穴。

4. 其他疗法　参麦注射液0.5mL，注射大椎、合谷、曲池等穴。

第六节　心气不足证

【证候】

心中憺憺大动，喘促不得卧，甚则气不得续，额汗如珠，颜面唇色甲青紫，形寒肢厥，尿少或无尿，神志恍惚或昏不知人，脉微欲绝或结代。

［证候分析］久病心疾，耗伤心阳，或心脉痹阻，心阳暴伤，均可致心阳衰微。心阳衰微，无力鼓动血行，肺气治节失司，固摄无权，则见心中憺憺大动，喘促不得卧，甚则气不得续，额汗如珠诸症；阳虚寒凝，气血运行障

碍，肢体失于温养，故见颜面唇色甲青紫，形寒肢厥；君火失用，肾失温泽，气化无权，则见尿少或无尿；心阳衰微，不能运血上营于脑，则见神志恍惚或昏不知人；脉微欲绝或结代亦心阳不足之险兆。

【治则治法】

回阳固脱，活血通脉。

1. 方药　参附龙牡汤（验方）加减：

［组成］红参 15g，熟附子 10g，龙骨 10g，牡蛎 10g，丹参 10g，红花 10g，川芎 10g，干姜 6g，炙甘草 10g。

［用法］水煎。每日 1～2 剂，分 4 次服。

［方解］本证心气不足，则阴寒盛，血脉凝泣。故以附子散阴寒，人参益元气，鼓动心阳，使血充脉畅，是为君药。龙骨、牡蛎摄纳浮阳，敛汗固脱，镇安精神，为臣药，丹参、红花、川芎行气化瘀，为佐药。干姜、炙甘草健胃和中，调和诸药，为使。

［加减］水肿尿少者，加黄芪、云茯苓、桂枝、白术；胸闷心痛者，加枳实、薤白、桂枝；阴虚不敛者，加麦冬、五味子。

2. 中成药　参附注射液 20mL 静脉注射，继用参附注射液 100mL 加入5%葡萄糖注射液 250mL 中静脉滴注；或救心复脉注射液 5mL 加入生理盐水或 5%葡萄糖注射液稀释至 10mL，每次用 1～2mL，静脉注射，视情况可重复2～5次，继用救心复脉注射液 5～10mL 加入生理盐水或 5%葡萄糖注射液250～500mL 中静脉滴注，视病情调节输注速度。

3. 针灸　回阳救逆：针刺关元、内关、肾俞、三阴交穴，或加电针刺激。艾灸涌泉穴，每日 1 次，每次 10 分钟。耳穴：针刺肾上腺、皮质下、心、肝、肾，留针 30 分钟。

4. 其他治疗　穴位注射：参附注射液 0.5mL 双侧内关穴注射。

第七节　气滞血瘀证

【证候】

口唇青紫，皮肤瘀斑，舌暗紫，脉沉细而涩。

［证候分析］气滞血瘀既是厥脱证的重要病理基础，又是厥脱证常见危重并发症，可见于温热疫病厥脱的各个阶段。因毒邪相聚，弥漫血脉以及血络凝而为瘀，故周身可见血瘀指征，如口唇青紫，皮肤瘀斑，舌暗紫，瘀则血脉受阻，脉沉细而涩。

【治则治法】

活血化瘀。

1. 方药 血府逐瘀汤（《医林改错》）加减：

［组成］当归15g，川芎12g，赤芍15g，香附、红花各12g，桃仁、柴胡、地龙各12g，牛膝12g，生地黄15g，滇三七10g，丹参20g，甘草6g。

［用法］水煎。每日1剂，分2次服。

［方解］本方以血府逐瘀汤去桔梗、枳壳，加滇三七、丹参、地龙而成。方中红花、桃仁、滇三七、丹参、地龙活血祛瘀滞，为君药。赤芍、川芎助君药，活血化瘀，牛膝活血通经，祛瘀止痛，引血下行，共为臣药，生地黄、当归益阴养血，柴胡疏肝解郁，升清阳，与香附同用尤可理气行滞，均为佐药。甘草缓急，调和诸药，为使。

［加减］原发病为温热病，高热津液耗损明显，舌干唇燥口渴欲饮者，加麦冬、沙参、花粉；发热者，加地骨皮；若出血症状明显者，红花（草）易藏红花，去桃仁、川芎。

2. 中成药 丹参注射液每次8～16mL加入等渗液250mL中静脉滴注。或复方丹参注射液10mL，加入25%葡萄糖注射液40mL中静脉注射；若无效，用本品20mL加入5%葡萄糖注射液500mL中静脉滴注，每日1～2次。或血栓通注射液：2～5mL用10%或50%葡萄糖注射液或氯化钠注射液20～40mL稀释后缓慢静脉注射，每日1～2次；静脉滴注：每次2～5mL加入10%葡萄糖注射液或0.9%氯化钠注射液250～500mL中，每日1～2次；肌内注射：每次2～4mL，每日1～2次。

第八节 厥脱证随机应变治疗

厥脱证病势发展变化迅速，病情复杂，医者需追踪观察，实时调整治疗方案，采取多种措施、多种给药途径联合治疗。温热邪毒内陷主要表现为热深厥深，可及时使用清热解毒中药口服，同时用生脉饮注射液，高热可用物理降温。经上述措施血压仍不升，可用救心复脉注射液益气固脱。若病势恶化，进而正虚邪陷，阴伤气耗，内闭外脱，甚则由闭转脱，阴损及阳，阳虚阴盛，阳不外达；或原为温热病高热大汗，或疫毒痢剧烈泻下亡津、失液，亦可骤然阳气暴脱，均可导致寒厥亡阳重证，当即刻改用回阳救逆法，口服独参汤，静脉滴注参附注射液。若神志昏迷，可用醒脑静注射液静脉滴注。

厥脱夹气滞血瘀证者，临床处理矛盾颇多。如瘀血与出血同时存在，既要化除离经之瘀血，又要防止继续出血，二者不可偏废。遇有瘀滞指征时的出血现象，一般都是瘀血不去，新血难生，出血难止，需要去瘀，同时伍以不妨碍凝血机制而又与病因相关的止血药。如本证伴鼻衄、牙宣者可加白茅根，皮下出血者加紫草、水牛角，咯血者加花蕊石、白及、紫珠草，便血加槐花、荆芥炭，尿血加小蓟、车前草。原发病为五脏虚衰致气虚血瘀者，务必去瘀与扶正同治。若肺气虚，加黄芪；心阳虚，加炙附子、干姜、红花（草）易藏红花；肾阳虚，加肉桂、附子、干姜；肾阴虚，加山茱萸，生地黄易肉苁蓉。若辨证和诊断已明确为经络血凝或多脏衰竭所致血瘀证者，当参照本书第五、第六章相关病证处理。

心阳衰微，险象丛生，其并发心悸、怔忡、脉结代者，亦属致命之疾，需果断处理。若脉迟每分钟不足50次，可合麻黄附子细辛汤；若阳损及阴，脉数者，可合炙甘草汤，同时静脉滴注生脉饮注射液，血瘀者加藏红花。

原发病的治疗不容忽视。厥病、脱病、厥脱证在治疗上异中有同。同者，厥病、脱病发展变化为厥脱证（休克）时，务必按照厥脱证的常规处理原则进行抢救。异者，厥病急救，西医治疗选用血管活性药物、强心或镇痛、扩张冠脉、纠正酸中毒、改善低氧血症、运用皮质激素、镇静、兴奋呼吸等措施，病因治疗以抗感染、抗过敏、抗凝等法为主。中医治疗有虚实之分，实则行气活血、清热解毒、化痰利湿、消食解酒、醒脑开窍或补泄兼施、寒温并用，虚则回阳救逆，复脉回厥，养阴生津，脱病，西医主要按创伤性、失血性、失液性休克急救处理，首先手术清创、止血、补充血容量、对症治疗；病因治疗针对原发病。中医治则养阴生津、益气摄血、止血，复脉固脱。厥脱证在抗厥脱治疗的同时，对原发病的治疗至关重要。

第九节 厥脱证预后预防护理

【预后】

厥脱危急重症，病死率高。其预后因病情程度和抢救是否及时、得力有关。若及早诊断、及时抢救，绝大多数病情可以逆转，恢复健康，预后良好。若病情严重，如真心痛合并厥脱，重度休克合并弥散性血管内凝血，合并多器官功能衰竭或因延误时期未能及时诊断和抢救，预后险恶。

【预防】

积极治疗原发病，消除病因，防止传变。如素有心痺心痛者，当注意休息，防止剧烈情绪波动，及时体检、治疗。温病治疗中要特别注意保津护阴，辛温发汗之药均当慎用。对素有五脏虚劳，痰瘀积滞者，要尽早扶正、消痰、祛瘀、化积治疗，以消除诱发厥脱的基础病因。日常生活应调节情志，疏通气机，以防肝郁化火，伤阴动血。节制饮食，避免暴饮、暴食、过度饥饿、酗酒、嗜辣，防止损伤脾胃，滋生痰浊，使气血乏源。此外劳逸过度，房事过频，冒寒、冒暑均应避免。

【护理】

厥脱系临床危证，病情变化迅急，抢救须争分夺秒。诊断一经确立，即应对患者进行特别护理，应使患者绝对卧床休息。取休克患者卧位，即中凹仰卧位，头和脚均抬高 30°交替使用。忌搬动。保持室内安静、通风、温暖。迅速建立双静脉输液途径，确保抢救用药的及时应用。给氧，及时清除呼吸道分泌物，保持呼吸道通畅。护理重在观察神志、面色、血压、脉搏、呼吸、体温、汗出、尿量情况。

（一）察神志

厥脱证患者，初期神志尚清，但常表现为焦虑、烦躁不安，应注意使患者安静镇定，消除其急躁情绪。若病情发展，则可出现神志不清甚至昏迷。对昏迷烦躁者，床旁应有专人看护，防止意外伤害，严密观察瞳孔及角膜反射，同时注意有无意识改变，发现异常及时报告医师。对于张口呼吸患者，及时清除口腔分泌物，预防继发性口腔感染。

（二）量血压

收缩压大于 80mmHg，脉压大于 20mmHg 为病退，反之为病进。

（三）数脉搏

掌握脉之快慢，有无结代，脉来是否有根等；若脉搏匀整有力，则为病退；反之，脉微欲绝或若有若无，或不应指，则多为病情恶化。应预防阳气欲脱或阴阳离决。

（四）观呼吸

了解呼吸的快慢深浅，若见声高气粗，多偏实，病情尚轻；若呼声低微，短气，乏力，多为虚证，病情较重；若见鼻翼煽动，张口抬肩，或息微欲断，或口唇青紫，病多为凶险，应视其具体情况加压给氧，吸痰，保持呼吸道通畅。

（五）测体温

体温突然下降，或肛趾温差增大，或指趾端至腕踝关节厥冷，提示病情危重，应予保温。

（六）查变证

厥脱常并发尿闭、出血、心悸、水肿、喘促等证，病多危重，应即时报告医师处理。对老年体弱患者，还要注意定时翻身，以防压疮。厥脱治疗期间，欲食者宜进富于热量的流质或半流质饮食，昏迷患者宜用鼻饲，气阴耗伤者宜进清淡饮食如五汁安中饮之类，以补充阴液之不足。

临床病案选辑

一、温病热厥（疫斑热，毒入营血）

患者，男，30 岁，技术员，住院号：12038。

因高热 5 日、呕吐 4 日住院。

患者 5 日前始头痛、发热（38.8℃），恶寒，继之口渴、呕吐，在院外当感冒治疗，体温不降、呕吐加重（得食即呕），呕吐物为咖啡色样，尿短赤，大便干结，精神委靡，四肢厥冷，血压 60/0mmHg，以感染中毒性休克而入院。

体检：体温 38℃，心率 120 次/min，血压 60/0mmHg。急性重病容，神疲志清，蜷卧，时而烦躁，呕吐频繁，颈软，五官端正，颜面红，目睛红，瞳孔对称，无黄染。唇红而枯萎，舌质绛，苔黑，四肢厥冷。胸腹扪之灼热并可见散在性如针头大小瘀点，皮肤弹性差。听诊双肺（一），心律齐，心区可闻二级收缩期杂音，脉微欲绝，腹胀满，无痞块，未见青筋暴露，肢体不肿，膝反射存在。

实验室检查：白细胞 34.6×10^9L，中性粒细胞 0.66，淋巴细胞 0.22，血小板 3.90×10^9/L，血红蛋白 20.2g/L，出血时间 20 秒，凝血酶原时间 56～59 秒，非蛋白氮（NPN）116.6mg%，谷丙转氨酶 224U。尿液：蛋白微量，红细胞 2～6 个/HP，白细胞 0～1 个/HP。

西医诊断：流行性出血热（休克期），弥散性血管内凝血、急性肾功能不全

中医辨证：温病（热毒入营血）热厥

中医治则及经过：

12 月 30 日：中药以清营解毒、和胃降浊为法。

处方：

1. 川黄连 10g，连翘 10g，石斛 10g，芦根 15g，生地黄 15g，代赭石 30g，枳实 10g，竹茹 10g，车前子 15g，木通 10g。

2. 大黄 30g，黄连 10g，煎水 150mL，保留灌肠。

3. 针刺　内关、足三里、中脘。

4. 立即建立静脉输液途径，给予补液、扩容、纠酸，并间断使用枳实与其他升压药。

经上述处理，血压逐渐回升、精神好转。

元月 1 日：呕吐减轻，呕吐咖啡色样液体，解柏油样大便 1 次，尿量明显增多，血压升至 120/70mmHg。脉已见小弦，肢端转温，二便畅通，浊邪即可由肠道、膀胱而排出部分，但胸腹出血点未消，牙龈仍间常渗血，着于营血之邪未除。故更方清营汤加紫草，每日两剂。

元月 2 日：血压已稳定在正常范围内，NPN 已降至 58.2mg%，

CO_2CP 47mmoL/L。仍呃逆，口渴尿多，舌绛，苔黑，故于前方去车前子、木通，加参须、麦冬。

元月 4 日：舌质由绛转红，黑苔未减，血小板增高到 6.8×10^9/L，NPN 32.7mg%，仍呃逆尿多。证属肝肾之阴不足，拟改用生脉散和左归丸去茯苓，每日 1 剂。

元月 8 日：精神佳，能下床活动，每餐可吃米饭一两半（75g），黑苔已退，舌偏红，血红蛋白 10.6g/L，血小板 16.3×10^9/L，尿蛋白（一），白细胞计数正常，血压稳定，脉小弦，仍低热、尿多，属肾阴亏损，精神不固，以滋肾为主，上方加覆盆子、麦冬、金银花、白茅根、枸杞子、墨旱莲，调理半月，诸症消失，血压正常，血常规及肝肾功能恢复正常而出院。

患者病程完全符合温热病发展传变规律，其卫分、气分症状比较典型，不难分辨。难点是在出现四肢厥逆，呕吐不止，脉微欲绝，血压为 60/0mmHg 时，若不细心辨证，容易寒热混淆。

前人指出"热入营血者舌必绛""诸逆冲上皆属于火""食入即呕便是火"，该患者发热、烦躁、皮下瘀点、胸腹均热，实为"热疫之邪"内陷营血的依据，同时发生四肢厥逆，脉微欲绝而无其他虚寒证据，当属热疫之邪闭塞机体，阻碍向外排泄之机转，为"阳盛格阴""热极似寒"的假象，也是"热厥"的主症。

本例治疗以祛邪安正为主。叶天士指出，热病救阴犹易，通阳最难，救阴不在血，而在津与汗，通阳不在温，而在利小便。从现代医学理解实为保护肾脏，以利毒害物质如非蛋白氮的排除。故采用清营解毒的方法，分别配以和胃降浊、泄热通便（外导）、清热利尿、滋肾养肝之法，并配合输液纠酸，得以痊愈。

二、寒厥（阳脱）

患者，女，54 岁，农民，住院号：115081。

因头痛、发热、恶寒 9 日于 1974 年 4 月 25 日急诊抬送入院。

患者 10 日前突然夜间寒战，继之发热、头痛、口苦而渴，当地医师给土霉素、阿司匹林等药物治疗，曾大量出汗不止，寒战高热（39℃），心忡、气促而来我院急诊。以中毒性肺炎收留观察，给青霉素、四环素，同时给毛花苷C、氢化可的松、间羟胺、去氧肾上腺素等药，血压在 50～60/30～40mmHg，因血压不稳定而收入院。

既往咳嗽多年，易感冒。1969 年因胆石症行胆囊切除术。

入院时体检：体温 36.7℃，心率 68 次/min，血压 60/40mmHg（8/5.33kPa）。形体瘦，神志清，面容憔悴，蜷缩而卧，两颧潮红，目睛对称，头汗不止，唇舌青，皮肤松疏，无出血瘢，四肢厥冷，舌苔薄白，脉沉细。右上肺可闻及不典型管状呼吸音。心律齐，无杂音。肝肋下 2cm。跟反射迟钝。

实验室检查：白细胞 15×10^9/L，中性粒细胞 0.78，淋巴细胞 0.20，单核细胞 0.01。CO_2CP 18mmol/L，非蛋白氮（NPN）79mg%，血清钾 4.75mmol/L，血清钠 145mmol/L，血清氯化物 95.5mmol/L。胸透：右上肺片状模糊阴影。心电图示窦性心动过缓。

西医诊断：右上肺肺炎，感染中毒性休克。

中医诊断：寒厥，阳气欲脱证。

患者年高体弱，咳嗽多年不已，反复感冒，素来肺卫气虚。此次外邪袭肺，治宜标本兼顾，反用汗法，促使邪毒内陷，津液亏损，阳气无所依附，故四肢厥冷，体温不升，唇青气促，脉搏沉细，两颊潮红，乃载阳于上，外假热而内真寒，急宜回阳救逆。

4 月 26 日处方：西党参 15g，附片 15g 急煎服，另每 0.5～1 小时服人参精 5mL。同时补充 4%碳酸钠溶液 400mL，纠正酸中毒，并使用阿拉明 10mg 加入液体内，血压未再继续下降，5 小时后血压升至 70～80/40mmHg（9.33～10.7/5.33kPa）。经以上处理，4 月 27 日再诊，手足转温，头汗出，两颊仍红，脉细缓，但血压仍不稳定，仍守回阳救逆法。处方：附片 15g，红参 12g，干姜 3g，黄芪 15g，甘草 10g。当天下午 5 时血压升至 90/50～60mmHg（12/6.67～8kPa），其后仍有些波动。

4 月 29 日血压基本稳定，大汗已止，但现口渴，苔黄，舌红，体温 37℃，说明病变正在由阴转阳，正气渐复，但毒邪未解，拟用益气养阴佐以清热。处方：人参、芦根、桑白皮、鱼腥草、矮地茶、金银花、连翘、赤芍、牡丹皮。另用生脉散（人参 10g、麦冬 15g、五味子 12g）代茶饮，至 5 月 4 日血压已稳定在 90～120/60mmHg（12～16/8kPa），精神、食欲好转，后以六君子汤加桑白皮、黄芩调理脾肺，佐清余热，至5月30日胸透示病已变吸收，血常规正常，诸症消失，痊愈出院。

三、阳闭（气滞血瘀，脑神闭阻）

患者，男，13岁，住院号：135896。

患者于1976年12月22日上午11时被人踩伤，昏迷不醒。11时30分由急救车送来。

入急诊室时神志不清，面部及上半身发绀，广泛皮下出血，瞳孔散大，脉搏未能触及，心跳停止，当即予以三联针心内注射，紧急气管内插管，人工呼吸，插管后2～3分钟，自动呼吸恢复。两肺呼吸音粗糙，双侧胸腔穿刺示右侧液气胸，左侧气胸伴少量血水，心跳规则，无杂音，心率达190次/min。腹平软，肝脾不大，未扪及肿块，腹腔刺穿（－），四肢无明显骨折，脊柱无特殊，鼻孔及右外耳道有血凝块附着。

西医诊断：①心搏骤停。②损伤性窒息、休克。③双侧气胸（右侧血气胸）。④鼻孔及左耳道出血。⑤缺氧性脑病。

入院后及时补液，采取多巴胺升压，纠正酸中毒、脱水、护脑、护心、输血及干血浆等治疗措施。至12月29日仍神志昏迷，并有阵发性深呼吸，消化道出血，当时主要是脑缺氧（间脑性小癫痫发作），病势危重，中西医结合治疗，西医除继续以上治疗措施外，加用呼吸道通畅药，减少脱水药的使用；中医辨证治疗。

12月29日中医初诊：患者被人群踩伤，心搏骤停，经抢救治疗后第8日仍昏迷不醒，时有抽搐，两手握拳，指端紫暗，牙关紧闭，痰声漉漉，呼吸气促，面红，目赤而张，瞳孔散大，大便秘结，尿黄，脉沉涩，舌质红。中医辨证分析：心搏骤停时，当属阳气暴脱之厥脱证，经抢救治疗8日后仍处于昏迷状态，说明阴阳之气已交，生命得以维系，但外伤导致的气滞血瘀依然如故，离经之血闭阻脑神，枢机失用。拟活血化瘀，醒脑通窍。仿通窍活血汤化裁：麝香（分两次兑服）0.15g，田三七（冲服）3g，牡丹皮10g，生地黄12g，赤芍10g，藏红花（另煎）3g，牛膝10g，当归10g，海马4.5g，大黄10g，生姜3片，红枣3枚。2剂。急煎、鼻饲。

12月31日再诊：患者病情稳定，气息较平和，面红目赤稍减，仍昏迷，喉中痰鸣，偶有阵发性肢体抽搐，大便未通，小便尚畅，体温 38.5℃，舌红苔黄。仍用活血通窍，佐益气、化痰，上方牡丹皮易丹参，加胆南星 6g，天竺黄 12g，参须 6g，3 剂。

元月 3 日：患者自去年 12 月 31 日晚起周身现皮疹，成片成斑。咳嗽咯血（血块为陈旧性如蚕豆大），表明蓄积在脏腑之瘀有排除之趋势，斑疹显露，瘀热有外达之机。仍昏迷，低热，尿黄，大便结，低舌红，苔薄黄，脉小弦而数。属瘀热互结，肺络脉亦阻。瘀血不除，则新血不生，清窍闭塞，则神机不运。拟继用凉血活血、清心开窍。犀角 3g，赤芍 10g，墨旱莲 30g，生地黄 15g，川牛膝 10g，藏红花 1.5g，牡丹皮 10g，丹参 30g，白茅根 30g，田三七 6g，甘草 3g，炙香附 10g。3 剂。进上方 1 剂，皮疹开始消退。

元月 7 日：皮疹消失，神志逐渐恢复，呼吸、脉搏、血压平稳，瞳孔对称，反射灵活，大便已通（先为条状、色黑，后为糊状），常矢气。能摇头、张口，手足屈伸自如。咳嗽较频，痰中仍夹瘀血。脉小弦而数。说明积在胸腔之瘀血从咳而出，蓄在胸中之瘀从大便而出，血脉既畅，上下乃通，清阳得以舒展，故神智渐复。于上方去犀角、藏红花，加桔梗 5g。另用丹参注射液 2mL 肌内注射，每日 2 次。

元月 11 日，患者号哭不休，惊恐面容，予以安慰偶起作用，咳嗽，痰血已明显减少，脉细数，苔净，二便正常。上方加僵蚕 10g，4 剂。

元月 20 日，患者神志清醒，能回答问题，胃管已拔，自行进食，肢体能活动。但午后低热，偶有呕吐，少腹拘急，大便溏，舌苔黄，脉濡细。西医认为，使用抗生素过久，导致菌群失调。中医辨证，正气受损，脾肺气虚，以甘温除热法，用补中益气汤加减。服方 4 剂，体温正常，眠、食俱可，二便通调。心电图、胸片、血常规检查正常而出院。（黄道生，中医对休克的认识及治疗，全国中医内科急症治疗学术交流论文集，1979）

历代中医文献精选

《素问·缪刺论》："五络俱竭，令人身脉皆动，而形无知也，其状若尸，或曰尸厥。"

《灵枢·血脉论》："阴阳之气，其新相得而未和合，因而泻之，则阴阳俱脱，表里相离，故脱色而苍苍然。”

《灵枢·决气篇》：“精脱者，耳聋；气脱者，目不明；津脱者，腠理开，汗大泄；液脱者，骨属屈伸不利，色夭，脑髓消，胫痺，耳数鸣；血脱者，色白，夭然不泽，其脉空虚。”

《伤寒论》：“凡厥者，阴阳气不相顺接，便为厥。厥者，手足逆冷是也。”“少阴病，下利清谷，里寒外热，手足厥逆，脉微欲绝，身反不恶寒……通脉四逆汤主之。”“伤寒脉滑而厥者，里有热，白虎汤主之。”

明王肯堂《证治准绳·杂病》：“厥《原病式》谓厥者有阴阳之辨，阴厥者，原病脉候皆为阴证，身凉不渴；脉迟细而微也。阳厥者，原病脉候皆为阳证，烦渴谵妄，身热而脉数也。若阳厥极深，或失下而至于身冷，反见阴证，脉微欲绝而死者，正为热极而然也。王安道曰：热极而成厥逆者，阳极似阴也。寒极而成厥逆者，独阴无阳也。阳极似阴用寒药，独阴无阳用热药，不可不辨也。”

《景岳全书·厥逆》：“厥逆之证，危证也；盖厥者尽也，逆者乱也，即气血败乱之谓也。”“气并为血虚，血并为气虚，此阴阳之偏败也。今其气血并走于上，则阴虚及于下，而神气无根，是即阴阳之气相离之候，故致厥脱。”

《外感温病篇》：“风温毒邪，始得，便身热口渴，目赤咽痛，卧起不安，手足厥冷，泄泻，脉伏者，热毒内蕴，络气阻遏。”

吴鞠通《温病条辨》中焦九十七条：“春温内陷，最易厥脱。”

《杂病源流犀烛·中风源流》：“脱绝者何？经曰：‘口开者心绝，手撒者脾绝，眼合者肝绝，遗尿者肾绝，声如鼾者肺绝。’皆由虚极而阳脱也，若五症不全现者，急用大剂参、芪、术、附进之，或可救十中之一。”

《类证治裁·脱证》：“嘉言喻氏分上脱下脱，上下俱脱，今祥斯症，总由阴阳枢纽不固。如上脱者，喘促不续，汗多亡阳……即脱阳也；下脱者，血崩不止，大下亡阴……即脱阴也；上下俱脱者，类中眩仆、鼻声声鼾，绝汗出、遗尿失禁，即阴阳俱脱矣。”

《医学心悟·论补法》：“如极虚之人，垂危之病，非大剂汤药，不能挽回，予常用参芪煎膏，日服数两。而救阳微将脱之证，又常用参麦煎膏，服致数两，而救津液将枯之证，亦有力无力服参，而以芪自代之者。”

王左："阳气暴脱轻症，用温阳益气的参附汤治疗有效，但阳气暴脱，气机逆乱重证，仅予补益之法，还不能使阳气运行于周身，须加行气之品，推动补益之阳气通达四肢、运于周身，使虚脱得复，厥逆得顺。"（王左．回阳救逆法治疗邪毒内陷所致厥脱症．中成药．1994，1）

周仲瑛："……低血压休克期采用开闭固脱法，行气活血，扶正固脱。在本病发展过程中，因热毒过盛，阴津耗伤，阳气内郁，不能外达，可见热深厥深的厥证或闭证，进而正虚邪陷，阴伤气耗，内闭外脱，甚则由闭转脱，阴伤及阳，阳虚阴盛，阳不外达，成为寒厥、亡阳重证。在热㶿闭证阶段，治当清热宣郁、行气开闭。药用柴胡、大黄、广郁金各 10g，枳实、知母、鲜石菖蒲各 15g；热盛加生石膏 60g，黄连、连翘心各 5g；表现内闭现象者，配用至宝丹或安宫牛黄丸。若邪热伤阴耗气，势已由厥转脱，表现气阴耗伤者，当养阴益气固脱。药用西洋参（或生晒参）、麦冬、山茱萸、玉竹各 10～15g，五味子、炙甘草各 5g，龙骨 20g，牡蛎 30g，石菖蒲 10g，阴阳俱脱者复入四逆汤意以回阳救逆，加制附子、干姜各 6～10g，同时必须注意厥脱，虽证多分歧，但俱有气滞血瘀的病理表现，而行气活血实为重要的基本治法，故在辨证论治的同时，应酌配青皮、陈皮、枳实、丹参、赤芍、牡丹皮、川芎等。"（周仲英．中医药治疗流行性出血热的经验体会．新中医．1992，10）

方剂汇集

1. 生脉散（《医学启源》） 人参、麦冬、五味子。

2. 黄连解毒汤（《外台秘要》） 川黄连、黄芩、山栀子、大黄。

3. 清营汤（《温病条辨》） 犀角（水牛角代）、元参、连翘、生地黄、竹叶、麦冬、丹参、黄连、金银花。

4. 参附汤加味（《正体类要》） 红参、熟附子、干姜、炙、甘草。

5. 三甲复脉汤加减（《温病条辨》） 生牡蛎、鳖甲、龟甲、生地黄、山茱萸、麦冬、白芍、五味子、炙甘草。

6. 四逆汤（《伤寒论》） 熟附子、干姜。

7. 麻黄细辛附子汤（《伤寒论》） 麻黄、附子、细辛。

8. 参附龙牡汤（验方） 红参、熟附子、龙骨、牡蛎、丹参、红花、川芎。

9. 补中益气汤（《内外伤辨惑论》） 人参、白术、当归、橘皮、黄芪、升麻、柴胡、桔梗、甘草。

10. 六君子汤（《医学正传》） 人参、茯苓、白术、甘草、半夏、陈皮。

11. 保元汤（《博爱心鉴》） 人参、黄芪、炙甘草、肉桂、生姜。

12. 血府逐瘀汤（《医林改错》） 当归、川芎、赤芍、香附、红花、桃仁、柴胡、桔梗、枳壳、牛膝、生地黄、甘草。

13. 通窍活血汤（《医林改错》） 麝香、川芎、赤芍、红花、桃仁、老葱、生姜、红枣、黄酒。

14. 五汁饮（验方） 韭菜汁、牛奶、生姜汁、梨汁、藕汁。

参考书目

[1] 黄帝内经素问．北京：人民卫生出版社，1956

[2] 灵枢经．北京：人民卫生出版社，1979

[3] 清高士宗著．于天星注．黄帝素问直解．《黄帝内经》注释丛书．北京：科学技术文献出版社，2001

[4] 牛兵占．黄帝内经．中医经典通释．石家庄：河北科学技术出版社，1993

[5] 张景岳．景岳全书．影印版．上海：上海科学技术出版社，1984

[6] 国家技术监督局．中华人民共和国国家标准·中医临床诊疗术语疾病部分[S]，1997

[7] 中华人民共和国卫生部．中药新药临临床研究指导原则第一辑．1993

[8] 任继学．中医急症学．北京：中国中医药出版社，2004

[9] 黄文东．实用中医内科学．上海：上海科学技术出版社，1985

[10] 彭六保．赵绪元．实用袖珍中成药手册．长沙：湖南科学技术出版社，1998

（李 灿 黄红谦 黄道生）

下篇

中西结合论休克

第五章　休　　克

第一节　概　　论

休克是一种急性组织灌注量不足而引起的临床综合征，是临床各科严重疾病中常见的并发症，系各种强烈致病因素作用引起机体有效循环血量急剧减少，使组织器官微循环灌流严重不足，导致组织细胞代谢和重要生命器官功能、代谢严重障碍的全身危重病理过程。休克的发病规律一般是从代偿性低血压（组织灌注减少）发展到微循环衰竭，最后导致细胞膜的损伤和细胞死亡。

引起休克的原因很多，分类亦有多种方法，从临床角度按其病因和病理生理的特点可将休克分为：①低血容量性休克。②心源性休克。③感染性休克。④过敏性休克。⑤神经源性休克等。按血流动力学特点可将其分为高排低阻型休克、低排高阻型休克、低排低阻型休克。以上各型休克可单独存在，也可联合存在（亦即复合型休克），临床上多见于疾病的晚期，病情常复杂又严重。

根据休克的发生机制不同，可将其分为缺血性缺氧期、淤血性缺氧期和休克的难治期。各期特点如下。

缺血性缺氧期（休克早期或代偿期）：在休克早期由于心排血量减少、血容量减少，引起交感肾上腺髓质系统兴奋。交感神经兴奋和儿茶酚胺的大量释放，刺激α受体，造成全身的小血管，包括小动脉、微动脉、后微动脉、毛细血管前括约肌和微静脉、小静脉都持续痉挛，表现为血管口径明显缩小，其中主要是毛细血管前阻力显著增加，微血管运动增强，同时大量真毛细血管网关闭，开放的毛细血管减少；交感神经兴奋又刺激β肾上腺素能受体，引起大量动静脉短路开放，构成了微循环非营养性血流通道，使器官微循环血液灌流量锐减，毛细血管血流限于直接通路，动静脉吻合支开放，组织灌流量减少。此期为代偿期，起着自身输血、自身输液和血液重新分布的作用。表现在微静脉和小静脉收缩，肝脏的储血库收缩，迅速而短暂地增加回心血量，减少血管床容量，以利于动脉血压的维持；微动脉、后微动脉和毛细血管前括约肌对儿茶酚胺更敏感，导致毛细血管前阻力比后阻力更大，毛细血管中流体静压下降，组织液反流入血增多；微循环反应的不均一性导致血液重新分布，保证了心、脑主要生命器官的血液供应，具有重要的代偿意义。由于不同器官的血管对儿茶酚胺反应不一，皮肤、内脏、骨骼肌、肾的血管 α 受体密度高，对儿茶酚胺的敏感性较高，收缩更甚，而脑动脉和冠状动脉血管则无明显改变。

淤血性缺氧期：长期缺血和缺氧引起组织氧分压下降，CO_2 和乳酸堆积，发生酸中毒。酸中毒导致平滑肌对儿茶酚胺的反应性降低；缺血、缺氧使扩血管活性物质（组胺、激肽、腺苷、K^+ 等）增多。血液不再局限于通过直捷通路，而是经过开放的毛细血管前括约肌大量涌入真毛血管网，微动脉、后微动脉痉挛减轻，而在毛细血管的静脉端和微静脉血流缓慢，红细胞聚集，白细胞滚动、黏附嵌塞、血小板聚集，血浆和血细胞分离，血浆外渗到血管外、血黏度增加，血流速度缓慢，发生淤血性缺氧。该期真毛细血管开放数目虽然增多，但血流更慢，组织处于严重低灌流状态，缺氧更为严重。微循环淤血是各型休克发生发展的共同通路。

休克的难治期（休克晚期或微循环衰竭期）：该期可发生弥散性血管内凝血和/或重要器官功能衰竭，甚至发生多系统器官功能衰竭，给治疗带来极大困难，因而又称“不可逆性休克或难治疗性休克”。表现为微循环血管麻痹扩张；血细胞黏附聚集加重，微血栓形成。

休克的诊断标准（1982 年全国三衰会议拟定）：①有发生休克的病因。②意识异常。③脉搏快，超过 100 次/min，细或不能触及。④四肢湿冷，胸骨部位皮肤指压阳性（压后再充盈时间大于 2 秒），皮肤花纹，黏膜苍白或发绀，尿量少于 30mL/h 或无尿；⑤收缩压小于 80mmHg（10.64kPa）；⑥脉压小于 20mmHg（2.66kPa）；⑦原有高血压者收缩压较原有水平下降 30%以上。凡符合①以及②、③、④中的两项且⑤、⑥、⑦中的一项者，即可成立诊断。

本病证属于中医学厥脱证范畴。厥脱是指邪毒内陷，或内伤脏气或亡津失血所致的气血逆乱、阴阳相离，正气耗脱的一类危重病证。以脉微欲绝、精神淡漠，或烦躁不安、大汗淋漓、四肢厥冷甚则神志昏迷为特征。本章将对各类型休克逐一叙述。

第二节　心源性休克

心源性休克狭义上是指发生于急性心肌梗死泵衰竭的严重阶段急性心肌梗死时，如同时伴有血压降低，皮肤灌注不足，肾血流减少，中枢神经功能减退等重要器官微循环衰竭的表现，而又能排除药物（如镇痛药、血管扩张药、利尿药）、体液丢失或补液不足引起血容量降低等所致的低血压时，即可考虑心源性休克的诊断。广义上心源性休克还包括急性心肌炎、大块肺梗死、乳头肌或腱索断裂、瓣叶穿孔、严重主动脉瓣或肺动脉瓣狭窄伴有轻或中度心动过速、急性心脏压塞、张力性气胸、心房黏液瘤，严重心律失常等所致心排血量急剧减少，有效循环血量和灌流量明显降低的休克。心源性休克属于中医厥脱、真心痛范畴，与心厥、心绝相似。

【诊断与鉴别诊断】

（一）诊断

心源性休克最常见于急性心肌梗死。根据临床表现、心电图发现和血心肌酶的检查结果，确诊急性心肌梗死一般并无问题。心源性休克诊断标准：

1. 急性心肌梗死的客观资料。

2. 临床表现

（1）收缩压≤80mmHg（10kPa）；原有高血压者收缩压较原来水平下降30mmHg（4.0kPa）。

（2）尿少：尿量＜25mL/h。

（3）意识异常。

（4）末梢循环灌注不足：皮肤苍白，肢端发绀、湿冷，胸骨皮肤指压阳性（压后再充盈时间＞2秒）、皮肤花纹等。

3. 经抗心律失常、解除疼痛、给氧或扩容等处理后，休克综合征仍存在。

（二）鉴别诊断

在判断急性心肌梗死所致的心源性休克时需与下列情况鉴别：

1. 急性大块肺动脉栓塞。

2. 急性心脏压塞　为心包腔内短期内出现大量炎症渗液、脓液或血液，压迫心脏所致。患者有心包感染、心肌梗死、心脏外伤或手术操作创伤等情况。此时脉搏细弱或有奇脉，心界增大但心尖搏动不明显，心音遥远，颈静脉充盈。X线示心影增大面搏动微弱，心电图示低电压或兼ST段抬高和T波倒置，超声心动图、X线CT或MRI显示心包腔内液体可以确诊。

3. 主动脉夹层分离。

4. 快速性心律失常　包括心房扑动、颤动，阵发性室上性或室性心动过速，尤其伴有器质性心脏病者，心电图检查有助于判别。

5. 急性主动脉瓣或二尖瓣关闭不全　由感染性心内膜炎、心脏创伤、乳头肌功能不全等所致。此时有急性左心衰，有关瓣膜区有反流性杂音，超声心动图和多普勒超声检查可确诊。

【西医治疗】

心源性休克的主要病理生理特点是心排血量减低，心搏出量亦减低，其周围血管阻力则可增高、正常或降低。一般常见的心源性休克多由急性心肌梗死所引起，故本节着重讨论急性心肌梗死引起心源性休克的治疗。

（一）镇痛

急性心肌梗死时的剧痛对休克不利，剧痛本身即可导致休克，宜用吗啡、哌替啶（度冷丁）等止痛，同时用镇静药以减轻患者紧张和心脏负担，以免引起迷走神经亢进，使心率减慢或抑制呼吸。

（二）纠正低氧血症

吸氧和保持呼吸道通畅，以维持正常或接近正常的动脉氧分压，有利于微循环得到最大的氧供应，防止发生呼吸性酸中毒或因换气过度而发生呼吸性碱中毒。可用鼻导管或面罩给氧，如气体交换不好，动脉血氧分压仍低而二氧化碳分压仍高时，宜及时做气管内插管或气管切开，用人工呼吸器辅助呼吸，以定容式呼吸器为佳，最好是用呼气末正压吸氧，要求动脉血氧分压达到或接近100mmHg（13.3kPa），二氧化碳分压维持在35～40mmHg（4.7～5.3kPa）。

（三）维持血压

如血压急剧下降，应立即开始静脉滴注间羟胺，以10～20mg稀释于100mL 5%葡萄糖注射液内，亦可同时加入多巴胺20～30mg。必要时在密切观控血压下，静脉内缓慢注射间羟胺3～5mg，使收缩压维持在90～

100mmHg（12～13.3kPa），保持重要器官的血流灌注。

（四）纠治心律失常

伴有显著心动过速或心动过缓的各种心律失常都能加重休克，需积极应用药物、电复律或人工心脏起搏等予以纠治或控制。

（五）补充血容量

有少部分患者由于呕吐、出汗、发热、使用利尿药和进食少等原因，而有血容量不足，治疗时需要补充血容量。可根据中心静脉压监测结果来决定输液量。中心静脉压正常为4～12cmH_2O（0.4～1.2kPa），如低于5cmH_2O（0.5kPa），提示有低血容量存在；低于10cmH_2O（1.0kPa）即可输液。输液的内容宜根据具体情况选用全血、血浆、人血白蛋白、右旋糖酐40或葡萄糖注射液，一般应用右旋糖酐40。右旋糖酐40应用于非失血性休克有两个优点：①能较快地扩张血容量，因从血管中消失也快，故可减少过度扩张的危险。②能抑制或解除红细胞和血小板的聚集及降低血液黏稠度，有助于改善微循环和防止微血栓形成。可先在10～20分钟内输入100mL，如中心静脉压上升不超过2cmH_2O（0.2kPa），可每20分钟重复输入同样剂量，直至休克改善、收缩压维持在90～100mmHg（12～13.3kPa）左右，或中心静脉压升至15cmH_2O（1.5kPa）以上，或输入总量达750～1000mL为止。输液过程中还需密切观察呼吸情况，并经常听诊肺部有无啰音，以防发生肺水肿。如中心静脉压已高于12cmH_2O（1.2kPa），或原先中心静脉压虽不甚高，但稍补充血容量后中心静脉压迅速升高，而动脉血压仍未改善，提示心排血功能差而静脉再次淤血。如有条件，应用多用途的飘浮心导管，可同时测中心静脉压、肺楔嵌压及心排血量；如导管带有铂电极，必要时可记录心腔内心电图，还可行心腔内起搏。正常时肺楔嵌压为10mmHg（1.3kPa），高于15～20mmHg（2.0～2.7kPa），说明左心排血功能不佳，如高达30mmHg（4.0kPa），说明左心功能严重不全；如低于15mmHg（2.0kPa），说明左心排血功能尚佳。而静脉压的增高为右心排血功能不佳所致，均应采取其他措施治疗。

（六）应用血管活性药物

当初次测量中心静脉压其读数即超过12cmH_2O（1.2kPa），或在补充血容量过程中有明显升高而患者仍处于休克状态时，即需考虑选用血管活性药物。

（七）强心苷的应用

临床关于强心苷对心源性休克的作用意见颇不一致。从一般临床经验看，有休克而无充血性心力衰竭的患者，用强心苷并无明显的裨益，在急性心肌梗死早期还易引起心律失常，故不宜常规应用。

（八）胰高血糖素的应用

胰高血糖素为多肽类物质，能激活腺苷环化酶系统，使三磷腺苷转变为环磷酸腺苷，使心脏的环磷腺苷增加或使钙在心肌细胞内聚积，可增强心肌收缩力，增快心率，增加心搏量和心排血量，升高血压，而使周围血管阻力下降，适用于心源性休克。用3～5mg静脉注射半分钟内注完，2～3分钟后如无过敏反应，可再重复注射，继而用3～5mg肌内注射，每1/2～1小时1次，或可每小时用5～10mg加入5%葡萄糖注射液1000mL中静脉滴注，连用24～48小时。副作用主要有恶心、呕吐、低血钾等。

（九）肾上腺皮质激素的应用

目前还有不同的意见，如要使用，早期大剂量应用，其潜在有益的作用主要是与细胞膜的作用有关，大剂量的肾上腺皮质激素有增加心排血量和减低周围血管阻力、增加冠状动脉血流量的作用。激素有可能影响心肌梗死后的愈合，但证据尚不充分，因此在急性心肌梗死所致的心源性休克患者中也可考虑应用。

（十）纠正酸碱平衡失调和电解质紊乱

主要是纠正代谢性酸中毒和高/低钾血症。休克较重或用升压药不能很快见效者，可即静脉滴注5%碳酸氢钠100～200mL，以后参照血pH值、血气分析或二氧化碳结合力测定结果，及时发现和处理可能出现的呼吸性碱中毒或酸中毒。纠正代谢性酸中毒的药物中，乳酸钠的缓冲能力较碳酸氢钠强，但需经肝脏转化后才起作用；在肝脏缺血的情况下，还可能分解出乳酸而加重乳酸血症。低血钾时用含氯化钾浓度为0.4%的5%葡萄糖注射液静脉滴注；高血钾时除限制钾盐摄入外，可静脉滴注5%碳酸氢钠和葡萄糖注射液加胰岛素以改善相关症状。

（十一）预防肾衰竭

血压基本稳定后，在无心力衰竭的情况下，可在10～30分钟内快速静脉滴注20%甘露醇或25%山梨醇100～250mL利尿，以防发生急性肾衰竭。如有心力衰竭，不宜用上述药物静脉滴注，可静脉注射呋塞米40mg或依他尼酸钠50mg。根据血流动力学监测的结果来选择治疗休克的药物最为妥当。

（十二）机械辅助循环

对药物治疗无效的患者，有人提倡用机械辅助循环的方法以减轻左心室负担及工作量，同时改善冠状动脉及其他重要器官的血液灌注。其方法有多种，包括左心室转流术（将左心房血引出，绕过心室再输回动脉）、部分心肺转流术（部分静脉血引出，经氧合器氧合后将血输回动脉）、副心脏（用人工小型血泵，分担心脏部分排血工作）、人工心脏（人工血泵完全代替心脏工作）、心脏机械辅助（用机械辅助心脏舒缩）、主动脉内气囊反搏术和体外加压反搏术等。其中以后两者较适用于急性心肌梗死所致的心源性休克。主动脉内气囊反搏术的应用原理是置入一根主动脉带有气囊的心导管，此气囊与泵相通，当心脏舒张时，向气囊充气使之膨胀，以增加冠状动脉舒张期灌注量，而收治疗效果；心脏收缩时从球囊抽气，使之收缩从而不妨碍心脏的排血。体外加压反搏术，是在上、下肢及骨盆部穿上可加压的套衣裤，在心脏舒张时加压，将小血管中的血挤入大血管中，以达到反搏效果，挤入主动脉的血液可增加冠状动脉的灌注，是无创性的操作。近年来，不少作者认为，在大片心肌坏死的情况下，药物的作用是有限的，从机械方面寻找帮助循环的方法是有前途的，为可取的方法。

【中医对心源性休克的认识和治疗】

（一）要义

心源性休克，属于中医厥脱证范畴，与心厥相似。心厥又称心病厥脱证。由于心脏的严重病变，以致心阳虚衰，运血无力，脑神失去气血充养，而阳气外脱。以心悸、面白，肢厥，脉细数微欲绝，血压降低，四肢厥冷或神昏为主要表现。可由多种心脏病变引致，其中以“真心痛”所致者常见和最严重。“真心痛”类似于西医的心肌梗死，最早记载见于《黄帝内经》：“真心痛手足青至节，心痛甚，旦发夕死，夕发旦死。”历代医家皆注重研究，对本病的病因、病机以及治疗方面均积累了较丰富的经验。如《华佗遗书》谓“心厥一日死”。《丹台玉案》说：“素无心痛疾，卒然大痛无声，面青气冷，咬牙噤齿，手足如冰冷者，真心痛也。”

（二）病因病机

心厥在临床中常表现为面色苍白或紫暗，四肢厥逆，出冷汗，神情淡漠或烦躁，甚至不省人事，卒然昏倒，神昏少尿，脉微欲绝等特征。其主要病机、病因为心阳虚衰。病位主要是心。《素问·灵兰秘典论》记载："心者，五脏六腑之大主。"《灵枢·阴阳系日月》曰："心为阳中之太阳。"心阳虚衰，鼓动无力，心脉痹阻，脉道不畅，则脉细数或沉迟欲绝。心病厥脱时的临床过程，实际是心主血脉功能丧失或即将丧失的过程。其含义主要有两点：即心气推动血液在脉管内运行和脉气约束血液周流于脉管内不溢于脉外。厥脱不仅是上述两个方面功能的受损，同时也包括了心脏缺血、失主的状态。心之气阴耗伤，心神失养，心脉痺阻，神明无主，则见神志烦躁、淡漠，甚至昏迷。汗为心之液，心阳不足，阳不敛阴，心阴不能内守，遂心悸、汗出不止。心阳衰，血脉阻滞，使肾失其养，肾元衰惫，气化失司，或血瘀阻络，关门不利，水道不通，则表现为少尿，甚至尿闭。

（三）治疗

1. 治则治法 回阳救逆，养阴复脉，行气活血。

2. 辨证施治

（1）寒厥：

［证候］手足厥冷，无热恶寒，神志淡漠，身冷如冰，尿少或遗尿，或伴下利清谷，面色晦暗舌淡苔白，脉沉迟欲绝。

［证候分析］寒邪直犯心君，阳气虚衰，阴寒内盛，不能温煦则身冷如冰。元神受蒙，则神志淡漠。肾阳失温，开阖不利则小溲异常，血脉不充，脉沉迟欲绝。若病损及脾，生津运化之功受遏，下利清谷。

［治法］温经散寒。

［方药］四逆汤合当归四逆汤（《伤寒论》）加减：红参 15g，炙附子 10g，当归 10g，白芍 10g，肉桂（研末另兑）5g，细辛 4g，大枣 3 个，干姜 10g，炙甘草 10g，通草 5g。

［方解］本证乃心阳虚衰，寒凝血脉所致。治当温阳散寒，养血通脉。方中以附子肉桂为君，入心、脾、肾经，温壮元阳，破散阴寒。以红参补益元气，助桂、附回阳救逆为臣。当归四逆汤养血通脉以之为使，甘草调和诸药共奏全功。

［加减］表虚自汗者，加黄芪、白术益气固表；汗多不止者，加龙骨、牡

蛎固涩止汗；心悸不宁者，加远志、酸枣仁宁心安神；神昏者，则加建菖蒲或同时口服苏合香丸。

(2) 心阳暴脱证：

[证候] 卒然神志恍惚或昏昧，唇苍白或清灰，四肢厥冷，冷汗阵作，息促气微，恶寒，舌质淡青，脉微欲绝或不能触及。

[证候分析] 多见于热病寒毒直中少阴，或心肾阳气素亏，或药毒遏制心阳，突然暴脱，或由气阴两虚转为阳脱者，厥脱已至危重期。清阳不升，浊邪上扰，神明失用则昏昧。阳气不能布达四肢则厥冷，卫气不固则冷汗，宗气陷下则息促气微，气脱则血脉不畅，故面唇苍白或脉微欲绝。

[治法] 回阳固脱。

[方药] 参附汤《正体类要》）或四逆汤（《伤寒论》）加减：炮附子 9g，人参 12g，干姜 6g，炙甘草 6g。

[方解] 人参甘温，补脾、肺之元气，配伍大辛大热之熟附子，温壮元阳，二药相须，药专力宏，上助心阳，下补肾命，中补脾土，且能迅达内外。臣以辛热之干姜入心、脾、肺经，助阳通脉。炙甘草益气补中，兼以缓姜、附峻烈之性，调和诸药使阳复厥回。

[加减] 阳虚则寒，寒则脉凝，凝则不通，而血瘀，当加桂枝、田三七、藏红花、丹参；水饮凌肺，喘促痰多不能卧者，合葶苈大枣泻肺汤；小便不利，面浮肢肿者，合真武汤加猪苓；胸痛甚者，加失笑散合丹参饮。

上述病证在内服方药的同时，可选用参附注射液、参附芪注射液或救心复脉注射液静脉滴注治疗。

(3) 阴脱：

[证候] 发热心烦，面色苍白，口渴，心悸多汗或汗出肢冷，尿短色黄，脉细数，舌燥，面白等。

[证候分析] 津血耗损，心失其养则动悸而烦，口舌失濡润则干燥渴饮，外不能营养肌肤则色不华，阴虚不能制阳则内热、脉细数。

[治法] 救阴固脱。

[方药] 固阴煎（《景岳全书新方八阵》）加减：人参 20g，五味子 6g，山药 15g，熟地黄 15g，山茱萸 15g，远志 5g，炙甘草 12g。

[方解] 方中熟地黄、山茱萸、山药滋补肾之元阴；善补阴者必从阳中求阴，故以菟丝子补阳济阴，人参、五味子、炙甘草益气固脱，使阴生阳长而

生机不断。

［加减］若心悸、潮热者，加鳖甲、麦冬、酸枣仁；口燥咽干者，加玄参、天花粉、麦冬、石斛；小便不利者，加肉桂；大便秘者，加火麻仁（包煎）、当归，去山茱萸。

上述病证在内服方药的同时，可选用参麦注射液、参附芪注射液或救心复脉注射液静脉滴注治疗。

（4）阴阳俱脱：

［证候］神志昏迷，目呆口张，气息短促，汗出如油，瞳仁散大，舌卷囊缩，大小便失禁，脉微细或数或沉迟欲绝。

［证候分析］阴竭阳脱，五脏功能垂绝。阴津阳气衰竭，心、脑失去温煦濡养，元神受扰，血脉受阻，故见神昏，目合，瞳仁散大，脉时数、时迟或微欲绝；肺气受损，宣、肃失司，气息短促；肝脏疏、藏失用，经脉失荣，寒凝厥阴，则阴囊收缩；脾吸收、运化、转输被制，则大便失禁，心火不能下交于肾，或肾水不能上交于心，均可致心肾俱败。肾之开阖失常，水道开而不关，则尿多失禁，或闭而不开则无尿。

［治法］救阴敛阳，回阳固脱。

［方药］六味回阳饮（《景岳全书》）合生脉散（《世医得效》）：人参15～60g，制附子6～10g，炮干姜6～10g，炙甘草3g，熟地黄15～60g，当归身10g，麦冬12g，五味子10g，煅龙骨30g，煅牡蛎30g。

［方解］以人参补益元气，附子温肾回阳，熟地黄、麦冬、五味子滋阴，当归活血补血，龙骨、牡蛎固涩止汗，合而共奏益气救阴、回阳固脱之效。

［加减］病至此境，至虚无疑，但气血运行不畅经络受阻，机体形成之浊物积滞于内，颇似古人所云“至虚有盛候”。其陈腐不除去，奈何以生新，诸药之效应何以发挥？故全赖气血之启动是为要务，故对于虚中有滞者，宜加藏红花、丹参去瘀生新，回阳救逆。

尿多不禁者当以固为主，可配合桑螵蛸散加减；无尿当以淡渗为法以猪苓汤增减。

（5）气阴两虚证：

［证候］心悸，气短，息促，心烦口渴，自汗热黏或汗出四肢欠温或逆冷，大便干结，脉细数或芤，舌燥，面色苍白或潮红等。多见于心病厥脱早期。

［证候分析］本证乃气阴两虚所致。阴虚则心神失于濡养，心悸而烦，舌燥口渴，大便结，气虚则心搏无力，血脉失充而气短息促，脉细数，四肢不温。

治法，益气养阴。

［方药］生脉散（《医学启源》）合三甲复脉汤（《温病条辨》）加味：人参9g，麦冬15g，五味子6g，炙甘草18g，干地黄18g，生白芍18g，阿胶9g，麻仁9g，生牡蛎15g，生鳖甲24g，生龟甲30g，丹参15g。

［方解］人参大补元气，固脱止汗；麦冬、地黄滋阴生津；阿胶、白芍滋阴养血，五味子益气生津，敛阴止汗，龟甲、鳖甲、牡蛎育阴潜阳；炙甘草、麻仁宁心定悸；丹参活血生新。合之气阴双补，既可固气津之外泄，又能复气阴之耗损。

上述病证在内服方药的同时，可选用参麦注射液、参附芪注射液或救心复脉注射液静脉滴注治疗。

3. 中成药

（1）参麦注射液：每次20mL加入50%葡萄糖注射液20mL中静脉注射，每隔10～15分钟1次，连续3～5次；或继以50～100mL加入5%葡萄糖注射液或生理盐水250～500mL中静脉滴注，直至病情好转为止。

（2）参附注射液：每次20～30mL加入5%或10%葡萄糖注射液或生理盐水20mL中，静脉注射，必要时每隔15～60分钟重复1次；或以40～80mL参附注射液加入250～500mL上述液体中静脉滴注。

（3）参附芪注射液：每次5mL加入5%～10%葡萄糖注射液20mL或生理盐水20mL中静脉注射，必要时可重复；或以20mL参附芪注射液加入5%或10%葡萄糖注射液500mL中静脉滴注。

（4）救心复脉注射液（每毫升含枳实相当于生药4g）：收缩压低于50mmHg（6.7kPa）者或据病情只需要在较短时间内应用者，首次用5mL加入生理盐水或5%葡萄糖注射液稀释至10mL，每次用1～2mL，30秒内静脉注射完，视血压可重复2～5次或改用静脉滴注。收缩压高于50mmHg（6.7kPa）者或据病情需要较长时间用药者，以救心复脉注射液5～20mL加入生理盐水250～500mL或5%（10%）葡萄糖注射液250～500mL中静脉滴注，剂量为0.001～0.004mL/（kg·min）。据病情调节滴速或调整药液浓度，以维持收缩压在90mmHg左右（12kPa）［原有高血压病者维持收缩压在100

～120mmHg（6～13.3kPa）左右]。当血压稳定时，渐减药量或停药。（可参阅本书附录：救心复脉注射液治疗心源性休克临床研究）

（5）复方丹参注射液：8～16mL 加入生理盐水或 5% 葡萄糖注射液 250～500mL 静脉滴注。适于心病厥脱兼气滞血瘀证或伴心绞痛者。

（6）血栓通注射液：80～160mg 加入生理盐水或 5% 葡萄糖注射液 250～500mL静脉滴注。适于心病厥脱兼气滞血瘀证者。

（7）川芎嗪注射液：80～120mg 加入生理盐水或 5% 葡萄糖注射液 250～500mL静脉滴注。适于心病厥脱兼气滞血瘀证或伴心绞痛者。

4. 针灸　具有疏通经络、调整气血、平衡阴阳的作用，从而达到救治“厥脱”的目的。包括体针、电针、耳针、头针、梅花针。

（1）体针：

[主穴] 素髎、内关、人中。

[配穴] 少冲、少泽、中冲、涌泉、足三里。

[手法] 中度刺激，留针间断捻转。

（2）电针：

[主穴] 足三里、合谷。

[配穴] 涌泉。

[方法] 电压 14～10.5V，频率 105～120 次/min，两个电针，两个穴位。

（3）耳针：

[主穴] 肾上腺、升压点、皮质下、心。

[配穴] 甲状腺、激素点、神门、肺、肝、交感。

[方法] 两耳交叉取主穴，间歇留针 1～2 小时；效果不明显时加配穴。

（4）头针：

[取穴] 按头针刺激区方法取运动区的面区下 2/5 处，感觉区的头、躯干区的中 3/5 处及胸腔区双侧的全部。根据病情可配运动区和血管舒缩区。

[针刺方法] 进针宜顺其经脉循行方向，针体与头皮呈 20°～30°为宜，迅速进针，部位宜准。进针后立即强刺激捻转，用力均匀，向前向后各捻 180 次，频率 150～200 次/min，连续 5 分钟，留针 10 分钟。

（5）梅花针：

[治疗部位] 后颈、骶部、气管两侧、内关、膻中、人迎、三阴交等。

[刺激强度] 可采用重刺激法，即腕力重、针体高、节律慢，30 次/min，

连续5～10分钟，使被刺激皮肤出现潮红、微出血为止。

（6）推拿按摩法：

1）取穴手法：

［取穴］两侧肺俞、心俞、膈俞、内关上背部。

［手法］按法、揉法、一指禅推法、㨰法、擦法。

［操作］两侧按揉同时进行，每穴按揉达25分钟。

2）急救开窍：

［取穴］人中、百合、印堂、太阳、肩井、合谷、曲池、委中。

［手法］掐、按、拿、抹。

［操作］患者平卧，解开衣襟，先掐人中，再拿合谷、委中，按百合、印堂。并从印堂抹到太阳穴区，往返10余次，然后拿肩井。

3）项背部按摩救治：

［取穴］心俞、脾俞、胃俞、风池、肩井。

［手法］按、揉、拿、搓。

［操作］按揉背部膀胱经，重点为心俞、脾俞、胃俞，每穴30秒，而后再按拿两侧风池穴。并沿颈椎棘突两侧自上而下操作3～4次，最后再拿两侧肩井。

5. 随机应变治疗　本病证属于危急重证。辨证施治当根据病史和望、闻、问、切及检验资料全面分析并辨明病因、病位、虚实、病性、轻重、缓急及并病、合病。首先，注意分辨阴阳。心病厥脱因气血逆乱，阴阳脱失所致，病变多端，但其要者，不外阴衰、阳竭。正气衰弱时，外邪尚可乘虚而入，易并发热毒炽盛及气滞血瘀证，加重心衰，皆宜分辨。

其次，注意分辨病势程度。一般分厥脱前期，早期、中期、晚期。前期多表现为阳气虚弱证，现面色苍白，四肢欠温，汗出气短，表情冷淡，或但欲寐，血压正常或略有下降，但缺少典型症状、体征，容易被忽视，当引起重视。注意跟踪观察及时治疗。中期厥脱症状、体征明显，脉搏增快，血压下降，甚者难于测量，少尿或无尿，但神志尚清；晚期，伴严重并发症如络血凝、多脏衰竭、痰迷心窍、瘀斑等，其证属于真阴衰竭，阳气暴脱甚至阴阳俱脱。熟悉厥脱病程规律，做到胸中有数，有益于早诊断、早治疗、早预防和提高对本病的抢救成功率。

其三，心病厥脱由真心痛致者多。不通则痛，因此对心病厥脱之治，首重止痛、致痛之因以寒滞脉络常见，古今治疗寒邪致痛经验“得灵则痛止”，即寒者温之意。故以当归四逆汤温经祛寒，通脉活血主之，瘀滞显著者加红花或配丹参饮，或失笑散；体虚而瘀者以藏红花代红花；瘀久化热，则败血、损肌、伤络，可胸痛加重，且发热、心悸、烦躁不宁，脉数，选用四妙勇安汤合黄连解毒汤加丹参、炙乳香、炙没药清热解毒，化瘀止痛；因痰湿阻遏心阳者，常见胸心憋闷，舌苔白腻，可用瓜蒌薤白半夏汤或瓜蒌薤白白酒汤；心病厥脱正气至虚，宜保持大便通畅，避免“虚劳努厕”劳神耗气，可在原方基础上，加用火麻仁、瓜蒌皮或者配增液承气汤润肠通便，以防诱发心厥或者加重。当病情好转或心肌梗死手术后进入恢复期，宜防再损伤，需常用益气活血方药如归脾汤或者八珍汤类调摄。

【护理】

（一）严密观察呼吸，保持呼吸道通畅

清洗鼻腔、口腔异物，有痰涎及时吸出。如吸氧，保持吸氧的正常流量畅通，注意呼吸节律快慢。呼吸声高气粗为实证，呼吸声低气短为虚证。呼吸声急鼻煽，张口抬肩为危重证。

（二）查脉搏、血压、体温

脉搏有力而匀整为病缓，而数或迟、沉细、结代，若有若无为病重，血压逐渐平稳上升为好转，若不稳定或逐渐下降或测不到为危重。

（三）察神观色

随时了解病情，以知病情趋向，若烦躁或神情淡漠，颜面苍白，肤色青紫多为病重。若安静而卧，面色转红，则为病缓。

（四）记尿量

24 小时尿量 500mL 以上为有好转，若少于 500mL 或尿闭伴呕吐，多为病情危笃，可能出现变证。

（五）防寒保暖

本病属多阳气虚弱，脾胃不健，四肢厥冷，血运不畅，宜防寒保暖。注意及时补充水分，少量多次饮水或服药液，利于病证缓解康复。

（六）注意调节输液剂量和速度

当静脉滴注中药升压药时，必须对血压、心率进行动态观察，随时调整输液速度，控制药物剂量，防止因输注速度和药物浓度等因素导致血压、心率的忽高忽低、忽快忽慢。

【中医药治疗心源性休克的研究进展】

（一）病因病机研究

于凯成认为心源性休克的发生是因原有心之重疾，体用俱损，心阳虚衰，不能温运血脉，推动血行，致使心脉瘀阻。阴血同源，血瘀则阴津外渗形成水湿，又致阴伤，造成上有绝阳之络，下有破阴之纽，而上引下竭，阴阳互不维系，五络俱竭。由此可见，心源性休克是因久患心疾，损及心阳及心阴，也可由外之邪毒内犯，耗损心之气阴，进而损及他脏致使气、血、津、液、精、阴、阳脱失，五络俱竭，脏器升降出入无权，而临床表现出一派虚衰危候[1]。

奚凤霖认为，心源性休克的病机重点在于心肾衰竭，急性心肌梗死并心痛剧烈发展到某一程度时，特别受到致病因素的急剧影响，脏腑受损，气机逆乱，阴阳之气不相顺接，导致厥脱之变，救治不当或救治不及时，则会阴阳离决、精气竭绝而亡[2]。吴逸民认为，休克初期类似于少阴病热化证，休克的缺血缺氧期类似于少阴病寒化证，休克“不可逆转期”类似于少阴病“六死”证[3]。王延认为，心源性休克属中医学“真心痛”“厥脱”范畴，其病机为阳微阴竭，阴阳离绝[4]。张鸣鹤认为，心源性休克相当于内伤之厥中的气厥和伤寒、温病中的寒厥（阴厥），引起心源性休克的虚证气厥的关键在于元气的亏虚和心气的耗散。引起心源性休克的寒厥主要由于内脏虚寒，阳气衰微，阴寒太甚，阳气不能布达四肢，阴阳之气不能顺接所致[5]。

陈可冀认为，急性心肌梗死合并心源性休克病因病机主要有三个方面：一为阴液不足、正气不固，临床表现为神志呆滞或躁动，面色苍白，皮肤温润，手指足趾凉，尿量少，脉微弱、细数或结代，舌胀有紫气或舌尖红；二为阴竭于内、阳绝于外，临床表现为嗜睡或朦胧，面色青紫，大汗如珠，四肢厥逆，过肘及膝，尿少或无，脉微弱，若有若无，或结代，舌紫暗，可有褐腻苔；三为内闭外脱，临床表现为神识不清或昏迷，面色灰暗冷汗如油，肢体厥冷，无尿，脉触不及，舌躁或伸不出舌[6]。

（二）治则治法研究

徐承秋认为心源性休克的症状属于中医“阴厥”“阳脱”的范畴。轻者为

“阴厥”，重者为“阳脱”，是由于内损心气、伤津耗血等所致气血逆乱，阳气耗脱的一类病证。轻、中度休克患者有气短懒言、神志淡漠、皮肤湿冷、尿少汗出、四肢偏凉、面色苍白、血压轻中度下降，脉细数，舌淡胖，苔薄白。以生脉饮、益气方（黄芪、人参、黄精）、保元汤加减，重在补益元气，温肾助阳，养阴生津敛汗。重度休克并伴有大汗淋漓、四肢厥冷、发绀较重、面色青灰、血压重度下降、脉细微弱、舌暗瘀、苔白腻，以四逆汤、参附龙牡汤、生脉饮等加减，重在回阳收逆，生津固脱。方中均加用三七粉冲服，因休克有微循环障碍，所以活血化瘀，疏通血脉，可预防弥散性血管内凝血（DIC）之发生。如有DIC出现，其病死率会明显增高，此时应加活血方（丹参、赤芍、郁金）[6]。

朱伯言认为，急性心肌梗死合并心源性休克其病理多为邪实正虚，阴阳平衡严重失调，而临证以心血瘀阻、心气不足者尤为多见，采用益气活血通脉法治疗急性心肌梗死合并心源性休克患者18例，其临床疗效明显优于单纯西药组[7]。

赵淳等认为，急性心肌梗死并心源性休克属于中医学“真心痛”危重阶段所致“厥脱”范畴，其临床表现多为阳气暴脱或阴阳俱脱（阴厥阳脱）证，且常兼夹心脉瘀阻、水气凌心证。治当救逆固脱、活血化瘀通络、振奋心阳、化气行水为急[8]。于凯成认为，本病病机十分复杂，主要为虚实夹杂，以虚为主，阴阳气血亏虚，发展多脏器同病。治疗上依据不同临床证型，多采用益气养阴、回阳固脱、育阴潜阳三法[9]。

杨秀清用人参、附子各15g，干姜、茯苓各10g，炙甘草15克，治疗1例风湿性心脏病合并心力衰竭心源性休克患者，投药2剂，血压从80/50mmHg（10.7～6.67kPa）升为100/70mmHg（13.3～9.33kPa）[10]。姚志雄认为，风湿性瓣膜病发展至心力衰竭心源性休克的患者，辨证属心阳暴脱者，治予回阳救逆的同时，还需佐以摄阴，方用参附汤而重用人参[11]。余峰治冠心病心源性休克因心气虚衰，心阳衰竭，水邪上逆所致的心阳虚脱，治以益气回阳，温通渗湿法，急投参附汤合苓桂术甘汤加减，服药2剂，四肢转温，血压上升，观察治疗1周，症状消失[12]。

胡勇以中药为主治疗心源性休克15例。分为阳脱型，临床表现为神情淡漠，肢厥，大汗淋漓，心悸气短，脉细或结代，以四逆汤、参附汤为主方加减。红参10～30g，制附子10～30g，干姜10g，炙甘草15g。阴脱型，临床表现为烦躁，汗出黏，舌红少津，脉细或芤，以生脉散加减：红参 10～30g，麦冬 10～30g，五味子 10g。阴阳俱脱型，临床表现为昏不识人，目呆口张，息微肢厥，舌卷囊缩，脉微或结代，以生脉散加减：红参 10～30g，制附子 10～20g，麦冬 30g，五味子 10g，炙甘草 15g，丹参 15g，干姜 5g。气脱血瘀型，临床表现为面青紫，喘息，心悸而痛，汗出遗溺，舌紫有瘀点，脉结代，以生脉散加活血化瘀之品：红参 10～30g，麦冬 30g，炙甘草 15g，五味子 10g，丹参 20g，赤芍 10g，红花 10g，青皮 10g，川芎 10g。结果 15 例患者均于服中药后 2～6 小时血压回复，其中有 3 例曾使用多巴胺，余 11 例均未用抗休克西药。原发疾病症状好转，休克纠正[13]。

金妙文等认为，心源性休克的病机关键是气滞络瘀，内闭外脱，故行气活血、开闭固脱是治疗休克的基本大法[14]。骆丰等认为，本病经急救处理后应给以辨证施治：阳气外脱证，当以益气固脱，通脉止痛法；气虚及阳，阳气暴脱证，当以益气温阳，救逆固脱法；阳虚水泛，心阳暴脱证，当以温阳固脱，泻肺利水法[15]。

（三）制剂方药研究

黄道生等认为，“当厥脱危及生命之顷刻，气与血相权，气的作用和位置更重要……有形之血不能速生，无形之气必当亟固”，才能维系生命，免致气绝暴脱。故此，着眼整体，调和气血，燮理阴阳，率先拯救气机，气帅血行，贯通心脉，运达周身，使阴阳之气重相顺接，复脉回厥至关紧急。他们用行气活血的救心复脉注射液治疗心源性休克 20 例，用多巴胺注射液作对照（11 例），结果表明，救心复脉注射液组有效 18 例（90.0%），无效 2 例（10.0%）；救心复脉注射液和多巴胺均能升高血压，增加心泵功能，改善厥脱证的症脉，但救心复脉注射比多巴胺升压速度快，幅度高，作用稳定，对心率有双相调节作用，使心动过速患者心率减慢，使心动过缓患者心率增快[16]。

莫成荣等用参附注射液合川芎嗪注射液治疗真心痛合并厥脱证 30 列，总有效率达 80%[17]。胡万英用参附注射液抢救 16 例心源性休克，结果示显效 4 例，有效 8 例，无效 4 例，总有效率 75%。治疗后胸痛缓解 2 例，胸闷缓解 2 例，心悸好转 8 例，心力衰竭改善 5 例[18]。毕晓锋等将 26 例急性心源性休克患者随机分为两组：对照组 22 例，采用内科常规治疗；治疗组 14 例，在对照组治疗的基础上加用参附注射液治疗，结果：治疗组治疗后心率为（90±

17）次/min，明显低于对照组（106±19）次/min（$P<0.05$），治疗组治疗后血压为（102±18）/（70±112）mmHg，对照组治疗后血压为（180±10）/（62±4）mmHg，两组比较，有显著性差异（$P<0.05$），治疗组治疗后收缩末期容积、舒张末期容积和射血分数与对照组比较，有显著性差异（$P<0.05$）。据此认为参附注射液是治疗心源性休克安全、有效的药物[19]。

龙明照等观察参麦注射液对心源性休克的治疗效果，采用随机分组的方法，对30例心源性休克患者进行内科常规治疗和内科常规治疗+参麦注射液疗效比较，结果表明，应用参麦注射液2周后，患者血压升高，并保持较平稳状态，同时左心室收缩功能明显改善，未发现严重不良反应，说明参麦注射液是治疗心源性休克的安全有效药物[20]。吴春江在常规治疗的基础上，加用参麦注射液40～60mL加入5%葡萄糖注射液500mL中静脉滴注治疗心源性休克30例，并与多巴胺组（22例）对照，结果表明，治疗组总有效率为90.0%，对照组总有效率81.8%，组间比较无显著性差异（$P>0.05$）。说明参麦注射液具有升高血压和扩张冠脉的双重作用，治疗心源性休克疗效确切[21]。

（四）针灸治疗研究

中医针灸治疗厥脱也取得一定效果。李良元用针刺人中、涌泉、十宣放血等法治疗厥证，而用灸法，如百会、神阙、关元、足三里等治疗脱证，实践证明，针灸以上穴位时可立刻升高血压20mmHg（2.67kPa），从而为配合药物治疗及其他抢救措施赢得了宝贵时间[22]。江凌报道，针刺人中穴能够通过改善微循环障碍和血流动力学紊乱、纠正机体代谢异常及保护内脏器官功能来实现抗休克的作用，适用于休克早中期[23]。陈志明认为，阳明经多气多血，取其合穴，能益气固脱，回阳救逆。故临床上在建立静脉通道综合治疗后，用参附注射液、参麦注射液、胎盘注射液穴注足三里和曲池两个穴位治疗厥脱[24]。

参考书目

[1] 郑大为，栾杰男，等．于凯成教授治疗心源性休克经验．中国中医急症，2007，16（2）：187

[2] 奚凤霖．心源性休克从厥脱证论治探讨．江苏中医，1991，10（1）：34～36

[3] 吴逸民．少阴病与休克的相关性．辽宁中医杂志，1991，18（1）：1～4

[4] 王延．独参汤治疗心源性休克．山东中医杂志，1999，18（11）：520

[5] 张鸣鹤．心源性休克的中医治疗．山东中医杂志，1984，12（2）：1～3

[6] 廖家祯，陈可冀，徐承秋，等．心源性休克辨治．北京中医杂志，1990，6：12～16

[7] 朱伯言，刘玉建．中西结合治疗急性心肌梗死合并心源性休克18例．山东中医杂志，1994，13（9）：411

[8] 吴英，叶勇，谢郁华．赵淳教授中西医结合救治心源性休克经验，中国中医急症，2004，13（5）：303～304

[9] 郑大为，栾杰男，张建，等．于凯成教授治疗心源性休克经验．中国中医急症，2007，16（2）：187

[10] 杨秀清．厥脱证治．陕西中医学院学报，1987，10（1）：32

[11] 姚志雄．中西医结合救治心源性休克8例临床体会．新中医，1982，11（7）：29

[12] 余峰．心病急症治验四则．江西中医药，1984，（4）：10

[13] 胡勇．中药为主治疗心源性休克巧例临床观察．实用中医内科杂志，1984，4（2）：46

[14] 金妙文，周仲瑛．中西医结合治疗休克的研究．浙江中西医结合杂志，2004，14（7）：397～399

[15] 骆丰，邵念方．心痛脱证诊治探讨．山东中医杂志，1997，16（6）：243

[16] 黄道生，杨剑钢，李灿，等．救心复脉注射液治疗心源性休克的临床研究．中国中西医结合杂志，1998，18（10）：590～593

[17] 莫成荣．参附注射液合川芎嗪注射液治疗真心痛合并厥脱证30例．中国中医急症，1996，5（4）：163～164

[18] 胡万英．参附注射液抢救心源性休克16例．浙江中西医结合杂志，2001，11（8）：500

[19] 毕晓锋，刘国斌．参附注射液治疗心源性休克的疗效观察．实用临床医学，2005，6（9）：32～34

[20] 龙明照，马湖蕊，龙凤昌，等．参麦注射液治疗心源性休克疗效观察．中医研究，2000，13（2）：44～46

[21] 吴春江．参麦注射液治疗心源性休克的临床观察．河北中医，2001，23（2）：94～95

[22] 李良元．浅谈急诊厥脱的诊治．现代中西医结合杂志，2003，12（15）：1636～1637

[23] 江凌．针刺人中穴抗休克的机理研究述略．浙江中医杂志，1999，34（8）：356～358

[24] 陈志明．针刺足三里配合曲池穴的临床运用体会．中华现代中西医杂志，2003，1（8）：735～736

第三节 感染性休克

感染性休克是以全身性感染导致器官功能损害为特征的复杂的临床综合征。严重感染常由革兰阴性细菌感染引起，其发病率和病死率均很高。感染灶中的微生物及其毒素、胞壁产物等侵入血循环，激活宿主的各种细胞和体液系统；产生细胞因子和内源性介质，作用于机体各种器官、系统，影响其灌注，导致组织细胞缺血缺氧、代谢紊乱、功能障碍，甚至多器官功能衰竭。因此感染性休克是微生物因子和机体防御机制相互作用的结果，微生物的毒力数量以及机体的内环境与应答是决定感染性休克的发展转归的重要因素。

感染性休克的常见致病菌为革兰阴性细菌，如肠杆菌科细菌（大肠埃希菌、克雷白菌、肠杆菌等）；不发酵杆菌（假单胞菌属、不动杆菌属等）；脑膜炎奈瑟菌；类杆菌等。革兰阳性菌，如葡萄球、链球菌、肺炎链球菌、梭状芽胞杆菌等也可引起休克。某些感染，如革兰阴性细菌败血症、暴发性流脑、肺炎、化脓性胆管炎、腹腔感染、细菌性痢疾（幼儿）易并发休克。某些病毒性疾病，如流行性出血热，其病程中也易发生休克。

原有慢性基础疾病，如肝硬化、糖尿病、恶性肿瘤、白血病、烧伤、器官移植以及长期接受肾上腺皮质激素等免疫抑制药、抗代谢药、细菌毒类药和放射治疗，或应用留置导尿管或静脉导管者可诱发感染性休克。因此本病较多见于医院内感染患者，老年人、婴幼儿、分娩妇女、大手术后体力恢复较差者尤易发生。

特殊类型的感染性休克、中毒性休克综合征见于皮肤和软组织葡萄球菌感染。

本病与中医学“厥脱证”、温毒“厥脱证”相似。

【诊断与鉴别诊断】

（一）诊断

1. 临床表现　对易于并发休克的一些感染性疾病患者，应密切观察病情变化。下列征象的出现预示休克发生的可能：

（1）体温过高（＞40.5℃）或过低（＜36℃）。

（2）非神经系统感染而出现神志改变，如表情淡漠或烦躁不安。

（3）呼吸回忆伴低氧血症和/或血浆乳酸浓度增高，而胸部X线摄片无异常表现。

（4）心率增快与体温升高不平行，或出现心律失常。

（5）尿量减少（<0.5mL/kg），至少1小时以上。

（6）血压<90mmHg（12kPa）或直立性低血压（血压低不一定都是休克，但休克必定出现循环障碍）。

（7）血常规示血小板和白细胞（主要为中性粒细胞）减少。

（8）不明原因的肝、肾功能损害等。

2. 血流动力学改变

（1）动脉压与脉压：收缩压下降至80mmHg（10.4kPa）以下，原有高血压者下降20%以上，脉压<30mmHg（4kPa），并有组织低灌注表现者，即可诊断为休克。

（2）中心静脉压（CVP）和肺动脉楔压（PAWP）：CVP正常为6～12cmH_2O（0.59～1.18kPa），主要反映回心血量和右心室搏血功能，也可作为了解容量血管张力的参数，应结合血压加以判断。在心功能减损时，监测PAWP对指导输液防止肺水肿较CVP更为可靠。PAWP正常值为8～12mmHg（1.06～1.6kPa），能较好地反映左心室搏血功能，PAWP升高提示肺淤血，18mmHg（2.4kPa）时应限制输液。

（二）鉴别

感染性休克应与下列各种休克鉴别。

1. 低血容量性休克　多因大量出血（内出血或外出血）、失水（如呕吐、腹泻、肠梗阻等）、失血浆（如大面积烧伤等）等致血容量突然减少所致。

2. 心源性休克　由心脏泵血功能衰竭所致，常继发于急性心肌梗死、急性心脏压塞、严重心律失常、各种心肌炎和心肌病、急性肺源性心脏病等。

3. 过敏性休克　系因机体对某些致敏源，如药物（如青霉素等）或生物制剂（如血清、疫苗）等过敏所致，起病突然。

4. 神经性休克　可因剧痛、脑脊髓损伤、硬膜外麻醉等引起，因神经作用使外周血管扩张、有效血容量相对减少所致。

【治疗】

（一）病因治疗

应用抗生素治疗前应首先进行及时正确的微生物培养。为了确定感染源和致病病原体，应迅速采用诊断性检查，如影像学检查和可疑感染源取样。诊断为严重感染后1小时以内，立即给予抗生素治疗。早期经验性抗感染治疗应根据社区或医院微生物流行病学资料，采用覆盖可能致病微生物（细菌或真菌）的广谱抗生素，而且抗生素在感染组织中具有良好的组织穿透力。

（二）抗休克治疗

1. 补充血容量　一旦临床诊断严重感染，应尽快进行积极的液体复苏，并在6小时内达到复苏目标。有效循环血量的不足是感染性休克的突出矛盾，故扩容治疗是抗休克的基本手段。扩容所用液体应包括胶体液和晶体液。各种液体的合理组合才能维持机体内环境的恒定。胶体液有右旋糖酐40、血浆、人血白蛋白和全血等。晶体液中林格液较好。休克早期有高血糖症，加之机体对糖的利用率较差，且高血糖症能导致糖尿和渗透性利尿带出钠和水，故此时宜少用葡萄糖液。

（1）胶体液：

1）右旋糖酐40：能覆盖红细胞、血小板和血管内壁，增加互斥性，从而防止红细胞凝聚，抑制血栓形成，改善血流。输注后可提高血浆渗透压，拮抗血浆外渗，从而补充血容量，稀释血液，降低血黏度，疏通微循环，防止DIC，在肾小管内发挥渗透性利尿作用。静脉注射后2～3小时其作用达高峰，4小时后渐消失。每日用量为500～1500mL，一般为1000mL。有严重肾功能减退、充血性心力衰竭和出血倾向者最好勿用。偶可引起过敏反应。

2）血浆、白蛋白和全血：适用于肝硬化或慢性肾炎伴低蛋白血症、急性胰腺炎等病例。无贫血者不必输血，已发生DIC者输血亦应审慎。血细胞比容以维持35％～40％较合适。

（2）晶体液：

1）碳酸氢钠林格液和乳酸钠林格液等平衡盐液所含各种离子浓度较生理盐水更接近血浆中水平，可提高功能性细胞外液容量，并可部分纠正酸中毒。对肝功能明显损害者以用碳酸氢钠林格液为宜。

2）5％～10％葡萄糖液主要供给水分和热量，减少蛋白质和脂肪的分解。

25%～50%葡萄糖液尚有短暂扩容和渗透性利尿作用，休克早期不宜用。

扩容输液程序、速度和输液量，一般先输右旋糖酐 40（或平衡盐液），有明显酸中毒者可先输 5%碳酸氢钠，在特殊情况下可输人血白蛋白或血浆。滴速宜先快后慢，用量应视患者具体情况和原心肾功能状况而定：对有明显脱水、肠梗阻、麻痹性肠梗阻以及化脓性腹膜炎等患者，补液量应加大；而对心脏病患者则应减慢滴速并酌减输液量。在输液过程中应密切观察有无气促和肺底啰音出现。必要时可在 CVP 或 PAWP 监护下输液，如能同时监测血浆胶体渗透压和 PAWP 梯度，对防止肺水肿的产生有重要参考价值，若二者的压差＞8.025mmHg（1.07kPa），则发生肺水肿的危险性较小。扩容治疗要求达到以下指标：①组织灌注良好，患者神情安宁、口唇红润、肢端温暖、发绀消失。②收缩压＞90mmHg（12kPa）、脉压＞30mmHg（4kPa）。③脉率＜100 次/min。④尿量＞30mL/h。⑤血红蛋白恢复基础水平，血液浓缩现象消失。

2. 纠正酸中毒　根本措施在于改善组织的低灌注状态。缓冲液主要起治标作用，且血容量不足时，缓冲液的效能亦难以充分发挥。纠正酸中毒可增强心肌收缩力，恢复血管对血管活性药物的反应性，并防止 DIC 的发生。首选的缓冲液为 5%碳酸氢钠，次为 11.2%乳酸钠（肝功能损害者不宜用）。

3. 血管活性药物的应用　旨在调整血管舒缩功能，疏通微循环淤滞，以利休克的逆转。

（1）扩血管药物：必须在充分扩容的基础上使用。适用于低排高阻型休克（冷休克）。

1）α 受体阻滞药：可解除内源性去甲肾上腺素所引起的微血管痉挛和微循环淤滞。可使肺循环内血液流向体循环而防治肺水肿。本组的代表药物为酚妥拉明（苄胺唑啉），其作用快而短，易于控制。剂量为 5～10mg/次（儿童 0.1～0.2mg/kg）以葡萄糖液 500～100mL 稀释后静脉滴注，开始时宜慢，以后根据反应调整滴速。情况紧急时，可先以小剂量加入葡萄糖液或生理盐水 10～20mL 中缓慢静脉注射，继以静脉滴注，0.1～0.3mg/min。心功能不全者宜与正性肌力药物或升压药合用以防血压骤降。氯丙嗪具有明显中枢神经安定和降温作用，能降低组织耗氧量，还能阻断 α 受体、解除血管痉挛、改善微循环；适用于烦躁不安、惊厥和高热患者，但对年老有动脉硬化和呼吸抑制者不相宜，肝功能损害者忌用；剂量为每次 0.5～1.0mg/kg，加入葡萄糖液中静脉滴注，或肌内注射，必要时可重复。

2）β受体兴奋药：典型代表为异丙肾上腺素，具强力 β_1 和 β_2 受体兴奋作用，有加强心肌收缩和加快心率、加速传导以及中等度扩血管作用。在增强心肌收缩的同时，可显著增加心肌耗氧量和心室的应激性，易引起心律失常，故冠心病者忌用。滴速为成人 2～4μg/min，儿童 0.05～0.2μg/（kg・min）。心率以不超过 120 次/min（儿童 140 次/min）为宜。多巴胺为合成去甲肾上腺素和肾上腺素的前体，具有兴奋 α、β 和多巴胺受体等作用，视剂量大小而异：当剂量为每分钟 2～5μg/kg 时，主要兴奋多巴胺受体，使内脏血管扩张，尤其使肾脏血流量增加、尿量增多；剂量为每分钟 6～15μg/kg 时，主要兴奋 β 受体，使心肌收缩力增强、心排血量增多，而对心率的影响较小，较少引起心律失常，对 β_2 受体的作用较弱；当每分钟剂量＞20μg/kg 时，则主要起 α 受体兴奋作用，也可使肾血管收缩，应予注意。初以每分钟2～5μg/kg滴速滴入，继而按需要调节滴速，最大滴速 0.5mg/min。多巴胺为目前应用较多的抗休克药，对伴有心缩减弱、尿量减少而血容量已补足的休克患者疗效较好。

3）抗胆碱能药：为我国首创。有阿托品、山莨菪碱、东莨菪碱，有解除痉挛、改善微循环；阻断 M 受体、维持细胞内 cAMP/cGMP 的比值态势；兴奋呼吸中枢，解除支气管痉挛、抑制腺体分泌、保持通气良好；调节迷走神经，较大剂量时可解除迷走神经对心脏的抑制，使心率加速；抑制血小板和中性粒细胞凝聚等作用。大剂量阿托品可引起烦躁不安、皮肤潮红、灼热、兴奋、散瞳、心率加速、口干等。东莨菪碱对中枢神经作用以抑制为主，有明显镇静作用，剂量过大时可引起谵妄、激动不安等。山莨菪碱在解除痉挛方面有选择性较高而副作用相对较小的优点，临床用于感染性休克，常取代阿托品或东莨菪碱。有青光眼者忌用本组药物。剂量为：阿托品成人 0.3～0.5mg/次，儿童每次 0.03～0.05mg/kg；东莨菪碱成人 0.3～0.5mg/次，儿童每次 0.006mg/kg；山莨菪碱成人静脉注射，每次 10～20mg/次，需要时每隔 10～30 分钟可重复给药。病情好转后逐渐延长给药间隔时间直到停药。如用药 10 次以上仍无效，或出现明显中毒症状，应即停用，并改用其他药物。

（2）缩血管药：仅提高血液灌注压，而血管管径却缩小，影响组织的灌注量。因此输液中加入缩血管药后限制了滴速和滴入量，并使 CVP 假性上升招致误判，故从休克的病理生理而言，缩血管药物的应用似弊多利少，应严格掌握指征。在下列情况下可考虑应用：血压骤降，血容量一时未能补足，可短时期应用小剂量以提高血压，提高心肌收缩力，保证心脑血供；与α受体阻滞药或其他扩血管药联合应用以消除其α受体兴奋作用而保留其β受体兴奋作用，并可对抗α受体阻滞剂的降压作用，尤适用于伴心功能不全的休克病例。常用的缩血管药有去甲肾上腺素与间羟胺。剂量为：去甲肾上腺素0.5～2.0mg/次，滴速4～8μg/min；间羟胺10～20mg/次，滴速20～40滴/min。近有报道在补充血容量和使用小剂量多巴胺无效的病例，于应用去甲肾上腺素后休克获逆转者。

（三）维护重要脏器的功能

1. 强心药的应用　重症休克和休克后期病例常并发心功能不全，乃因细菌毒素、心肌缺氧、酸中毒、电解质紊乱、心肌抑制因子、肺血管痉挛、肺动脉高压和肺水肿加重心脏负担，及输液不当等因素引起。老年人和幼儿尤易发生，可预防应用毒毛旋花苷或毛花苷C。出现心功能不全征象时，应严重控制静脉输液量和滴速。除给予快速强心药外，可给血管解痉药，但必须与去甲肾上腺素或多巴胺合用以防血压骤降。大剂量肾上腺皮质激素有增加心搏血管和降低外周血管阻力、提高冠状动脉血流量的作用，可早期短程应用。同时给氧、纠正酸中毒和电解质紊乱，并给能量合剂以纠正细胞代谢失衡状态。

2. 维持呼吸功能，防治ARDS　肺为休克的主要靶器官之一，顽固性休克常并发肺功能衰竭。此外脑缺氧、脑水肿等亦可导致呼吸衰竭。休克患者均应给氧，经鼻导管（4～6L/min）或面罩间歇加压输入。吸入氧浓度以40%左右为宜。必须保持呼吸道通畅。在血容量补足后，如患者神志欠清、痰液不易清除、呼吸道有阻塞现象时，应及早考虑做气管内插管或切开并行辅助呼吸（间歇正压），并清除呼吸道分泌物，注意防治继发感染。对吸氧而不能使PO_2达满意水平［>70～80mmHg（9.33～10.7kPa）］、间歇正压呼吸亦无效的A～V短路开放病例，应及早给予呼气末正压呼吸（PEEP），可通过持续扩张气道和肺泡以增加功能性残气量，减少肺内分流，提高动脉血氧分压、改善肺的顺应性，增高肺活量。除纠正低氧血症外，应及早给予血管解痉剂以降低肺循环阻力，并应正确掌握输液方法，控制入液量，尽量少用晶体液。为减轻肺间质水肿，可给25%人血白蛋白和大剂量呋塞米（如血容量不低）；大剂量肾上腺皮质激素临床应用效果不一，有待进一步验证。

3. 维护肾功能　休克患者出现少尿、无尿、氮质血症等时，应注意鉴别其为肾前性还是急性肾功能不全所致。在有效心搏血量和血压回复之后，如患者仍持续少尿，可行液体负荷与利尿试验：快速静脉滴注甘露醇 100～300mL，或静脉注射呋塞米 40mg，如排尿无明显增加，而心脏功能良好，则可重复一次，若仍无尿，提示可能已发生急性肾功能不全，应给予相应处理。

4. 防治脑水肿 脑缺氧时，易并发脑水肿，出现神志不清、一过性抽搐和颅内压增高症，甚至发生脑疝，应及早给予血管解痉药、抗胆碱类药、渗透性脱水药（如甘露醇）、呋塞米，并给予大剂量肾上腺皮质激素（地塞米松 10～20mg）静脉注射以及高能合剂等。

5. 肾上腺皮质激素和β内啡肽拮抗药 肾上腺皮质激素具有多种药理作用，如降低外周血管阻力、改善微循环；增强心肌收缩、增加心搏血量；维持血管壁、胞膜和溶酶体膜的完整性与稳定性、减轻和制止毛细胞渗漏；稳定初体系统，抑制中性粒细胞等的活化；维持肝脏线粒体的正常氧化磷酸化过程和肝酶系统的功能；抑制花生四烯酸代谢；抑制腺垂体β内啡肽的分泌；拮抗内毒素、减轻毒血症，并有非特异性抗炎作用，能抑制炎症介质和细胞因子的分泌。此外，尚有解除支气管痉挛、抑制支气管腺体分泌、促进炎症吸收；降低颅内压和减轻脑水肿等作用。动物实验和早期临床应用（采用大剂量：30mg/kg 泼尼松龙或 2mg/kg 地塞米松）取得相当效果；但近年多次多中心协作前瞻性、对照研究未能证实激素的疗效。因此主张除疑有肾上腺功能不全者外，不推荐用于感染性休克。同样，β内啡肽拮抗药——纳络酮（NaLoxone）早期应用曾有取得满意效果的报道，但经过细的对照研究未获证实。

【中医对感染性休克的认识和治疗】

（一）要义

感染性休克属于中医温热病“厥脱证”范畴。是外感六淫之邪或疫毒邪气导致人体脏腑、气血逆乱，脉络瘀滞，气血津精耗损，阴阳之气骤然相离之候的危急症。《伤寒论·厥阴病》论中所述热深厥深、热微厥微以及后世温热病学家认为温热疫毒所致厥脱病颇似。《温病条辨·中焦篇》第十七条：“有邪搏阳明，阳明太实，上冲心包，神迷肢厥，甚至通体皆厥，当从下法。”第九十七条：“春温内陷，最易厥脱。”

（二）病因病机

温热病厥脱多由邪毒所致。“毒”邪包括外来之毒及内生之毒。外来之毒如疫病、瘴气、秽浊之气及虫兽、药物、食物之毒、六淫之邪等；内生之毒是因病邪入侵，脏腑功能失调，不能将病邪或病理产物及时排出体外，蕴积日久化生为毒。二者互生互存。病位在络脉，毒邪侵犯人体由浅入深。可由营、卫、气、血传变或沿三焦路径传变，前者毒邪入营血或逆传心包，后者由上（焦）至中焦，而下焦，或三焦气机阻遏，致瘀滞脉络，盘踞日久，胶着难愈，侵扰五脏，脏真受损，机体阴阳气血逆乱，乃至阴阳之气骤然相离，正虚欲脱发为厥脱。病变特点往往是虚实夹杂，或久病气虚，血滞而瘀；热毒炼血灼津可致瘀；阴寒凝血亦可成瘀。瘀既是病理产物，又为继发病因，与上述所言毒、痰性质相同，皆属于致病之邪。

（三）治疗

1. 治则治法　扶正祛邪，扶正即回，阳救逆，保阴生津；祛邪即清热解毒，活血化瘀，醒脑开窍。

2. 辨证施治

（1）热厥：

［证候］发热，四肢厥冷，烦躁，口渴，或咽喉肿痛，小便黄赤，舌质红，苔黄，脉细数。

［证候分析］外感邪毒，内热亢极，阳气反郁而不伸，致阴阳之气不相顺接，形成热深厥深之证候，故发热口渴，少尿。热扰心神则烦躁。若咽喉肿痛，更提示原发病为火毒内陷，阳气为邪郁闭，不能布于四末，故四肢厥冷，趾温低，热甚者，体温升高，故肛趾温差大。伤阴则舌红脉细数。

［治法］清热解毒。

［方药］黄连解毒汤（《外台秘要》）合白虎汤加减：黄连 9g，黄芩 6g，黄柏 6g，栀子 9g，生石膏 50g，知母 18g，粳米 9g，甘草 6g。

［方解］本证之热乃由毒而致。本方集黄连、黄芩、黄柏、山栀子于一方，泻火解毒。黄芩泻上焦之火，黄连泻中焦之火，黄柏泻下焦之火，栀子泻火，又能凉血解毒。合白虎者既清热泻火，又生津止渴，津液不耗而阴液暗长，则有祛邪不伤正，而达热降厥复脉宁之效。

［加减］本证为温热毒邪内蕴，里真热而外假寒，若本虚标实，治宜补虚泻实标本兼治，尚可加人参益气；内服方药的同时，可用生脉饮注射液，救心复脉注射液治疗。

(2) 热盛腑实：

[证候] 发热，烦躁，腹部胀满或疼痛，或呕吐，大便秘结，手足厥冷，舌质红，苔黄燥，脉数。

[证候分析] 热毒亢盛，内陷阳明形成腑实之证，浊邪蕴结胃肠致肠道运化转输功能障碍，清者不升，浊者不降，故腹胀满、疼痛、呕吐、便秘；邪毒上扰神明，则躁烦谵语。舌红、苔黄、脉数均属里热之症。

[治法] 泻下通腑，泄热和阴。

[方药] 大承气汤（《伤寒论》）加减：大黄 12g，芒硝 6g，厚朴 24g，枳实 12g。

[方解] 大黄苦寒泻热去实，推陈致新，荡涤肠胃，为君药；芒硝为臣，其性咸寒，能软坚润燥，又助大黄泄热，二药相须为用，增强峻下之力；厚朴行气除满；枳实理气消痞。四药为伍，为攻下实热、荡涤燥结之峻剂。

[加减] 若高热难退，可合凉膈散（加栀子 10g、薄荷 10g、连翘 15g、竹叶 12g）；若热盛伤阴，可配用增液承气汤。

(3) 热伤气阴证：

[证候] 症见心烦，口渴，汗出，神疲乏力，尿短赤涩，大便干结，脉细，舌燥，脉数无力。

[证候分析] 热毒之邪羁留不解，势必伤阴耗气。津液耗损则口渴舌燥，肠道失润则便结；气虚则自汗，乏力；气阴不足以养神，故神疲或心烦。血脉失充，脉搏细小而疾数。

[治法] 益气养阴。

[方药] 生脉散（《医学启源》）：人参 9g，麦冬 9g，五味子 6g。

[方解] 人参大补元气，益肺生津，固脱止汗，为君药；麦冬滋阴润燥，与人参相协，气阴双补，相得益彰，为臣药；五味子益气生津，敛阴止汗，与人参、麦冬相伍，既可固气津之外泄，又能复气阴之耗损，为佐药。三药相伍，使元气充，肺阴复，而脉归于平。

[加减] 发热、口渴甚者，加生石膏、生地黄、金银花、石斛；尿少者，加益元散。在使用方药内服的同时可用生脉注射液、救心复脉注射液治疗。

(4) 热毒入营血：

[证候] 壮热，烦躁，肌肤瘀斑、衄血、呕血或便血、尿血，舌绛，脉数。

［证候分析］毒邪内陷营血，脉络受损，血热妄行则出血，邪浊上扰，元神不安则烦躁，邪入心包，舌色必绛，脉数。

［治法］清营养阴，凉血解毒。

［方药］神犀丹《温热经纬》方：水牛角，石菖蒲，黄芩，生地黄，金银花，连翘，板蓝根，玄参，天花粉，紫草，豆豉，金汁（拟用人中黄代）。

［方解］水牛角、人中黄、黄芩、金银花、连翘、板蓝根清热解毒；生地黄、紫草凉血化瘀；玄参、天花粉泄热和阴；石菖蒲、豆豉行气宽胸，醒神除烦。合而成方共奏清热醒神，凉血解毒之效。

［加减］临床可加鲜石斛、白茅根、西洋参、牡丹皮以增强养阴凉血之功。亦可加用清开灵注射液。若神昏，可用醒脑静注射液。血压低者可同时用生脉注射液或救心复脉注射液治疗。

3. 中成药

（1）参附注射液：每次 20～30mL 加入 5％或 10％葡萄糖注射液或生理盐水 20mL 中静脉注射，必要时每隔 15～60 分钟重复 1 次；或以 50～100mL 参附注射液加入 5％或 10％葡萄糖注射液或生理盐水 250～500mL 中静脉滴注。

（2）参附青注射液：每次 100mL 加入 5％葡萄糖注射液或生理盐水 500mL 中静脉滴注。初起滴速宜快，后酌情减慢，直至阳气回复为止。

（3）用参附芪注射液：每次 5mL 加入 5％或 10％葡萄糖注射液或生理盐水 20mL 中静脉注射，必要时可重复；或以 20mL 加入 5％或 10％葡萄糖注射液 500mL 中静脉滴注。

（4）救心复脉注射液：参见本章第二节“心源性休克”相关内容。

（5）醒脑静注射液：每次 30mL 加入 5％或 10％葡萄糖注射液 500mL 中静脉滴注。

（6）清开灵注射液：每次 20～40mL 加入 5％或 10％葡萄糖注射液 500mL 中静脉滴注。

（7）人参注射液：每次 10～20mL 加入 50％葡萄糖注射液 50mL 中静脉滴注，连续2～3次，待血压回升或稳定，再以 50～100mL 加入 5％或 10％葡萄糖注射液或生理盐水 250～500mL 中静脉滴注。

4. 针灸　针刺以素髎、水沟、内关为主穴，配以百会、神阙、三阴交、涌泉，应用中等强度的平补平泄手法，进针后连续捻转、提插 2～3 分钟，稍作间歇继续运针，留针 30 分钟，再施以艾灸 30 分钟，患者血压上升、全身情况好转为显效。住院第 2 日起，针灸内关、三阴交、涌泉，每日 1 次，持续 1 小时。

5. 随机应变治疗　感染性休克属于中医厥脱证范畴，临床表现多为热厥证候，由热毒之邪所致。热毒能直接戕伤正气，“阳盛伤人之阴也”。在温病中，阴主要是指津液。叶天士说：“救阴不在血，而在津与汗。”温热病一旦出现厥脱，即使在早期，也由于热毒互结，化火化燥，热迫汗出，津随汗泄，可出现伤阴或气阴两虚症状。伤阴轻者，一般采用生脉注射液静脉滴注或肌内注射，同时口服生脉散或重用益胃汤；伤阴重者立即静脉补充血容量。但静脉补液不能替代温热病的养阴疗法。若病及下焦，灼伤肝肾之阴，肾阴亏损，肾气不足，开阖失常，当开者不开，则无尿、少尿，宜重用养阴清热方药，少佐淡渗之品如猪苓汤加减，切忌峻利；当阖不阖，精关不固，尿多不禁者，急当滋肾摄精，可用张景岳的左归饮加减。肝阴受损常表现为肝风内动并发痉厥，症见高热、神昏、谵语、抽搐、四肢不温等，宜配合平肝熄风之法，内服可选用羚角钩藤汤加减，或用醒脑静注射液或清开宁注射液肌内注射或静脉滴注。恢复期，正气未复，余热未尽者，拟分别选用滋阴养胃，健脾益气之品以滋阴养心，养血柔肝，佐清余热，调理得当，可收全功。

【护理】

（一）一般护理

患者取平卧位，保持病室安静，给予面罩吸氧5L/min，及时擦干汗液，避风更换衣被。加强保暖，以助药力达四肢。

（二）病情观察

密切观察患者神志、体温、脉搏、呼吸、血压及舌象、脉象并做好记录，发现异常及时报告医师，配合抢救，记录尿量及 24 小时出入量。

（三）辨证施护

温病厥脱必须严格分清真假寒热。真热假寒者，表现为热深厥深，四肢凉冷，而胸腹灼热，脉数，肛趾温差＞6℃；真寒假热证，亦有四肢凉冷，但胸腹亦凉，脉沉迟，体温不升，肛内温度与趾端温度差＜6℃。真热假寒属于热厥，宜降温，有时要用冰敷；而真寒假热者属于寒厥证，宜保暖。给药时热厥患者，汤药宜凉饮，寒厥患者宜温服。

【中医药治疗感染性休克的研究进展】

古代虽然没有感染性休克这一名称，但其临床表现相当于中医药文献中的厥脱证。历代中医对此病有丰富的临床经验和较深的认识。认为是外感热病等多种疾病的危重证候，是正气大虚或邪毒大盛、正气欲脱或已脱、邪毒将闭或已闭、气机逆乱，阴阳之气不相顺接的系列病理状态。当代学者增添了治疗休克的方法，提高了抢救效果，促进了中医急症学的发展。现将其研究进展综述如下。

（一）病因病机研究

刘清泉[1]认为，“感染性休克基本病机是正虚毒损、络脉瘀滞。毒邪内蕴是感染性休克的发病基础”。“毒”乃广义之毒，包括痰、瘀、火热、湿浊等，包括外来之毒及内生之毒。马超英等[2]认为，感染性休克的始动病因虽多为温热毒邪，但邪气深入营血，灼伤气阴，血液为之瘀滞；瘀热互结、蕴毒酿痰，内闭脏腑，导致心、脑、肾等重要脏器的功能出现严重紊乱，神明失主，易成热毒瘀邪内闭血分，正气耗散的内闭外脱证。周仲瑛[3]认为，厥脱的总病机是阴阳之气不相顺接，具体而言，则有两种情况，一是阳盛阴虚，热毒里陷，阳气内郁；二是阴盛阳虚，阴寒内盛，阳不外达。卢慕舜[4]认为，感染性休克至少有 3 个方面的病理基础，即邪毒内盛，气机失调，气血逆乱，正虚显著；或气阴两亏；或阳气欲脱。简言之，感染性休克的病理主要为内闭外脱。

谢荃等[5]认为感染性休克是一个连续性的发病过程，包含多个证候，不能用单一的证候来解释。本病的形成，多是由于外邪侵袭机体，或素体亏虚、复感外邪等引起。外邪分为阴寒之邪和热毒之邪两类。阴寒之邪直中脏腑而导致阳气虚脱即亡阳，阴津随之耗损，具体表现为脉气无力，有形之阴津溢出脉外。而热毒之邪侵袭机体，致使热毒炽盛，临床上表现为发热、口渴，伤津耗液而致阴血亏损（口渴、少尿、脉细数），阳无所附，阳随阴耗，甚者阳气欲脱，心肺之气绝（肢体厥冷，绝脉，汗出而喘，点头伸颈）；或可因心阳不振、元气欲脱而致脾胃阳虚、寒湿中生、阻滞气机，表现为腹胀、腹痛、肠鸣音减弱甚至消失等中焦阻滞之证；或可因邪实正虚，肺气将绝而表现为喘促绝汗；或肾阳亏虚，膀胱气化失司，而致尿少或尿闭；或终致五脏之气绝而亡。

万兰清等[6]通过对流行性出血热休克的研究，认为其休克初期多表现为疫毒深入内陷，耗伤正气，导致气阴欲脱，继而发展为气阴与阳气俱衰，至重度休克（难治性休克）则多为内闭外脱，即瘀、热、湿毒互结闭阻于内，正气大量耗伤而脱于外，终致阴竭阳亡，阴阳离决而死亡；且其研究资料统计显示，单纯的脱证较少见，而邪欲闭（或已闭）和正欲脱（或已脱）之证更多见，这是各型出血热休克的基本病理，也是大多数感染性休克的共同特点。

张学文[7]提出，感染性休克为毒热内壅，气机逆乱所致。休克病因固多，“瘀血阻络”是造成阴阳之气不相顺接的关键。机体感受病邪，络脉受损，气机不畅，最易导致瘀血。瘀血阻络，反过来又影响气机的调畅，使之不能沟通表里阴阳之气，而致休克。仝小林等[8]通过对感染性休克临床证型及其病机演变规律的观察分析发现，感染性休克的发生和演变过程有两种基本形式：一种是由热证→热厥证→热厥气脱证→元气外脱证；另一种是由寒厥→亡阳。以第一种形式为多见。热厥气脱证是以热毒内陷，气机郁闭，心肺之气相逆而宗气外脱为基本病机，以胸腹灼热、四肢厥冷、便结溲黄、肤冷汗出、呼吸浅促、神萎倦怠、舌红苔黄、脉疾数无力为主要临床表现的综合性病理反应状态，是感染性休克由实转虚、由厥转脱的中间证型。

周学平[9]提出，厥脱证的病机特征为：邪毒内陷或内伤脏气，或亡津失血导致气机逆乱，阴阳气不相顺接。故阴阳失调是厥脱证的发病关键，气滞血瘀是厥脱证的病理基础，心肾功能失调是厥脱病变的主脏，正虚欲脱阴阳离决是病情发展的必然趋势。赵淳教授[10]认为，感染性休克多为热毒炽盛，正不胜邪，以致热毒内陷，造成脏腑气血逆乱，正气耗脱之厥脱；血瘀贯穿于厥脱证始终，且厥脱的发展过程中存在急性虚证。

（二）治则治法研究

感染性休克是外邪入侵，毒随邪来，热由毒生而引起一系列临床表现，因此清热解毒是退热防变固脱之本。王今达认为[11]，治疗感染性休克在运用抗生素杀菌、抑菌的同时用清热解毒中药抗毒解毒即所谓菌毒并治，优于单纯抗生素治疗。张霞[12]等研究表明，清热解毒类中药具有较好的拮抗内毒素作用。临床常见的清热解毒制剂有双黄连粉针剂、清开灵注射液、醒脑静注射液等，它们均具有抗菌消炎、抗病毒、增强机体免疫的功能[13]。马超英等对古代治温名方犀珀至宝丹加减方牛珀至宝丹进行了大量的研究[2,14,15]，证实了该药能明显直接拮抗内毒素，对内毒素所致的 TNF-α 的释放和 AST、ALT、5-羟色胺、组胺等的升高均有较强的抑制作用。吴朝栋等[16,17]自拟清热解毒复方由金银花、蒲公英、大青叶、鱼腥草组成的热毒清注射液能防止内毒素性发热和 DIC 的发生，其机制可能与直接拮抗内毒素，抑制 TNF-Q、IL-1、NO 等介质的生成，增强单核巨噬细胞系统功能和保护线粒体、溶酶体功能等因素有关。

感染性休克出现高热、神昏、四肢厥冷，颇类“热深厥亦深”的证候，《伤寒论》指出：“厥深者热亦深，厥微者热亦微，厥应下之……”唐容川治热厥强调速战速决，以防疾病发展，主张用大黄，认为大黄能推陈致新，损阳和阴。通里攻下不只是通便，更主要的还有消除病理损害，提高抗病能力，改善机体状态，促进疾病痊愈。陈海龙等[18,19]研究认为，攻下法具有直接抑菌、抗病毒、改善微循环，降低毛细血管通透性，加强胆囊收缩，防治肠原性内毒素休克和防治肺部损伤，祛除毒物对肝、脑的损害，恢复脑干网状结构和交感神经末梢的传递功能等作用。张琪[20]把通里攻下法称为“泻下开窍（闭）法”。

马宏博[21]提出排毒解毒与扶正法相结合治疗感染性休克，认为感染性休克的病因病机相当复杂，存在诸多环节，单纯采用扶正或祛邪的方法临床疗效较差；而通下解毒与扶正相结合治疗感染性休克，体现了中医学整体观念、辨证论治的思想及中医治疗危重病症的特色；在用药方面，扶正的药物以西洋参为首选，祛邪则用大黄。

郎继孝等[22]认为，气阴两亏乃败血症之主要病机，故不论是在败血症之早期，正盛邪实之时，治当重用解毒，同时顾护气阴，还是在败血症之后期，正虚邪实之时，有肝肾阴竭之虞，更应以益气护阴为主。

马超英[2]认为感染性休克治则当以祛邪开闭为主，扶正固脱为辅，即重用清热解毒、活血化瘀，兼以养阴益气之剂，方用具有清热解毒、通瘀开窍化浊之功的牛珀至宝丹合参麦注射液。万兰清[23]等以开闭固脱法为主治疗流行性出血热休克 100 例，选用参麦、参附益气养阴，扶阳固脱，同时根据邪闭性质分别选用开热闭的清开灵注射液、醒脑静注射液、安宫牛黄丸等口服；或开瘀闭的牛珀至宝丹、加味桃仁承气汤口服或直肠给药；湿闭者则用自拟宣畅三焦方（麻黄、杏仁、桔梗、藿香、陈皮、大腹皮、厚朴、茯苓、猪苓、泽泻、大黄等），结果示：总有效率为 94.00%，对照组（41 例，常规西医治疗）总有效率为75.00%，两组有显著性差异（$P<0.05$）。南京中医学院和中日友好医院提出“热厥气脱证”是感染性休克临床最常见证型，认为热厥证（即热闭证）多见于感染性休克前期和早期，元气外脱证出现于感染性休克阴阳离决的临终阶段。而由厥至脱，其中间发展过程表现为厥脱相兼，虚实并存的“热厥气脱证”，并针对其因热毒内陷而整体气机、脏腑气机、细胞气机郁闭导致全身性气滞络瘀和宗气外脱的病机，以行气活血，扶正固脱为大法，研制了新的辨证针剂抗厥注射液（枳实、牛膝、山茱萸；一方为枳实、川芎等；另一方为枳实、丹参、山茱萸，临床治疗感染性休克热厥气脱证，疗效明显优于多巴胺对照组[24]。

热毒内陷，最易阻滞气机，气机阻滞必然导致瘀血形成，而瘀血阻络，又必然加重气滞，形成恶性循环。休克时又常因热毒内闭，耗伤气阴，使血流不畅或阴损及阳，阳气虚衰，无力推动血液运行而产生瘀血。周学平[9]认为，气滞血瘀是感染性休克的重要病理基础，故在立法处方上，无论是养阴还是助阳，均要重视祛瘀之环节，强调补虚基础上须祛瘀，补中有开。单味活血药即有抗内毒素休克作用，如丹参注射液能使大肠埃希菌所致感染性休克犬成活率显著提高，并具有稳定血压、减慢心率、增加尿量的作用，其机制可能为减少内毒素，清除氧自由基，抗DIC，纠正休克时血液流变学异常，改善微循环，稳定细胞膜亚细胞膜，保护内脏功能[25]。王红[26]等运用行气活血化瘀法组方的中药，主要成分是黄芪、丹参、当归、赤芍、川芎、红花等，治疗感染性休克，具有西药抗凝剂无法替代的功效。赵炳南[22]认为，气阴两亏乃毒血症之主要病机，故在毒血症之早期，正盛邪实，治当重用解毒但不忘顾护气阴，在毒血症之后期，正虚邪实，有肝肾阴竭之虞，更应益气护阴为主。

（三）制剂方药研究

生脉注射液是在“生脉散”的基础上运用现代科学技术研制，成功提取精制而成的灭菌注射水溶液，其主要成分为红参、麦冬、五味子。具有活血化瘀、理气开窍、益气强心、补气敛汗、生津复脉等功效。周鸿图[27]等对68例感染性休克患者应用生脉注射液加西药抢救常规治疗，取得较满意的疗效，认为加用生脉注射液综合治疗感染性休克其效果明显优于单纯的西医综合治疗，能缩短血压回升的时间和增加回升血压的稳定性，减少并发症的发生，对于合并出现的心力衰竭和心律失常有较好的治疗作用。尹建鹏等[28]在西医常规治疗基础上加用生脉注射液治疗感染性休克，与西医常规治疗组对比，可较早纠正感染性休克，且可缩短多巴胺用药时间，以大剂量组（生脉注射液100mL）疗效更为显著。尹永杰等[29]采用生脉注射液+多巴胺+多巴酚丁胺治疗老年感染性休克患者，与单纯多巴胺+多巴酚丁胺组对比，生脉注射液与多巴胺、多巴酚丁胺联合用于老年脓毒性休克能有效升高血压，改善循环与灌注，抑制心肌细胞的损害，降低MODS的发生率，提高老年脓毒性休克救治的成功率。李春球[30]通过临床观察表明，生脉注射液可早期纠正休克，稳定血压，增强血管活性药物的升压作用。

参附注射液中含去甲乌药碱，能显著增强心肌收缩力，增加心排血量、升高血压，尤其有较强的强心作用，同时具有稳压作用。参附注射液对感染性休克属阳气暴脱者疗效明显。李文放等[31]观察参附注射液对感染性休克患者氧输送及右心功能不全变化的影响，应用参附注射液100mL加入5%葡萄糖注射液250mL中静脉滴注，结果表明，氧输送及右心功能指标24小时后发生轻度改变，48小时后明显改善，提示参附注射液可改善感染性休克患者氧输送及右心功能不全。王左等[32]针对邪毒内陷所致厥脱证（脓毒性休克），采用回阳救逆法为主，分为参附青注射液组（43例）和参附注射液组（21例），治疗上除使用抗生素及扩容、纠酸等对症治疗，均不使用血管活性药和激素。两组用药后均有不同程度的正向作用，如升压、减慢心率与呼吸、神志转清、汗出停止、四肢转温、脉转有力。许氏[33]用回阳救逆的参附注射液治疗80例厥脱证，认为其对阳气暴脱、气阴耗伤证轻中度者疗效明显。

李灿等[34]治疗脓毒性休克10例，药用救心复脉注射液，方中枳实即为理气要药；金妙文等[35]治疗脓毒性休克者283例，药用抗厥通脉注射液、益气救阴注射液、益气回阳注射液，均分别选用了枳实、丹参、桃仁等理气活血之药。用药后，血压、心率、尿量复常时间，中药治疗的3组与对照组比较，$P<0.01$。

熊旭东[36]等用参附青注射液治疗感染性休克32例，血液流变学诸指标明显改善，并观察到对内毒素休克的心肌收缩力减弱具有明显对抗作用。卫洪昌[37]等实验表明，参附青注射液能显著改善内毒素休克所致红细胞聚集及血黏度增高、血小板活化增强、微动脉收缩，有明显的抗休克效果，参附青注射液使内毒素休克动物的血压、心肌收缩力有明显增高，肠系膜微循环有明显改善。黄启福[38~40]等用具有回阳救逆功效的心脉灵注射液治疗家兔、犬和大白鼠内毒素休克，均能使休克动物血压稳步回升而脱离休克状态，明显降低死亡率。心脉灵液可能通过改善血液流变学的异常，降低血液黏稠度，增加微循环灌注，从而促进血流动力学改善，达到回阳救逆抗休克效应。同时可改善内毒素休克所致肺、肝、心、脑等脏器的损伤，清除自由基，降低LPO含量，提高SOD活性，减轻脂质过氧化损伤。

参考书

[1] 刘清泉．对脓毒症中医病机特点及治法的认识．北京中医．2007，26（4）：198-200

[2] 马超英，耿耘，彭仁才，等．牛珀至宝丹拮抗内毒素的实验研究．中国危重病急救医学，1999，11（9）：559-560

[3] 周仲瑛．抗厥通脉注射液治疗厥脱（休克）的机制研究．中国中西医结合急救杂志，2001，8（6）：326-330

[4] 卢慕舜．浅议“清、补、和”法治疗感染性休克．江西中医药，1993，24（4）：21

[5] 谢荃，高培阳．毒血症及脓毒性休克中医药治法研究进展．实用中西医结合临床，2009，18（7）：1109-1112

[6] 万兰清，马超英．开闭固脱法为主治疗流行性出血热休克100例的临床研究．中西医结合实用临床急救，1996，3（4）：151

[7] 黄星垣，胡焕章，张学文，等．休克证治．中医杂志，1987，4：10-13

[8] 仝小林，马骋，朱宏，等．热厥气脱证动物模型的建立及其动态观察。中国医药学报，1990，5（2）：66-68

[9] 周学平．厥脱证病机特征探析．中国中医急症，1994，3（3）：129-130

[10] 黄明霞，谢健，赵淳．中西医结合救治感染性休克经验浅探·附32例临床观察．中国中医急症，2001（5）：285-286

[11] 王今达，崔乃杰，高天元，等．菌毒并治新理论临床应用价值和验证菌毒并治治疗感染性多系统脏器衰竭50例的疗效观察．中国危重病急救医学，1989，1（L）：5-8

[12] 张霞，崔乃杰，王家泰．清热解毒中药拮抗内毒素研究．天津中医，1999，16（1）：43-45

[13] 刘志峰，李桂生，傅风华，等．8种中药注射剂体外拮抗内毒素作用的观察．中草药，2002，33（L）：58-59

[14] 马超英，耿耘，彭仁才，等．牛珀至宝丹对内毒素休克大鼠血浆肿瘤坏死因子和血清转氨酶活性的影响．中医杂志，1999，40（3）：172

[15] 耿耘，马超英，朱力平，等．牛珀至宝丹对休克大鼠5-羟色胺和组胺的影响．

中国医药学报，1998，13（5）：70

［16］吴朝栋，李鸣真，张艳萍，等．中药热毒清对内毒素性 DIC 家兔血浆肿瘤坏死因子及白细胞介素-6 水平影响的研究．中国中西医结合杂志，1995，15（6）：356-358

［17］杨明炜，陆付耳，李鸣真，等．热毒清对内毒素体内外诱生肿瘤坏死因子的影响．中国中医基础医学杂志，2000，13（6）：819-821

［18］陈海龙，吴咸中，关风林，等．中医通里攻下对多器官功能不全综合征时肠道屏障功能保护作用的实验研究．中国中西医结合杂志，2000，20（2）：120-122

［19］周晓红，瞿佳．大承气汤抗内毒素休克的实验研究．中华实用中西医结合杂志，2004，4（17）：2463-2366

［20］张琪．中西医结合治疗感染性休克 24 例分析．江苏中医，1988，9（11）：7-8

［21］马宏博，姜良铎．论攻补兼施治疗感染性休克．中华中医药杂志，2006，21（9）：548-549

［22］郎继孝，李松林，唐由君，等．益气养阴法治疗败血症探究．辽宁中医杂志，1997，24（2）：541

［23］万兰清，马超英，耿耘，等．开闭固脱法治疗流行性出血热休克 100 例临床研究．中西医结合实用临床急救学，1996，3（4）：151

［24］金妙文．抗厥注射液治疗感染性休克的研究．中国中医急症，1996，5（4）：147-149

［25］沈文律，杜成友，沈贤波．丹参抗犬感染性休克的机制研究．汕头大学医学院学报，2002，12（3）：140-143

［26］王红，张淑文．感染性多脏器功能不全患者血瘀证的临床特点与诊治——王宝恩学术思想与临床经验总结之一．北京中医，2001，20（2）：14-16

［27］周鸿图，李孟贤，余小平等．生脉注射液对感染性休克患者血压影响的研究。中国中医急症，1997，6（1）：25-26

［28］尹建鹏，沈晓红，汤峥丽．生脉注射液治疗感染性休克的疗效观察及剂量探讨。新中医，2007，39（2）：38-40

［29］尹永杰，赵淑杰，王爽骥，等．生脉注射液治疗老年脓毒性休克的疗效分析．中国老年学杂志，2007，9（27）：1788-1790

［30］李春球．生脉注射液治疗早期感染性休克 32 例临床观察．当代医师杂志，1997，2（6）：50-51

［31］李文放，吴静．参附注射液对感染性休克的氧输送及右心功能不全变化的影响．中国急救医学，2001，21（8）：477-478

［32］王左，方正龙，郑舜华．回阳救逆法治疗邪毒内陷所致厥脱证．中成药，1994，16（1）：28

[33] 许秀华，徐蓉娟．参附注射液治疗厥脱 80 例．辽宁中医杂志，1997，24 (7)：310

[34] 李灿，黄道生，肖春香，等．救心复脉注射液治疗感染性休克 10 例小结．湖南中医杂志，1999，15 (1)：21

[35] 金妙文，周仲瑛，张世玮，等．理气活血开闭固脱法治疗感染性休克的研究．中国中西医结合杂志，1995，15 (10)：589-591

[36] 熊旭东．参附青注射液对内毒素休克大鼠血流动力学的作用．上海中医学院学报，1993，7 (2)：41-43

[37] 卫洪昌，张陈福，等．人参附子青皮对内毒素休克的实验研究概况．上海中医药杂志，1989，35 (7)：46-48

[38] 张爱民，黄启福．心脉灵注射液对内毒素休克犬红细胞流变学紊乱的影响．北京中医药大学学报，1994，17 (2)：57-60

[39] 李萍，李爱芳，黄启福．心脉灵液对内毒素休克大白鼠肺损伤的影响（增刊）．北京中医学院学报，1991，14：45-48

[40] 李萍，李爱芳，黄启福，等．心脉灵液对内毒素休克大白鼠肝损伤保护作用研究．北京中医药大学学报，1996，19 (4)：367-369

[41] 黄道生，等．救心复脉注射液治疗厥脱证的临床研究．中国医药学报，1998 年，13（增刊）

第四节 低血容量性休克

低血容量休克是指各种原因引起的大量丢失血液、血浆或体液而导致有效循环血量与心排血量减少、组织灌注不足、细胞代谢紊乱和功能受损的病理生理过程。近 30 年来，低血容量性休克的治疗已取得较大进展，然而，其临床病死率仍然较高。低血容量休克的主要死因是组织低灌注以及大出血、感染和再灌注损伤等原因导致的多器官功能障碍综合征（MODS）。创伤失血是发生低血容量休克最常见的原因。据国外资料统计，创伤导致的失血性休克死亡者占创伤总死亡例数的 10％～40％。

本病的临床表现主要有血压下降，收缩压降低至 90mmHg（12kPa）以下，面色苍白，四肢湿冷和肢端发绀，浅表静脉萎陷，脉搏细弱，全身无力，尿量减少，烦躁不安，反应迟钝，神志淡漠，甚至昏迷等。本病属于中医“厥脱证”“脱病”“阴阳俱脱”范畴。

【诊断与鉴别诊断】

（一）临床表现

1. 精神状态　精神状态能够反映脑组织灌注情况。患者神志淡漠或烦躁、头晕、眼花或从卧位改为坐位时出现晕厥，常表示循环血量不足，休克依然存在。

2. 肢体温度、色泽　肢体温度和色泽能反映体表灌流的情况。四肢温暖、皮肤干燥，轻压指甲或口唇时局部暂时苍白而松压后迅速转为红润，表示外周循环已有改善。四肢皮肤苍白、湿冷，轻压指甲或口唇时颜色变苍白而松压后恢复红润缓慢，表示末梢循环不良，休克依然存在。

3. 脉搏　休克时脉搏细数出现在血压下降之前。休克指数是临床常用的观察休克进程的指标。休克指数是脉率与收缩压之比，休克指数为 0.5，一般表示无休克；1.0～1.5，表示存在休克；2 以上，表示休克严重。

（二）血流动力学及肺肾功能等监测

1. 血压　血压是休克诊断及治疗中最重要的观察指标之一。休克早期，剧烈的血管收缩可使血压保持或接近正常，以后血压逐渐下降。收缩压＜90mmHg（11.97kPa），脉压 20mmHg（2.66kPa），是休克存在的依据。血压回升，脉压增大，表示休克转好。

2. 心电监测　心电改变显示心脏的即时状态。在心脏功能正常的情况下，血容量不足及缺氧均会导致心动过速。

3. 中心静脉压　对于需长时间治疗的休克患者来说，中心静脉压测定非常重要。中心静脉压主要受血容量、静脉血管张力、右心排血能力、胸腔和心包内压力及静脉回心血量等因素的影响。中心静脉压正常值为 5～12cmH_2O（0.49～1.18kPa）。在低血压的情况下，中心静脉压＜5cmH_2O（0.49Pa）时，表示血容量不足；＞15cmH_2O（1.49kPa）则表示心功能不全、静脉血管床过度收缩或肺循环阻力增加；＞20cmH_2O（1.96kPa）时，提示有充血性心力衰竭。

4. 肺动脉楔压　肺动脉楔压有助于了解肺静脉、左心房和左心室舒张末期的压力，以此反映肺循环阻力的情况。肺动脉楔压正常值为 6～15mmHg（0.8～2kPa），增高表示肺循环阻力增高。肺水肿时，肺动脉楔压＞30mmHg（3.99kPa）。当肺动脉楔压已升高，即使中心静脉压虽无增高，也应避免输液过多，以防引起肺水肿。

5. 肾功能监测　休克时，应动态监测尿量、尿相对密度、血肌酐、血尿素氮、血电解质等。尿量是反映肾灌注情况的指标，同时也反映其他器官灌注情况，也是反映临床补液及应用利尿、脱水药物是否有效的重要指标。休克时应留置导尿管，动态观察每小时尿量，抗休克时尿量应大于 20mL/h。尿量稳定在 30mL/h 以上时，表示休克已纠正。尿相对密度主要反映肾血流与肾小管功能情况。抗休克后血压正常，但尿量少且相对密度增加，表示肾血管收缩仍存在或仍存在血容量不足。

6. 呼吸功能监测　呼吸功能监测指标包括呼吸的频率、幅度、节律、动脉血气指标等，应动态监测，用呼吸机通气者应根据动脉血气指标调整呼吸机的相关数据。

7. 生化指标的监测　休克时，应监测血电解质、血糖、丙酮酸、乳酸、血清转氨酶、氨等血液生化指标。血清转氨酶升高提示肝细胞功能受损严重，血氨增加提示出现肝功能衰竭。此外，还应监测弥散性血管内凝血的相关指标。

8. 微循环灌注的监测　微循环监测指标如下：

（1）体表温度与肛温：正常时二者之间相差约 0.5℃，休克时增至 1℃～3℃，二者差值愈大，预后愈差。

（2）血细胞比容：末梢血比中心静脉血的血细胞比容大 3%以上，提示有周围血管收缩，应动态观察其变化幅度。

（3）甲皱微循环：休克时甲皱微循环的变化为小动脉痉挛、毛细血管缺血，甲皱苍白或色暗红。

有效的监测方法可以对低血容量休克患者的病情和治疗反应做出正确、及时的评估和判断，以利于指导和调整治疗计划，改善休克患者的预后。

（三）鉴别

急性血容量降低所致的休克要与下列情况鉴别：

1. 出血　由胃肠道、呼吸道、泌尿道、生殖道的出血，最后排出体外，诊断不难；脾破裂、肝破裂、宫外孕破裂、主动脉瘤破裂、肿瘤破裂等，出血在腹腔或胸腔，不易被发现。此时除休克的临床表现外患者明显贫血，有胸、腹痛和胸、腹腔积血的体征，胸、腹腔或阴道后窿穿刺有助于诊断。

2. 外科创伤　有创伤和外科手术史诊断一般不难。

3. 糖尿病酮症酸中毒或非酮症性高渗性昏迷。

4. 急性出血性胰腺炎。

【治疗】

（一）病因治疗

由低血容量性休克所导致的组织器官损害的程度与容量丢失量和休克持续时间直接相关。如果休克持续存在，组织缺氧不能缓解，休克的病理生理状态将进一步加重。所以，尽快纠正引起容量丢失的病因是治疗低血容量休克的基本措施。对于出血部位明确、存在活动性失血的休克患者，应尽快进行手术或介入止血。应迅速利用包括超声和 CT 手段在内的各种必要方法，检查与评估出血部位不明确、存在活动性失血的患者。

（二）容量复苏

容量复苏是指恢复有效血容量，维持血液携带氧的功能和维持正常止血功能。发生低血容量性休克时一般可根据血压、脉率、中心静脉压的变化来估计失血量，一旦收缩压下降，表明血容量丢失至少达 30％～40％，且失代偿超过 50％的血容量丢失，可使患者陷入濒死状态。复苏液体包括胶体液和晶体液。常用等渗盐水或平衡盐溶液。需要立即给予静脉输液。成人首剂量一般用 1000～2000mL 等渗盐液，根据患者反应再决定进一步的治疗措施。失血性休克中丧失的主要是血液，但在补充血容量时并不需要全部补充血液，由于扩容、降低血液黏稠度，血液被稀释后可改善微循环。胶体液可改善对组织供氧，仅有血细胞比容低于 0.2 的失血休克患者需要输注浓缩红细胞，以保证氧的输送，防止组织缺血。对于严重失血（＞3000mL）者，大量输入不含凝血因子和血小板的溶液时可发生凝血功能障碍，需要输注血小板、新鲜冷冻血浆、冷沉淀血、凝血因子制剂。使用右旋糖酐等胶体溶液主要是争取抢救时间，维持和扩充血容量。

（三）纠正酸中毒

根本措施在于改善组织的低灌注状态。纠正酸中毒可增强心肌收缩力，恢复血管对血管活性药物的反应性，并防止 DIC 的发生。首选的缓冲碱为 5％碳酸氢钠，次为 11.2％乳酸钠（肝功能损害者不宜用）。使用碱性药物，纠正酸中毒时应依据动脉血气分析结果来具体操作。

（四）休克其他治疗

可参见感染性休克、心源性休克相关章节内容。

【中医对低血容量性休克的认识及治疗】

（一）要义

低血容量性休克属中医学“厥脱证”范畴。由急骤失血、失津液所致。因津液，血大量损耗，致脏腑失养，精气神衰竭，阴阳相离，临床表现一派衰、绝、竭的危急险象。如《灵枢·通天》：“阴阳皆脱者，暴死不知人也。”这些描述与失液性休克、失血性休克相似。引起失血、失津液之因较多，但主要有创伤、烧伤和内伤疾病三类。由创伤出血、烧伤所致者在第三章脱病中已论及。由温热“毒邪”侵犯营血直接导致之厥脱，本书于感染性休克中论述。本节着重讨论内伤疾病引起的脱病证。

（二）病因病机

由内伤杂病如饮食失节，劳累过度，七情内伤致胃肠积热，日久损伤胃络；由饮酒或毒邪犯肝，肝郁化火，伤损肝脉；由癌变侵蚀损伤血络；由大怒而血苑于上而致溢血；元气虚极，脾不摄血或湿热下注等引起广泛瘀斑、咯血、吐血、便血、血崩等均可导致本病。各种急慢性虚损病证，汗、吐、泻过度，疫毒所致疫斑热、稻瘟病、肠伤寒等病变过程中耗损津液过多，尤其是“毒邪”侵犯营血，又能直接导致厥脱。

（三）治疗

1. 治则治法　扶正包括益气固脱，回阳救逆，止血。祛邪针对病因、病位的清热解毒和活血化瘀治疗。

2. 辨证施治

（1）气随血脱证：

［证候］呕血，或咯血，或便血，或衄血，失血量较多，面色苍白，心悸，呼吸微弱，四肢厥冷，尿少，神志恍惚甚至昏迷，舌淡，脉微欲绝。

［证候分析］气和血在生理上有着相互依存、密不可分的关系，当大量失血时，气亦随之而脱，使其内不能充养脏腑，故心悸气微，元神失养，出现神志恍惚甚至昏迷，血脉失充，脉微欲绝；外不能营养肌肤，则面色苍白，阳气不能通达，四肢厥冷。

［治法］补气固脱。

[方药] 独参汤合参附汤（《正体类要》）：白参 20g，或红参 25g，或西洋参 15g，炮附子 9g，加水 100mL 煎取 50mL 服。每日 4 次，至脉复血压稳定，改为每日 2 次。

[方解] 顾名思义，独参汤只有人参一味，因其功专力重，用量需大，每次可用 15～30g。参的品种繁多，人参乃参之总称，一般就产地和来源可分为国产和进口两类，国产又有白参、红参之分，进口参有西洋参和高丽参之别。从功用言，白参和西洋参相近；红参与高丽参相似，二者不同之点在于前者均属生晒而成，其性补中带清润，后者已经加工煮熟，补中带温热，使用时可视病情选择。

[加减] 人参与附子相配称参附汤。因熟附子大辛大热，温壮元阳，上助心阳，下补肾命，中补脾土。二药相须，其力更宏，宜于心肾之阳两虚者。

本证在内服汤药的同时，可选用生脉注射液、参附芪注射液、参附注射液、参附青注射液、救心复脉注射液。

(2) 气血两虚证：

[证候] 出血不止，头昏目眩，心悸失眠，神疲乏力，气短懒言，肢体麻木。面色淡白或萎黄，唇甲色淡，舌淡嫩，苔少，脉弱。

[证候分析] 本证由于出血不止，造成心、肺两虚，气血亏损之证。因心主血，心气力不足则心悸，不营于脑头昏目眩，神疲乏力，心神失养则失眠；肺主气，宗气不足则气短懒言，朝百脉之功能衰减，气血不足以营养周身，故肢体麻木，色不华而面色淡白或萎黄，唇甲色淡，舌淡嫩，血脉失充则脉弱。

[治法] 补益气血。

[方药] 十全大补汤（《太平惠民和剂局方》）加减：白术 10g，当归 12g，川芎 3g，黄芪（炒）15g，人参 12g，茯苓 15g，肉桂心 6g，甘草 10g，生姜 10g，大枣 3 枚。

[方解] 功能温补气血，主治气血两虚。方中以肉桂温肾壮阳，黄芪大补宗气，实肺卫，当归、川芎补血填阴，负载气之循行，以挽回欲脱之微阳；人参、茯苓、白术、甘草益气健脾，运化水谷精微，滋生血之源，合而成方，共奏益气补血、固脱复脉之功。由于气血两虚证的气虚和血虚并非同等，故立方时当根据气血不足的偏重程度，断定补气与补血的主次，并酌情配伍理气及活血药物。

［加减］气虚偏重者，加重四君子和黄芪用量，并加佛手行气；血虚偏重者，可加阿胶、鹿角胶补血等。

本证在内服汤药的同时，可选用生脉针、参附芪注射液、参附注射液，参附青注射液、救心复脉注射液。

（3）津液亏虚证：

［证候］口燥咽干，唇干肤裂，口渴欲饮，少尿或无尿或见上呕、下泻或大汗，皮肤弹性差，眼球下陷，神疲气短，舌红或绛，苔干无津，脉细数无力，血压降低为主要表现。

［证候分析］多因热盛伤津耗液、大汗、吐泻、泻痢太过或大面积烧伤造成津液大量、急剧耗失，致阴亏脉陷，津气欲脱。津液耗损失其濡养脏腑、润泽肌肤之功能，故现一派燥热之象；又因津气同源必然病及气分，故神疲气短，脉细数无力。

［治法］益气生津。

［方药］麦门冬汤（《金匮要略》）加减：麦门冬 20g，半夏 6g，人参 9g，甘草 6g，粳米 30g，大枣 3 个（《古今医统大全》方有生姜茅根）。

［方解］本方原为治疗肺胃阴虚，气火上逆之证。津液的生成与脾、胃、肺等相关，故选该方。方中重用麦门冬甘寒清热养阴，既养肺、胃之阴，又清肺、胃虚热以为君。人参益气生津为臣，佐甘草、粳米、大枣益气养胃，合人参益胃生津，胃津充足，自然上归于肺，水津四布，正乃培土生津之法。少佐半夏者，与大剂麦门冬相伍，则其燥性减而降逆之性存，且又能开胃行津，使麦门冬滋而不腻，相反相成。

［加减］加生地黄、芦根、玉竹可加强生津增液之功。原发病为吐泻者可加乌梅 10g、黄连 3g，酸苦涌泄为阴。原发病由高热大汗致者可加西瓜翠衣、藕汁、山茱萸、五味子敛阴生津。原发病由烧伤致者可加金银花露、绿豆、莲子心等养阴泻火。原发病为吐血、鼻衄者可加白茅根、藕节等。

本证在内服汤药的同时，可选用生脉注射液或用参附芪注射液。

（4）阴竭阳脱证：

［证候］身热肢温，汗出如油，或大汗淋漓，躁扰不宁，气喘息微，少尿或无尿，舌红无津，脉微细数或浮大无根。

［证候分析］此证先由真阴枯竭致阳无所附，随之而脱，实属阴阳俱损之危证。阴竭不能制阳，则现虚热；神明失养则躁扰不宁，津精亏损，则无尿；

阳气离散，卫外不固，则大汗；宗气陷下，真阴、真阳俱损，肾不受纳，故气喘息微。津、气、血均严重耗损，津脱失润，血脱失充，气脱难行，故舌脉必败。

［治法］固阴回阳。

［方药］急救回阳汤（《医学衷中参西录》）：人参 24g，生山药 30g，生杭芍 18g，山茱萸 24g，炙甘草 9g，赭石（细末）12g，朱砂、童便（先用温热童便送服朱砂细末 0.5g，再煎服前药）。

［方解］张氏方原为霍乱之证而制。谓“其吐泻已极，奄奄一息将脱者是也。方书有云霍乱为脱疫者，实指此候”。又谓：“急用人参以复其阳，生山药、生杭芍以滋其阴，山萸肉以敛肝气之脱，炙甘草以和中气之离，赭石细末引人参之力下行即以防其呕吐，朱砂、童便以交其心肾。”笔者认为此方除人参之外，其余多属阴药，张氏以急救回阳汤为方名者，亦属于阴中求阳之法矣。

［加减］心中觉热者，加天冬 18g；身凉、脉不见、心中分毫不觉热者，去芍药，加炙附子 3g。汗多者，山茱萸可用至 30g。方中人参若用野台参代替，即按方中分量；若用野山参，分量宜减半，另炖兑服。

本证在内服汤药的同时，可选用参附注射液、参附青注射液、救心复脉注射液。

3. 中成药

（1）生脉注射液或参麦注射液：参见本章第二节“心源性休克”相关内容。

（2）参附芪注射液：参见本章第二节“心源性休克”相关内容。

（3）参附注射液：参见本章第二节“心源性休克”相关内容。

（4）参附青注射液：每次 100mL 加入 5％葡萄糖注射液或生理盐水 500mL 中静脉滴注。初起滴速宜快，后酌情减慢，直至阳气回复为止。

（5）救心复脉注射液用法：参见本章第二节“心源性休克”相关内容。

（6）止血药治疗：当根据出血部位、特征、区分性质，分别选用以下中成药：泻火止血法，药用大黄醇提片、血宁冲剂；祛瘀止血法，药用田三七粉、云南白药；收敛止血法，药用白及散、止血胶囊等；补血止血法；药用止血复脉口服液；胃出血呕吐不能口服者，可用冷藏止血合剂鼻饲灌胃。

4. 针灸治疗

（1）上消化道出血：

［体针］取足三里、三阴交、公孙、内关、血海、中脘等穴位针刺治疗，每日1次，每次1小时，7日为1个疗程。取水沟穴，强刺激，若血压回升，可适当留针，观察针刺前与针刺后1、3、5、10、15、30分钟时动脉收缩压的变化及复苏情况，根据病情适当补充液体。

［耳针］主穴为肾上腺、前列腺、垂体前叶、膈、脾；配穴为食管、贲门、胃、十二指肠、内迷走、神门、枕、肾等。每次取主穴并针对原发病因随症选用配穴。按耳针治疗常规操作，每日1次，每次1小时，7日为1个疗程。

（2）咯血：取一侧内关、孔最穴，用2寸毫针刺之，得感应后接G6805治疗仪，留针30分钟。咯血停止或明显减少者为有效。

5. 随机应变治疗 低血容量性休克，类似中医津液脱和血脱证。病因是津液、血液的大量耗失。因津血同源，属性皆阴，两者合而成病，概称“阴脱”。由出血所致者，治疗当以止血为先；由津液耗失所致者，治疗当以固脱为先。“流血不止者，恐其血泻尽，则气散而死。”血脱证的止血治疗，津液脱证的固涩治疗至关重要，而止血法固涩法的使用又有治标、治本之区分。卒然失血、失津液导致血脱、津液脱，顷刻可以毙命，此时受条件限制，若难于明确原发病诊断，保命的手段自然数第一，即快速止血固脱。在挽回生命之时的后续治疗中主要是治本。治本者当更加有的放矢，宜察知病位、病因。若属于创伤、烧伤及毒邪，癌症侵蚀脏腑络脉的出血耗液，当采取外科手段；若由于温热病热毒入营血所致者，可参照热厥论治。若因平素有胃肠道病变、肝病、肺病所致者，可参考以下方法。

（1）胃中积热：症见胃脘灼热作痛，吐血色红或紫暗，口臭，便秘，大便色黑，舌质红，苔黄干，脉数；或由吐血量多而出现神志淡漠，四肢厥冷，汗出不止，脉沉细欲绝或不能触及。治宜清胃泄热，凉血止血。方用泻心汤合十灰散、泻心汤加减。若胃出血，呕吐不能口服者，可用冷藏止血合剂鼻饲灌胃；有呕吐但无出血者，可用黄连温胆汤。

（2）肝火犯胃：症见吐血色红或紫暗，脘胀胁痛，烦躁易怒，目赤口干，寐少梦多，舌质红、苔黄、脉数；或由吐血量多而出现神志淡漠，四肢厥冷，汗出不止，脉沉细欲绝或不能触及，治以清肝泻火，凉血止血。方用龙胆泻肝汤。

(3) 气虚血溢（肺）：症见吐血缠绵不止，时轻时重，血色暗淡；神疲乏力，气短声低，面色苍白，舌质淡，脉弱；或由吐血量多而出现神志淡漠，四肢厥冷，汗出不止，脉沉细欲绝或不能触及。治以补益肺气，固摄止血。方用拯阳理劳汤（《医宗必读》）补益气血，引火归原，敛肺固摄止血。

(4) 脾胃虚寒：症见便血紫暗或黑色，脘腹隐隐作痛，喜温喜按，怯寒肢冷，神疲懒言，舌质淡，苔薄白，脉弱；或由吐血量多而出现神志淡漠，四肢厥冷，汗出不止，脉沉细欲绝或不能触及。治以温阳健脾，养血止血。方用黄土汤。无便血，余症皆俱或便溏者，理中汤治之。

【护理】

参见第三章“脱病”相关内容。

第五节　过敏性休克

过敏性休克是外界某些抗原性物质进入已致敏的机体后，通过免疫机制在短时间内发生的一种强烈的多脏器累及症群。过敏性休克的表现与程度，依机体反应性、抗原进入量及途径等而有很大差别。通常突然发生且很剧烈，若不及时处理，常可危及生命。预后通常接受抗原后出现本症的症状越迟者，预后越好。某些高度过敏而发生“闪电样”过敏性休克者，预后常较差。有冠心病背景者在发生本症时由于血浆的浓缩和血压的下降，可伴发心肌梗死。神经系症状明显者其身体恢复后亦易残留脑缺氧后的各种并发症。由于本症绝大多数为特异性 IgE 中介的变态反应，每次由相应的过敏原引起的 IgE 产量递次增多，即再次接触时发生剧烈反应的可能性更大，为此，应警告患者永远不再接受类似致敏原，并将禁忌药物登记在病历卡首页。

病因作为过敏原引起本病的抗原性物质有：

1. 异种（性）蛋白　内分泌素（胰岛素、加压素）、酶（糜蛋白酶、青霉素酶）、花粉浸液（花、树、草）、食物（蛋清、牛奶、硬壳果、海味、巧克力）、抗血清（抗淋巴细胞血清或抗淋巴细胞丙种球蛋白）、职业性接触的蛋白质（橡胶产品）、蜂类毒素。

2. 多糖类　例如葡聚糖铁。

3. 引起过敏的常用药物　例如抗生素（青霉素、头孢菌素类、两性霉素

B、硝基呋喃妥因)、局部麻醉药(普鲁卡因、利多卡因)、维生素(维生素 B、叶酸)、诊断性制剂(碘化 X 线造影剂、碘溴酞)、职业性接触的化学制剂(乙烯氧化物)。

绝大多数过敏性休克是典型的Ⅰ型变态反应在全身多器官,尤其是循环系统的表现。外界的抗原物性物质(某些药物是不全抗原,但进入人体后会与蛋白质结合成全抗原)进入体内能刺激免疫系统产生相应的抗体,其中 IgE 的产量因体质不同而有较大差异。这些特异性 IgE 有较强的亲细胞性质,能与皮肤、支气管、血管壁等的“靶细胞”结合。以后当同一抗原再次与已致敏的个体接触时,就能激发引起广泛的Ⅰ型变态反应,其过程中释放的各种组胺、血小板激活因子等是造成多器官水肿、渗出等临床表现的直接原因。在输血、血浆或免疫球蛋白的过程中,偶然也可见到速发型的过敏性休克,它们的病因有:

(1)供血者的特异性 IgE 与受者正在接受治疗的药物(如青霉素 G)起反应。

(2)选择性 IgA 缺乏者多次输注含 IgA 血制品后,可产生抗 IgA 的 IgG 类抗体。当再次注射含 IgA 的制品时,有可能发生 IgA-抗 IgA 抗体免疫复合物,发生Ⅲ型变态反应,从而引起过敏性休克。

(3)用于静脉滴注的丙种球蛋白(丙球)制剂中含有高分子量的丙球聚合物,可激活补体,产生 C3a、C4a、C5a 等过敏毒素;继而活化肥大的细胞,产生过敏性休克。少数患者在应用药物如鸦片酊、右旋糖酐、电离度高的 X 线造影剂或抗生素(如多黏菌素 B)后,主要通过致肥大细胞脱颗粒作用,也会发生过敏性休克。

本病在中医学中属“厥脱证”“风厥”等范畴。

【诊断与鉴别诊断】

(一)临床表现

1. 血压急剧下降　血压下降至休克水平即 80/50mmHg(10.7～6.67kPa)以下。如果原来患有高血压的患者,其收缩压在原有的水平上猛降至 80mmHg(10.7kPa)亦可认为已进入休克状态。

2. 意识状态　开始有恐惧感,心慌,烦躁不安,头晕或大声叫喊,并可出现弱视、黄视、幻视、复视等;继而意识朦胧,乃至意识完全丧失,对光反射及其他反射减弱或丧失。

3. 过敏的前驱症状　包括皮肤潮红或一过性皮肤苍白，畏寒等；周身皮痒或手掌发痒，皮肤及黏膜麻感，多数为口唇及四肢麻感，继之出现各种皮疹，多数为大风团状，重者见有大片皮下血管神经性水肿或全身皮肤均肿。此外，鼻、咽喉黏膜亦可发生水肿，而出现喷嚏，流清水样鼻涕，音哑，呼吸困难，喉痉挛等。少数患者并有食管发堵，腹部不适，伴以恶心、呕吐等。

4. 过敏原接触史　于休克出现前用药，尤其是药物注射史，以及其他特异性过敏原接触史，包括食物、吸入物、接触物、昆虫螫刺等。

5. 特异性病因诊断　对于一般过敏性休克者，通过以上4点即可以确诊。过敏性休克有时发生极其迅速，有时呈闪电状，以致过敏的症状等表现得很不明显，对于过敏性休克的特异性病因诊断应慎审从事。因为当患者发生休克时，往往同时使用多种药物或接触多种可疑致敏物质，故很难贸然断定；此外，在进行证实诊断的药物等过敏试验过程中，也可能出现假阳性结果或再致休克等严重后果，故应慎重；如果必须做，应力求安全。凡属高度致敏物质或患者对其致敏物质高度敏感者，应先由斑贴、抓伤等试验做起，或采用眼结膜试验、舌下黏膜含服试验，皮内注射试验法必须严加控制；在试验过程中要严格控制剂量，并应做好抗休克等抢救的准备。

过敏性休克的特异性病因诊断对本症的防治具有重要意义，唯进行过敏原检测应该：①在休克解除后。②在停用抗休克及抗过敏药物后。③如做皮肤试验，最好必须当机立断，不失时机地积极处理。

（二）鉴别诊断

本病发生很快，因此必须及时做出诊断。凡在接受（尤其是注射后）抗原性物质或某种药物，或蜂类叮咬后立即发生全身反应，而又难用药品本身的药理作用解释时，应即刻考虑到本病的可能，故在诊断上一般困难不大。但应除外如下情况。

1. 迷走血管性昏厥　多发生在注射后，尤其是患者有发热、失水或低血糖倾向时。患者常呈面色苍白、恶心、出冷汗，继而可昏厥，很易被误诊为，过敏性休克。但此症无瘙痒或皮疹，昏厥经平卧后立即好转，血压虽低但脉搏缓慢，这些与过敏性休克不同。迷走血管性昏厥可用阿托品类药物治疗。

2. 遗传性血管性水肿症　这是一种由常染色体遗传的缺乏补体C1酯酶抑制物的疾病。患者可因一些非特异性因素（例如感染、创伤等）刺激下突然发病，表现为皮肤和呼吸道黏膜的血管性水肿。由于呼吸道的阻塞，患者也常有喘鸣、气急和极度呼吸困难等，与过敏性休克颇为相似。但本症起病较慢，不少患者有家族史或自幼发作史，发病时通常无血压下降，也无荨麻疹等，据此可与过敏性休克相鉴别。

【治疗】

1. 立即停止进入并移走可疑的过敏原或致病药物。

2. 结扎注射或虫咬部位以上的肢体以减缓吸收，也可注射，或在受蜇的局部以 0.005%肾上腺素 2～5mL 封闭注射。

3. 立即给 0.1%肾上腺素，先皮下注射 0.3～0.5mL，紧接着做静脉穿刺注入 0.1～0.2mL，继以 5%葡萄糖注射液静脉滴注，维持静脉给药畅通。肾上腺素能通过 β 受体效应使支气管痉挛快速舒张，通过 α 受体效应使外周小血管收缩。它还能对抗部分Ⅰ型变态反应的介质释放，因此是救治本症的首选药物，在病程中可重复应用数次。一般经过 1～2 次肾上腺素注射，多数患者休克症状在半小时内均可逐渐恢复。反之，若休克持续不见好转，乃属严重病例。

4. 严重病例应及早静脉注射地塞米松 10～20mg，琥珀酸氢化可的松 200～400mg。也可酌情选用一批药效较持久，副作用较小抗休克药物，如去甲肾上腺素、阿拉明（间羟胺）等。同时给予血管活性药物，并及时补充血容量，首剂补液 500mL 可快速静脉滴入，成人首日补液量一般可达 3500～4000mL，原有心脏病者酌减。

5. 抗过敏及其对症处理，常用的是马来酸氯苯那敏 10mg 或异丙嗪 25～50mg，肌内注射。

6. 吸氧，平卧，保持呼吸道畅通。

由于处于过敏休克疾患时，患者的过敏阈值甚低，可能使一些原来不过敏的药物转为过敏原。故治疗本症用药切忌过多过滥，主要用药为抗休克药。

【中医对过敏性休克的认识和治疗】

（一）要义

过敏性休克属中医学“厥脱证”中“风厥”等范畴。“风厥”者，具有风邪致病和厥病的特征。风者“善行而数变”，猝然而起，忽大忽小，乍有乍无，病势发展快，变化多端。厥者，逆也、极也、尽也，仆也，示四肢冷，神昏等危象，故而得名。病名首见于《灵枢·五变》："黄帝曰：人之善病风厥漉汗者，何以候之？少俞答曰：肉不坚，腠理疏，则善病风。"《素问·阴阳别论》曰："阴争于内，阳扰于外，魄汗未藏，四逆而起，起则熏肺，使人喘鸣。"喘鸣与现代医学所说的"过敏性哮喘"相似。《素问·评热病论》："汗出而身热者，风也。汗出而烦满不解者，厥也，病名曰风厥。"

本病以猝然胸闷心悸，呼吸困难，肢厥，皮肤瘙痒，视物模糊，甚至神志异常，脉微，血压降低等为主要表现的厥、脱类疾病。

（二）病因病机

本病是由于人体禀性不耐，对某些物质过敏所致。病因有内、外两端。外因为过敏原——致敏物质。已知的过敏物质有花粉、粉尘、螨虫、家养宠物；食物、食品添加剂，例如色素、抗氧化剂、防腐剂等；动物毒液；药物，血清制剂等。内因与人群个体的禀性不耐有关。隋《诸病源候论》对人体禀性的描述颇为形象："人有禀性畏漆，但见漆便中其毒，喜面痒然后胸臂……皆瘙痒……著人急重……亦有性自耐者，终日烧煮竟不为害也。"表明过敏原只有作用于"人有禀性畏"者（过敏体质的人）才会产生过敏反应。

病机尚未完全弄清。现代中医研究提示，过敏体质的人可能肺、脾、肾功能失调。肺主气，朝百脉，主宣化，肃降，开窍于鼻，体合皮毛；脾主运化，生化气血，能升清，主统血，开窍于口，在体合肌肉，通达四肢；肾藏精，为水火之脏，寓真阴真阳，为一身阴阳之根本，主纳气和水液代谢。肺脾肾功能之或盛或衰，易致过敏。

脏腑功能的发挥，全在气机，气机的活动，不外升降出入、吐故纳新。其中出和降为阳，升和入为阴。阴阳合则和，阴阳离则乱。就已知致敏物质而言并非全是病源物，大多数是非毒、非秽的无害物质，在正常生理情况下，对人体是无害的。性自耐者（非过敏体质者）均能被机体所接纳，起到"阴阳之气其新相得而和"发挥其固有的作用。但遇到"人有禀性畏"者却不能接纳，若勉强为之，则出现阴阳混乱的病理状态——"未和合（会）"。结果只能是阴盛阳衰或阳亢阴微，终或阴阳相离。《灵枢·血脉》："阴阳之气，其新相得而未和合（会），因而泻之，则阴阳俱脱，表里相离，故脱色而苍苍然。"

病位之深浅，危害之程度，则与致敏物质的性质以及侵入人体的途径和损害的脏器有关。由皮肤鼻腔而入者，多表现为肺卫不宣的表证如流涕，喷嚏，风疹，瘙痒，目赤；食入者损胃，呕吐，腹痛，腹泻；由生殖道入者损肾；由血脉而入者直接损害肺、心、脑、肾，可立即厥脱。首当其冲者为肺。肺气阻遏，痰壅气道，则咽喉不利，胸闷，气促，清气不能入，浊气不能出，元神被蒙而成闭证。继之心脉被遏，阳气暴脱，而血不能上营，元神失养，导致视物不清，甚至神昏，脉微细速或欲绝，面青紫，心阴不能滋润肾阳，肾阳不能上温心阳。终则水火不济，心肾失交，真阴真阳衰竭而成厥脱。此乃主要病机。其病理过程多属由实转虚或虚实挟杂。

（三）治疗

1. 治则治法　回阳固脱，救阴回阳，行气活血，疏风解毒。

2. 辨证施治

(1) 阴绝阳脱证：

［证候］使用青霉素及血清制剂后，猝然胸闷心悸，呼吸困难，昏迷，抽搐，大汗淋漓，视物模糊，甚则呼吸微弱，肢厥，脉微欲绝。

［证候分析］青霉素及血清制剂，某些动植物的分泌物及花粉等，对于禀性不耐的个体而言，都属于过敏物质。患者经使用这些药物后，很快出现相关症状，已表明是过敏。当青霉素及血清制剂进入人体，经皮肤、口鼻、血脉等途径引起咽喉痉挛，遏制肺的气机，外不能宣发，下不能肃降，清气不入，浊气不出，百脉受阻，气血壅滞于膻中，故胸闷心悸，呼吸困难；由于肺气受遏，其呼吸、宣、肃，朝百脉、通调水道之功失司，气血失调，心阳必受其累，神明失养则昏迷，心气虚，气血不布，肢体失去濡养、温煦则厥冷，血脉失充则脉微欲绝。

［治法］回阳救逆，祛风活血。

［方药］首选中成药（注射剂）。

①救心复脉注射液：参见本章第二节“心源性休克”相关内容。

②参附青注射液：每次 100mL 加入 5%葡萄糖注射液或生理盐水 500mL 中静脉滴注。初起滴速宜快，后酌情减慢，直至阳气回复为止。

(2) 风毒炽盛证：

［证候］使用青霉素及血清制剂后，猝然胸闷心悸，呼吸困难，皮肤瘙痒，出现风团，目赤目痒，脉浮弦。

［证候分析］本证较之阴绝阳脱证为轻，风毒之邪尚滞留在肺卫。主要是

“肺气郁窒，治节无权”，从而引起相关反应。因心、肺居于胸腔，肺主气、心主血的功能被遏制，故胸闷、心悸、呼吸困难。肺主宣发，外合皮毛亦受遏制，侵入体内的风毒、药毒之邪不能从肌肤外泻，壅滞皮肉之间，故现风团、疹子而瘙痒。

［治法］疏风解毒。

［方药］麻黄连翘赤小豆汤（《伤寒论》）方加减：麻黄 12g，杏仁 12g，生梓白皮 15g（作者经验用生桑白皮），连翘 15g，赤小豆 20g，甘草 12g，生姜 3 片，大枣 3 个。

［方解］麻黄苦辛、性温，归肺与膀胱经，善开腠发汗，宣肺平喘，开闭郁之肺气，能驱逐风毒之邪外泄；配连翘、桑白皮清热解毒；赤小豆利湿；甘草缓急解毒调和诸药，合而为方，用以透邪外达，由里出表以疏肺郁，宣泄气机而奏其功。

［加减］气促喘甚者，加葶苈子 15g；痒甚者，加蝉蜕 15g、防风 10g、荆芥 10g；疹甚者，加紫草 12g、生地黄 12g。

3. 针灸　神昏者，针人中、承浆。神志清醒，呼吸正常者，主穴针刺风门、曲池、风市、血海、三阴交。手法平补平泻法。留针 10～15 分钟。

4. 随机应变治疗　过敏性休克的急救治疗主要为抗过敏，解除喉头水肿或痉挛，保持呼吸道通畅。首选药物为肾上腺素注射液。类似肾上腺素的中药制剂，首推救心复脉注射液，临床用于各种休克，包括心肌梗死合并休克、感染性休克、失血性休克、过敏性休克、神经原性休克等均可获满意效果。

中医治疗风厥多以“祛风”为主，因风邪易伤及血分，故有治风先治血之“血行风自灭”之说。救心复脉注射液的主要功能以中医理论概括，是“行气活血”，通俗的说法是使人体气机正常，血脉畅通了，风邪就被正气灭掉了。近年对枳实的研究表明，其中所含柚皮苷和新橙皮苷尚具有抗过敏作用。凡阴绝阳脱证等危急重证必须针对病情即刻使用注射剂快速给药。

【护理】

（一）预后

本病如发现及时，明确诊断，即抢救预后良好。若延误诊断，处理不当，会危及生命。

（二）护理

1. 首先停服、停用或避免接触此类药物，并按药物过敏进行治疗，同时注意避光、避温，尽量减少对皮肤的刺激。

2. 低流量给氧。

3. 外用或接触致敏物质引起的过敏反应，可采取如下措施：

（1）先用清洁水洗净局部。

（2）外用三黄液或炉甘石洗剂，摇匀涂于患处。

（3）口服抗组胺类药物或用马齿苋 120g 煎水温服。马齿苋 30g、地肤子 30g、苦参 10g、甘草 10g 煎水温服，亦可用以凉敷患处。

4. 忌食鱼腥、虾、蟹、海鲜、辛辣、葱、薤、酒等。

5. 因某种食物引起的发作，应提高警惕，下次注意禁食。

（三）预防

最根本的办法是明确引起本症的过敏原，并进行有效的规避。但在临床上往往难以作出特异性过敏原诊断，况且不少患者属于并非由免疫机制发生的过敏样反应。为此应注意：

1. 用药前详询过敏史，阳性患者应在病史首页作醒目而详细的记录。

2. 尽量减少不必要的注射用药，尽量采用口服制剂。

3. 对过敏体质患者在注射用药后观察 15～20 分钟，在必须接受有诱发本症可能的药品（如碘造影剂）前，宜先使用抗组胺药物或泼尼松 20～30mg。

4. 先做皮内试验、皮肤挑刺试验 尽量不用出现阳性的药物；如必须使用，则可试行减敏试验或脱敏试验。其原则是在抗组胺等药物的保护下，对患者从极小剂量逐渐增加被减敏药物的用量，直到患者产生耐受性为止。在减敏过程中，必须有医务人员的密切观察，并准备好水剂肾上腺素、氧气、气管插管和可以静脉注射的皮质类固醇等一切应急抢救措施。少数皮试阴性患者仍有发生本症的可能。

第六节 神经性休克

神经性休克是动脉阻力调节功能严重障碍，血管张力丧失，引起血管扩张，导致周围血管阻力降低，有效血容量减少的休克。多见于严重创伤、剧烈疼痛（胸腔、腹腔或心包穿刺等）刺激，高位脊髓麻醉或损伤，起病急，及时诊断、治疗预后良好。疗效欠佳或病死者多数是未及时接受治疗者、病情危重或伴有合并症、并发症（如气胸、心脏压塞等）。

神经性休克属中医学“厥脱证”中“气厥”“痛厥”“阳气暴脱”“卒中寒”等范畴。

【诊断与鉴别诊断】

临床表现有强烈的神经刺激，如创伤、剧烈疼痛；头晕、面色苍白、出汗、疼痛、恶心；胸闷、心悸、呼吸困难；脉搏细数、血压下降。

以晕为主要表现的神经性休克有血管抑制性晕厥、排尿性晕厥等。

（一）血管抑制性晕厥

多见于女性，发作前有痛苦悲伤（如腹痛等）、情绪紧张、恐惧、出血、各种注射和进行小切除缝合等明显诱因。也可因天气闷热、空气混浊、过分委顿、空腹、失眠等原因导致。当时多在站立中，有心悸、胸闷、恶心、耳鸣、苍白、汗出、乏力等前驱症状，逐渐摇晃、跌倒。晕厥数秒至数分钟，当时血压降低，心率减慢，两眼上翻，瞳孔放大，无咬舌及尿失禁，少数有短时抽搐。苏醒后常诉头痛，嗜睡，软弱，精神紧张。

（二）血管神经性昏厥

发生的原因，有可能与前述的各种诱发因素有关，通过迷走神经反射，导致短暂的周身血管扩张、回心血量剧减，心脏排血量减低，血压降低，发生一过性的“脑部缺血”。

日常生活中，患者要注意以下几点：尽量避免导致血管抑制性昏厥的各种诱发原因，如不宜长久站立，出现腹痛时要当即平卧；防止过劳累和精神紧张；可服用调节自主神经功效药物；一旦有头晕时，应当即卧床或者就地平卧，防止摔伤。

（三）排尿性晕厥

患者在夜间或清晨起床排尿时，因意识短暂丧失而突然晕倒；排尿性晕厥多见于中老年男性，一般好发于夜间，常常突然发生，之前多无先兆。晕厥持续的时间，少则数秒钟，多则半小时。该病有反复发作的倾向，易发生外伤。自然苏醒者不留后遗症。至于排尿性晕厥究竟是如何引起的，目前尚无统一的结论。但绝大多数专家认为该病的发生主要是由于血管舒张和收缩障碍造成低血压，自主神经功能紊乱、心律失常、血压波动，以及排尿时过度屏气而使胸腔的压力增高等有关，膀胱中过多的尿液迅速排空，突然用力排尿，夜里突然起床等原因都会引起大脑一时性供血不足而发生晕厥。

【治疗】

1. 去除神经刺激因素，立即平卧。
2. 立即应用肾上腺素。
3. 迅速补充有效血容量，应用右旋糖酐 40。
4. 病情较重者可应用地塞米松。
5. 维持正常血压，收缩压低于 80mmHg（10.7kPa），应用多巴胺或间羟胺。
6. 酌情使用止痛药物。

【中医对神经性休克的认识和治疗】

（一）要义

神经性休克属中医学“厥病”中“气厥”、“痛厥”“阳气暴脱”“卒中寒”等范畴。多因惊骇，情志过极，心肝气郁，阻闭清窍；或因元气素弱，复遇悲恐、清阳不升，神明失养；或因行椎管内麻醉，严重创伤，剧烈疼痛遏制脉络之传递致元神失控，气血逆乱，阴阳之气不相顺接而成。

（二）病因病机

病位在心（脑）、肝。因暴怒惊骇，情志过极，肝气郁，以致滞壅心胸，心血失其功用，肺失宣肃，阻闭清窍；或因元气素弱，复遇悲恐、疲劳、饥饿，以致阳气虚弱，气虚下陷，清阳不升，神明失养；或因行椎管内麻醉，严重创伤，剧烈疼痛遏制督脉及脉络之传递，致元神失控，气血逆乱，阴阳之气不相顺接，而猝然厥脱。

（三）治疗

1. 治则治法　行气活血，开窍醒神，温通逐寒，行气止痛。
2. 辨证施治

（1）气厥实证（气滞窍闭）：

［证候］形体壮实，突然晕倒，不省人事，气壅息粗，牙关紧闭，四肢欠温或暖，脉沉弦。

［证候分析］患者形体壮实，说明平素体健无恙，刻下所现多属实证。沉脉主里，弦乃肝脉。由于情志过极，肝气上逆，扰乱心胸，蒙闭神明，故突

然晕倒，不省人事；筋脉不利故牙关紧闭，肺气壅阻，则喘促息粗。

［治法］疏肝理气，解郁伸阳。

［方药］血压低者可先用救心复脉注射液。或先用搐鼻散取嚏，再服苏合香丸或玉枢丹。醒后服四逆散。四逆散（《伤寒论》）：柴胡 10g，枳实 15g，芍药 12g，炙甘草 12g。

［方解］方中柴胡既可疏解肝郁，又可升清阳以使郁热外透，用为君药；芍药养血敛阴，与柴胡相配，一升一敛，使郁热透解而不伤阴，为臣药；佐以枳实行气散结，以增强疏畅气机之效；炙甘草缓急和中，又能调和诸药为使。本方宜于肝郁气滞，阳气不布而猝然厥逆者。

［加减］若胸痛，可加郁金、香附、延胡索；腹痛，加川楝子、广木香、槟榔；若恶寒肢冷，加桂枝。

（2）气厥虚证（阳气脱证）：

［证候］多因惊恐劳累或外邪刺激，突然眩晕，视物模糊，昏仆，气息微弱，自汗，肢凉，面白气弱，脉微细数。

［证候分析］惊则气结，恐则气下，劳则气衰，邪扰则气乱。故气机失调，阴阳气不相顺接而为厥，气虚不能上荣，神明失养，突然发生眩晕，视物模糊，昏仆面白；肺气不足则气息微弱，卫气不固则自汗，阳气不能温煦四肢则肢冷，气血失充脉微细数。气厥虚证所指之气为阳气虚衰，它与阳气脱证相比，从实质看基本相同，只是轻重程度有别：气厥虚证来之较缓，病势较轻；阳（气）脱证来之较暴，病势较重，治疗也是大同小异，两证可互参。厥证病情加重可慫化为脱证。

［治法］益气回阳。

［方药］参附汤（《正体类要》）：炮附子 9g，人参 12g。

［方解］方中人参甘而微温，大补元气，益肺生津，固脱止汗，为君药。熟附子，大辛大热温壮元阳。二药相须，药专力宏，上助心阳，下补肾命，中补脾土。

在内服方药同时可用救心复脉注射液、参附注射液、生脉注射液静脉滴注。

3. 中成药

（1）救心复脉注射液：参见本章第二节“心源性休克”相关内容。

（2）参附青注射液：参见本章第二节“心源性休克”相关内容。

（3）参附注射液：参见本章第二节“心源性休克”相关内容。

（4）麻黄碱注射液：蛛网膜下腔阻滞或硬膜外阻滞时维持血压，麻醉前皮下或肌内注射 20～50mg。

（5）搐鼻散（《医学心悟》）：临用吹 0.3～0.6g，入鼻孔中取嚏。

（6）苏合香丸（《中华人民共和国药典》）：参见本章第二节“心源性休克”相关内容。

（7）玉枢丹（《百一选方》）：口服，每次 0.6～1.5g，每日 2 次。

（8）还魂汤（《古今医统大全》）：水煎去渣。令随咽之。

4. 针灸治疗　有采用体针为主者，也有采用耳压或耳针穴为主者。常用穴：水沟、内关、合谷，单侧或双侧或左右交叉取穴。二者都配伍其他穴位。如体针疗法常配伍内关、足三里、中脘、印堂、风池、百会、神阙、太渊、悬钟、阳陵泉、关元、曲池、涌泉、人迎、丰隆、神门、四神聪等穴。耳针疗法：多用皮肤针针刺或用王不留行籽胶贴于双侧耳穴的心、头兴奋点和敏感区，常用穴有皮质下、神门、交感、肾上腺、内分泌、心、肾、脾等。方法：立即平卧，头部稍低，选用 0.35mm×25mm 毫针，皮肤常规消毒，用快速捻进或快速刺入法进针，然后快速大幅度捻转提插，产生短促的酸、胀、痛或触电感。以患者苏醒为度，如果未醒时，边留针 12 分钟，边重复上述手法 30 秒后出针，5 分钟后观察效果。

5. 随机应变治疗　神经性休克可参照中医厥脱病证进行辨证和治疗。厥病发作常有明显诱因，了解病史和诱因对辨清厥病的类别及虚实极为重要。若诱因为情志过极，恼怒伤肝，肝气郁闭清窍者，多为气厥实证，可理气解郁；若诱因为悲恐、过度劳累及饥饿，致元气虚弱，气陷于下，血不上达，脑失所养，神明失用，多为气厥虚证，可用补法。气虚者益气，血虚则补血，阴虚填阴，阳虚补阳。若因手术施椎管内麻醉而发者，多属于阳气暴脱，可用救心复脉注射液、麻黄碱注射液；若诱因为严重创伤，剧烈疼痛致气闭不畅，郁于心胸，闭塞心窍而发者，多为痛厥，亦可用救心复脉注射液急救，配合内服行气活血止痛药治疗。

【护理】

（一）护理

1. 平卧位，下肢应略抬高，以利于静脉血回流，呼吸困难时可将头部和躯干抬高一点，以利于呼吸。

2. 保持呼吸道通畅，尤其是休克伴昏迷者。方法是将患者垫高，下颌抬起，使头部最大限度地后仰，同时头偏向一侧，以防呕吐物和分泌物误吸入呼吸道。

3. 注意给体温过低的休克患者保暖，对伴高热的患者应给予降温。

4. 必要的初步治疗措施　因创伤骨折所致者给予止痛，骨折固定；烦躁不安者可适当给予镇静药。

5. 注意患者的运送，尽快送往有条件的医院抢救，对休克患者搬运越轻、越少、越好，应送到最近医院为宜，在运送途中，应有专人护理，随时观察病情变化，给予吸氧及静脉输液等急救措施。

（二）预防

1. 平时到医院细查原因，并治疗。

2. 睡眠中起床排尿时，动作要缓慢，不要突然起立，排尿时不要过急过快，更不要用力过大，最好蹲位或用便器侧卧位排尿，可防摔碰伤。

3. 自主神经功能失调，可口服天王补心丸，每次 10g，每日 2 次；或谷维素每次 10～20mg，每日 3 次，连服数日。有此病史者应有陪人扶持。如有头晕眼花时，就地平躺，头放低。保暖，防感冒、冻伤。心动过缓时，皮下注射阿托品。

4. 若怀疑患者有颅脑外伤或脑出血时，应迅速将其送往医院诊治，防止发生意外。

方剂汇集

1. 当归四逆汤（《伤寒论》）　当归、芍药、桂枝、细辛、大枣、炙甘草、通草。

2. 四逆汤（《伤寒论》）　炮附子、干姜、甘草。

3. 固阴煎（《景岳全书新方八阵》）　人参、五味子、山药、熟地黄、山茱萸、远志、炙甘草。

4. 六味回阳饮（《景岳全书》）　人参、制附子、炮干姜、炙甘草、熟地黄、当归身。

5. 三甲复脉汤（《温病条辨》）　炙甘草、干地黄、生白芍、阿胶、麻仁、生牡蛎、生鳖甲、生龟甲。

6. 黄连解毒汤（《外台秘要》）　黄连、黄芩、黄柏、栀子。

7. 大承气汤（《伤寒论》）　大黄、芒硝、厚朴、枳实。

8. 神犀丹（《温热经纬》）　水牛角、石菖蒲、黄芩、生地黄、金银花、连翘、板蓝根、玄参、花粉、紫草、豆豉、金汁（拟用人中黄代）。

9. 十全大补汤（《太平惠民和剂局方》） 白术、当归、川芎、熟地黄、白芍、黄芪（炒）、人参、茯苓、肉桂、甘草、生姜、大枣。

10. 拯阳理劳汤（《医宗必读》） 黄芪（酒炒）、人参（去芦）、肉桂（去皮）、当归（酒炒）、白术（土炒）、甘草（酒炒）、陈皮（去白）、北五味（打碎）、生姜、红枣。

11. 麦门冬汤（《金匮要略》） 麦门冬、半夏、人参、甘草、粳米、大枣（《古今医统大全》方有生姜、白茅根）。

12. 急救回阳汤（《医学衷中参西录》） 人参、生山药、生杭芍、山茱萸、炙甘草、赭石（细末）、朱砂、童便（先用温热童便送服朱砂细末，再煎服前药）。

13. 麻黄连翘赤小豆汤（《伤寒论》） 麻黄、杏仁、生梓白皮（作者经验用生桑白皮）、连翘、赤小豆、甘草、生姜、大枣。

14. 参附汤（《正体类要》） 炮附子、人参。

15. 泻白散（《小儿药证直诀》） 桑白皮、地骨皮、甘草。

16. 黛哈散（《中药成方配本》） 青黛（袋煎）、海蛤壳（研粉袋煎）。

17. 泻心汤（《金匮要略》） 大黄、黄连、黄芩。

18. 十灰散（《十药神书》） 山栀、大黄、大蓟、小蓟、侧柏叶、荷叶、牡丹皮、白茅根、棕榈炭、茜根。

19. 百合固金汤（《医方集解》） 百合、熟地黄、生地、当归、白芍、桔梗、玄参、贝母、麦冬、甘草。

20. 龙胆泻肝汤（《医方集解》） 龙胆、黄芩、栀子、泽泻、木通、车前子、当归、生地黄、柴胡、生甘草。

21. 黄土汤（《金匮要略》） 灶心黄土、黄芩、阿胶、炮附子、白术、干地黄、甘草。

22. 搐鼻散（《医学心悟》） 细辛（去叶）、皂角（去皮、弦）、半夏（生用）。为极细末，瓷瓶收贮，勿泄气，临用吹入鼻孔中取嚏。

23. 苏合香丸（《中华人民共和国药典》） 苏合香、冰片、乳香（制）、檀香、青木香。

24. 玉枢丹（《百一选方》） 山慈菇、红大戟、千金子霜、五倍子、麝香、雄黄。

25. 四逆散（《伤寒论》） 柴胡、枳实、芍药、炙甘草。

26. 还魂汤《古今医统大全》 麻黄、杏仁、炙甘草、桂枝（《千金方》记载有桂）。

27. 猪苓汤（《伤寒论》） 猪苓、茯苓、泽泻、阿胶、滑石。

28. 益胃汤（《温病条辨》） 沙参、麦冬、细生地、冰糖。

29. 四妙勇安汤（《验方新编》） 金银花、玄参、当归、甘草。

参考书目

[1] 汉张仲景．伤寒论．四库全书．南京：江苏科学技术出版社，2008

[2] 汉张仲景．金匮要略．北京：人民卫生出版社，1963

[3] 晋王叔和．脉经．学苑出版社，2007

[4] 唐孙思邈．备急千金要方．华夏出版社，2008

[5] 明张介宾．景岳全书．上海：上海科学技术出版社，1984

[6] 明王肯堂．证治准绳．上海：上海卫生出版社，1958

[7] 明李中梓．医宗必读．上海：上海卫生出版社，1958

[8] 明徐春甫．古今医统大全．北京：人民卫生出版社，1991

[9] 张锡纯．医学衷中参西录．石家庄：河北人民出版社，1957

[10] 王春亭王可富．现代重症抢救技术．北京：人民卫生出版社，2007

[11] 杨志寅．内科危重病．北京：人民卫生出版社，2006

[12] 陈镜合周海平．中西医结合急症诊治．北京：人民卫生出版社，2001

[13] 邱海波．ICU 主治医师手册．南京：江苏科学技术出版社，2007

[14] 蒋健于金德．现代急诊内科学（第 2 版）北京：科学出版社，2005

[15] 黄道生等．救心复脉注射液抢救阳气暴脱证（神经原性休克）40 例临床观察中医杂志，1998.39.8

（本章内容西医部分由周　安执笔　中医部分由张四芳　黄道生执笔）

第六章　休克常见并发症

第一节　弥散性血管内凝血

弥散性血管内凝血（DIC）是以血液中过量蛋白酶生成，可溶性纤维蛋白形成和纤维蛋白溶解为特征的临床综合征。诱发 DIC 发生的原因很多，休克是其中一种。

DIC 病理过程中有许多因素与引起休克有关：①微血栓形成，使回心血量减少。②出血可影响血容量。③DIC 时可引起肾上腺素能神经兴奋，也可通过激活激肽和补体系统产生血管活性介质如激肽和组胺，使外周阻力降低，引起血压下降。④FDP 小片段成分 A、B、C 能增强激肽和组胺的作用，使微血管扩张，通透性增高，血浆外渗。⑤心功能降低，除心内微血栓形成直接影响心泵功能外，肺内微血栓形成导致肺动脉高压，增加右心后负荷；DIC 时因组织器官缺血、缺氧可引起代谢性酸中毒，酸中毒可使心肌舒缩功能发生障碍。由于前述的因素使血容量减少、回心血量降低、心功能降低和心排血量减少，加上血管扩张和外周阻力降低，则血压可明显降低。

临床上 DIC 分为 3 个阶段，出现 3 种状态，2 个互相依存的病理过程。3 种状态：高凝状态、低凝状态和继发性纤溶亢进状态。3 个阶段往往交叉进行，造成 DIC 在出、凝血问题上的复杂性。2 个互相依存的病理过程：一方面是凝血机制被激活而出现的广泛小血管内微血栓的形成；另一方面是纤维蛋白溶解系统被激活而出现的纤溶亢进。栓塞与出血相继或同时存在，成为本病的特点。

本病大多有皮肤、黏膜紫斑、呕血、便血、尿血或阴道出血等表现，属中医“出血”“瘀血”“血脱”温热病邪毒入营血等范围。

【诊断与鉴别诊断】

（一）临床表现

1. 出血　轻者可仅有少数皮肤出血点，重者可见广泛的皮肤、黏膜瘀斑或血肿，典型的为皮肤大片瘀斑，内脏出血，创伤部位渗血不止。

2. 血栓　皮肤血栓栓塞：多见于指端、趾端、鼻尖、耳郭皮肤发绀，皮肤斑块状出血性坏死、干性坏死等。

(1) 肾血栓形成：少尿、无尿、氮质血症等急性肾衰竭表现最常见。

(2) 肺血栓形成：呼吸困难、发绀、咯血，严重者可发生急性肺功能衰竭。

(3) 胃肠道血栓形成：胃肠道出血、恶心、呕吐与腹痛。

(4) 脑血栓形成：烦躁、嗜睡、意识障碍、昏迷、惊厥、颅神经麻痹及肢体瘫痪。

3. 休克　肢端发冷、青紫、少尿和血压下降。以血管内皮损伤引起的DIC较为多见。

4. 溶血　因微血管病变，红细胞通过时遭受机械性损伤，变形破裂而发生溶血。临床上可有黄疸、贫血、血红蛋白减少等。

5. 原发病症状。

(二) 实验室检查

1. 血小板计数＜100×10^9/L有诊断价值，特别是进行性降低。

2. 凝血时间　DIC早期，即弥散性微血栓形成期，血液处于高凝状态，血液凝固时间缩短。后期继发纤溶为主，血液呈低凝状态，凝血时间延长。

3. 凝血酶原时间（PT）　是外在凝血途径的筛选试验。超过正常对照3秒以上有意义。

4. 白陶土部分凝血活酶时间测定（KPTT）　是内在凝血途径的过筛试验。除因子Ⅶ和Ⅷ外，任何一个凝血因子缺乏都可使KPTT延长。正常35～45秒，超过正常对照10秒以上有意义。DIC的高凝期KPTT缩短，在消耗性低凝血期KPTT延长。

5. 凝血酶时间（TT）　反应凝血第三阶段的试验，正常16～18秒，比正常对照延长3秒以上有诊断价值。

(三) 诊断标准

DIC诊断一般标准包括：

1. 存在易致DIC的基础疾病　如感染、恶性肿瘤、病理产科、大型手术及创伤等。

2. 有下列2项以上临床表现　①严重或多发性出血倾向。②不能用原发病解释的微循环障碍或休克。③广泛性皮肤、黏膜栓塞、灶性缺血性坏死、脱落及溃疡形成或不明原因的肺、肾、脑等脏器功能衰竭。④抗凝治疗有效。

3. 实验检查符合下列条件

（1）同时有下列 3 项以上实验异常：

1）血小板计数＜100×10^9/L（白血病、肝病＜50×10^9/L）或是进行性下降，或下列二项以上血小板活化分子标志物血浆水平增高：①β-血小板球蛋白（β-TG）。②血小板第 4 因子（PF4）。③血栓烷 B_2（TXB_2）。④血小板颗粒膜蛋白-140（p-选择素，GMP. 140）。

2）血浆纤维蛋白原含量＜1.5g/L（肝病＜1.0g/L，白血病＜1.8g/L）或＞4.0g/L 或呈进行性下降。

3）3P 试验阳性，或血浆 FDP 20mg/L（肝病＞60mg/L）或血浆 D-二聚体水平较正常增高 4 倍以上（阳性）。

4）PT 延长或缩短 3s 以上（肝病＞5s），APTT 延长或缩短 10s 以上。

5）AT-Ⅲ活性＜60%（不适用于肝病）或蛋白 C（PC）活性降低。

6）血浆纤溶酶原抗原（PLg：Ag）＜200mg/L。

7）因子ⅧC＜50%（肝病必备）。

8）血浆内皮素-T-1（I）（E 水平＞80ng/L 或凝血酶调节蛋白（TM）较正常增高 2 倍以上。

（2）疑难或特殊病例应有下列 2 项以上异常：①血浆凝血酶原碎片 1＋2（F1＋2）、凝血酶-抗凝血酶复合物（TAT）或纤维蛋白肽 A（FPA）水平增高。②血浆可溶性纤维蛋白单体（SFM）水平增高。③血浆纤溶酶、纤溶酶抑制物复合物（PIC）水平升高。④血浆组织因子（TF）水平增高（阳性）或组织因子途径抑制物（TFPI）水平下降。[第七届全国血栓与止血学术会议制定的几项诊断参考标准．中华血液学杂志，2000，21（3）]

【治疗】

（一）去除病因

只有去除和控制病因，DIC 才可能治愈。

（二）抗凝治疗

肝素主要加速抗凝血酶Ⅲ中和凝血酶及中和被激活因子Ⅸ、Ⅹ、Ⅺ、Ⅻ等作用。

（三）血液及凝血因子的补充

出血严重或以继发纤溶为主时，应适当补充。输血；输纤维蛋白原，每输入 1g，可使血中浓度升高 0.5g/L；输凝血酶原复合物；输血小板悬液；注射维生素 $K_1$40mg/d，以供维生素 K 依赖凝血因子合成。如 DIC 病因未去除，可与小量肝素并用。

（四）其他治疗

积极抗感染、抗休克、纠正酸中毒及电介质紊乱，加强局部止血等。

【中医对弥散性血管内凝血的认识和治疗】

（一）要义

弥散性血管内凝血归属于祖国医学的“出血”“瘀血”“疫斑”等病证范围。早在《灵枢·五禁》描述和概括了血液凝结和出血的病症，“淫而夺形，身热，色夭然白，及后下血衃，血衃笃重，是谓四逆也”。“血衃”属于血瘀范畴，是由于毒邪侵入血脉，正不敌邪，血液以及脉络受损乃至于侵害多个脏腑的败病。预后极差。当今中医学术界对“弥漫性血管内凝血”在中医学中的归属以及名称尚未统一。任继学主编的《中医急诊学》崇内经之说，称之为“血衃”。朱文锋则从病机、络脉血液受损的特征着眼，赋予更通俗易懂之名“络血凝”。国家中医药管理局脏衰急症组，认为属于出血范畴：“本病是指因热毒导致瘀血，血不归经，引发全身多部位出血一类的病症，西医的急性弥散性血管内凝血可作为本病诊治的参考。”

（二）病因病机

1. 感受疫毒之邪　如暑温、暴脑、疫斑热、稻瘟病、疫毒痢；其毒邪或经口鼻而入，或经皮毛而入。“三焦”或营、卫、气、血乃必由之路。其毒邪卒然引起病症者，属于暴疫，其邪潜伏，待时而发者为伏疫，其潜隐之处，如膜原，五脏六腑，脉络等无处不至。

疮、痈、疔毒走黄，脓毒入血；触染各种菌毒、蛇毒、蝎毒，由皮毛直入营血，或毒聚成疮、痈、疔，蚀络损肌败血。毒随气血弥漫，内而脏腑，外而皮、脉、骨、肉。

2. 癌症毒素致出血　脏癌，腑癌，血癌，骨癌，皮肤癌，侵袭人体，削肌烁体，损骨蚀髓，犯脏害腑，耗气败血，使正气低下，不能抵御外邪。

3. 胎毒　妇女怀胎，或因胎死腹中，胎毒及母；或因难产，羊水内阻，引起的产崩。

4. 创伤、手术后感染　两者均于失血状态下，气血津精大量消耗，抵御能力低下，复感外邪。毒邪损伤气血，气滞血瘀，亦有因药毒而致者。

上述诸因，导致毒邪相聚于血，脉络拆损，脏腑受害，气血逆乱，阴阳相离，厥脱油然而生。易致血瘀、出血。厥脱证的病变过程与弥散性血管内凝血密切相关。厥脱证时气血津精耗损，阳气无依，几成孤阳，无以作为，血失其温而凝，络脉失之而不张，血瘀乃成。微循环障碍，出入之机受遏，浊者不出，清者不入，毒与血浊相结。“血因气逆凝而不通，毒因气滞则凝而不散”，形成弥漫血脉之病。

病位主要在血脉、络脉、孙络、微络。病理特征是：出血与血瘀并见。络脉特别是微络受损，血不循脉络运行，而溢出脉道，使血液量减少。而受损的微络及离经之血积滞又可形成血瘀。故血瘀证和出血证并存。血瘀则是血的本质破坏，功能减退或丧失。血毒之弥漫，必累及脏腑，脏腑之病，可单个脏器为病，也可能是多脏同病。如由痉厥（暴发性脑膜炎）所致，一般是热毒直入营血，心脑先受其害。热毒充斥血脉、络脉、孙络、微络，气血遏阻。症见肌肤瘀斑，肢端厥冷，毒邪上扰，蒙闭元神，则昏迷抽搐；由疫斑热、稻瘟病所致者，毒邪壅塞三焦，心、肝、脾、肾均可受损。因心乃血脉之主，其心气受遏，无以帅血沿脉循行，易导致诸脏缺血，失养或血瘀，功能障碍或衰竭。肝主藏血，疏泄，具有储藏，调节血量，同时生成凝血和纤溶成分之功。两者相互对抗，又相互制约，从而平衡气血的活动，维持和巩固血液的正常生理。当毒热之邪犯肝或肝体受伤时，凝血和纤溶功能失衡，可导致黄疸，加重出血及血瘀。脾损则气血生化之源匮乏，因出血和瘀血损耗的血小板，得不到补充，而失其统摄之力，血从脉中溢出；损及肾者骨髓造血功能被遏制，血中细胞、白细胞及津液、精微等缺失，真阴真阳，乏其濡养和温煦。瘀血且能化解？出血何以抑制？通调水道之功鲜有不衰竭？当开者不开，尿少尿闭，浊毒蓄积，成关格之证；当阖者不阖，津关不固，津液精急剧耗损，乃至阴衰阳竭，多脏亦由衰而竭。

（三）治疗

1. 治则治法　清热解毒，活血化瘀，益气固脱，回阳救逆。

2. 辨证论治

（1）血瘀热毒证：

［证候］壮热不退，口渴喜冷饮甚或神昏谵语，肌肤呈大片紫斑，甚或吐血、衄血、便血等。小便短赤，大便秘结，舌绛或紫暗，有瘀斑，苔黄，脉弦数。

［证候分析］此属瘟疫热毒，气血两燔之证。壮热，渴饮，舌绛，苔黄，热毒壅盛之征；神昏谵语，心包受扰；多部出血，营血受损；舌色紫暗，斑点显露，均属瘀证之象。

［治法］化瘀凉血，清热解毒。

［方药］清瘟败毒饮（《疫疹一得》）加减：水牛角 60g，生石膏（先煎）60g，生地黄 15g，玄参 15g，黄芩 15g，知母 15g，赤芍 15g，栀子 12g，牡丹皮 12g，桔梗 10g，连翘 10g，黄连 10g，竹叶 10g，甘草 6g；每次 1 剂，用 1000mL 清水煎至 300mL，分 2 次凉服或鼻饲。

［方解］清热解毒，凉血泻火。方中重用生石膏为君，配用芩连泻火，生地黄，水牛角，凉血解毒，使气血两清，用治瘟疫热毒，气血两燔之证。

［加减］瘀斑加紫草 12g，凉血解毒退斑；若腑热重，大便秘结，腹胀满，舌生芒刺，脉实者，加大黄、芒硝，以泻热通腑；高热神昏者加紫雪丹或安宫牛黄丸，以清热开窍，或清开灵注射液、醒脑静注射液静脉滴注。

（2）气虚血瘀证：

［证候］气短，心悸自汗，乏力懒言，纳呆食少，皮肤瘀斑，色淡，或伴有鼻衄、齿衄、呕血等。舌质淡，色暗，脉缓而弱。

［证候分析］本证虚实夹杂。心悸气短，自汗，乏力，脉搏缓弱，气虚无疑。口、鼻等多部位出血，揭示肺、胃、肠络脉被损；同时皮下瘀斑，表明血不归经，既有出血，又有瘀滞，邪毒未去，正气已伤。

［治法］活血化瘀，益气摄血。

［方药］补阳还五汤（《医林改错》）：黄芪 30g，当归尾 12g，赤芍 12g，地龙 10g，川芎 3g，桃仁 10g，红花 6g。

［方解］本方重用黄芪补益元气，务求气旺则血行，瘀去络通，为君药。当归尾，活血通络而不伤血，以为臣药。川芎、桃仁、红花佐当归、地龙以活血化瘀。意在瘀去血止，而新血生。

［加减］笔者经验，原方加丹参 15g 增强逐瘀生新之力；加金银花炭、荆芥炭、黄芩炭、生地黄炭各 15g，解毒止血；呕吐去地龙加赭石 20g、黄连

5g、鲜竹茹 15g、生姜汁 10g、炙半夏 10g。

(3) 阴虚血瘀证：

[证候] 低热，五心烦热，心悸，失眠盗汗，头晕耳鸣，两目干涩，皮肤瘀斑，或有鼻衄、咯血等。舌质红，有瘀点或瘀斑，苔少，脉弦细数。

[证候分析] 热盛伤津，入血妄行而出血，损津耗血，导致正气虚弱。津血同源，均属阴性，故称阴虚。多部位出血，血不归经而瘀，瘀则新血不生，使正气更虚。

[治法] 滋阴清热，活血化瘀。

[方药] 桃红四物汤（《医垒元戌》）加减：当归，白芍，生地黄，川芎，丹参，绛香，桃仁，红花，白薇，鳖甲，甘草。

[方解] 方中以四物补血养阴，配以白薇清虚热。桃仁、红花、川芎、绛香行气活血，丹参祛瘀血，生新血，而不伤正，合而为方，共奏全功。

[加减] 伴低热者加银柴胡、地骨皮，养阴清热；瘀斑甚加紫草；鼻衄加白茅根、生石膏，咯血加花蕊石、田三七、白及。

(4) 阳虚血瘀证（寒凝血络证）：

[证候] 多由慢性阳虚气馁之患，突发肌肤散发不规则紫黑瘀斑，尿血，吐血，便黑，颜面色青黄，两目黯青、口鼻气凉，畏寒，四肢冷，肢冷汗出，舌淡红，舌腹面络脉紫赤粗大。苔薄白，脉多沉迟而涩。

[证候分析] 阳虚生内寒，血遇寒则凝滞，从而瘀血阻滞脉络。血不循常道而溢于脉外，故有皮肤紫斑、便血、鼻衄；阳气亏虚，无以温煦，则畏寒喜暖、四肢不温、面色苍白；阳气不足则乏力、自汗；阳不化气，水湿下聚则下肢浮肿；阳气亏虚，鼓动无力，故舌淡紫或有瘀斑、瘀点，脉沉细或脉微欲绝。

[方药] 急救回阳汤（《医林改错》）加减：红参 24g，附子（大片）12g，干姜 10g，白术 12g，桃仁（研）6g，藏红花 6g，鹿茸（粉另兑）3g，滇三七粉（兑服）5g，水蛭粉（兑服）2g，炙甘草 9g，水煎服。

[方解] 方中鹿茸、红参甘温补阳，益气血；藏红花消瘀补血，水蛭化瘀通脉，三七活血止血，消瘀散结；炮附子，除脏腑沉寒，补命门之火，通十二经，回阳逐冷；炮干姜助附子祛寒，导引诸药入血，增强活血药之功。合之既温中回阳，养血和血，又能活血消瘀，解毒生新。

[加减] 尿血不止加牡丹皮炭、乌梅炭、艾叶炭、炮姜炭，温经活络止

血；吐血、便血不止者加炒白及、炒海螵蛸、伏龙肝。

3. 中成药

(1) 活血化瘀：

1) 复方丹参注射液20～30mL加入5%葡萄糖注射液100～200mL中静脉注射，每日依病情2～3次给药，7～10日为1个疗程。或丹参注射液8～16mL加入等渗液250mL中静脉滴注或疏血通注射液6mL加入5%葡萄糖注射液250mL或生理盐水250mL静脉滴注。

2) 活血止血：血塞通注射液400mg加入生理盐水或10%葡萄糖注射液250mL静脉滴注。

3) 益气活血：血栓通注射液80～160mg加入5%葡萄糖注射液250mL或生理盐水250mL静脉滴注。

4) 养阴活血：脉络宁注射液20mL加入5%葡萄糖注射液250mL或生理盐水250mL静脉滴注。

(2) 阳气脱：参附注射液40mL加入5%葡萄糖注射液250mL或生理盐水250mL静脉滴注。救心复脉注射液静脉滴注（用法详前）。

(3) 气阴两虚或脱证：参麦注射液60～120mL加入5%葡萄糖注射液250mL或生理盐水250mL静脉滴注。

(4) 清热解毒，活络化瘀，醒脑开窍：清开灵注射液60mL加入5%葡萄糖注射液250mL或生理盐水400mL静脉滴注。

(5) 水蛭素注射液：2mL/支。每次4～6mL加入5%葡萄糖注射液250mL中静脉滴注，每日1次，连用14日。

(6) 七厘散：1.5g/瓶。每次1～2瓶，每日2次，口服。

(7) 抵当丸：腊封蜜丸，每丸2g（含药1g）。每次1丸，温开水兑服，每日1次。

(8) 田三七片：0.5，每次4片，每天3次口服，功用活血化瘀。

4. 随机应变治疗　本证临床表现出血与瘀血并见，病变错综复杂。治疗上矛盾突出，去瘀则出血不止，止血则瘀聚不散。故宜谨察病因病机，随机应变。

在病变过程中，首先当分辨病因。区分邪毒性质是疫毒、疔毒、胎毒、癌瘤毒、蛇蝎毒；其次察病位。由疫毒温热之邪致者当区分卫、气、营、血；内伤杂病当分辨五脏六腑。第三辨虚实。出血之因，多由火热所致，属实者多，症见壮热面赤舌红脉弦。但血质败坏者多虚证，见出血不止，面唇、爪甲、舌质色淡白无华，脉微；血瘀证多实证或虚实兼杂现瘀斑、瘀点，痛有定处，或发热、舌红、唇红、口渴、脉涩。尚有正虚邪实者，相关脏腑现虚弱证候。兼血瘀或出血征，多属于本虚标实证。第四区分顺证逆证。以脉和缓，身凉不热，气息尚平为顺；脉疾数，身热躁扰，喘促不得卧为逆。

医者急宜扶正救逆为主。出血与瘀血相犯，弥漫血络，泛损脏腑。气血津精，导致阴阳相离，气随血脱，危险之极。“血尽而气亦尽，危脱之证也。独参汤救护其气，使气不脱，则血不奔矣。”（唐容川《血证论》）于方中加入炙附片、干姜、白术、炙甘草、桃仁、红花（拟改为藏红花），王清任称之为急救回阳汤，效果更佳。与此同时，配合使用救心复脉注射液或参附注射液静脉滴注，以挽亡阳。候脉息好转，择机输入全血或成分血。

若卒然头痛加剧，伴恶心呕吐，神志昏迷者当是出血或瘀阻在脑。元神受损，险恶之症。可急煎藏红花，羚羊角、血竭、炙乳香、炙没药、当归、川芎、牡丹皮、甘草、薄荷脑（冲兑）。若咳嗽喘促，痰多白沫，倚息不能平卧，面色发绀者乃血瘀痰水互结于肺，亦属险恶之症。可用己椒苈黄丸加生晒参、当归、藏红花、桃仁。若少尿，无尿，浮肿，或多尿，均见恶心欲吐者，皆属瘀血与出血伤损及肾，已成关格。俱宜选用活血化瘀之剂。但前者少尿，属肾关阖而不开，当伍以渗利之剂如五苓散、疏凿饮子；后者属于肾关开而不阖，津液直泻，当伍以养阴生津之剂如生脉饮、复脉汤之类。症见恶心、欲吐，腹痛，呕血、便血，乃胃肠道血瘀与出血，可用冷藏止血合剂从胃管给药。

【护理】

（一）一般护理

1. 绝对卧床休息，勿搬动患者。如有休克按休克护理常规，并注意保暖。

2. 建立静脉通路　按医嘱给予药物治疗，纠正酸中毒，维持水、电解质平衡，维持血压平衡。按医嘱给予抗凝药、补充凝血因子、成分输血时间等实验室各项指标。随时按医嘱调整剂量，预防不良反应。

3. 保持呼吸道通畅　保持空气新鲜和通畅，定期开窗通风，保持室内安静，防止患者因烦躁而加重呼吸困难，给予氧气吸入，改善缺氧症状。如昏迷及抽搐患者应及时清除患者鼻、口腔内异物或分泌物，以保持呼吸道通畅。

（二）严密观察病情变化

定时测量体温、脉搏、呼吸、血压。如有寒战、发绀等立即吸氧。特别注意出血倾向，及时报告医师，及早抢救，并做好记录。若为昏迷患者按昏迷患者常规护理。注意观察尿量、尿色变化，血尿者应留取尿标本送检，并记24小时出入量。若有重要脏器功能衰竭时应做相应的护理和详细记录。

（三）出血的护理

对DIC患者进行肌肉、静脉注射后应压迫针刺部位至少5分钟，以防出血或血肿。鼻出血者可用1%麻黄碱棉球填塞鼻腔；齿龈出血时，用1%麻黄碱或0.1%肾上腺素棉球压迫止血，并注意观察止血效果。若患者有剧烈头痛、头昏、眼花、呕吐、血压增高等脑出血症状，应立即将患者的头部抬高并给予冷敷，按医嘱给予止血、降压药物和输新鲜血。

（四）饮食护理

给予高蛋白、高维生素、易消化饮食。如患者有消化道出血应禁食，不能进食者给予鼻饲或遵医嘱给予静脉补充营养。

（五）心理护理

因DIC病情变化迅速，患者及家属精神、心理压力大。因此，抢救现场应保持安静，医护人员态度认真、操作轻柔、动作敏捷，使患者有安全感。对患者进行心理护理，并向家属做好解释和安抚工作，避免不良情绪影响患者。

【中医药防治弥散性血管内凝血的进展】

弥散性血管内凝血属于祖国医学的“瘀血证”“出血”范围。中医学中虽没有DIC的名称，但早在内经和历代中医文献里对瘀血和出血的病因，临床表现有较深的认识和描述[1]。当今中医学术界对其中医病名尚未统一。任继学《中医急诊学》崇内经之名“血衃”。朱文锋《内科疾病中医诊疗体系》将本病中医名称定为“络血凝”。

当代中医药治疗本病的研究，主要针对病因温热病邪毒，毒蛇毒等所致者寻找有效方药；研究活血化瘀的有效制剂，前者多在辨病辨证基础上采用中西结合方法治疗，开展临床研究，后者按照国家新药审批办法要求研制[2]。

（一）诊断和辨证

国家中医药管理局脏衰急症组，认为属于“出血”范畴：“本病是指因热毒导致瘀血，血不归经，引发全身多部位出血一类的病症，西医的急性弥散性血管内凝血可作为本病诊治的参考。”对诊断依据，证候分类有明确规定[3]，国内中医和中西医结合医疗，科研机构均参照实行[3]。

（二）临床研究

1. 流行性出血热并发 DIC 符为民等报告[4]：地丹合剂治疗流行性出血热并发急性弥散性血管内凝血的临床观察：“治疗大法以滋阴凉血、解毒化瘀为主，应用地丹合剂 7 年来先后治疗 EHF 并发 DIC113 例，总有效率为 91.15%，取得较为满意的疗效。”地丹合剂处方：水牛角、焦山栀、制大黄、生地黄、牡丹皮，紫珠草、白茅根、丹参。

周仲瑛教授指出[5]：“流行性出血热病因感受瘟邪疫毒致病，进而酿生热毒、瘀毒、水毒，‘三毒’几乎贯穿于病变的整个过程，发热、低血压休克期以热毒、瘀毒为主，少尿期以瘀毒、水毒为主……同时必须注意厥脱，虽证多分歧，但俱有气滞血瘀的病理表现，而行气活血实为重要的基本治法，故在辨证论治的同时，应酌配青皮、陈皮、枳实、丹参、赤芍、牡丹皮、川芎等。”

邓道昌等[6]：凉血口服液治疗急性弥散性血管内凝血的临床研究：“观察 180 例流行性出血热（EHF）并发弥散性血管内凝（D1C）患者，其中治疗组 105 例，对照组 75 例。在对原发病相同治疗的基础上，治疗组用凉血口服液纠正凝血异常；对照组用肝素抗凝或氨基己酸抑制纤溶亢进。治疗组总有效率 92.4%，对照组 80%（$P<0.05$）。本研究表明，凉血口服液对急性 DIC 有较好的疗效，尤适于临床 DIC 消耗性低凝期和纤溶亢进期的治疗，而无肝素加重出血的弊端，亦无需凝血常规监测。”

2. 蛇毒伤致 DIC 缪英年等[7]采取单盲随机对比研究的方法，临床观察清瘟败毒饮在治疗蛇伤致弥散性血管内凝血（DIC）中的作用。“观察其疗效及 DIC 主要的客观指标（血小板、纤维蛋白原及凝血酶原时间）的恢复时间。结果：治疗组的总有效率（93.33%）和 DIC 主要的客观指标的恢复时间。分别与对照组比较，差异均有显著性（$P<0.01$）。结论：清瘟败毒饮在治疗蛇伤致 DIC 中有明显缩短疗程、提高疗效的作用。”

近年来时有应用中药治疗五步蛇咬伤致弥散性血管内凝血报道。有学者[8]却提出了这样的问题：这些自拟方药对五步蛇毒致弥散性血管内凝血是否真正起作用？配合抗五步蛇毒血清治疗五步蛇咬伤，是否优于单纯应用抗五步蛇毒血清治疗？目前尚缺乏实验研究依据。作者等为此运用五步蛇毒制造兔模型，并以清解蛇毒汤治疗五步蛇毒所致的观察其疗效。清解蛇毒汤在配合抗五步蛇毒血清治疗五步蛇咬伤方面，具有一定的疗效，对保护动物的正常凝血机制有一定的作用。中药清解蛇毒汤方：大黄、水牛角、半边莲、虎杖、牡丹皮、当归、三七、白茅根。

3. 急性白血病并发 DIC　李金梅等[9]活血化瘀中药配合西药治疗急性早幼粒细胞白血病并发 DIC26 例临床观察表明："痊愈 17 例，显效 3 例，无效 6 例"，"肝素配合中药活血化瘀，益气养血疗法则无 DIC 复发的现象发生，具有病程短，疗效稳定、可靠的优点"。

（三）中药制剂研究

有学者[9]认为"传统医学将 DIC 归为瘀血、出血范畴"，提出"无论证型如何及疾病的早、中、晚期，活血化瘀法应贯彻于疾病的始终"。当前治疗 DIC 中药，亦偏重在活血化瘀的药物和制剂研究方面。

1. 复方丹参注射液　林熙等[10]做了复方丹参注射液对脂多糖（LPS）诱导的 DIC 的作用实验研究。"方法：用 LPS 诱导兔 DIC 模型。凝固法测定纤维蛋白原含量，全自动凝血分析仪检测活化部分凝血活酶时间（APTT）、凝血酶原时间（PT）和纤维蛋白原含量；全自动血细胞分析仪进行血小板计数；全自动血浆分析仪测定谷丙转氨酶（ALT）以及血尿素氮（BUN）；发色底物法测定蛋白 C 及抗凝血酶Ⅲ的活性。观察复方丹参注射液对 LPS 诱导的兔 DIC 的拮抗作用。""结果：兔耳缘静脉持续滴注 LPS，观察到：APTT 和 PT 显著延长；血小板计数和纤维蛋白原含量明显减少；ALT 和 BUN 显著升高；蛋白 C 和抗凝血酶Ⅲ的活性明显降低。给予复方丹参注射液后，APTT 和 PT 延长明显缩短；血小板计数和纤维蛋白原的含量均明显恢复；ALT 和 BUN 显著下降；蛋白 C 及抗凝血酶Ⅲ的活性显著改善。结论：复方丹参注射液对 LPS 诱导的兔 DIC 有良好的拮抗作用。"

施氏等[11]分析了国内文献报道的肝素治疗 DIC 疗效后，指出："使用肝素的同时大多合用了复方丹参注射液，疗效应是协同作用的结果。我们通过对比分析发现复方丹参注射液在治疗 DIC 方面与肝素有同等效应，在许多方面优于肝素，如不良反应少，易于使用，无需血液学监测。在改善肾功能、纠正皮肤出血等方面也明显优于肝素。"又如于桂芬，陈隽，武茹等在"小剂量肝素并中药及成分输血治疗 DIC 的临床观察"一文中也证实了这个问题。

2. 血必净注射液　血必净注射液由赤芍、红花等组成。天津市第一中心医院ICU病房报道[9]，对68例DIC患者进行中西医结合治疗。方法：所有患者DIC确诊为中晚期，均在给予常规西医治疗基础上，加用“血必净”注射液（天津产）。“结果：中西医结合治疗效果明显，68例患者中57例存活，死亡11例，存活率83.82%。采用t检验对治疗前后结果比较，均$P<0.05$。”

3. 中药912液　王红等报告[12]中药912液防治大鼠内毒素所致急性DIC的实验研究的结论：“（1）用Schwartzman现象的原理，以静脉注射内毒素诱发，可成功地制成实验性DIC的动物模型。（2）本模型显示如下的肠系膜微循环病理改变：毛细血管内白细胞黏附、聚集及白细胞血栓形成；血流流速减慢及血流停滞，流态呈粒流、拉摆流；病理组织学检查，可见肺、肾组织中有鲜血、血流停滞、白细胞聚集及弥漫性纤维蛋白血栓的形成及继发出血。（3）中药912液有预防及治疗实验性DIC的作用。”

4. 水蛭素　水蛭俗称蚂蟥，为常用的破血化瘀中药，始载于《神农本草经》，具有破血、逐瘀、通经等功能。中国药典收入了蚂蟥、日本医蛭、柳叶蚂蟥3种。水蛭素（hirudin）是从水蛭中提取的一种抗凝血蛋白质。1884年Haycraft首先发现医用水蛭的提取物中含有抗凝血物质，1904年Jacoby将其定名为水蛭素（Hirudin），至1955年Markwardt[13]成功地从水蛭唾液腺中提取到水蛭素纯品。研究表明，水蛭及其唾液中含有多种活性成分，其主要成分水蛭素能强烈抑制胰蛋白酶、纤维蛋白溶酶、纤维蛋白溶酶活化剂等的活性。分子生物学和基因工程技术的发展为重组水蛭素（recombinanthirudin，rH）的诞生及大量制备奠定了基础。自1986年以来，国外已有几个实验室成功地获得重组水蛭素。2003年，我国复旦大学分子医学教育部重点实验室成功研制了“注射用基因工程双功能水蛭素（RGD-Hirudin）”，属国家一类新药，2005年7月已获准正式进入一期临床试验[14]。

rH是一种目前已知的高效、特异的、最强的凝血酶抑制剂[13]是预防和治疗血栓形成的有效抗栓药物。rH抗DIC的药效学研究表明，rH能抑制在不同动物体内以各种方法诱发的DIC[12]。HoffmannH[15]在经内毒素诱导的猪DIC模型上，验证了rH可减轻与DIC有关的纤维蛋白单体（FM）、凝血酶-抗凝血酶复合物（TAT）、纤维蛋白（原）降解产物（FDP）等的增多现象。在由凝血酶诱发的大鼠DIC模型上，HauptmannJ[16]等发现：重组水蛭素可抑制凝血酶所致纤维蛋白原及血小板的消耗，并且与肝素不同。

rH 水蛭素及重组水蛭素具有抗凝血、抗肿瘤、降血脂等多种药理活性，临床上用于治疗多种心血管系统疾病、脑血管系统疾病[14]。rH 主要用于急性 DIC，特别是早期，或用于血栓形成为主的 DIC 患者，0.005mg/（kg·h），持续静脉滴注，疗程 4～8 日。但目前价格昂贵，且有相对高的出血发生率，使用受到限制[17]。

总之，本病虽很凶险，但若早期发现，及时治疗，并非不治之症，中医中药治疗 DIC 已经显示出良好的前景，尤其是水蛭素的发现为中医药治疗 DIC 增加了一个有力武器，相信进一步的研究将会发掘并找到更多有效的药物手段治疗 DIC。

参考书目

［1］灵枢经．北京：人民卫生出版社，1981

［2］中华人民共和国药品监督管理局．新药审批办法．1999

［3］贝政平，蔡映云．内科疾病诊断标准．第 2 版．北京：科学出版社，2007

［4］符为民，等．地丹合剂治疗流行性出血热并发急性弥散性血管内凝血的临床观察．中国中医急症，1998，7（3）：105

［5］周仲瑛．中医药治疗流行性出血热的经验体会．新中医，1992，10

［6］邓道昌，等．凉血口服液治疗急性弥散性血管内凝血的临床研究．中国医药学报，1994，9（3）

［7］缪英年，陈茂潮，等．清瘟败毒饮治疗蛇伤致弥散性血管内凝血临床观察．中国中西医结合杂志，2003，23，8

［8］李信平，林谋清，徐发彬，等．清解蛇毒汤治疗五步蛇毒所致弥散性血管内凝血兔模型的实验研究．新中医，2005，37（6）：92-93

［9］邢迎红．中西医结合治疗弥散性血管内凝血 68 例．辽宁中医药大学学报，2007，9（4）

［10］林熙，祈洁珍，邱鹏新，等．复方丹参注射液抗脂多糖诱导的兔弥散性血管内凝血．中华病理生理杂志，2011，27（3）

［11］施亚斌，宗春绕，葛云玲，等复方丹参注射液治疗弥漫性血管内凝血的临床观察中华国际医学杂志，2003，3（1）

［12］王红，张淑文，王宝恩．中药 912 液防治大鼠内毒素所致急性 DIC 的实验研究．中国中西医结合急救杂志．2004，06（24）：265-268

［13］MarkwardtF. edeveLopmentofhirudinasantithrombotLcdrug. ThrombRes，1994，74：1

[14] 张士斌．水蛭素的基础研究现状及临床应用展望．北京医学，2006，28（3）

[15] NowakG，MarkwardtF. HirudinindisseminatedintravascuLarcoaguLation [J] Haemostasis. 1991，21（SuppL1）：142-148

[16] PernerstorferT，HoLLensteinU，HansenJB，et al. LepirudinbLuntsendo-toxininducedcoaguLationactivation [J] BLood，2000，95（5）

[17] 陈红雨，张玉琴．弥散性血管内凝血的中西医治疗．中国临床医生，2005，33（8）：467

（黄慧谦　张东山　黄道生）

第二节　多器官功能衰竭

多器官功能衰竭（MOF）主要是指机体在遭受严重创伤、感染、中毒、大面积烧伤、急诊大手术等损害24小时后，同时或序贯出现两个以上远离原发病灶的脏器功能失常以至衰竭的临床综合征。多器官功能衰竭（MOF）包括器官损害由轻到重的过程。轻者发生器官的生理功能异常称为（MODS），重者达到器官、系统衰竭的程度，称为多器官功能衰竭（MOF）。此综合征在概念上强调：①原发致病因素是急性的。②表现为多发的、进行的、动态的器官功能不全。③器官功能障碍是可逆的，可在其发展的任何阶段进行干预治疗，功能可望恢复。④一些病因学上互不关联的疾病，同时发生脏器功能衰竭，虽也涉及多个脏器，但不属于MODS的范畴。

引起多器官功能衰竭的病因很多。1991年美国胸科医师学会和危重病医学会（ACCP/SCCM）讨论会将MODS分为原发性与继发性两种。原发性MODS是由原始病因直接作用的结果，故出现早；继发性MODS是由原始损伤引起全身炎症反应综合征（SIRS），造成远隔器官功能不全。1992年美国学者Deitch提出二次打击学说，认为原发病（严重创伤、休克和感染等）第一次打击可诱发广泛的SIRS，并对组织器官细胞功能造成损伤，形成第二次打击，引发MODS，并向MOF发展。从第二次打击的角度来说，炎症刺激或感染不一定要强，只要持续大于机体能克服它的能力就可促使MODS的发生。病因可归纳为以下几类：

1. 严重创伤　烧伤和大手术后MODS（多器官功能失常综合征）最早发现于大手术后，严重创伤、烧伤及大手术后患者，在有无感染的情况下均可发生 MODS，常引起肺、心、肾、肝、消化道和造血系统等脏器功能的衰竭。

2. 低血容量休克　各脏器常因血流不足而呈低灌流状态，组织缺血、导致损害各器官的功能，尤其是创伤大出血和严重感染引起的休克更易发生 MODS。

3. 败血症及严重感染　败血症时菌群紊乱、细菌移位及局部感染病灶是产生 MODS 的主要原因之一，临床上以腹腔脓肿，急性坏死性胰腺炎、化脓性梗阻性胆管炎、绞窄性肠梗阻等更易导致肺、肝、肾及胃肠道等脏器功能的衰竭。

4. 大量输液、输血及药物使用不当　大量输液，容易引起急性左心衰、肺间质水肿；大量输血后微小凝集块可导致肺功能障碍，凝血因子的缺乏能造成出血倾向；去甲肾上腺素等血管收缩药物的大剂量使用，加重了微循环障碍；长期大量使用抗生素亦能引起肝、肾功能损害、菌群紊乱；大剂量激素的应用易造成免疫抑制、应激性溃疡出血、继发感染等副作用。

5. 诊疗失误　主要是对病情判断错误，特别是一些器械损伤，如内镜检查导致穿孔并发症；高浓度吸氧致使肺泡表面活性物质破坏、肺血管内皮细胞损害；在呼吸机使用时 PEEP 等使用不当造成心肺功能障碍；血液透析和床旁超滤吸附中可造成不均衡综合征，引起血小板减少和出血。

6. 毒物和急性化学性中毒　通常通过呼吸道侵入人体内，急性期时可出现 SIRS 和急性呼吸窘迫综合征（ARDS），主要表现在肺衰竭，最终出现其他器官的损伤而导致 MODS。

7. SIRS 是细菌、内毒素、细胞因子（TNF、IL-1、IL-8、GM-CSF）和缺血再灌流损伤引起 MODS 的一条共同途径。创伤、感染时机体可释放抗炎介质（IL-4、IL-10），产生抗炎反应，适量的抗炎介质有助于控制炎症，恢复内环境稳定；但抗炎介质过量释放可致免疫细胞凋亡，机体免疫功能低下，对感染的易感性增高，称为 CARS。SIRS 与 CARS 是两种对立的力量，两者平衡则可保证病情不发展为 MODS，SIRS 过强表现为炎性反应失控，是 MODS 发生的共同病理生理机制，CARS 过强将使机体清除细菌、内毒素坏死组织和异物的能力下降。

【诊断】

（一）MOF

1. 呼吸系统　早期可见呼吸频率（RR）加快＞20 次/min，吸空气时动脉氧分压（PaO_2）下降≤70mmHg，动脉氧分压与吸入氧浓度之比（PaO_2/FiO_2）>300。X线胸片可正常。中期RR>28次/分，PaO_2≤60mmHg，动脉二氧化碳氧分压（$PaCO_2$）<35mmHg，PaO_2/FiO_2<300。胸片可见肺泡实性改变（≤1/2肺野）。晚期则呼吸窘迫，RR>28次/min，PaO_2≤50mmHg，$PaCO_2$>45mmHg，PaO_2/FiO_2<200。胸片肺泡实性改变加重（≥1/2肺野）。

2. 心脏　由心率增快（体温升高1℃，心率加快15～20次/min）、心肌酶正常，发展到心动过速、心肌酶（CPK、GOP、LDH）升高，甚至室性心律失常、二度至三度度房室阻滞、室颤、心跳停止。

3. 肾脏　轻度肾功能障碍，在无血容量不足下，尿量能维持40mL/h，尿钠、血肌酐可正常。进而尿量<40mL/h，使用利尿药后尿量可增加，尿钠20～30mmol/L、血肌酐为176.8μmol/L左右。严重时无尿或少尿（<20mL/h，持续6小时以上），利尿药冲击后尿量不增加，尿钠>40mmol/L、血肌酐>176.8μmol/L。非少尿肾衰竭者尿量>600mL/24h，但血肌酐>176.8μmol/L，尿相对密度≤1.012。

4. 肝脏　SGPT>正常值2倍以上、血清胆红素>17.1μmol/L可视为早期肝功能障碍，进而血清胆红素可>34.2μmol/L，重者出现肝性脑病。

5. 胃肠道　可由腹部胀气，肠鸣音减弱，发展到腹部高度胀气，肠鸣音消失。重者出现麻痹性肠梗阻，应激性溃疡出血。

6. 凝血　轻者可见血小板计数减少，<100×10^9/L，纤维蛋白原、凝血酶原时间（PT）及凝血酶原激活时间（TT）正常。进而纤维蛋白原可为2.0～4.0g/L、PT及TT比正常值延长3秒，优球蛋白溶解试验>2小时。重者血小板计数<50×10^9/L，纤维蛋白原可<2.0g/L、PT及TT比正常值延长>3秒，优球蛋白溶解试验<2小时，有明显的全身出血表现。

7. 中枢神经系统　早期有兴奋或嗜睡表现，唤之能睁眼，能交谈，能听从指令，但有定向障碍。进而可发展为对疼痛刺激能睁眼、有屈曲或伸展反应，但不能交谈、语无伦次。重者则对语言和疼痛刺激均无反应。

8. 代谢　可表现为血糖升高或降低、血钠降低或增高以及酸中毒或碱中毒。

（二）SIRS

1. 体温>38℃或≤36℃。

2. 心率>90 次/min；呼吸>20 次/min；或 $PaCO_2$<35mmHg。

3. 血常规 WBC>12×10^9/L 或<4×10^9，或不成熟 WBC>10%。

【治疗】

（一）治疗多器官功能衰竭的主要措施

1. 消除引起多器官功能衰竭的病因和诱因，治疗原发疾病。

2. 改善和维持组织充分氧合。

3. 保护肝、肾功能。

4. 营养支持及代谢调理。

5. 合理应用抗生素。

6. 抗氧化剂、自由基清除剂的应用。

7. 特异性治疗。

8. 中西医结合　将中医清热解毒、通腑泻下、活血化瘀、扶正固本与西医控制感染、免疫支持、代谢营养支持、改善微循环有机结合。

（二）多器官功能衰竭的治疗方法

1. 呼吸系统　保持呼吸道通畅；吸氧；呼吸机支持疗法；防治肺水肿。

2. 循环系统　维持正常的循环功能，是保证组织血液灌注，恢复各器官功能的基础。维持有效循环血容量；应用血管活性药物；其他循环功能支持疗法。

3. 肝脏　在恢复血容量，保证肝脏血液供应的基础上，加强支持疗法。供给维生素；补充热量；补充新鲜血浆、白蛋白或支链氨基酸，利于保护肝脏和促进肝细胞合成蛋白。

4. 肾脏　使用利尿药；透析疗法；避免应用对肾脏有损害的药物。

5. 血液系统　对于因为血小板或凝血因子大幅度下降引起的出血，可输浓缩血小板或新鲜冰冻血浆。纤维蛋白原下降<1g/L 时，应补充纤维蛋白原。

【中医对多器官功能衰竭的认识和治疗】

（一）要义

西医多器官功能障碍、衰竭，一般归属在中医脏腑衰竭病证、厥脱病证类。古代名为“五绝”，现代称“多脏衰”。《中藏经》指出五脏衰竭可以卒然发生，预后险恶：“凡不病而五行绝者死……不病而暴肿满者死。不病而暴大小便结者死。不病而暴无脉者死。不病而暴昏冒如醉者死。此皆内气先尽（一作绝）故也。”“不病而暴”意思是平常无病，而突然暴发急性病。

成氏《伤寒明理论》载有：命、肺、心、肝、脾、肾绝的证候。同时指出“命绝”危象，为各种脏绝共有先兆和险候。明示医者“欲知何脏受灾”，当结合各脏的临床特征才能判断。至明代《景岳全书》则认识到厥脱证发展变化，必损害经脉及多个脏腑等。

多脏衰是指多个脏器衰竭的病变。病变部位在脏腑传变有规律可循。凡五脏病，其病变不涉及他脏而只局限于本脏，既未影响他脏，又未受他脏之邪影响的，称之为本脏自病。凡本脏病变涉及另一脏腑而受病者，可谓多脏受病。脏腑功能衰竭亦然。

“多脏衰”，“因热毒直中、逆传或脏间乘侮而致一个或几个脏腑序贯引致脏气耗伤之极而衰，衰而竭的一类病症。”主症包括：心悸、喘促、关格、出血、呕血、便血、腹胀满、急黄，昏迷等症。

本章将重点论述“多脏衰”急症的证候分类，如心悸、喘促、关格分别列入急性心衰、急性呼吸衰竭、急性肾衰竭并讨论。至于出血、呕血、便血、腹胀满、急黄，昏迷可参考本书脱病、厥病、厥脱证章节相关内容。

（二）病因病机

1. 温热毒邪壅盛　因毒生热，热盛销烁阴津。如风温毒邪之重症，邪从肺卫逆传心包，径入营血，而现神昏肢厥危证：中暑若正不敌邪，暑热毒邪，随即由气至营，内陷心包，蒙蔽心神；或暑热鸱张，入营愦神，引动肝风耗竭气阴，均可使脏腑失养，脏气由衰而竭。

2. 疮疡脓毒入血　凡疮疡疔疽，未即时遏制病势或误食辛热及酒烟等，内助火毒，正不祛邪，毒入血分，充斥周身内攻脏腑而病。

3. 严重跌仆伤出血和大手术后压迫伤　受压解除后，受压躯体的一些有害物质，随血流侵犯体内引起人体气血、经络、脏腑的损害。创伤大出血，手术后出血皆能耗气失血，而为血脱危症，或致血瘀；或使毒邪乘虚而入，毒与瘀互结，均能致脏气耗损之极而衰。

4. 妊娠中毒及产后外邪入血室　妊娠肝阳上亢，迫血热妄行；或子死腹中，胎毒入血；因产程过长，产道损伤，脉络破损，逐出血不止；或损伤元气，气虚冲肾不固，血失统摄，出血不止；产时血室开而未合，外邪乘虚而入，瘀血浊液为外邪凝滞，阻遏冲任，血不归经，出血不止，均可耗损气血津精，导致阴阳相离，脏腑失养，一个和几个脏腑序贯引致脏气衰竭。

5. 脏间乘侮　脏腑是构成人体的一个有紧密联系的整体，五脏之间有生克乘侮的关系。当这种关系的平衡被扰乱时，便会出现脏腑相生关系失衡，或脏腑相克关系失衡的传变。脏腑相生关系失衡包括两方面：即脏气太过和脏气不及；脏腑相克关系失衡也包括脏气太过和脏气不及两方面。均可使脏腑之气受损并循这个规律传变。如心脏病证由于相克关系失去平衡而发生的病变有："水胜克火。"从脏腑关系言，这是"水饮凌心"。肾为水脏，肾阳虚，水饮不化故尿少，水饮蓄积，上犯凌心则心悸；凌肺则喘咳；外溢肌肤则水肿，是故由肾及心。乘侮学说给我们探讨"多脏衰"诸多启示，值得深入研究。

6. 高龄正气虚弱　老年人（≥60 岁）器官老化，同时患有多种慢性疾病，在此基础上由某种诱因激发，在短期内出现两个或两个以上脏器序贯或同时发生衰竭者较多。

上述诸种因素损耗正气，销烁阴津，气亦虚损，易致真阴耗竭或阳气暴脱，气血津液精耗竭，脏腑失去濡养，脏气由衰而竭。

致病之邪无论由何种途径而入，何种方式传变。同时或先后能损害两个以上脏器，谓"多脏衰"。凡损害心者致"心悸"，心之阳气衰或暴脱，或神明失主。凡损害肝者，因肝气失其疏泄，藏血之功败坏，浊毒痰火内盛，不得外泄而发为"急黄"。熏蒸蒙闭于脑，干扰神明。在原发病变基础上，尚可"出血"，神志昏迷。凡损害脾者，脾气衰败，阴津亏损，致肠道气机阻滞，闭塞不通，传导失司，发为"腹胀满"。痰、湿、浊，毒内蕴，上逆则犯肺；肠毒泛滥移徙至周身，成毒血症。又能引起肝，肺等功能障碍；失其统摄血液之功，则"出血"。凡损害肺者，肺气衰竭，清气匮乏，浊气痰液内壅，而现"喘促"，鼻翼扇动，面唇发绀，肢冷等。凡损害肾者，肾气衰竭，甚者为"关格"通调水道之功失司，湿浊尿毒内蓄，当开者不开，则少尿无尿；当阖者不阖，精关不固，津液直泄，真阴真阳被劫，水火不济，心肾不交，终至阴阳离决。

（三）治疗

1. 治则治法　清热解毒，通腑泻浊，活血化瘀，醒脑开窍，养阴生津，救阴复脉，回阳救逆。

2. 辨证施治

（1）血瘀证：

［证候］患者多由温病疫疠所致。在原发病基础上多表现出固定性压痛，出血或皮下瘀斑，或脉络异常，发绀，疼痛，经血带黑色有块质或闭经。舌质绛紫，脉涩或无脉。实验室检查有血液流变学、凝血及纤溶系统异常等内皮细胞功能不全的表现。

［证候分析］痛有定处，皮下瘀斑，舌紫，脉涩均属血瘀指征。且瘀阻病位广泛。病因由疫疠所致，毒瘀互结，乃至无脉，说明心主血脉之功濒于崩溃，危急之至。

［治法］活血化瘀。

［方药］血府逐瘀汤（《医林改错》）：桃仁（炒）10g，红花 10g，赤芍 12g，川芎 9g，枳壳 12g，柴胡 10g，桔梗 6g，当归 12g，地黄 12g，牛膝 10g，甘草 6g。

［方解］本方为治血瘀证而设。以桃仁（炒）、红花破瘀为君，赤芍、川芎行气活血为臣，肝为藏血之所，具有调节周身血液之功能，瘀血被驱散之后，赖肝之调节，得以生新，故以枳壳、柴胡疏肝理气使之。其余各药为滋阴合调和之佐剂。

［加减］同时可配用“神农 33 号”注射液及血必净注射液。

（2）毒热证：

［证候］多由各种严重感染所致。症见高热、恶热喜冷、面红目赤、四肢温热、烦躁多言，甚则神昏谵语、皮下瘀斑瘀点，痰涎壅盛、痰涕黄稠、口渴欲饮、舌红苔黄厚、脉洪数或细数等。

［证候分析］本证为热毒瘀互结。热象显明，属于表象，究其本乃毒。其瘀和痰均系病理产物。热毒入血阻塞脉络，致瘀成斑；火热伤津，则口渴欲饮，犯肺则痰壅盛；犯心则脉疾数；上扰神明，致神昏谵语。

［治法］清热泻火，凉血解毒。

［方药］清瘟败毒饮（《疫诊一得》）：水牛角 60g，生石膏（先煎）60g，生地黄 15g，玄参 15g，黄芩 15g，知母 15g，赤芍 15g，栀子 12g，牡丹皮 12g，桔梗 12g，连翘 10g，黄连 10g，竹叶 10g，甘草 6g；每次 1 剂，用约 1000mL 清水煎至 300mL，分 2 次凉服或鼻饲。治疗以 5 日为 1 个疗程。

［方解］本方由白虎汤、黄连解毒汤、犀角地黄汤加减而成。药以生石膏为君，清气分之热，配芩、连、栀泻火解毒；犀、地、丹、凉血解毒；玄参滋津解毒。毒除则热却，热却则神安，凉血则斑消。

［加减］由痰热犯肺，症见痰多喘促者加川贝母、天竺黄或鲜竹沥、桑皮；由疔毒走黄者可加地丁、蒲公英、土茯苓；由疫斑热致者加紫草、金银花、地龙；由暑热湿邪痉厥而动风者加杭菊花、钩藤、姜蚕、地龙；由疫毒痢致者去知母加白头翁、藿香、厚朴；若高热神昏，可据病情同时选用清开灵注射液、醒脑净注射液开窍醒神；若出现厥脱可据气脱、血脱、津液脱证，选用方药或中药注射剂，如救心复脉注射液、生脉注射液、参附注射液等。

（3）腑气不通证：

［证候］腹胀满、呕吐、大便秘结无排便、排气或日晡潮热、肠鸣音减弱或消失，舌苔黄燥，脉洪大。

［证候分析］本证属于热毒邪蕴蓄胃肠。传导失司，上为呕吐，下则便秘故腹胀满，肠鸣音减弱或消失。舌苔黄燥为湿热，脉洪大表明正气盛。乃阳明腑实证。先贤将本方证治特点归结为“痞”“满”“燥”“实”“坚”。“痞”指胸脘闷塞不畅，似压迫感；“满”指脘腹胀满；“燥”指肠中燥屎结滞不下；“实”指实热内盛；“坚”触诊似板状腹，腹痛拒按，大便秘结均属于阳明腑实证。现代研究进一步证实阳明腑实证时存在着严重的肠道屏障功能损伤，也是阳明腑实证发生的病理生理基础。医家多主张使用通里攻下法防治。

［治法］通腑泻浊。

［方药］大承气汤（《伤寒论方》）加减：厚朴 12g，枳实 12g，生大黄（后下）12g，芒硝（另包分 2 次兑服）9g。

［方解］本方大黄苦寒通降荡涤胃肠实热积滞为君，芒硝咸寒润降泻热通便，软坚润燥，利于除燥坚，以为臣；硝、黄配合，相须为用通泻热积之力更峻。实热内积，腑气不行故佐以厚朴降气除满，枳实行气消痞，合而为方，既能消痞除满，又能促胃肠气机通降下行以利泻下通便。

［加减］热盛伤胃症状明显如口渴，呕吐者可加鲜竹沥、连翘、黄连(3～6g)。若大便燥结，而胀满不甚，舌红苔不腻者厚朴，枳实可减半，加玄参、生地黄、麦冬。若出血症状明显者，可去掉厚仆、枳实，加紫珠草、地黄、牡丹皮炭、赤芍。并增加大黄用量。

（4）热毒内瘀肝衰：

[证候] 时行热病，甚则必"内瘀著黄"。多种温热病，疫疠能损害肝脏，卒然出现黄疸。目黄，皮肤黄，尿黄，尿少，午后发热，口渴，恶心，呕吐，腹胀如鼓，胁痛或神昏谵语。口臭，舌红绛，苔黄干燥，脉弦数或细数。

[证候分析] 由疫毒所致时行病，或直接伤肝，或由他脏久病及肝，使肝的疏泄、藏血、调节功能受损故出现黄疸。损肾则少尿无尿。毒浊之邪积滞，上扰元神则昏迷。损脾则运化无权，阻隔不通，则为呕恶，腹胀满。气滞血瘀则胁疼痛。

治法清热解毒，凉血化瘀。

[方药] 清肝化瘀汤（黄道生拟）：当归 15g，红花 6g，赤芍 10g，川芎 6g，丹参 15g，花粉 12g，茵陈 15g，郁金 10g，枳壳 10g，连翘 12g，生地黄 12g，车前子 15g。

[方解] 本方原为重症肝炎，疸毒内陷证而设。以凉血活血为法。方中当归、红花、赤芍、川芎、丹参活血化瘀，花粉、生地黄凉血滋阴，车前子利湿，枳壳行气，郁金、茵陈疏肝利胆，生地黄清热解毒，合而成方，具有清肝化瘀、去瘀生新、利湿解毒作用。

[加减] 气虚加党参、黄芪；脾虚湿困加白术、茯苓；热偏胜加黄芩、黄连；出血去红花，加田三七、白茅根；尿少加猪苓、泽泻、腹胀加厚朴、鸡内金、广木香、呕吐加法夏、竹茹；大便不通加大黄；神昏谵语加清开灵注射液或醒脑静注射液静脉滴注。

（5）气脱证：参见第三章"脱病"气脱证相关内容。

（6）血脱证：参见第三章"脱病"血脱证相关内容。

3. 随机应变治疗　MODS 原发病多属于温热病者，初始期采用卫气营血辨证为佳。由于多脏衰，受温热疫毒之邪来势猛烈的影响，病势发展快，一般见不到卫分证阶段，邪毒直接转入气分、营分、血分，出现相应证候。可因势辨证论治。中晚期则以正气虚弱，脏腑受损居多。其病理损害和临床表现多属于中，下焦病证，且与多脏衰临床表现近似。故宜选三焦辨证。

在 MODS 发展过程中，器官功能障碍发生的次序，肺脏和肠屏障受损往往首当其冲。继之出现肝肾衰竭及胃肠道出血。心脏和血液系统衰竭通常是 MODS 的终末表现。但这种序贯性并非绝对的。脏腑衰损的数量则因原发病及休克病情严重程度而异。脏腑病损的临床表现，往往被休克所掩盖，因此，临床上宜严密观察，把握脏腑病证显现的预兆。同时监测和追踪观察血液流变学、凝血及纤溶系统指标，具有重要临床意义。

多脏衰病机病势之变，表现在邪正消长方面，可用古人的一句名言概括“大实有羸状，至虚有盛候”。本病发病人群，素来大多功能良好。因卒病导致阴阳、气血、脏腑功能，急骤虚衰。病机变化为“邪实未去、正气已虚”。临床所见：虚证中有实，实证中有虚。治疗拟扶正与祛邪并用。注意祛邪不伤正，扶正不碍除邪，务必灵活运用诸法。

源于温毒热病所致厥脱者，毒是源，热从毒生，厥脱由热毒而致，脏随厥脱而衰，故解毒对于温热病所致脏衰，乃治本之法，当贯穿始终。临床可据邪之所客脏腑以及受损害程度，选用针对性方药。如肺衰“喘促”由于阳明腑实所致者，可选用三承气汤泻下通肠，通腑泻肺釜底抽薪，泻下清上。厥脱证时，脉微欲绝，血压低，此时务必把挽救生命置于首位。当回阳救逆，可用参附注射液。若属于血脱证，宜补血为主。若津液脱证首选救阴复脉法，宜立即用参麦注射液。发热伤津者可同时用挽脱汤（《温热经纬》方）加玄参、石斛、连翘祛邪安正以固脱。津液亏损而汗出不发热者可用固阴煎加山茱萸，五味子，以填阴敛汗固脱。若属于气脱证宜首选救心复脉注射液、参附青注射液。当毒热之邪蒙闭脑窍，元神失用，出现窍闭神昏，宜用醒脑开窍药物或制剂如醒脑静注射液、清开灵注射液。

【护理】

（一）预后

MODS的预后一直不容乐观。其主要影响因素有：功能障碍的脏器数目越多，预后越差；脑、凝血及肾功能恢复性较小，尤其以脑功能为甚，可逆性最差；原发病或原发病因素祛除或控制得越早，脏器功能恢复的可能性越大。

（二）预防

首要是预防感染，以预防肺部感染为主。注意防治感冒，鼻饲者提防食物反流，吞咽反射者防止呛咳，气管切开者应及时吸出痰液并定时留取标本送检。严格无菌操作和终末消毒，有效防止院内交叉感染。

（三）严密观察准确记录

早期症状不典型，是多脏衰早期诊断的难点。应及时准确收集各种标本，记录各项监测数据适时提供给医师，做出早期诊断。

（四）对各脏的支持和调护

1. 呼吸器官　保持呼吸道通畅，避免和排除任何造成呼吸道阻塞的因素，保证正常换气。呼吸衰竭者往往无力排痰，应鼓励患者咳嗽，协助患者翻身、拍背、变换体位，以促进痰液排出。对气管切开患者，吸引气管内分泌物要及时彻底，严格无菌操作；根据病情选择给氧方式及浓度。多脏衰患者即使无肺功能衰竭，其中部分患者也存在着低氧血症。因此，氧疗是重要的。吸入氧的浓度根据 PaO_2 调节，使 PaO_2 维持在 70～120mmHg；防止发生医源性感染，做好常规消毒工作，若使用呼吸机者，要加强对呼吸机各部件和氧气导管、湿化瓶的消毒。

2. 心脏　注意观察患者心率、心律、呼吸、血压及 24 小时出入量并做好记录，根据医嘱及时准确使用强心、利尿、抗心律失常等药物，备好所需抢救物严格控制入量，输液速度，必要时使用输液泵。输液时速度控制在 30～40 滴/min；床旁设监护仪，定时观察血压、脉搏和心电图。没有监测仪的应每 30 分钟测一次血压、脉搏，对血压低的患者要及时通知医师，查明原因纠正；保持患者大便通畅，以避免因大便时用力而发生心脏骤停或加重心力衰竭。及时掌握患者心电监护情况，并报告医师；严密观察，正确评估病情发展趋势，观察药效及副作用，做好预防抢救工作。

3. 肾脏　早期监测肾功能，准确记录 24 小时尿量，＜400mL 时应及时查明原因遵医嘱使用利尿药，必要时留置尿管，留取尿标本，观察患者有无水肿及尿的颜色变化；绝对卧床休息；严格限制钾、盐的摄入。饮食宜于高糖类、低蛋白饮食。

4. 其他脏腑　注意观察患者的食欲，巩膜有无黄染，肝区有否压痛，有无腹水，掌握肝功能检查指标，与此同时要观察患者意识、行为的变化。肝性脑病的患者要注意安全，防止坠床，及时清除排泄物，必要时鼻胃管供食。对胃肠道出血者，应注意观察患者面色是否苍白、呕吐物颜色、大便有无柏油样，脉搏、血压的变化。患者如大量呕血和便血时，立即根据医嘱输血，使用止血药及采取气囊压迫止血等。注意脑部的位置，低血压时取脚高头低位，脑水肿时取头高脚低位。

5. 心理护理　多脏衰病情重，变化快，预后差，死亡率高，患者普遍存在悲观、恐惧、忧虑等心理，对疾病的康复丧失信心。应针对个性特征及病情不同发展阶段，采取不同个性的心理护理，减轻患者的心理负担，保持患者的最佳心理状态，帮助他们树立战胜疾病的信心，以利于配合治疗。

【中医药防治 MODS 的研究和进展】

各种原因（包括呼吸衰竭、创伤、手术等）诱发全身炎症反应综合征(SIRS)，进而导致机体同时或相继出现 2 个或 2 个以上脏器障碍乃至衰竭，是急诊临床常见症。MODS 是呼吸衰竭严重的并发症之一。具有发病急、进展快、病死率高的特点。其病因多样，发病机制复杂，表现为多器官、多系统、多层次、多靶位的病理损伤，且治疗困难，病死率高。当代对呼吸衰竭所致的 SIRS、MODS 治疗主要是针对原发性疾病，如抗感染化痰、支持和对症治疗。西医治疗尽管随着机制研究的深入，不断提出新的治疗方法，如抗炎性介质治疗、肠道去污治疗，但其病死率仍居高不下，达 60%～90%。从 MODS 机制和治疗的发展趋势上看，整体性的观念越来越强，人们已经认识到 MODS 防治并非仅仅在某个发病机制环节上实行单纯阻断，而是需要整体的免疫调节。这与中医传统医学理论有某种程度的接近。因此探索其中医诊断及有效治疗手段，降低病死率，是危重病急救医学 MODS 亟待解决的课题之一。

（一）MODS 的中医病名病因病机

中医学中无多脏器功能障碍综合征的相对应名称，“故大多数仍沿用西医病名。危氏[1]指出亦有不少作者采用“脏竭症”为病名。提出“竭者，尽也，穷也，亡也，败也”。“脏竭症”取“多脏腑合病或并病，表现多种证候，多个脏腑精气衰竭之意”。脏腑受累，以脏腑辨证为依据，始见该脏腑之任何证候即属本脏腑受累。国家中医药管理局医政司脏衰急症协作组制订的《多脏衰急症》诊疗规范[2]以临床表现脏腑衰败之象的各主症命名，如“心悸、喘促、关格、呕血、便血、腹胀满、昏迷、出血”等，指出：“本症因热毒直中、逆传或脏间乘侮而致一个或几个脏腑序贯引致脏气耗伤之极而衰，衰而竭的一类病症。西医的感染性多系统功能衰竭可作为本篇诊断的参考”。姜莉芸认为[3]，“以上新病名的提出尚待商榷，以便更加贴切。多脏器功能不全”或“多脏衰”，早期中医病名可为“诸脏衰”。

顾氏[4]认为：临床多辨为脏、腑、气、血的“厥”、“脱”证，近年也有称之为“脏竭证”。观 MODS 患者，几乎每个患者都有不同程度的胸胁脘腹胀满、纳差食少、口苦咽干，或有发热、大便秘结、腹痛拒按、肠鸣音减弱、舌苔黄厚腻或黄燥，脉象弦、滑、数或沉细滑等症。表现为毒热内郁，气机阻滞，里实热证。主因外邪阻滞气机，肝失疏泄气机不畅，郁而化热，热结阳明所致。刘清泉[5]等认为："MODS 的病因可以是外感，也可以是由于病理产科、创伤、手术等致气随血脱，外感热毒之邪，最易耗气伤阴，在气阴两虚的基础上瘀血、痰浊内生，蕴结成毒或与外感热毒互结，瘀毒痰浊阻滞经络，致营卫气血津液输布贯通失司，脏器功能紊乱。纵观其发展过程，SIRS、MODS 乃气机逆乱，亢而为害，壮火食气造成气的耗竭；病由气及血，耗气动血，最终导致气血衰败，脏腑功能衰竭。"

朱荣长[6]通过对清暑益气汤治疗中暑合并多器官功能障碍临床研究指出："本病中医认为是感受暑热之邪，兼之正气虚弱，两虚相得而成。临床实践中发现中暑后并发 MODS 症多见恶热，汗出，口渴喜饮，气短神疲，肢体困倦。小便短黄，舌红，脉虚数，辨证当属暑伤津气证。"

（二）MODS 的中医治则

高飞[7]提出："中医药防治是 MODS 的共性原则和关键环节，MODS 若进展到不可遏止的 SIRS 及序贯出现的脏腑功能衰竭，则无论西医、中医如何积极救治，均较难挽回局面。故对于 MODS 来说关键在于预防和早期治疗。"

顾群认为[4]治疗上的要点："除针对原发病积极施行病因及对症治疗（包括抗感染、抗休克、纠正缺氧、增强营养等综合疗法）外，一是要设法阻断 SIRS 向 MODS 发展的恶性锁链，这就迫使人们去寻找能清除或拮抗有关炎症细胞和炎性介质的有效物质。尤其是内毒素引发的 SIRS，革兰阴性（G^-）菌感染导致的 MODS 最为常见，抗生素治疗 G^- 菌感染必定引发内毒素的释放。因此，能够达到'细菌-内毒素-炎性介质'并治作用的药物是有效的治疗药物。二是要保护胃肠道屏障功能。中医辨证施治，应用清热解毒、疏肝理气、通下热结中药，有异曲同工的效果。"

天津市急救医学研究所[8]自 20 世纪 70 年代起就开始了以中西医结合方法治疗 MODS 的探索。逐步形成了"四证四法"的辨证治疗原则，即：活血化瘀法治疗血瘀证；清热解毒法治疗毒热证；扶正固本法治疗急性虚证；通里攻下法治疗腑气不通证。同时，也形成了一套 MODS 的中西医结合治疗规范，降低了 MODS 患者的病死率。

黄文利[9]认为"由于病情危重，施治宜中西医并行，要将中医清热解毒、通腑泻下、活血化瘀、扶正与西医控制感染、免疫支持、代谢营养支持、改善微循环等有机结合起来。”赵淳[10]认为“扼制第2次打击，截断危重症发展的共同通道是防治MODS的关键，而肠屏障功能失衡、全身炎性反应综合征(SIRS)、SIRS/CIRS失衡是导致第2次打击的三大环节。SIRS/CIRS失衡在中医病机上属正虚邪实，对应的治疗原则应是扶正和祛邪并举。”孔立等在SIRS、MODS气机逆乱、由气入血的病机基础上提出“早期治疗应调气、清火、排毒”，并认为“气机之乱始于一处，五脏皆乱始于肺，肺与大肠相表里，肺宣发肃降失常，大肠功能也受影响，故临床上很多患者都表现为大便不畅。大黄等通腑药物的治疗作用不仅仅是通便，亦可起到调理肺气的作用”。

（三）单味中药治疗的研究

大黄是近年来研究MODS最多的单味中药之一。已研究查明的主要成分为大黄素、大黄酸、芦荟和鞣酸等，具有促进胃肠蠕动，保护肠道黏膜，促进内毒素排出，减少细菌及毒素移位及抗炎抑菌等作用。近代蒋丽[11]的实验研究表明：“通过抑制NF-κB活性减少炎症细胞因子释放而达到抑制炎症反应的作用”揭示大黄治疗脓毒症的有效机制。陈德昌等[12]对109例MODS患者临床研究显示，“累及4个以上脏器MODS患者中，伴胃肠功能衰竭患者经大黄治疗后其存活率达52.6%，显著高于非大黄治疗组（17.4%），表明大黄对MODS有显著的预防治疗作用，同时能明显提高MODS累及4个以上脏器患者的存活率。”

丹参的水溶性成分具有良好的抗血栓形成和改善循环作用，从而减轻脏器功能的损害。胡坷等[13]发现，“丹参有肯定的体外拮抗LPS的作用。近年来，动物实验显示一些单味中药及提取物如黄芪、丹参、银杏叶、雷公藤提取物、三七总皂苷、黄芩提取物等，可通过抑NF-KB的激活以减轻组织或器官的炎症损伤。”

雷公藤多苷对脓毒症炎性介质的调节与肝损伤有一定的防治效果。王芳元[14]：“TII是雷公藤提取物……表明TII具有抗炎和免疫调节作用，能显著抑制促炎性介质的释放，而上调抗炎性介质水平。因此，TII对大鼠脓毒症及其并发的MODS具有一定防治效果。”

（四）复方制剂治疗的研究

1. 清热解毒类　实验研究证实，热毒清、热毒平、清瘟败毒饮、黄连解毒汤等清热解毒方药，均具有拮抗内毒素，清除自由基，抑制自由基的生成，及对“多器官功能障碍大鼠脏器的保护”作用[15~17]。“实验提示，该类药物不仅通过提高网状内皮系统的吞噬功能，加速内毒素的廓清来发挥作用，其对细菌毒素的直接中和亦为其主要的作用方式。”“黄连解毒汤提取物对脑缺血小鼠脑组织有很强的抗氧化作用。”

2. 通腑泻下类 崔克亮等对照研究结果表明[18]：“大承气汤治疗组患者的体内炎性介质水平普遍改善，患者 MODS 病死率显著降低（28.57%比70.59%，$P<0.032$）。结论：大承气汤结合西医治疗能够调节 SIRS 患者免疫功能，改善 MODS 病情。”并认为：“大承气汤防治内毒素血症的机制可能为：一是直接抑制细菌生长和代谢，减少内毒素的产生；二是通过攻下作用使大量细菌和内毒素随肠内容物排出体外，减少内毒素的吸收；三是通过改善微循环、降低血管通透性、增强网状内皮细胞功能，抑制内毒素的吸收并使其失活。”

3. 活血化瘀类 郭昌星等[19]发现：“血府逐瘀汤在一定程度上能提高机体细胞抗氧化酶的活性，降低脂质过氧化，从而阻止炎症反应进一步发展，对 SIRS 治疗起到积极作用。”

据报道：“腹腔重症感染时使用血必净能降低血浆内毒素、1fT-a、IL-6水平，联合应用泰能和血必净两者有协同作用。”

4. 益气养阴扶正类 郭昌星等[20]将生脉注射液用于 SIRS 患者的治疗，结果表明：“能进一步提高 SIRS 患者体内 PGI 含量，降低 TAX 含量，减少 ANP 与 ET 的释放，与西医常规治疗组比较有显著性差异，说明生脉注射液对患者的治疗在一定程度上起到积极作用。”

（五）组合应用

在 MODS 的病程中，热毒、血瘀气滞、正虚往往交织在一起，故上述治则组合应用。翁书和等[21~22]以通腑益气为法，用参芩液于大鼠 MODS 模型，结果显示参芩液可减少心、肝、肾和肺损害率，减轻脏器组织病理损害，可降低 TNF-α 及 NO 水平，延长 MODS 大鼠存活时间。

李健等[23]以清热解毒、活血化瘀法组方（解毒化瘀汤）进行临床及实验研究，证实解毒化瘀汤对血管内皮有保护作用。

王东华等[24]等“四毒清对脂多糖攻击小鼠多器官功能障碍和生存率的影响，用黄连、赤芍、枳实、三七等七味中药组成中药复方四毒清，在脂多糖致小鼠 MODS 模型中，可明显减轻小鼠肺、肝、肾、肠的病理改变，提高小鼠的生存率”。

总之，目前中药防治 MODS 尚处于初期阶段。仅对少数单味中药及其提取物有较深入研究，而中药复方多着眼于清热解毒、通腑泻下等，缺乏系统深入的有效成分及作用机制研究。分阶段采用清热祛毒、通腑活血、扶正等治法，多角度入手，筛选干预 MODS 的有效方药，从细胞生物学，分子生物学角度探讨其作用机制，同时进行前瞻性、多中心、随机对照的临床研究，是防治 MODS 的有效途径。

参考书目

[1] 危北海．中医药与多脏器功能障碍综合征（MODS）．中国中医急症，2001，10（2）：63

[2] 贝政平．内科疾病诊断标准．北京：科学出版社，2007，2（2）

[3] 姜莉芸，刘明，魏丹霞，等．云南中医中药杂志，2007，28（1）

[4] 顾群．对多脏器功能失常综合征中医辨证施治作用机制的认识．河北中医，2002，4（4）：24

[5] 刘清泉，李雁，范兰俊．多器官功能失常综合征中医病因病机及治法探讨．北京中医药大学学报，2000，23（3）：57-58

[6] 朱荣长．清暑益气汤治疗中暑并多器官功能障碍临床研究．临床和实验医学杂志，2006，5（10）

[7] 高飞．中医药防治多器官功能障碍综合征回顾与展望．中国中西医结合急救杂志，2001，8（6）：323-325

[8] 曹书华，王今达，李银平．从“菌毒并治”到“四证四法”——关于中西医结合治疗多器官功能障碍综合征辨证思路的深入与完善．中国危重病急救医学，2005，17（11）

[9] 黄文利．中医中药救治多器官功能障碍综合征治则探讨．四川中医，2001，10（6）：12-13

[10] 叶勇，吴英，赵淳．中西医结合救治多脏器功能障碍综合征思路．中国中医急症，2005，14（4）：344-345

[11] 蒋丽．大黄对脓毒症大鼠核因子 κB 活化的抑制作用．中国中西医结合急救杂志，2004，11（6）：364-367

[12] 陈德昌，杨兴易，景炳文，等．大黄对危重病患者多器官功能衰竭综合征的防治研究．中华急诊医学杂志，2004，13（2）：103-106

[13] 胡坷，沈文律，罗以刚，等．丹参对抗内毒素体外实验研究．汕头大学医学院学报，2004，24（10）：951-954

[14] 王芳元，高卉，万敬枝．雷公藤多苷对脓毒症炎性介质的调节与肝损伤的防治．

[15] 戴锡珍，高淑娟．黄连解毒汤体外抗内毒素作用的实验研究．中国中医基础医学杂志，2000，6（5）：31-32

[16] 徐静华，于庆海，李立志，等．黄连解毒汤对脑缺血小鼠的抗氧化作用研究[J]．中药药理与临床，2002，18（6）：2

[17] 任建华，陈宁，林正佳，等．黄连解毒汤对多器官功能障碍大鼠脏器的保护作用．中国实验方剂学杂志，2008，14（4）

[18] 崔克亮，曹书华，王今达．大承气汤对多器官功能障碍综合征防治作用的临床研究[J]．中国中西医结合急救杂志，2003，10（1）：12-15

[19] 郭昌星，杨兴易，林兆奋，等．血府逐瘀汤对全身炎症反应综合征患者氧自由基的影响．中国中西医结合急救杂志，2002，9（4）：228-229

[20] 郭昌星，杨兴易，林兆奋，等．生脉注射液对全身炎症反应综合征患者血浆血管活性介质影响的临床观察．中国中西医结合急救杂志，2004，7（11）：239-241

[21] 翁书和，吴思慧，梁俊雄，等．通腑益气法对全身性炎症反应大鼠多器官功能障碍的脏器保护．中医药学刊，2003，21（11）：1822-1823

[22] 翁书和，梁俊雄，丁爱民．通腑益气法对多器官功能障碍大鼠全身炎症反应的调控．广州中医药大学学报，2004，21（6）：148-150

[23] 李健，曹书华，王今达．解毒化瘀汤对多器官功能障碍综合征大鼠血管内皮细胞的保护作用．中华急诊医学杂志，2003，12（10）：658-660

[24] 王东华，杨静，陆大祥，等．四毒清对脂多糖攻击小鼠多器官功能障碍和生存率的影响．中国病理生理杂志，2004，20（2）：219-223

（黄红谦　黄道生　张东山）

第三节　急性心力衰竭

心力衰竭（heart failure）又称心功能不全（cardiac insufficiency）。凡各种因素引起心肌收缩力减弱（心力衰竭）或心脏前后负荷过重或异常，导致心功能失代偿所产生的临床病理生理综合征。即使在足量静脉回流的情况下，其排出的血量亦不足以维持机体组织代谢需要，是各种心脏病最终结局。

目前尚无统一的分类方法。按病情缓急可分为慢性心力衰竭和急性心力衰竭。前者常称为充血性心力衰竭，后者称为急性泵衰竭。而心源性休克可称之为泵衰竭的极型。在病变的发生发展过程中，慢性心力衰竭可急性加剧，同样急性心力衰竭亦可演变竭为慢性心力衰竭。按主要受累心腔不同，可分为左心衰、右心衰和全心衰。

慢性充血性心力衰竭，简称心衰，是多数器质性心脏病几乎不可避免的晚期病理结果。以肺淤血所致的左心衰及体循环静脉淤血所致的右心衰的症状和体征为临床主要特征。

急性心力衰竭（acute heart failure）指心脏排血量短期内急骤下降甚至丧失排血功能。常见于急性心肌炎、心肌梗死、严重心瓣膜狭窄、心室流出道梗阻、心房内球瓣样血栓或黏液瘤嵌顿；肺动脉主干或大分枝梗死；急起的心脏容量负荷过重，如外伤、感染性心内膜炎、心肌梗死等所致瓣膜穿孔以及损害腱索断裂、心室乳头肌功能不全、心室间穿孔、主动脉窦瘤破入心腔；输液过多过快；急起的心室舒张受限制，如急性大量心包积血或积液；快速异位心律，严重心律失常如心室颤动、心室停顿、显著心动过缓等。

【诊断】

（一）临床表现

1. 左心衰的临床主要表现

（1）症状：劳力性呼吸困难，阵发性夜间呼吸困难，端坐呼吸，乏力，以及咳嗽、喘急、咯粉色泡沫痰等急性肺水肿表现。

（2）体征：左心室增大，心尖区舒张期奔马律，肺底湿啰音，胸腔积液。

（3）X线表现：心脏扩大、肺淤血。

2. 右心衰的临床主要表现

（1）症状：腹胀，食欲下降，尿量少，夜尿多，下肢水肿等。

（2）体征：心脏增大，以右心室为主者可伴心前区抬举性搏动，胸骨左缘听到舒张早期奔马律，两肺有湿性啰音，肝大，颈静脉充盈，肝-颈静脉反流征阳性。

（3）X线表现：心影增大，上腔静脉增宽，右房及右室增大。

3. 全心衰　同时伴有肺循环和体循环淤血表现，临床表现为左心衰、右心衰征象的综合征。

4. 心功能分级

Ⅰ级：心脏病患者体力活动不受限制（代偿期）。

Ⅱ级：较大活动时，患者出现症状（心衰Ⅰ度）。

Ⅲ级：轻度活动即有症状（心衰Ⅱ度）。

Ⅳ级：任何活动及休息时都有症状（心衰Ⅲ度）。

（二）诊断

急性心力衰竭，按心脏排血功能减退的程度、速度和持续时间，代偿功能的差别，可出现以下表现，即为诊断要点。

1. 晕厥（syncope）　指心排血量减少致脑部缺血而发生短暂意识丧失，若持续数秒以上时，可发生抽搐、呼吸暂停、发绀、心音消失或相应的心律失常（阿-斯综合征）发作大多短暂，发作后意识常立即恢复。

2. 休克（详见本书第五章第二节）

3. 心脏骤停　指心脏射血功能的突然停止，大动脉搏动与心音消失，重要器官（如脑）严重缺血、缺氧导致生命终止。医学上称猝死。引致心脏骤停的常见原因是心室纤维颤动。若呼唤病人无回应，压迫眶上、眶下无反应即可确定为神志丧失。再注意观察患者胸腹部有无起伏呼吸运动。若触颈动脉和股动脉无搏动，心前区听不到心跳，便可诊断为心跳骤停。

4. 急性肺水肿（acute pulmonary edema）指由于各种病因导致过量的液体积蓄于肺间质和/或肺泡内，形成间质性和/或肺泡性肺水肿的综合征，是急性左心衰的主要表现。常突然发作，高度气急，呼吸浅快（30～40 次/min），端坐呼吸，咳嗽，咯白色或粉红色泡沫样痰，面色灰白，口唇以及肢端发绀，大汗，烦躁不安，心悸乏力等。体征包括双肺广泛水泡音或哮鸣音，心率增快，心尖区奔马律以及收缩期杂音，心界向左下扩大，可有心律失常和交替脉，不同心脏病所致尚有相应体征和症状。X 线检查可见肺门蝴蝶形大块阴影并向周围扩展，心界扩大，心尖搏动减弱等，心电图表现为窦性心动过速或各种心律失常、心肌损害、左房室肥大等。

临床上将肺水肿分为心源性肺水肿（CPE）和非心源性肺水肿（NCPE）两大类。CPE 又称为毛细血管压力增高性肺水肿，起病急，病情进展迅速，其主要病因：急性心肌梗死或爆发性病毒性心肌炎、重度高血压、二尖瓣狭窄伴左心房衰竭、急性二尖瓣或主动脉瓣关闭不全、快速性心律失常或过快过量输血、输液引起。NCPE 也称为通透性增加性肺水肿，与多种病因造成的急性肺损伤（ALI）或急性呼吸窘迫综合征（ARDS）密切相关，具体原因仍不十分清楚，也包括感染性和非感染性的因素，以感染性多见。

诊断标准：

(1) 有引起急性心功能不全的心脏病基础。

(2) 突然出现严重呼吸困难，端坐呼吸。

(3) 咳嗽伴有大量粉红色泡沫痰。

(4) 两肺对称性布满湿啰音。

(5) X线检查支气管和血管影增粗可有 Kerley B线。

【治疗】

(一) 心源性晕厥

发作大多历时短暂，以防治原发病和控制心律失常为主。一般可采用以下措施：轻者可让患者平卧，抬高下肢以增加回心血量；心动过缓者可注射阿托品，血压偏低宜用升压药。

(二) 心源性休克

参见第五章第二节“心源性休克”相关内容。

(三) 心脏骤停（略）

(四) 急性肺水肿

1. 镇静　皮下或肌内注射吗啡 5～10mg 或哌替啶（杜冷丁）50～100mg，使患者安静，扩张外周血管，减少回心血量，减轻呼吸困难。对老年人、神志不清、已有呼吸抑制、休克或合并肺部感染者禁用。

2. 吸氧　加压高流量给氧 6～8L/min，可流经 25%～70%乙醇后用鼻管吸入，加压可减少肺泡内液体渗出，乙醇能降低泡沫的表面张力使泡沫破裂，从而改善通气，也可使用有机硅消泡剂消除泡沫。

3. 减少静脉回流　患者取坐位或卧位，两腿下垂，以改善肺活量，减少静脉回流，必要时，可加止血带于四肢，轮流结扎 3 个肢体，每 5 分钟换一肢体，平均每肢体扎 15 分钟，放松 5 分钟，以保证肢体循环不受影响。

4. 利尿　静脉给予作用快而强的利尿药，如呋塞米 20～40mg 或依他尼酸 25～40mg 加入葡萄糖内静脉注射，以减少血容量，减轻心脏负荷，应注意防止或纠正大量利尿时所伴发的低钾血症和低血容量。

5. 血管扩张剂　静脉滴注硝普钠或酚妥拉明以降低肺循环压力，但应注意勿引起低血压，也可舌下含化硝酸甘油或二硝酸异山梨醇降低肺循环静脉压。

6. 强心药　如近期未用过洋地黄类药物者，可静脉注射快速作用的洋地黄类制剂，如毛花苷 C、毒毛花苷 K 等。对二尖瓣狭窄所引起的肺水肿，除伴有心室率快的心房颤动外，不用强心药，以免因右心室排血量增加而加重肺充血。

7. 氨茶碱 对伴有支气管痉挛者可选用，氨茶碱 0.25g 加入 10%葡萄糖液 20mL 稀释后缓慢静脉注射，可减轻支气管痉挛、扩张冠状动脉和加强利尿。可能导致室性早搏或室性心动过速，故应慎用。

8. 皮质激素 氢化可的松 100～200mg 或地塞米松 10mg，加入葡萄糖液中静脉滴注亦有助肺水肿的控制。

9. 治疗原发疾病和诱发因素 如有发作性快速性心律失常，应迅速予以控制。高血压者采取降压措施，二尖瓣狭窄者必要时可施行紧急二尖瓣分离术。

10. 用止血带或绷带结扎四肢 每隔 15 分钟轮流放松一侧肢体，以减少静脉回流。

【中医对急性心力衰竭的认识和治疗】

（一）要义

心衰是多种病因引起的心脏血脉，气力衰竭。心搏无力，血流不畅，渐而导致脏腑功能失衡，临床表现为心悸、喘促、少尿、肢体肿胀等危急综合征。

中医学中心衰之名，首见于《千金要方·心脏门》："心衰则伏"。伏指沉伏脉，即脉搏虚弱到触摸不到的重度，以示心脏气力之微弱。之前的《金匮要略·水气病脉症篇》描述了心衰的症脉，谓："热止相搏，名曰伏，沉伏相搏名曰水，沉则脉络虚，伏则小便难，虚难相搏，水走皮肤，即为水矣。"在临床上亦有缓急之别。急者如《脉经·卷四》指出"病人心绝一日死"；缓者如上述所引《金匮要略·水气病脉症篇》水气病。

当今认为急性心衰（主要是急性左心衰竭）属于中医心悸病症。"心悸，本病指热毒内伤，损心之体用，而致心阳（气）虚衰，水湿内停，而现心悸喘促兼见之证。"

（二）病因病机

心衰的病位在心。病因为正气虚弱，反复感受外邪，或劳倦过度，或病后失调，或忧思内伤等诸多因素损伤心体，耗竭心气力，终至体用俱败，衰而竭矣。

病理变化为心脏体用俱败。心自体或因先天禀赋不足，房室隔膜缺损或孔窍闭塞，血脉不通。后天有因六淫邪气侵犯经脉肌骨，而成痹证。“脉痹不已，内舍于心”，形成心痹；有因温热疫疠之邪，由营血径犯心包，心膜心脏，侵蚀其形质，烁伤其气血，损害其功用。有因好食脂膏厚味，损伤脾胃生津化血，运化水湿，升清降浊之功，滋生痰湿浊邪，凝于脉络，阻碍气血运行，久之内舍于心，致心痹。卒发心厥，真心痛，或厥脱证。有因醉酒贪色纵欲耗精，损伤肾阴肾阳，导致虚邪贼风损伤心脉，卒发心痹。有因思虑忧伤，荣华喜乐不节，伤害神明，致气郁不达，或气滞血瘀、堵塞心络而心神失其用。有因高盐饮食，有因大剂量从脉管输入液体，血容量骤增，引起急性肺水肿等。凡此，诸邪之劫，心之体且不败哉，心气之用且不衰竭乎！

心者君主之官，统领五脏六腑和周身气血津液，支撑人体生命活动。心之功用衰竭，必然累及相关脏腑。产生连锁病理反应。他脏之病也可引起心力衰竭。心主血，运血功能下降，不能鼓动血液流行。血行失畅，脏腑失养，血不养肺、脾、肾、肝诸脏，而引起诸脏虚衰、水湿、瘀血等。

肺病及心。久患肺疾，肺之气阴受损；或外邪突袭，肺失宣肃；主气朝百脉，司呼吸之功失司，陈腐之浊气难去，鲜活之气难入，肺络和气道滞而不畅，水湿内停，痰阻血瘀，则无以助心主治节。则心失所养，血脉瘀阻，心气乏源，力衰而竭。可见心悸，胸满闷喘促，倚息不能平卧，咳嗽，痰多白沫，甚则咯血。

肝病及心。肝之疾，致疏泄藏血调节之功用失司，肝血内瘀，不能泄达则肝体肿大。瘀久必溢，血不归经，则出血，可使诸脏失养。心匮乏气血，则搏动无力。可见心悸怔忡，动则加剧。气血不上营，神明失养。虚热内迫，则盗汗，心烦失眠，两颧潮红，或浊邪上蒙清窍而致昏厥。

肾病及心。各种因素导致肾阳虚，通调水道输布津微之功失司。则清者不升，浊者不降，水津不布。当开者不开，尿闭尿少，浊邪蓄积体内形成水饮，泛溢诸经。上则凌心射肺，而见胸满、喘息、心悸不能卧，腰以下浮肿。当阖者不阖，则津关不固，水津直泄，肾之真阴、真阳耗损，肾水不能上滋心阳，心火不能下济，终至水火不济，心肾失交，阴阳之气相离，而脏腑衰竭。或厥脱危证。

（三）治疗

1. 治则治法　急性者发病时痰、瘀证候危急重是为标，无上述证危象，正气虚弱是本。治标拟调和气血，祛瘀，祛痰，利水消肿为法；治本补益心肾，温通心阳，积极治疗宿病。

2. 辨证施治

(1) 水饮凌心：

［证候］素患心病未愈，因输液过快过多或因操劳诱发，突起心悸怔忡，心胸憋闷，咳嗽，吐清稀痰涎，喘息不能平卧，畏寒肢凉，小便短少，口唇紫暗，舌淡紫，苔白滑。脉弱而数或结代。

［证候分析］本病证多见于高年体弱患者，因在短时间内输液过多，过快，使心脏容量负荷过重，导致肺水肿。外来的水液通过静脉进入人体，超越心肺等脏的承载能力和生理需要，并引起病理反应。此超量输入之液与"六淫"之"湿"邪，"痰饮"致病性质相近似，因水性寒凉，寒则凝滞，收引。可阻塞肺脏、心脏引起脉络挛缩，形成肺部水肿，使心肺循环障碍。

［治法］温通心阳，化气利水。

［方药］附桂行水汤（验方）加减：人参 20g，黄芪 15g，川芎 10g，附子 10g，桂枝 15g，丹参 15g，车前草 15g，茯苓皮 15g，猪苓 15g，泽泻 10g，桑白皮 15g。

［方解］本方以附子、桂枝温通心阳，逐阴寒；人参、黄芪益肺气；川芎、丹参行气活血；茯苓皮、猪苓、泽泻、桑白皮、车前草利尿祛湿，合而成方共奏温心阳，行肺气，逐邪外去之功用。

(2) 痰瘀阻肺：

［证候］素有心病，复因外感或输液过快过多；或因操劳而诱发。咳逆痰多色白或呈泡沫样，喉间痰鸣，喘息不能平卧，胸部膨满，憋闷如塞，面色紫暗，唇甲发绀，颈部青筋显露，或胁下痞块，舌暗有瘀斑，舌下筋增粗苔腻弦滑。

［证候分析］心阳不振，积湿生痰，痰浊阻肺，咳嗽痰多，喉间痰鸣，肺失肃降，痰瘀互结，壅滞于胸，气逆而上，不朝百脉，无以吐故纳新，则面色紫暗，舌现瘀斑，血瘀阻塞脉络，则青筋显露，肝脏疏泄失常故胁下痞块，痰湿则苔白腻脉弦滑。

［治法］涤痰去瘀，泻肺平喘。

［方药］葶苈大枣泻肺汤合桂枝茯苓丸：葶苈子（包煎）15g，大枣 12g，桂枝 15g，茯苓 20g，牡丹皮 15g，桃仁 10g，赤芍 12g。

［方解］本方用葶苈、大枣涤痰去饮，泻肺降逆；以桂枝通阳化气；茯苓除湿化痰，牡丹皮、桃仁、赤芍助桂枝通血脉，化瘀滞，共奏全功。

（3）气阴两虚，心血内瘀：

［证候］心悸怔忡，稍活动即加剧，神疲乏力，头晕，盗汗，颧红，心烦失眠。舌质偏红，脉结代或细数。

［证候分析］气阴两虚，气不行血，阴不化血，心血内瘀，心失所养，则心悸怔忡，动则尤剧；气虚，则神疲乏力；血虚清宫失充，则头晕；阴虚内热，则盗汗、颧红；热扰心神，则心烦失眠。

［治法］益气敛阴，活血养心。

［方药］生脉饮合炙甘草汤加减：党参 15g，麦冬 15g，五味子 5g，桂枝 9g，生地黄 12g，酸枣仁 15g，丹参 15g，炙甘草 10g，大枣 3 个。

［方解］本方以党参益气，桂枝行气，以生地黄、麦冬、五味子滋阴养血，酸枣仁、丹参养心活血化瘀，甘草、大枣益心健脾，滋气血生化之源，合而成方，以期去瘀生新，气阴两补，阴阳调和则心动悸、脉结代皆平。

［加减］阴虚内热，烦热盗汗，心悸明显者，加黄连 3g、阿胶 10g、知母 9g，以滋阴清热，宁神定悸；伴足肿者，加黄芪 15g、白术 12g、茯苓皮 20g，以健脾益气行水。

（4）心肾阳虚，血瘀饮停：

［证候］心悸，胸闷，喘急，咳嗽，咳白泡沫痰，畏寒肢冷，腰酸尿少，面色苍白或青紫，全身水肿。舌黯淡，苔白，脉沉细或结代。

［证候分析］心阳虚亏，心脉瘀阻，则心悸胸闷，面色青紫；肾阳虚衰，肾府失养，则腰酸；寒凝血脉，则畏寒肢冷；水饮内停，上凌心肺，则喘急、咳嗽、咳白泡沫痰；下停膀胱，气化不利则尿少；泛溢肌肤，则全身水肿；舌黯淡，苔白，脉沉细或结代，均为心肾阳虚，血瘀水泛之征。

［治法］温补阳气，活血逐饮。

［方药］真武汤合当归四逆汤加减：茯苓皮 20g，白术 15g，白芍 9g，附片 12g，当归 12g，桂枝 10g，细辛 4g，通草 10g，丹参 15g，甘草 6g，干姜 6g，大枣 3 个。

［方解］本证属于心肾阳虚，寒凝脉阻，水泛血瘀之证。治以温补脾肾，利水渗湿之真武汤，合温经散寒，养血通脉之当归四逆汤组方。方中以附桂温补心肾，佐细辛干姜散寒，以当归丹参活血通脉，茯苓皮、通草利尿，使

其阳回脉顺，血畅水利。

［加减］神疲乏力者，加黄芪15g、党参15g，以补气；腹胀、纳少、恶心者，加砂仁、厚朴、大腹皮、半夏各9g，以健脾行气，和胃降逆。

（5）心阳欲脱：

［证候］心悸，胸憋，喘促，面色青灰，尿少肢肿，烦躁不安，张口抬肩，大汗淋漓，四肢厥冷。舌质淡晦，苔白或苔少，脉沉细欲绝。

［证候分析］心肾阳虚，心血瘀闭，水饮内停，则见心悸胸憋而喘，面色青灰，尿少肢肿；阳损及阴，阴阳俱衰，阴不潜阳，阳气欲脱，则见烦躁不安，张口抬肩，大汗淋漓，四肢厥冷；舌质淡晦，苔白或苔少，脉沉细欲绝，均为阴阳俱虚，心阳欲脱之征。

［治法］补气回阳，益阴固脱。

［方药］参附龙牡汤：红参15g，附片15g，炙甘草9g，龙骨30g（先煎）、牡蛎（先煎）30g、麦冬15g，五味子9g，山茱萸15g。

［方解］方中红参大补元气，附片温心肾之阳，麦冬滋阴液，五味子酸收敛肺、止汗生津，山茱萸补养肝肾并能涩精，龙骨、牡蛎敛阴潜阳、固涩止汗。本方重在挽回欲脱之阳气，故以参、附为君，但救阳不顾阴，则成弧阳，故以养阴增液为臣，以期阳生阴张，诸症皆平。

［加减］喘急哮鸣，不能平卧者，加黑锡丹6g，以镇纳浮阳。

3. 中成药

（1）参附注射液：每次20～30mL加入5%或10%葡萄糖注射液或生理盐水20mL中，静脉注射，必要时每隔15～60分钟重复1次；或以40～80mL参附注射液加入250～500mL上述液体中静脉滴注。宜于心阳欲脱、脉微欲绝、血压偏低患者。

（2）救心复脉注射液：每天静脉滴注1次，每次以20mL加入10%葡萄糖注射液500mL，每分钟20～30滴，7～10日为1个疗程。滴注过程中密切注意观察心律、心率、血压及自觉症状的变化，并观察肺部啰音，肝脏大小、水肿、尿量等的改变。

（3）生脉注射液：20mL，加入50%葡萄糖液20～40mL中静脉注射，每隔15～30分钟1次，连续3～5次，取效后，再以50～100mL加入10%葡萄糖注射液250mL中静脉滴注。适用于心衰属心气不足或心阳欲脱者。

（4）复方丹参滴丸：每次10粒，每日3次。

(5) 济生肾气丸：每次 6g，每日 3 次。

(6) 简便方：生晒参 6g，附片 9g，麦冬 15g，红花 6g，水煎服，每日服 3 次。适用于慢性心衰患者长期服用。

4. 针灸疗法　处方：心俞、内关、神门、三阴交等穴。手法：针刺用补法。每日 1～2 次，1 周为 1 个疗程。

5. 随机应变治疗　急性心力衰竭临床表现是猝然而发的喘促与心悸并见，倚息不能平卧，面白汗出肢冷。治疗上，除上述辨证论治外，必须立即急救治疗，可选用参附注射液、生脉注射液，救心复脉注射液静脉给药；施针灸；给予强心苷或利尿药治疗；给氧等措施。待病情缓解，生命体征稳定，在辨证论治基础上仍宜采用针对原发病的措施。如高血压心脏病可加钩藤、丹参、桑寄参、酸枣仁平肝宁神；冠心病可加瓜蒌皮、薤白、半夏宽胸通痹，川芎、丹参、赤芍活血化瘀；心律失常若阳虚脉沉迟可选麻黄附子细辛汤加减，阴虚脉数则以复脉汤加减；中毒性肺炎及疔毒内陷者仍宜大剂清热解毒，重挫其邪，以期邪却正安。

【护理】

(一) 观察病情

病情观察包括咳嗽、咳痰、呼吸困难的性质和程度。有无发绀、体温、脉搏、心率、血压，下肢有无浮肿，尿量多少及末梢循环情况。动态心电图监测，了解心肌供血情况，及早发现心律失常先兆。严格控制输液速度，其速度一般不超过 30 滴/min。记录液体出入量，用药时发现患者有出汗、胸闷、气短、恶心、呕吐等不良反应时及时通知医师。

(二) 吸氧

急性左心衰时肺淤血，患者耗氧量增加，而黏膜充血、水肿又使气体交换障碍，需要高流量吸氧。面罩吸氧比导管吸氧效果好，用 35％乙醇湿化氧气，从而降低肺泡的表面张力，随时监测血氧饱和度，调整氧流量，避免用氧不当导致呼吸衰竭的发生。

(三) 休息

休息可使血压下降，呼吸困难减轻，心率减慢，降低心脏耗氧量。休息可根据心力衰竭的程度合理安排。心功能Ⅲ级患者严格限制体力活动；心功能Ⅳ级的患者需绝对卧床休息，一切生活由陪同人员帮助完成。在精神上也要得到充分的休息，以免间接的加重心脏负担。待患者心力衰竭好转后，视体力恢复情况，方可逐渐增加活动，但活动量不宜增加过快、过大，以活动时不出现心慌、气促为宜。

（四）体位

半坐位、端坐卧位、坐位、双下肢下垂，以减少回心血量。卧床患者每2小时进行肢体活动，防止静脉血栓形成。

（五）饮食护理

宜低盐、低脂肪、低热量饮食，易于消化，富含维生素，富于营养，少食多餐。避免过饱，过饱会增加心脏负担，诱发心力衰竭。要鼓励食欲差的患者进食。避免刺激性食物，禁烟酒，限制入水量，每日不宜超过600～800mL。慢性心衰阳气虚弱者可用食疗方：羊肉250g，桂皮3g，黄芪50g，当归9g。将羊肉切块，炝锅煸炒后，再加入桂皮、黄芪、当归及水炖熟，最后加姜、酒等即成，分次服食。

（六）心理护理

实施针对性心理护理，减轻患者的紧张不安、焦虑、烦躁、抑郁情绪。关心体贴患者，使其树立战胜疾病的信心，更好地配合治疗。同时，医护人员在抢救过程中要保持镇静，操作熟练，忙而不乱，让患者产生信任、安全感。

（黄慧谦　黄道生　黄红谦）

第四节　急性呼吸衰竭

急性呼吸衰竭是指患者原呼吸功能正常，由于某些突发的致病因素，使肺通气和/或换气功能迅速出现严重障碍。

严重呼吸系统感染、急性呼吸道阻塞性病变、重度或危重哮喘，各种原因引起的急性肺水肿，肺血管疾病、胸廓外伤或手术损伤、自发性气胸和急剧增加的胸腔积液，导致肺通气或换气障碍；急性颅内感染、颅脑外伤、脑血管病变（脑出血、脑梗死）等直接或间接抑制呼吸中枢；脊髓灰质炎、重症肌无力、有机磷中毒及颈椎外伤等损伤神经肌肉传导系统，引起通气不足。上述各种原因均可造成急性呼吸衰竭。

急性呼吸衰竭按血气的特点可分为急性高碳酸血症性呼吸衰竭和急性低氧血症性呼吸衰竭。前者见于突发的肺实质、呼吸道、胸膜、胸壁以及神经肌肉或中枢神经系统病变，后者则最多见于急性肺损伤/急性呼吸窘迫综合征(ALI/ARDS)。

常见病因包括各种原因引起的窒息、重症哮喘、严重呼吸系统感染，各种原因引起的急性肺水肿、胸肺部外伤、颅脑和神经肌肉病变、药物中毒等。另外，还包括因严重创伤、休克、严重感染、误吸刺激性气体等引起的急性肺损伤。

病变的主要部位在肺泡-毛细血管膜。各种致病因子活化补体（C5a），白细胞在肺血管内聚集，多形核白细胞释放过氧根损伤肺泡上皮细胞。此外，亦释放蛋白酶，并使抗蛋白酶灭活，使肺组织破坏。血小板纤维蛋白原微栓或血小板聚集，亦可通过释放生物活性物质花生四烯酸及其代谢产物（前列腺素、白三烯、血栓素）、血清素、组织胺等，使肺组织受到损伤，加剧炎症反应，增加肺血管渗透性，亦导致肺泡Ⅱ型细胞产生的磷脂蛋白活性降低，因而肺泡表面张力增加，形成肺泡瘘陷和不张。

急性呼吸衰竭基本病理生理变化是肺顺应性降低、肺内分流增加以及通气/血流比失调。由于肺水肿，肺不张等因素导致肺顺应性降低，肺容量尤其功能残气量降低；另一方面，肺血管内微栓、血管内凝血、肺间质水肿和低氧肺血管收缩等因素，导致肺血管阻力增高，肺循环发生功能障碍。因此肺通气/血流比进一步失调，加剧低氧血症。此外，肺间质水肿和透明膜形成亦加剧低氧血症。后期因肺通气功能单位大量破坏，呼吸肌衰竭和组织严重缺氧，遂出现呼吸性和代谢性酸中毒。

【诊断】

（一）临床表现

起病急骤，多有脑外伤、溺水、电击、脊髓损伤、神经肌肉接头的病变，并很快出现呼吸减慢或停止。并伴发绀、抽搐、昏迷。具体表现为：

1. 呼吸困难　表现在频率、节律和幅度的改变。如中枢性呼吸衰竭呈潮式、间歇或抽泣样呼吸。

2. 发绀　是缺 O_2 的典型症状。当动脉血氧饱和度低于 85％时，可在血流量较大的口唇指甲出现发绀。

3. 精神神经症状　急性呼吸衰竭的精神症状较慢性为明显，急性缺 O_2

可出现精神错乱、狂躁、昏迷、抽搐等症状。急性 CO_2 潴留、pH<7.3 时，会出现精神症状。严重 CO_2 潴留可出现腱反射减弱或消失，锥体束征阳性等。

4. 血液循环系统症状　严重缺 O_2 和 CO_2 潴留引起肺动脉高压，可发生右心衰竭，伴有体循环淤血体征。

5. 消化和泌尿系统症状　严重呼吸衰竭对肝、肾功能有影响，如蛋白尿、尿中出现红细胞和管型。胃肠道黏膜充血水肿、糜烂渗血，或应激性溃疡引起上消化道出血。

（二）实验室检查

实验室检查能客观反映呼吸衰竭的性质和程度，对指导氧疗、机械通气各种参数的调节以及纠正酸碱平衡和电解质均有重要价值。

1. 动脉血氧分压（PaO_2）　PaO_2 小于 8kPa（60mmHg）作为呼吸衰竭的诊断指标。

2. 动脉血氧饱和度（SaO_2）　在重症呼吸衰竭抢救时，用脉搏血氧饱和度测定仪来帮助评价缺 O_2 程度。

3. 动脉血氧含量（CaO_2）　正常值 8.47mmol/L。数值降低示缺氧。

4. 动脉血二氧化碳分压（$PaCO_2$）　$PaCO_2$>6.65kPa（50mmHg）作为呼吸衰竭诊断指标。

5. pH 值　低于 7.35 为失代偿性酸中毒，高于 7.45 为失代偿性碱中毒。

6. 二氧化碳结合力（CO_2CP）　正常值 22～28mmol/L。

（三）鉴别诊断

1. 急性呼吸衰竭　是指呼吸功能原来正常，由于各种突发原因引起通气或换气功能严重损害。临床表现有：脑血管意外、药物中毒、抑制呼吸中枢、呼吸肌麻痹、肺梗死、ARDS 等。因机体不能很快代偿，如不及时抢救会危及患者生命。

2. 慢性呼吸衰竭　多见于慢性呼吸系疾病，如：慢性阻塞性肺疾病、重度肺结核等。其呼吸功能损害逐渐加重，虽有缺 O_2 或伴 CO_2 潴留，但通过机体代偿适应，仍能从事个人活动，称为代偿性慢性呼吸衰竭。一旦并发呼吸道感染或因其他原因增加呼吸生理负担所致代偿失调，出现严重缺 O_2、CO_2 潴留和酸中毒的临床表现称为失代偿性慢性呼吸衰竭。

（四）诊断标准

1. 有导致急性呼吸衰竭的原发疾病或其他诱因存在。

2. 有不同程度的呼吸困难和青紫征等。

3. 血气分析　Ⅰ型呼吸衰竭时 $PaO_2 \leqslant 6.67kPa$（换气障碍）。

【治疗】

呼吸衰竭的治疗原则为加强呼吸支持，包括保持呼吸道通畅、纠正缺氧和改善通气等；呼吸衰竭病因和诱发因素的治疗；一般支持治疗，包括重要脏器功能的监测与支持。

（一）保持呼吸道通畅

1. 一般治疗　凡临床诊断为急性呼吸衰竭者均立即快速清除上呼吸道呕吐物及分泌物或异物。

2. 若以上方法不能奏效，应建立人工气道。气管内插管是重建呼吸通道最可靠的方法。

3. 若患者有支气管痉挛，需积极使用支气管扩张药物，可选用 β_2 肾上腺素受体激动药、抗胆碱药、糖皮质激素或茶碱类药物等。在急性呼吸衰竭时，主要经静脉给药。

（二）氧疗

确定吸氧浓度的原则是保证 PaO_2 迅速提高到 60mmHg 或脉搏容积血氧饱和度（SPO_2）达 90%以上的前提下，尽量减低吸氧浓度。Ⅰ型呼吸衰竭的主要问题为氧合功能障碍而通气功能基本正常，较高浓度（>35%）给氧可以迅速缓解低氧血症而不会引起 CO_2 潴留。对于伴有高碳酸血症的急性呼吸衰竭，往往需要低浓度给氧。

（三）增加通气量、改善 CO_2 潴留

1. 呼吸兴奋剂　使用原则：必须保持呼吸道通畅，否则会促发呼吸肌疲劳，并进而加重 CO_2 潴留；脑缺氧、水肿未纠正而出现频繁抽搐者慎用；患者的呼吸肌功能基本正常；不可突然停药。主要适用于以呼吸中枢抑制为主、通气量不足引起的呼吸衰竭，对以肺换气功能障碍为主所导致的呼吸衰竭患者不宜使用。常用药物有尼可刹米和洛贝林，用量过大可引起不良反应。近年来有取而代之的多沙普仑，该药对于镇静催眠药过量引起的呼吸抑制和 COPD 并发急性呼吸衰竭有显著的呼吸兴奋效果。

2. 机械通气　当机体出现严重的通气和/或换气功能障碍时，以人工辅助通气装置（呼吸机）来改善通气和/或换气功能，即为机械通气。呼吸衰竭时

应用机械通气能维持必要的肺泡通气量，降低 $PaCO_2$；改善肺的气体交换效能；使呼吸肌得以休息，有利于恢复呼吸肌功能。

（四）病因治疗

在解决呼吸衰竭本身造成危害的前提下，针对不同病因采取适当的治疗措施：比如有机磷农药中毒者予以洗胃、导泻并予阿托品静脉注射以尽快达到阿托品化，静脉滴注解磷定；海洛因中毒者立即予纳洛酮 0.8mg 静脉推注等。

（五）一般支持疗法

电解质紊乱和酸碱平衡失调，可加重呼吸系或其他器官功能障碍，并可干扰呼吸衰竭的疗效，应及时纠正。加强液体管理，防止血容量不足和液体负荷过大。保证血细胞比容在一定水平，对于维持氧输送能力和防止肺水过多具有重要意义。呼吸衰竭患者由于摄入不足或代谢失衡，需保证充足的营养及热量供应。

（六）其他脏器功能的监测与支持

呼吸衰竭会累及其他重要器官，应及时将重症患者转入 ICU，加强对重要脏器功能的监测与支持，预防和治疗肺动脉高压、肺源性心脏病、肺性脑病、肾功能不全、消化道功能障碍和弥散性血管内凝血（DIC）等。特别要注意防治多器官功能障碍综合征（MODS）

【中医对急性呼吸衰竭的认识和治疗】

（一）要义

本病属于中医学“喘促”“肺绝”病范畴。因疫毒六淫或因溺水、电击、药物中毒或创伤跌仆、挤压失血等，骤然伤肺，以致肺系壅塞，肺失宣降而现喘促之证。肺气遏制，气道受阻，不能吐故纳新。浊气、痰湿、瘀血内壅，出现气息喘促，咳逆痰壅，张口抬肩，鼻翼煽动，神昏，肢厥，口唇，爪甲发绀为特征的危急病证。

其名称、病因、病机最早见于《黄帝内经》。《灵枢·五阅五使篇》说：“肺病者，喘息鼻张”，指出病位在肺。另外在《素问·痹论》篇说：“心痹者，脉不通，烦则心下鼓，暴上气而喘。”《素问·经脉别论》则说：“有所坠恐，喘出于肝。”提示喘以肺为主，亦涉及他脏。历代沿用其名并有发展。《景岳全书·杂证谟·喘促》：“气急大喘，或气脱失声，色灰白或紫色者，肺肾气绝。"《医宗金鉴·杂病心法要诀》："喘汗润发为肺绝，脉涩肢寒命不昌，喘咳吐血不得卧，形衰脉大气多亡。"描述了呼吸困难，喘与肺的关系和由其导致的系列证候，并点明了"气多亡"预后险恶的特征。

（二）病因病机

1. 疫毒及六淫毒邪袭肺　肺为娇脏，开窍于鼻，又主皮毛。六淫邪气、疫毒从皮毛而入者，肌肤卫分受之，当从外解，若邪气流连，则内舍于肺；由口鼻而入者，首先犯肺，若治疗措施，未能截断其邪毒继续传变的趋势，邪毒内陷营血，逆传心包，均可遏抑肺气；邪毒积聚于肠胃，致阳明腑实秘结，毒邪无以外泄，则由大肠经影响肺，发生痹阻，致肺的体用受损，由衰而竭，浊气不能呼出，清气不能吸入。

2. 毒物及药毒害肺　凡毒气由鼻直达肺，或误食毒物由口入，经脾胃转输于肺；或未经脾胃运化之物误入气道；毒物或经血脉途径至肺，直接害肺耗气或使脑之神明失用，而抑遏气机如麻醉剂；有的虽非毒物，但用量过大，超越生理限度亦成害物，如大量输液造成的肺水肿，均可阻遏肺气。

3. 创伤损肺　凡跌仆、坠堕、金纫、挤压创伤使胸部受伤，络脉破裂，血瘀胸腔，可迫肺不张，气道壅阻。凡大面积烧伤，火热之毒外灼肌肤，内合脏腑，先伤肺络致宣发、肃降失司；或妇女血崩，难产失血，气随血脱，肺失所养，亦可由衰至竭；或血亏损，正气虚弱，失去抵御外邪之力，易患产褥热，或疮毒，入营血，而损心肺。

4. 宿病　肺虚羸体弱之躯，长期患哮喘、咳嗽、怔忡等病证者，因邪毒久缠，损伤肺之气阴，升降失用，其病理产物痰、浊、瘀等上扰神明，则神昏抽搐，又能导致水津不布，脏腑失养，正气虚弱，复感外邪，再次损肺，引发暴喘，暴脱；肾病尿毒证，溺毒犯脑攻肺，中风脑之元神受损，均能遏阻肺气，导致喘促病变。

（三）治疗

1. 治则治法　早期宜泻肺除浊，疏利气道，抢救生命为重点。中后期则以培元益气善后。

2. 辨证施治

(1) 热毒壅肺：

［证候］胸闷，气喘息粗，发热，口渴，咳嗽，吐黄痰或有哮鸣，或有胸痛，小便短数，舌红苔黄腻，脉滑数。

[证候分析] 邪毒壅于肺，致肺宣发和肃降失司，气道不利故气喘息粗，哮鸣胸痛，毒邪郁闭化火故发热，痰黄舌红苔黄腻，脉滑数乃一派热毒壅盛之象。

[治法] 清热解毒，宣肺除浊。

[方约] 清金降火汤（《古今医鉴》）合麻黄连翘赤小豆汤（《伤寒论》）加减：瓜蒌仁 12g，黄芩 15g，石膏 20g，甘草 10g，土茯苓 15g，桔梗 10g，枳壳 10g，半夏 10g，前胡 10g，杏仁 12g，贝母 12g，麻黄 10g，桑白皮 15g，连翘 15g，赤小豆 15g。

[方解] 本方以黄芩、连翘、土茯苓清热解毒，瓜蒌仁、桑白皮润肠泻肺，石膏清金降火，引热下行。桔梗、贝母宣肺化痰，枳壳行气宽胸，麻黄宣肺，开畅肤腠，逐邪外达，畅通气道，而利呼吸。

[加减] 发热，前胡易柴胡，口干舌燥者去半夏。

（2）肺痹（热盛）腑实：

[证候] 发热，日晡尤甚，口渴汗出，神昏喘粗．腹满硬痛，拒按，大便秘结，小便短黄，躁烦不宁，口气秽臭。舌红苔黄燥，脉沉或滑数。

[证候分析] 湿热毒邪积蓄大肠，传导失司，上逆犯肺，故喘促气粗。百脉受阻，脑脉更危，神蒙窍塞则昏沉。

[治法] 通下去实，宽胸宣肺。

[方药] 大承气汤合葶苈大枣泻肺汤加减：大黄（另包，先用开水约 50mL 浸渍，待全方煮沸之后，同煎）15g、芒硝（另包，免煎，分 2 次兑服）8g，厚朴 12g，瓜蒌皮 8g，葶苈子（袋煎）15g，枳实 12g，大枣 12g，甘草 6g。每日 1 剂，大便通利后，仍需坚持用药至病情稳定。

[方解] 本方以大承气汤为君，余药皆佐使，大黄清热通便，芒硝软坚散结、宽肠，枳实、厚朴行气利膈宽肠，合之则便利肠通，胸宽气顺，浊毒之邪，随燥屎排除，喘平神清，脉宁身和，却病而安。

本方于温热毒邪所致者尤佳。对如不能口服者可做煎剂保留灌肠。

（3）寒饮停肺：

[证候] 咳嗽，胸闷，气喘，咯稀白痰涎，恶寒头痛，体痛，舌淡胖，苔白滑，脉细缓。

[证候分析] 寒饮所致，寒则肺脉凝，凝则脉不通，痰饮水湿之邪，滞阻于肺络。其张缩乏力，清气不能吸入，浊气不能出，则痰多喘促，胸闷。

[治法] 温肺散寒，化饮平喘。

［方药］小青龙汤加减：麻黄 10g，桂枝 12g，细辛 5g，芍药 12g，五味子 6g，半夏 12g，干姜 9g，甘草 10g。

［方解］本方以麻黄、桂枝、细辛祛寒通络、化饮、平喘为君。芍药、五味子，柔阴敛肺气，干姜和胃助温药，甘草调和诸药，共奏祛寒化饮，止咳平喘，畅通气道，以利呼吸之效。

［加减］气逆喘甚者，加紫苏子、白芥子、萝卜子、橘红；气虚者加党参、大枣。

（4）瘀痰凝肺：

［证候］咳嗽，胸满，胸痛，咯痰挟血，舌紫暗或有瘀斑点，苔滑或腻，脉涩或结代。

［证候分析］本证乃痰与瘀相结于肺，肺之气血伤而成。可因跌仆挤压伤致；亦可因疫疠温热毒邪，灼伤肺络致之。痰湿为饮聚于肺则为肿为胀，气血瘀滞，则使肺络不通。肺主气，司呼吸，朝百脉之职均被阻遏于胸。故元神失控，心失相傅之佐，君不能主；肾失气血之温濡，津精无后继之源，真阴匮乏，命门火衰，则气不能受纳，阴阳且不相离！化痰逐饮，疏利肺之气道，活血化瘀畅通肺之血道，二道俱畅，肺气自然强盛，升降出入，呼浊吸清，顺应为之。故遇此险恶之证，务必沉着果断。本证拟二方以供临床之变

［治法］活血化瘀，祛痰利肺。

［方药］

1）小陷胸汤（《伤寒论》）合桃红四物汤加减：黄连 10g，半夏 10g，瓜蒌仁 12g，桃仁 12g，红花 10g，当归 12g，丹参 15g，赤芍 12g，川芎 6g，生地黄 12g，甘草 6g。

［方解］本方适于温热病所致急性呼吸衰竭。以痰结于胸，痞满为主，瘀滞次之，故选本方化痰消痞，兼以化瘀。

2）复元活血汤（《医学发明》）合导痰汤（《传信适用方》）加减：柴胡 15g，瓜蒌根 9g，当归 10g，穿山甲（炮）12g，桃仁 15g，红花 10g，大黄 15g，胆南星 10g，枳实 12g，半夏 10g，茯苓 15g。

［方解］本方以当归、穿山甲、桃仁、红花活血去瘀为主。以胆南星、枳实、半夏行气化痰相佐。适于跌仆挤压伤所致急性呼吸衰竭兼有痰阻。

（5）创伤气脱：

［证候］因跌仆，挤压，创伤后，气息喘促，张口抬肩，昏厥痰迷，口唇青紫，爪甲肢端发绀，面色晦暗，大便秘结，舌质紫暗，脉涩。

［证候分析］本证因跌仆挤压伤等致，血瘀指征显现，而出血现象不突出，却有气脱之征，按证求因，脉络受损较重，可能伤及脏腑和“阴络（内脏血脉）伤则血内溢”。离经之血即是瘀血，血瘀气滞，积久，气随血脱，故虚实夹杂，瘀在上焦，迫肺脏失司，气逆而上，闭阻神明，气息喘促，张口抬肩。昏厥痰迷。肠失传导则便秘。

［治法］通腑逐瘀，益气救肺。

［方药］

1）桃仁承气汤合生脉饮：人参 15g，麦冬 15g，五味子 6g，桂枝 12g，大黄 15g，芒硝（另兑）10g，桃仁 10g，甘草 10g。此方偏重失血致肺失所养而成急性呼吸衰竭者。

2）血府逐瘀汤（《医林错改》）：桃仁（炒）10g，红花 10g，赤芍 15g，川芎 6g，枳壳 12g，柴胡 12g，桔梗 6g，当归 12g，地黄 12g，牛膝 10g，甘草 10g。此方偏重血败成瘀，阻塞脉络而成急性呼吸衰竭者。

［方解］本证因出血失血致气随血脱，又由于离经之血，败而成瘀，阻塞脉络和气道，二者合而为害，终致肺绝。治宜活血逐瘀，以上所举两方，皆取化瘀之品，一者与苦寒泻下相配，佐以辛开，以期通下排瘀，伍生脉饮固脱；一以血府逐瘀汤中桃红四物为君，重在活血化瘀以期祛瘀生新，畅通血脉，重振气机而利呼吸。

（6）痰闭心神：

［证候］神志昏愦，痴呆，嗜睡，甚或神昏，喉间痰鸣，或咳吐痰涎，苔白腻，脉沉滑。

［证候分析］喉间痰鸣，或咳吐痰涎，提示痰湿犯肺，阻于气道；痰邪上犯，蒙蔽清宫则神明失用，现上述昏愦，痴呆，嗜睡，甚或神昏诸症，苔腻脉滑均属痰湿之征。

［治法］涤痰除浊，开窍醒神。

［方药］涤痰汤（《奇效良方》）合苏合香丸加减：陈皮 10g，半夏 10g，茯苓 15g，贝母 10g，胆南星 10g，枳实 10g，人参 15g，建菖蒲 5g，天竺黄 15g，郁金 10g，甘草 6g。苏合香丸每次服 1 丸。

［方解］本方以半夏、茯苓、桔梗、贝母燥湿化痰，胆南星、郁金、建菖蒲豁痰开窍；陈皮、枳实理气宽胸；黄芩、栀子、甘草通腑泄热。

［加减］舌苔白腻者另服苏合香丸；若苔黄腻者用玉枢丹 1.5g 磨服，每日 2 次。

(7) 肺气阴虚：

[证候] 咳嗽无力，痰少或挟血，胸闷气短，神疲乏力，五心烦热，或低热颧红，盗汗，口燥咽干，舌红少津，脉细数。

[证候分析] 本证因久病引致肺气阴两伤。肺气虚则主气和卫外功能减退故神皮乏力，气短，易汗；肺阴虚则津液不足，虚热内生症见五心烦热，痰少或夹血，津液少不能滋润咽喉，则舌枯，口燥咽干，声嘶。

[治法] 养阴润肺，滋肾纳气。

[方药] 生脉散加味　人参15g，沙参10g，丹参12g，麦冬15g，五味子6g，山茱萸15g，黄芪20g。

[方解] 本方以生脉饮益气敛肺，沙参清金润肺，山茱萸滋肾阴，助肾纳气，黄芪益肺气，助朝百脉以利呼吸。

[加减] 痰中夹血者加白茅根、生地黄炭、金银花炭、黄芩炭；发热加银柴胡、鳖甲、石斛；喘促加蛤蚧、青黛。

3. 中成药：

(1) 开窍醒神：蟾酥注射液每次4mL肌内注射，宜于肺绝。清开灵注射液，每次5～20mL加入5%葡萄糖注射液250mL中静脉滴注，每日1次。

(2) 养阴益气：生脉注射液60mL加入等渗液250mL中静脉滴注；人参针剂每次4mL，每日2次，肌内注射。

(3) 活血化瘀：丹参注射液，每次8～16mL加入等渗液250mL中静脉滴注。

(4) 清热解毒：穿琥宁注射液，400～600mg加入等渗液250mL中静脉滴注，每日1～2次；双黄连粉针剂，60mg加入等渗液250mL静脉滴注，每日1～2次。

(5) 安宫牛黄丸：每次1丸，每日3次，口服或鼻饲。

(6) 至宝丹：每次1丸，每日2～3次，口服或鼻饲。

(7) 牛黄蛇胆川贝散（验方制剂）：每次1g，每日2次，口服。

(8) 礞石滚痰丸（《养生主论》）：每次9g，每日2次，口服。

(9) 猴枣散：每次0.3g，每日2次，口服。

(10) 六神丸：每次10粒，每日3～4次，口服。

(11) 皂枯散：枯矾、皂角等。每次1.5g，每日2次，口服。

(12) 天仙子散（《中医急诊学》验方）：每次0.5g，每日2次，口服。

(13) 取嚏法：搐鼻散（细辛3g，皂角1g，半夏4g，麝香1g）研成细末，取适量吹入患者鼻腔，使之喷嚏，必要时间隔 15～30 分钟重复使用。

4. 针灸

（1）针刺：

［取穴］主穴：大椎、风门、肺腧。配穴：天突、膻中、三阴交、内关。

［手法］主穴均取，酌加配穴，点刺不留针，起针后加火罐。痰多壅盛配天突、膻中，泻法。喘而欲脱配三阴交、内关，平补平泻，进针得气后，均持续运针，内关行捻转提插泻法；水沟以雀啄泻法，刺激至患者眼睑潮湿或流泪；气舍直刺 0.3～0.4 寸，行捻转补法；足三里和丰隆均直刺 0.8～1.2 寸行捻转泻法。其持续时间及刺激强弱应视症情变化而定，一般每次行针 3～5 分钟，留针 1 小时。

（2）艾灸：百会、涌泉、足三里、肺俞。

（3）电针：

1）处方一：

［取穴］主穴：素髎、内关、太冲，肾上腺（耳穴）。配穴：涌泉、内庭、太渊、天突、膈神经刺激点（位置：胸锁乳突肌外缘下 1/3 处）。

［手法］一般取主穴，疗效不明显时酌加配穴。针刺得气后，接电针仪。素髎、内关接阳极，太冲、肾上腺接阴极。呼吸骤停者，加取膈神经刺激点。用断续波，开始时用较弱的电流强度，以后逐渐增大，强度应视病情和个体反应而定，呼吸骤停者，刺激宜强。频率常用 20～30 次/min。若发生不适反应，可换其他波型，或不断地来回调整电流强度。施电针时，需专人负责，严密观察，多在 1～2 分钟内见效。也有经 20～30 分钟才能使极严重的呼吸节律不整的患者恢复，此时宜再断续通电 20～30 分钟加以巩固。对停用电针又出现反复的患者，可采用断续刺激治疗2～3 日。

2）处方二：

［取穴］主穴：膈神经刺激点。

［手法］以银针从膈神经刺激点进针，左（向左背部）、右（向右背部）两侧与人体纵轴偏斜 30°～40°角各刺 1 针。深度达左右肩胛舌骨肌下腹的背面，与膈神经相触，针尖不超过锁骨。接通电针治疗仪的膈神经刺激器，断续波，频率为 16～26 次/min，电流强度由 0.5mA 逐渐增至 4mA，持续刺激 2 小时后再与人工呼吸法交替使用。在特殊情况下，电刺激可延至6～7 小时。至自主呼吸恢复后，可断电留针。

5. 随机应变治疗　喘促之辨证，重在虚实两端。猝然喘促早期多属于毒、热、痰、湿、瘀浊壅阻，肺气被遏，失宣肃，气道不利之实证，宜实者泻之。取嚏法，芳香辛温，善开鼻窍，吸入天然之气，直通气道，为应急简便、即时施救之法。可配合人工呼吸用之。因外感热毒之邪所致的原发病，要早发现、早用药、早预防喘促的发生。可参照温病卫气营血辨证、三焦辨证论治。例如痰热壅肺患者，仍可根据肺与皮毛相合，肺与大肠相表里的理论，使用宣透和开泻肤腠的药剂，逐邪外达，防止内陷，即使邪至气分，尚可托毒外出；毒邪积蓄肠胃，用泻下法，治下清上，免致肺气受损。对于中毒患者宜即时采取清除毒物和解毒措施；对于肺外脏腑引起的喘促，则需明确病位，如脑卒中所致者，多表现为闭证，当区分使用辛温开窍的苏合香丸，还是辛凉开窍的安宫牛黄丸；若因水饮凌心所致喘促，当用真武汤合五苓散加减。对于挤压伤、创伤所致者除外科处理外，中医辨证尚需注意瘀血，瘀血不除，新血难生，治疗宜活血化瘀。瘀血在脑部所致喘促者，一般伴有神昏可选通窍活血汤加减，方内红花可更为藏红花；瘀血在胸部者可用膈下逐瘀汤；瘀血在腹部者选少腹逐瘀汤，以上各部位瘀血证，若瘀血与出血同时皆有者，宜将上述诸方中的红花（草）改用藏红花，川芎、当归减量，去掉乌药、枳壳等行气之品，加入香附、丹参等行气活血而不碍出血之品。本证创伤气脱证既有血瘀，又有气随血脱表现，虚实夹杂，拟祛瘀与回阳救逆同施，可参考厥脱证处理。此外，暴喘之虚证多见于病变过程中的后期，以肺、肾、心虚常见，以补虚固本为要。

【护理】

（一）保持呼吸道通畅

首先认真检查患者的鼻咽等部位。清除异物和分泌物，对意识不清但能保持自动呼吸者可安置口咽导气管，对危重患者及时行气管内插管，以减少合并症。

（二）抽吸引流解除梗阻

当有大量痰液、血液误吸的胃内容物或淹溺时的水液阻塞呼吸道时，有效的负压吸引和顺位痰引流非常重要，可立即解除梗阻，改善通气。咳痰无力者可采用翻身、拍背、体位引流等措施协助排痰，痰液稠厚者采用α-糜蛋白酶加生理盐水雾化吸入或气管内滴药，或用胰脱氧核糖核酸稀释后雾化吸入。吸取呼吸道分泌物要注意无菌技术操作，吸痰管不宜过粗，每次吸引时间不超过 15 秒，吸引负压不超过 100mmHg，痰稠者吸痰前用生理盐水 2～3mL 滴入稀释痰液，吸痰后加压通气数次，以防局部肺不张。

（三）给氧

Ⅰ型呼吸衰竭时在 PaO_2＜50mmHg 者可短期吸纯氧，但时间不超过5～10小时，一旦低氧得到部分纠正后，PaO_2＞8kPa 时尽快过渡到吸 40%～50%浓度氧。如伴有 $PaCO_2$ 增高则应吸低浓度，以防呼吸抑制，高频通气时改善低氧血症有明显效果。影响生理功能的副作用较少．但对降低高碳酸血症基本无效。Ⅰ型呼吸衰竭的给氧原则是持续低流量给氧即控制性给氧法。在给氧的方式上，可以根据病情的轻重适当选用鼻塞、鼻导管、Venturi 面罩、气管内插管或气管切开连接呼吸机行机械通气给氧，还可考虑应用人工肺。停止氧疗的指征应是：①神志清醒，呼吸平稳。②发绀基本消失。③PaO_2 达到 60～70mmHg。停止吸氧后 PaO_2 不下降。④$PaCO_2$ 有所降低。

（四）病情监护

对危重患者应注意观察神志、皮肤、口唇色泽，眼结膜水肿及其程度，测血压、脉搏、呼吸，持续监测心率，勤吸痰，精确记录液体出入量。根据病情及治疗情况随时可进行血气分析及电解质的测定。必要时还应监测心律、心排出量及其他指征。

（黄道生　黄慧谦）

第五节　急性肾衰竭

急性肾衰竭（acute renal failure，ARF）是由各种原因引起的肾功能在短时间内（几小时至几周）突然下降，而出现的氮质滞留和尿量减少综合征。肾功能下降可发生在原来无肾脏病的患者，也可发生在慢性肾脏病（chronic kidney disease，CKD）患者。ARF 主要表现为氮质废物血肌酐（Cr）和尿素氮（BUN）升高，水、电解质和酸碱平衡紊乱，及全身各系统并发症。常伴有少尿（＜400mL/d），但也可以无少尿表现。本章主要论述以急性肾小管坏死（acute tubular necrosis，ATN）为代表的急性肾衰竭。

广义的急性肾衰竭分为肾前性、肾性和肾后性 3 类。狭义的急性肾衰竭仅指急性肾小管坏死。

肾前性 ARF 的常见病因包括血容量减少（如各种原因导致的液体丢失和出血）、有效动脉血容量减少和肾内血流动力学改变等。肾后性 ARF 的特征是急性尿路梗阻，梗阻可发生在尿路从肾盂到尿道的任一水平。肾性 ARF 有肾实质损伤，常见的是肾缺血或肾毒性物质（包括外源性毒素，如生物毒素、化学毒素、抗菌药物、造影剂等和内源性毒素，如血红蛋白、肌红蛋白等）损伤肾小管上皮细胞（如 ATN）。肾小球病、血管病和小管间质病导致的 ARF 也属于肾性 ARF。

不同类型的 ARF 有不同的始动因素和持续发展因素，重症患者亦可多种因素同时存在。肾前性 ARF 是肾灌注减少导致血流动力学介导的肾小球滤过率（GFR）降低，并无明显的肾实质损伤。如果肾灌注量减少能在 6 小时内得到纠正，则血流动力学损害可以逆转，肾功能也可迅速恢复。但若低灌注持续，则可发生肾小管上皮细胞明显损伤，继而发展为 ATN。ARF 的发病机制仍未完全阐明，涉及肾血流动力学改变、肾毒素或肾缺血-再灌注所致肾小管上皮细胞损伤及上皮细胞脱落、管型形成和肾小管腔阻塞等。

（一）肾小管因素

低氧/缺血、肾毒性物质可引起近端肾小管损伤，包括亚致死性可逆性功能紊乱、肾小管上皮细胞凋亡或坏死，并导致肾小管对钠重吸收减少，管-降。肾小管严重受损可导致肾小球滤过液的反漏，通过受损的上皮或肾小管基底膜漏出，致肾间质水肿和肾实质进一步损伤。

（二）血管因素

肾缺血既可通过血管作用使入球小动脉细胞内 Ca^{2+} 离子增加，从而对血管收缩刺激和肾自主神经刺激敏感性增加，导致肾自主调节功能损害、血管舒缩功能紊乱和内皮损伤，也可产生炎症反应。血管内皮损伤和炎症反应均可引起血管收缩因子（如内皮素、肾内肾素-血管紧张素系统、血栓素 A_2 等）产生过多，而血管舒张因子，主要为一氧化氮（NO）、前列腺素（PGI_2、PGE_2）合成减少。这些变化可进一步引起血流动力学异常，包括肾血浆流量下降，肾内血流重新分布表现为肾皮质血流量减少，肾髓质充血等，这些均可引起 GFR 下降。

（三）炎症因子的参与

缺血性 ARF 也被称之为一种炎症性疾病，肾缺血可通过炎症反应直接使血管内皮细胞受损，也可通过小管细胞产生炎症介质（IL-6、IL-18、TNF-α、TGF-β、MCP-1、RANTES）等使内皮细胞受损，并通过 ICAM-1 增加和 P 选择素增加，使白细胞黏附及移行增加，炎症反应导致肾组织的进一步损伤和 GFR 下降。

【诊断】

（一）临床表现

急性肾衰竭的典型临床过程分为 3 期，即起始期、少尿或无尿期和恢复期。中毒所致者可能无起始期。

1. 起始期 当机体发生上述休克等病因之后，血容量不足、血压下降、肾血管收缩，肾血流量减少，肾小球滤过率减少，使尿量减少；抗利尿激素、醛固酮和促肾上腺皮质激素的分泌增加，使尿量减少，相对密度升高，尿钠减低。

2. 少尿或无尿期 主要是肾小管上皮细胞的变性与坏死，从而进入少尿或无尿期。凡 24 小时尿量少于 400mL 者称为少尿，少于 100mL 者称为无尿。本期主要临床表现：

（1）水的排泄紊乱：

1）少尿或无尿。

2）水中毒：是在肾脏排尿减少和代谢旺盛而产生过多内生水的情况下发生，如摄入过量液体和钠盐，即可产生水中毒。其临床表现为全身软组织水肿，急性肺水肿和脑水肿，是急性肾衰竭的主要死因之一。

（2）电解质紊乱：

1）高钾血症：少尿期尿钾排出减少引起钾在体内蓄积。组织损伤、感染和热量不足所致的旺盛的细胞分解代谢、代谢性酸中毒和缺氧皆可使钾从细胞内外逸，使血钾浓度升高。如再摄入含钾食物或大量输入库血，或同时有酸中毒，则高血钾的症状更易出现。

2）低钠血症：急性肾衰竭时的低钠血症多为稀释性低钠血症。一般中度低钠血症常无症状，或仅表现为倦怠，眼窝下陷，头晕、神志淡漠等。严重时可发生脑水肿，导致低渗性昏迷。

3）高磷血症：当肾衰竭时磷酸盐的排泄受到影响，形成高磷血症。

4）低钙血症：由于磷从肾脏排泄发生障碍而改从肠道排泄，并与钙结合成不吸收的磷酸盐而形成低钙血症。

5）高镁血症：一旦血镁高于 6mmol/L，就会出现症状，如深部肌腱反射消失、心动过速、各种心脏传导阻滞、血压降低、肌肉瘫软等，重者嗜睡并可出现昏迷。

(3) 代谢性酸中毒：临床上表现为软弱、嗜睡，甚至昏迷、心缩无力、血压下降，并可加重高钾血症。

(4) 氮质血症：轻度者无显著临床症状。中度者恶心呕吐，进而出现腹胀、腹泻等消化道症状。重者嗜睡、昏迷乃至死亡。

(5) 高血压：原因主要是肾脏缺血而产生过多的升压物质。

(6) 心力衰竭：常发生于肺水肿和高血压之后。

(7) 出血倾向：急性肾衰竭时由于血小板的缺陷、毛细血管脆性增加，凝血酶原的生成受到抑制，可有明显的出血倾向。

(8) 贫血：原因是创伤、出血、溶血等造成红细胞的过多损失和破坏；尿毒症的毒物质抑制了骨髓红细胞的生成。

3. 恢复期　患者如能得到正确的治疗而安全度过少尿期，已坏死变性的肾小管上皮细胞逐渐再生修复，未被损害的肾单位逐渐恢复其功能，而进入多尿期。随着肾功能的逐渐恢复，血非蛋白氮降至正常，电解质紊乱得到纠正，尿量恢复至正常水平，患者情况日见好转。但由于病程中的消耗，仍有无力、消瘦、贫血等肾脏的浓缩能力未完全恢复，低相对密度尿将持续数月，少数患者可最终遗留不同程度的肾脏结构和功能缺陷。

(二) 实验室检查

急性肾衰竭一般是基于血肌酐的绝对或相对值的变化诊断，如血肌酐绝对值每日平均增加 44.2μmol/L 或 88.4μmol/L；或在 24～72 小时内血肌酐值相对增加 25%～100%。根据原发病因，肾功能急速进行性减退，结合相应临床表现和实验室检查，对 ATN 一般不难做出诊断。

1. 尿相对密度　1.010～1.020 之间，尿蛋白（+）～（++），可有红细胞、白细胞及肾小管上皮细胞、细胞管型和颗粒管型，粗大的上皮细胞管型最有意义。

2. 血常规　无大量失血或溶血者多无严重贫血，血红蛋白多不低于 80g/L。

3. 肾功能检查　Ccr 较正常值下降 50%以上，可降至 1～2mL/min，血肌酐和尿素氮迅速升高。尿中 N-乙酰-β-D 氨基葡萄酶、溶菌酶和 β_2-微球蛋白等常增高。

4. 生化检查　常有高血钾等电解质紊乱及二氧化碳结合力下降，血气分析示代谢性酸中毒。

5. B 超　双肾正常大小或明显增大，肾皮质回声增强，或肾锥体肿大。

6. 肾活检　在排除了肾前性及肾后性原因后，病因不明的肾性 ARF 有肾活检指征，可确诊急性肾小球肾炎、系统性血管炎、急进性肾小球肾炎及急性过敏性间质性肾炎等肾脏疾病。

（三）鉴别诊断

1. 急性肾衰竭与脱水的鉴别　急性肾功衰竭多有休克、中毒、创伤、手术等病史，尿相对密度低，固定于 1.010 上下，尿常规蛋白（+），可有红细胞及颗粒管型等，尿钠高于 40mmol/L，至少不低于 30mmol/L。血红细胞比容正常或下降，血浆蛋白、血钠下降、血钾上升较快、氮质血症明显、中心静脉压正常或偏高，尿、血浆尿素＜5。

脱水所致的少尿者有体液丧失病史，摄入不足，尿相对密度在 1.020 以上，尿常规正常，尿钠多低于 15mmol/L，红细胞比容上升，血浆蛋白上升，血钠不定，血钾轻度上升或下降，氮质血症轻度，尿/血浆尿素比值＞5。

2. 急性肾衰竭与肾后性尿闭的鉴别　既往有结石、肿瘤或前列腺肥大病史患者，突发完全无尿或间歇性无尿；肾绞痛，胁腹或下腹部疼痛；肾区叩击痛阳性；如膀胱出口处梗阻，则膀胱区因积尿而膨胀，叩诊呈浊音均提示存在尿路梗阻的可能。超声显像和 X 线检查等可帮助确诊。

3. ATN 与其他肾性 ARF 鉴别　肾性 ARF 可见于急进性肾小球肾炎、急性间质性肾炎等以及全身性疾病的肾损害如狼疮肾炎、过敏性紫癜性肾炎等，肾病综合征有时亦可引起 ARF。此外，系统性血管炎、血栓性微血管病如溶血尿毒症综合征、恶性高血压及产后 ARF 等也会引起。ARF 通常根据各种疾病所具有的特殊病史、临床表现、化验异常及对药物治疗的反应可做出鉴别诊断。肾活检常可帮助鉴别。

【治疗】

ARF 的治疗包括非透析治疗和透析治疗。

（一）纠正可逆的病因

首先要纠正诱发 ARF 的可逆病因。对于各种严重外伤、心力衰竭、急性失血等都应进行相关治疗，包括输血、等，渗盐水扩容，处理血容量不足、休克和感染等。停用影响肾灌注或肾毒性的药物。

（二）维持体液平衡

每日补液量应为显性失液量加上非显性失液量减去内生水量。每日大致的进液量，通常可按前一日尿量加 500mL 计算。发热患者只要体重不增加可增加补液量。在容量控制治疗中应用襻利尿药可能会增加尿量，从而有助于清除体内过多的液体。但在一项大剂量呋塞米的随机、双盲、安慰剂对照的多中心试验中证实，它对已发生的、需透析的 ARF 患者生存率和肾功能恢复无效。因此，如果使用襻利尿药后尿量并不增加，应停止使用，以防止不良反应发生。

（三）饮食和营养

补充营养以维持机体的营养状况和正常代谢，这有助于损伤细胞的修复和再生，提高存活率。ARF 患者每日所需能量应为每千克体重 147kJ（35kcal），主要由糖类和脂肪供应；蛋白质的摄入量应限制为 0.8g/（kg·d），对于有高分解代谢或营养不良以及接受透析的患者蛋白质摄入量可放宽。尽可能地减少钠、钾、氯的摄入量。不能口服的患者需静脉营养补充必需的氨基酸及葡萄糖。

（四）高钾血症

血钾超过 6.5mmol/L，心电图表现为 QRS 波增宽等明显的变化时，应予以紧急处理，包括：①钙剂（10％葡萄糖酸钙 10～20mL）稀释后静脉缓慢（5 分钟）注射。②11.2％乳酸钠或 5％碳酸氢钠 100～200mL 静脉滴注，以纠正酸中毒并同时促进钾离子向细胞内流动。③50％葡萄糖溶液 50～100mL 加普通胰岛素 6～12U 缓慢地静脉注射，可促进糖原合成，使钾离子向细胞内移动。④口服离子交换（降钾）树脂（15～30g，每日 3 次）。以上措施无效或为高分解代谢型 ATN 的高钾血症患者，透析是最有效的治疗。

（五）代谢性酸中毒

应及时治疗，如 HCO_3^- 低于 15mmol/L，可选用 5％碳酸氢钠 100～250mL 静脉滴注。对于严重酸中毒患者，应立即开始透析。

（六）感染

感染是 ARF 常见并发症，也是死亡主要原因之一。应尽早使用抗生素。根据细菌培养和药物敏感试验选用对肾无毒性或毒性低的药物，并按肌酐清除率调整用药剂量。

（七）对脓毒血症合并急性肾衰竭患者的一些干预性治疗

包括针对存在的血管内皮细胞损伤，肾小球内微血栓的抗凝；维持平均动脉血压≥65mmHg；维持血细胞比容≥30%；严格控制血糖；在脓毒血症难治性休克患者适度应用糖皮质激素及尽可能缩短机械通气时间，均为降低脓毒血症 ARF 死亡率的治疗措施。

（八）透析疗法

明显的尿毒症综合征，包括心包炎和严重脑病、高钾血症、严重代谢性酸中毒、容量负荷过重对利尿药治疗无效者都是透析治疗指征。对非高分解型、尿量不少的患者，可试行内科综合治疗。但在少数回顾性研究中提示早期进行透析者存活率似较高，故重症患者倾向于早期进行透析，其优点是：①对容量负荷过重者可清除体内过多的水分。②清除尿毒症毒素。③纠正高钾血症和代谢性酸中毒以稳定机体的内环境。④有助于液体、热量、蛋白质及其他营养物质的摄入。⑤有利于肾损伤细胞的修复和再生。

ARF 的透析治疗可选择腹膜透析（PD）、间歇性血液透析（IHD）或连续性肾脏替代治疗（continuous renal replacement therapy，CRRT）。腹膜透析无须抗凝和很少发生心血管并发症，适合于血流动力学不稳定的患者，但其透析效率较低，且有发生腹膜炎的危险，在重症 ARF 已少采用。血液透析的优点是代谢废物的清除率高、治疗时间短，但易有心血管功能不稳定和症状性低血压，且需要应用抗凝药，对有出血倾向的患者增加治疗的风险。CRRT 包括连续性动脉血液滤过（CAVH）和连续性静脉血液滤过（CVVH）等一系列方法，适用于多器官功能衰竭患者，具有血流动力学稳定的特点，每日可清除水 10～14L 或更多，保证了静脉内高营养。但要注意监护，注意肝素用量。有关 ARF 的肾脏替代治疗方法，至今尚无足够资料提示 IHD 更好还是 CRRT 更好，但在血流动力学不稳定的患者使用 CRRT 较为安全。

（九）多尿的治疗

多尿开始时，由于肾小球滤过率尚未恢复，肾小管的浓缩功能仍较差，治疗仍应维持水、电解质和酸碱平衡，控制氮质血症和防止各种并发症。已施行透析的患者，仍应继续透析。多尿期 1 周左右后可见血肌酐和尿素氮水平逐渐降至正常范围，饮食中蛋白质摄入量可逐渐增加，并逐渐减少透析频率直至停止透析。

（十）恢复期的治疗

一般无须特殊处理，定期随访肾功能，避免使用对肾有损害的药物。

【中医对急性肾衰竭的认识和治疗】

（一）要义

急性肾衰竭属于关格、癃闭、水肿、肾绝、肾厥等范畴。关格指热毒深陷，血热互结，内攻犯肾，关门不利，小便不通之类病症。中医学中近似现代医学肾衰竭的论述，早先有肾衰、肾绝之名。“绝”犹如“断丝也”，衰，败也，二者包含断绝、死亡、衰败的含义。《脉经》：“病患肾绝，四日死。何以知之？齿为暴枯，面为正黑，目中黄色，腰中欲折，白汗出如流水。”当时尚未明确急性和慢性之分。直至明清医家《证治汇补》对关格的描述，颇似“急性肾衰竭”。“关者，热在下焦，必下绝小便，右手气口脉，大于左手四倍。曰格，格者，寒在上焦，必上为呕逆。若脉象既关且格，必小便不通，旦夕之间，陡增呕恶。此因浊邪壅塞，三焦正气不得升降，所以关应下而小便闭，格应上而生吐呕。阴阳闭绝，一日即死，最为危候。”

（二）病因病机

本病起病急，来势凶猛，变化迅速，预后差。其致病因素包括：

外因方面：疫疠温热毒邪，如疫斑热、稻瘟病及疔疮走黄等，一般由表及里侵害机体，依营、卫、气、血或沿上、中、下焦传变，累及肾脏。烁伤津液。肾主一身之水，水耗阴伤，肾阳失其附，则体用俱败。

不内外因方面：常见者为创伤失血，地质灾害所致挤压伤引起的厥脱证。由于津液血大量耗失，使肾脏失养，肾之职司由衰而竭。大量失血之无尿是因气血两亏，阴阳俱虚，阳气不能布达，肾阳不足，命门火衰，不能蒸动水气下注膀胱所致。毒物损肾如蛇、蜂、蝎、虫咬蜇伤。毒由皮肤经血脉而损害肾脏，或先损他脏而波及肾脏；食青鱼胆、毒菌，或误食毒物，由脾胃而及肾；或过用苦寒或辛温药，均可损害肾阴肾阳。滥用抗生素亦会损害肾，导致急性肾衰竭。

内因方面：则为素体正气虚羸，容易感外邪或饮食不节，纵欲无度，渐及脾肾。如曾患风水，肺脾肾失调，水液代谢障碍，水泛溢于肌肤，发为水肿。迁延不愈，肺脾肾俱虚，复感外邪，再致肾之真阴真阳受损，其肾的通调水道和开阖功能卒然衰竭；其蓄积于体内的毒浊之邪泛滥，损害其他脏腑，使多脏器受害。若逆行而上，溺毒蒙闭神明，可致脑水肿，出现昏迷抽搐；溺毒阻于中焦，犯胃则呕吐，口中溺臭，水浆不入；下则痞塞不通，二便秘结，是为关格。

上述诸因，其害多端，但损肾之因机不外虚实二端，虚者缺血，缺津也，实者瘀塞也。

厥脱证无论温病厥脱、心病厥脱、或气脱、津液脱，血脱证，或因创伤致阳络、阴络破裂急骤失血；或大面积烧伤，津液急骤灼损；或高热或过度汗、叶、泻消耗津液，均可致肾脏失养，肾体萎缩或坏死。瘀塞，凡疫疠温热病之毒邪能消灼津液。津枯则血枯，不仅消耗其量，又能使其质变，干枯之血，失去活力而成瘀，一则阻塞肾之血脉，则肾之真阴亏损，肾气卒然衰竭。瘀血乃废物，滞于脉络，凝而成栓先是直接堵塞肾脏本体的孙络、小络，循环障碍，肾之形体坏死，造成津精不能吸收，浊邪不能排出，蓄积于肾，与血结聚，形成溺毒，随血流窜至诸处，伤害经络，败坏脏腑。若任其滞留而不祛除，则新血不生，出血不止，再次染毒，泛滥周身，为害多端。

自病之始至终末，其病势演变过程，大体是：

1. 初始原发病症候期　此期为急性肾衰竭初始期，临床表现多为原发疾病的症状，原发病若系疫疠温热病，从卫、气、营、血病势分析，可能属气营两燔，或热毒直入营血阶段。症见身热、口渴欲饮、神昏谵语、舌绛苔黄，四肢厥冷，热深厥深。若系湿热邪毒，多循三焦传变，可能为湿阻中焦或湿热壅阻三焦或湿热毒邪深入下焦，肝肾之阴受损。若因外感六淫邪气侵犯，多循六经病证传变，且见太阳和少阴证者偏多。因为膀胱为水腑而肾为水脏之故。急性肾衰竭，由于病势急骤，一般创伤出血，中毒所致者仅仅能见出血和暴露的伤口。多数患者是见不到初始原发病症候期。

2. 毒瘀阻络肾关闭塞期　此期少尿、无尿。相当于少尿期。毒、瘀、水互结，脉络阻塞。三焦气机升降出入紊乱，正气愈虚。其病由腑及脏，由气及血。肺气闭塞则水道不通，脾气不运则水湿内生，肾失气化、阖而不开，则水浊无出路，以致邪水泛滥；同时气机闭塞，血行不利，浊者不去，邪水相结，合而成溺毒。水，瘀、毒互结，与正气相搏。此时邪遏气机，清者不升，不布，正气无以化生，邪水泛滥，真阴耗损；瘀阻脉络，肾体失养，致痿而败，力竭而衰。溺毒上犯神明则神志昏迷，谵语，抽搐，口噤，气促汗出如油，四肢凉冷，形成内闭外脱之证；溺毒泛于营血，则衄血，皮肤瘀斑，目赤舌绛：溺毒壅塞中焦，上逆于胃则呕吐呃逆，水浆不入；逆而不降则腹满，二便秘结，形成上下痞塞之“关格”。此期为本病证极期。

3. 津血耗损肾关不固期　开阖失司，当关者不关，津液直泻，此期多尿。是正气处于欲复而未复之际，肾气不固，膀胱失约，水不封藏所致。既有正气亏损的一面，也有湿毒外泄，瘀阻得通的一面。此期病势可呈双向演变，即顺势和劣势。顺者，瘀去新（津血）生，阳气渐复，小便日渐如常，肿消神苏，津生脉回。劣者，瘀阻尚未全通，溺毒尚未全除。尿多不禁，已损耗之津血，后继无源。

4. 余邪未尽正虚未复，康复期　由于病变过程中的消耗，尚有纳差，乏力、消瘦、贫血等脾肾气虚见症，或肝肾阴伤或肺胃阴亏，或气阴亏损，气血两虚不同见症。

（三）治疗

1. 治则治法　疏利水道，解除瘀阻，清除毒素。宜利尿排毒，活血化瘀，清热解毒贯彻始终。据病情，可合用之，亦可分而施之。视其邪正消长之势尚可择扶正药相伍为法。

2. 辨证施治

(1) 热毒炽盛：

[证候] 壮热不已，烦躁不安，心悸气喘，口干欲饮，或口臭，头痛身痛，尿少黄赤，或者尿闭，舌质红，苔黄干，脉数。

[证候分析] 温热或疫毒之邪侵犯机体，引起发热，烦躁，心悸，口渴欲饮，属于热毒表现。而尿黄、尿闭已明确其病位病性与肾关联，同时尚有头痛身痛，示病邪正由表入里，充斥周身。

[治法] 清热泻火，利湿解毒。

[方药] 如金解毒散（《景岳全书》）合倒换散（《宣明论》）加减：桔梗9g，黄芩12g，黄柏10g，山栀6g，大黄12g，荆芥12g，甘草6g。

[方解] 本证取景岳如金解毒散清热解毒；以倒换散者，其大黄苦寒通里，荆芥辛温走表，二药一宣一泄，一降一升既疏通内热，又能调理气机，使二便通畅，逐毒外去。

[加减] 若发热重者，加生石膏15g以清邪热；口渴甚者，加石斛、花粉以清热生津止渴；小便不通者重用荆芥，短赤或尿血者，加小蓟、白茅根，以清热利尿、凉血止血；大便秘者，重用大黄。

(2) 热毒夹瘀：

[证候] 小便短赤或闭塞不通，高热，谵语，烦躁，吐血，衄血，咯血，尿血，斑疹紫黑或鲜红，舌深绛紫暗，苔黄焦或芒刺遍起，脉细数。

[证候分析] 本证为热毒入营血，毒瘀互结，影响下焦之决渎，致毒邪蓄积，泛至周身，上扰神明则谵语，烦躁，内损血络则吐血、衄血、咯血、尿

血，外则瘀斑血疹显露。

［治法］清热解毒，凉血化瘀。

［方药］清瘟败毒饮（《疫疹一得》）合桃核承气汤（《伤寒论》）加减：石膏 30g，生地黄 15g，犀角（水牛角代）15g，栀子 10g，桔梗 9g，黄芩 15g，知母 10g，赤芍 15g，玄参 12g，连翘 15g，甘草 10g，牡丹皮 10g，鲜竹叶 10g，桃仁 12g，红花 10g，当归 12g，大黄（后煎）12g，芒硝（分两次冲入药液）6g。

［方解］本方以清瘟败毒饮清热泻火，凉血解毒，气血两清；桃核承气汤破血逐瘀，泻下除热，从肠道分消其溺毒。

［加减］尿血较著者，加小蓟、白茅根；神昏者，加菖蒲、郁金以清心开窍，重者加安宫牛黄丸。

（3）湿热蕴结：

［证候］尿少尿闭，纳呆食少，恶心呕吐，胸闷腹胀，口中尿臭，头痛，发热，咽干，烦躁，严重者可神昏谵语，舌苔黄腻，脉滑数。

［证候分析］本证为湿热蕴结，三焦枢机不利。湿热上扰则头痛，昏谵；湿热阻中则纳呆、呕恶、腹胀：湿热塞下则尿少尿闭，从而形成溺毒滞留，充斥周身血脉，伤害脏腑，脾胃受之，其秽浊之气上逆则口中尿臭。

［治法］清热解毒，利湿化浊。

［方药］甘露消毒丹（《医效秘传》）加减：滑石 15g，茵陈 15g，黄芩 15g，菖蒲 6g，川贝母 10g，藿香 12g，射干 8g，连翘 12g，薄荷 10g，蔻仁 8g，车前草 15g，茯苓皮 15g。

［方解］方中重用滑石、车前草、茵陈利尿渗湿，使湿毒从小便而去，连翘、射干、川贝母、黄芩清热解毒；菖蒲、茯苓皮、藿香、蔻仁行气化湿，醒脾和中，调畅气机利于上下分消。

［加减］若热势重者，加石膏、金银花以助清热解毒；湿重或水肿者，加泽泻、车前子以利水湿；湿热蒙心包者，加用苏合香丸以醒脑开窍。

（4）津气欲脱：

［证候］气短，神疲，乏力，但欲寐，自汗或盗汗，尿少或尿闭，舌体暗，少津苔薄，脉微细数。

［证候分析］本证特征既有津液亏损又有溺毒滞留。可由热毒不解伤津耗液，直接构成津脱证，亦可因溺毒伤精败血而成。津血同源，津病及血，津病及气，故伤津耗气之症可并见。

［治法］益气活血，养阴固脱。

［方药］参麦散合四逆汤加减：西洋参 20g，麦门冬 15g，山茱萸 15g，附子 12g，干姜 10g，丹参 15g，生甘草 10g。

［方解］本方以参、麦、山茱萸养阴生津益气，附子、干姜温补阳气；丹参活血生新，合而为方，以期共奏津生、气复、血活之功。

［加减］若湿热留恋不解、纳差厌食、呕恶便溏、心烦苔黄者，加温胆汤以清热化湿；若水热互结，发热，津伤口渴，小便不利者可去山茱萸，合用猪苓汤；若肾阴虚损、阴虚火旺、小便频数而烦热色黄赤者，加六味地黄丸合二至丸；肾气虚损、肾气不固、小便清长而量多者，加肾气丸合桑螵蛸散。

（5）毒瘀闭阻神明：

［证候］尿少或尿闭，神昏谵语，躁扰不安，手足厥冷，汗出黏冷，或因挤压伤致肾衰竭伴多脏出血，或颅内出血，脉微欲绝或气短息促，大便秘结，口中有溺臭，唇黑甲青，舌绛或暗，干燥起刺，脉细数或沉伏难触。

［证候分析］本证由溺毒和瘀滞蓄积，上扰元神，蒙蔽清窍，而神昏谵语或躁扰。尿闭导致毒邪无以外泻，蓄积体内，阻碍气机，损伤脉络而瘀阻，气血不能上荣，又不能布达四末故既有伤津，耗气之表现如脉微欲绝或气短，息促，舌绛干燥，手足厥冷；又有循环障碍的血瘀征如唇黑甲青、手足厥冷等危象。

［治法］活血利尿，醒脑开窍。

［方药］复元活血汤（《医学发明》）加减：柴胡 15g，瓜蒌根 9g，当归 10g，穿山甲（炮）12g，桃仁 15g，红花 10g，大黄 15g，茯苓皮 20g，猪苓 15g，车前子 15g。

［方解］本方以当归、穿山甲、桃仁、红花活血化瘀，以茯苓皮、猪苓、车前子利尿排毒，大黄泻热通便解毒。

［加减］偏阴虚者加人参、麦冬；偏阳虚者加人参、附子；神昏者加安宫牛黄丸。

3. 中药保留灌肠

（1）大黄 15～30g，丹参 15～30g，蒲公英 30g，当归 15～30g，枳实 15～30g，煅龙骨、煅牡蛎各 30g，六月雪 30g（或用凤尾草 30g）。本方行气活血泄浊解毒。方药中以大黄通里导泻，加强肠道内毒素的排出，清解血分热毒，使浊邪瘀毒有出路，减轻肾间质水肿起到利尿作用。即古人谓之“开后窍以利前阴”之意。丹参、煅牡蛎、蒲公英、六月雪等清热解毒。

(2) 生桂枝30g，生大黄30g，槐花30g，水煎150～200mL（灌肠液体温度在37℃左右）。用于灌肠，每6小时1次。本方中的桂枝辛温，与清热通下药合而成方，意在通阳。

(3) 制附子15～30g，生大黄15～30g，黄芪30～60g，芒硝10～20g，益母草15～30g。煎汁200mL，早晚各1次，保留灌肠；胃热上逆者重用生大黄，芒硝；胃寒停饮者重用附子、肉桂；血压高者加石决明30g、生牡蛎30g。

4. 中成药

(1) 生脉饮口服液：每次2支，每日3次。宜于气虚者。

(2) 六味地黄丸（浓缩剂）：每次6丸，每日3次。宜于肾阴虚者。

(3) 金匮肾气丸（浓缩剂）：每次6丸，每日3次。宜于肾阳虚者。

(4) 玉屏风散，每次1包，每日3次。宜于多汗容易感冒者。

(5) 五苓散：每次9g，每日3次。宜于小便少，反复肢体浮肿者。

(6) 鲜竹沥2支与姜汁50mL混合口服，每日2次，宜于呕吐恶心者。

5. 针灸治疗

(1) 神昏：涌泉、足三里、人中、合谷。耳针（升压点心肾皮质下内分泌）。手法：涌泉、人中、合谷强刺激，足三里和耳针用补法。

(2) 少尿：中极、膀胱腧、阴陵泉。手法：中极用强刺激，膀胱腧，阴陵泉用补法。

(3) 多尿：气海、中极、肾腧、大椎、三阴交、关元、足三里、耳针（肾，膀胱，三焦，内分泌）用温补手法。

(4) 呕吐：内关、足三里。手法两穴均用平补平泻，针后足三里用隔姜灸，以穴位处潮红湿润为度。

(5) 预防血透低血压：烟灸法，灸具选用纸管贴穴灸疗器。选取足三里、三阴交（两穴左右交替选用）及关元。于患者每次透析时施灸，每穴2壮，以患者自觉有持续温热感，局部皮肤潮红为度，每周治疗2～3次，每4周为1疗程，共3个疗程。功用温通经络，活血通痹，回阳固脱，消瘀散结等。气阴两虚或阳气欲脱均可施灸。

6. 随机应变治疗

(1) 初始原发病证候期：

1) 凡疫疠温热病如疫斑热、稻瘟病、温毒脑病导致肾衰竭，初期原发病的卫分症状，临证时一般难以见到，首诊见到的就是气分证或气营两燔证，便可选用神犀丹或清瘟败毒饮。

2）凡湿热毒邪所致肝瘟急黄，疫毒痢等导致肾衰竭，因病势急猛，首诊所见的中焦或三焦壅塞之证，便可利湿解毒，上、中、下分消，直投甘露消毒丹或江西万友生的宣畅三焦方。

3）凡六淫邪毒及时行热病导致肾衰，其原发病，早期太阳表证见不到，首诊所遇多系阳明腑实证或少阳与阳明并病，兼水瘀互结证。前者拟通腑泄毒，选用三承气汤；后者拟大柴胡汤合桃核承气汤，保持肠道和血脉通畅，利于排毒解毒。

（2）毒瘀阻络，肾关闭塞期：

1）以瘀为主者，若因挤压伤所致以复元活血汤为主；若因温热病，热灼津伤致血热妄行，衄血、皮下出血者犀角地黄加紫草以凉血化瘀；若伴神昏、通身大热伴多部位出血者清瘟败毒饮加减；若小便不利，尿血属蓄血症者拟桃仁承气汤或大黄䗪虫丸主之；若气虚血瘀者宜于补阳还五汤为主。

2）以水液代谢障碍为主者，若湿热致膀胱气化失司者，宜于五苓散加车前草、海金沙；若因瘀血蓄积膀胱之蓄血证，可用桃仁承气汤合五皮饮加减；若水瘀互结者芒硝丸合五淋散；若脾肾阳虚者真武汤合五皮饮加丹参；若中气虚者黄芪补中汤；

3）以热毒壅盛为主，曾依初始原发病症候期使用诸法不效，若现热邪犯脑，元神失用，高热神昏者，牛黄清心丸、至宝丹、清开灵、醒脑静之属；毒热致咽喉痹阻，或头面肿大者可用普济消毒饮加减；若热毒之邪犯胃，呕吐频繁者，黄连温胆汤或凉膈散；若肝胆湿热者龙胆泻肝汤。

（3）津血耗损肾关不固期：本期当以养阴生津固脱为主，以清热为辅法。肾阴虚尿多不禁者固阴煎合桑螵蛸散加减；阴虚内热尿多不禁者大补阴丸合猬皮散加减；肾阴虚者左归饮或左归丸；肾阳虚者右归饮或右归丸；脾肾阳虚尿多不禁者地黄饮子加减。

（4）康复期：以补肾健脾益气补血为法。肾虚者以六味地黄丸加减；脾气虚以六君子汤为主；心气虚生脉饮加减；宗气虚补中益气汤为主；血虚八珍汤为主；气血两虚人参营养汤为主。

【护理】

（一）尿路系统护理

对少尿型肾衰竭可经常热敷肾区，增加肾脏血液量，促进肾功能恢复。

患者尿中膜状物可能堵塞尿道，要鼓励患者用力排尿。局部热敷往往奏效。导尿和放置导尿管是逆行感染的因素之一，应尽量避免，必要时须在严格消毒下进行。非少尿型肾衰竭患者，由于病程长，抵抗力低下极易继发感染。往往有精神神经症状，尿多且不能自主排尿。若男性患者可用阴茎套在尖部剪一个小洞插入导尿管固定扎紧后，再反固定导尿管的阴茎套，套在阴茎上固定。这样既起到导尿作用，又能避免因导尿管引起的逆行感染。若女性患者可留置导尿管按时排尿，有尿潴留者可在膀胱处热敷，亦可按摩膀胱挤压排尿。注意用力不可过大，避免膀胱破裂及尿液逆流。

（二）消化道护理

尿毒症患者一般都有恶心呕吐、厌食等症状，最初 2 日可以禁食，随病情的好转饮食增加，可给予高蛋白、高维生类食物。由于此期治疗使用葡萄糖较多，机体代谢功能低下，血糖一般升高，宜少食含糖高的食物，昏迷患者可留置胃管鼻饲，注入牛奶果汁等高营养物质。

（三）并发肺水肿护理

HFILS-ARF 合并肺水肿病情凶险，不即时处理，往往危及生命。在保守治疗无效时，对符合放血疗法指征的患者，现在多采取放血疗法。其护理当注意：①按血库采血方法选择较粗的静脉，常用肘正中静脉 12 号针头穿刺，按成人 20～40ml/min 的速度抽取血液，一次放血量 200～400mL 为宜，放血时间 10～20 分钟完成。如临床需要可重复放血一次。②放血期间密切观察患者血压、呼吸、脉搏等生命体征，遇有异常者应立即停止放血并给予相应处理。③放血后密切观察患者出入量、呼吸情况，特别是避免体液过剩，以免加重及诱发肺水肿。

（四）血液滤过治疗的护理

1. 预防感染　严格执行无菌操作，减少感染机会。

2. 进行 CVVH 的患者常伴有多种血流动力学的不稳定因素，低血压发生率较高。因此，在透析过程中要严密观察血压变化，若出现心率加快、面色苍白、烦躁、心前区不适等，提示血压下降，应及时补充血容量，同时暂停超滤。

3. 熟悉机器检测操作方法　由于 CVVH 的操作不同于常规透析，操作步骤复杂，因此事先必须严格按照步骤安装，测试，预冲，以保证机器自检在尽量短的时间内顺利通过，为抢救患者争取宝贵的时间。

4. 密切观察各项指标报警线范围变化　注意动静脉压和跨膜压的变化，

滤器通透性情况，发现问题及时纠正，以保证血流通畅。一旦发现动脉压变化，首先应当检测血流量和血压情况，如若静脉压升高，应当注意静脉回路是否受阻，体外血液有无高凝，观察跨膜压变化可以使我们及时了解滤器的通透性是否良好，从而可以了解治疗过程中全身的抗凝效果，以便通过调整肝素量保证足够的、安全的抗凝效果，维持所需的最长透析时间。

（五）中药口服及保留灌肠

遵照医嘱按时按量口服中药并准时记录出入量，不能口服者可给予鼻饲。灌肠给药，遇有插管困难者，可嘱患者做深呼吸或在肛门周围用指腹轻轻按摩，待病人肛门放松后再轻轻插入。灌肠时及灌肠后要严格观察患者的呼吸、血压、脉搏等生命体征，遇异常情况及时处理。对于较衰竭的患者导泻时自主能力差，容易弄湿床单诱发感染，要勤换衣服。保持床单位清洁，特别是会阴部清洁。中药灌肠时，密切观察大便颜色，大便量性状。疑有出血时，报告医师及时处理。

方剂汇集

1. 桃红四物汤（《医垒元戎》） 桃仁、红花、当归、川芎、熟地、白芍。

2. 清瘟败毒饮（《疫疹一得》） 犀角、生地黄、牡丹皮、赤芍、玄参、石膏、知母、甘草、黄连、黄芩、栀子、连翘、桔梗、竹叶心。

3. 参附汤（《正体类要》） 炮附子、人参。

4. 生脉散（《内外伤辨惑论》） 人参、麦冬、五味子。

5. 炙甘草汤（《伤寒论》） 炙甘草、阿胶、麦冬、大枣、生地黄、人参、麻仁、桂枝、生姜、白酒。

6. 真武汤（《伤寒论》） 茯苓、白术、芍药、生姜、附子。

7. 四物汤（《太平惠民和剂局方》） 熟地、当归、川芎、白芍。

8. 参附龙牡汤（《正体类要》） 人参、附子、龙骨、牡蛎。

9. 济生肾气丸（《证治准绳》） 熟地、山药、山茱萸、茯苓、泽泻、牡丹皮、附子、肉桂、牛膝、车前子。

10. 温胆汤（《千金方》） 半夏、陈皮、茯苓、竹茹、枳实、甘草、生姜、大枣。

11. 导痰汤（《济生方》） 陈皮、半夏、茯苓、甘草、南星、枳实。

12. 丹参饮（《医宗金鉴》） 丹参、檀香、砂仁。

13. 血府逐瘀汤（《医林改错》） 桃仁、红花、赤芍、川芎、当归、生地黄、牛膝、枳壳、桔梗、柴胡、甘草。

14. 复元活血汤（《外科汇纂》） 归尾、桃仁、红花、穿山甲、大黄、柴胡、花粉、甘草。

15. 六味地黄丸（《钱乙》）　熟地、山药、山茱萸、茯苓、泽泻、牡丹皮。

16. 右归饮（《景岳全书》）　熟地、山药、山茱萸、炙附子、肉桂、枸杞、杜仲、炙甘草。

17. 左归饮（《景岳全书》）　熟地、山药、山茱萸、枸杞子、炙甘草、茯苓。

18. 四逆汤（《伤寒论》）　炮附子、干姜、甘草。

19. 黄连温胆汤（《六因条辨》）　黄连、半夏、陈皮、茯苓、竹茹、枳实、甘草、生姜、大枣。

20. 苏合香丸（《太平惠民和剂局方》）　苏合香、安息香、麝香、龙脑香、香附、丁香、青木香、沉香、檀香、熏陆香、荜茇、朱砂、犀角、诃黎勒、白术

21. 温阳活络饮（《中医急诊学》）　鹿茸、移山参、炮附子、炮干姜、生蒲黄、当归、红花、赤芍、净地龙。

22. 大承气汤（《伤寒论》）　厚朴、枳实、大黄、芒硝。

23. 小承气汤（《伤寒论》）　厚朴、枳实、大黄。

24. 调胃承气汤（《伤寒论》）　大黄、芒硝、甘草。

25. 凉膈散（《太平惠民和剂局方》）　大黄、芒硝、栀子、连翘、薄荷、黄芩。

26. 清肝化瘀汤（黄道生拟）　当归、红花、赤芍、川芎、丹参、花粉、茵陈、郁金、枳壳、败酱草、连翘、生地黄、车前子。

27. 十全大补汤（《医学发明》）　熟地、白芍、当归、川芎、人参、白术、茯苓、甘草、黄芪、肉桂。

28. 挽脱汤（《温热经纬》）　人参、麦冬、白芍、石膏、竹茹。

29. 固阴煎（《景岳全书》）　人参、山药、熟地、山茱萸、菟丝子、五味子、远志、炙甘草。

30. 附桂行水汤（验方）　人参、黄芪、川芎、附子、桂枝、丹参、车前草、茯苓皮、猪苓、泽泻、桑白皮。

31. 葶苈大枣泻肺汤（《金匮要略》）　葶苈子、大枣。

32. 桂枝茯苓丸（《金匮要略》）　桂枝、茯苓、丹皮、桃仁、赤芍。

33. 清金化痰丸（《统旨方》）　瓜蒌仁、贝母、橘红、茯苓、桔梗、桑白皮、黄芩、山栀、麦冬、知母、甘草。

34. 小青龙汤（《伤寒论》）　麻黄、桂枝、细辛、芍药、五味子、半夏、干姜、甘草。

35. 桃仁承气汤（《伤寒论》）　桃仁、桂枝、大黄、芒硝、甘草。

36. 玉枢丹（《百一选方》）　山慈菇、红大戟、千金子（霜）、五倍子、麝香、雄黄。

37. 菖蒲郁金汤（《温病全书》）　丹皮、山栀、连翘、郁金、石菖蒲、紫金锭、竹沥、姜汁、木通、灯心草、玳瑁、野菰根。

38. 涤痰汤（《奇效良方》）　半夏、赤茯苓、天南星（制）、枳实、橘皮、人参、建菖

蒲、甘草、竹茹。

39. 丹参饮（《医宗金鉴》） 丹参、檀香、砂仁。

40. 复元活血汤（《外科汇纂》） 归尾、桃仁、红花、穿山甲、大黄、柴胡、花粉、甘草。

41. 大黄䗪虫丸（《金匮要略》） 桃仁、䗪虫、虻虫、水蛭、蛴螬、干漆、大黄、干地、芍药、黄芩、杏仁、甘草。

42. 五淋散（《太平惠民和剂局方》） 赤苓、山栀、赤芍、当归、甘草。

43. 五苓散（《伤寒论》） 茯苓、猪苓、泽泻、白术、官桂。

44. 五皮饮（《三因极一病证方论》） 陈皮、茯苓皮、生姜皮、桑白皮、大腹皮。

45. 普济消毒饮（李东垣） 黄连、黄芩、连翘、薄荷、僵蚕、升麻、桔梗、牵牛子、玄参、马勃、板蓝根、柴胡、陈皮、甘草。

46. 至宝丹（《太平惠民和剂局方》） 牛黄、安息、香玳瑁、琥珀、犀角、雄黄、麝香、梅片、金箔、银箔。

47. 大补阴丸（《丹溪心法》） 熟地黄、龟甲、黄柏、知母。

48. 龙胆泻肝汤（《医宗金鉴》） 龙胆草、柴胡、黄芩、山栀、木通、车前子、泽泻、生地黄、当归、甘草。

49. 地黄饮子（《圣济总录》） 干地黄、麦冬、石斛、山茱萸、巴戟、肉桂、苁蓉、附子、五味子、薄荷、大枣、生姜、石菖、远志、茯苓。

50. 猬皮散（《太平圣惠方》） 猬皮、硫黄。

51. 人参养营汤（《三因极一病症方论》） 白芍、当归、肉桂、炙甘草、陈皮、人参、炒白术、黄芪、五味子、茯苓、炒远志、熟地黄。

参考书

[1] 灵枢经．北京：人民卫生出版社，1979

[2] 黄帝内经．上海：人民卫生出版社，1956

[3] 成无己．注解伤寒论．北京：人民卫生出版社，1983

[4] 顾观光．神农本草经．学苑出版社，2007

[5] 张介宾．景岳全书．上海科学技术出版社，1959

[6] 明王肯堂．证治准绳．上海：上海卫生出版社，1958

[7] 汉张仲景．金匮要略．北京：人民卫生出版社，1963

[8] 清吴谦．医宗金鉴．北京：人民卫生出版社，1982

[9] 张锡纯．医学衷中参西录．石家庄：河北科技出版社，2002

[10] 任继学．中医急诊学．北京：中国中医出版社，2004

[11] 朱文锋．内科疾病中医诊疗体系．长沙：湖南科学技术出版社，1994

[12] 贝政平．内科疾病诊断标准．第2版．北京：科学出版社，2007

（黄道生 黄红谦 黄慧谦）

附录

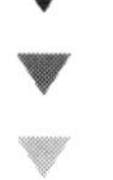

§1 “八五”国家重点科技项目（攻关）计划专题执行情况评价报告

专题编号：85—919—03—02

专题名称：治疗急性心肌梗死合并休克及心律失常的临床与实验研究

主管部门：国家中医药管理局

起止时间：1991～1995 年

验收时间：1996 年 1 月

一、攻关的任务、考核目标及主要技术经济指标

（一）攻关的任务

治疗急性心肌梗死合并休克及心律失常的临床与实验研究。研制速效抗休克和对抗心律失常的中药制剂、针刺穴方及手法，以提高中医中药对急性心肌梗死合并休克及心律失常的治愈好转率，降低病死率。为开发新药打好基础。

（二）考核目标及主要技术经济指标

1. 通过临床与实验研究，把救心复脉注射液研制成一种使用方便、起效快、较安全，疗效肯定的治疗厥脱证（包括急性心肌梗死合并休克）的二类新药，使其达到申报二期临床的要求。

2. 通过临床与实验研究，把复脉保心平口服液研制成高效无毒副作用，治疗急性心肌梗死合并心律失常的符合三类新药要求的制剂。

3. 通过临床研究，把稳心冲剂研制成安全无毒副作用，达到申报二期临床试验要求的三类新药。

4. 通过临床与实验研究，摸索出治疗急性心肌梗死合并快速或慢速心律失常的穴方和手法。

5. 通过临床与实验研究，把延胡索素注射液研制成能有效控制室性早搏为主的心律失常的符合中药二类新药要求的静脉注射剂。

二、计划执行评价

（一）执行结果

概括计划内容完成情况、解决的关键技术、取得的重大科技成果，整体水平及配套性等情况。

1. 计划内容完成情况

（1）救心复脉注射液的临床与实验研究：制剂学研究，改进制剂工艺制备，选定合理流程，缩短了生产周期，建立了制剂质量控制标准；完成急性毒性试验和长期毒性试验；制剂基本符合“安全、有效、稳定、可控的要求”。药效学研究，从现代医学观点阐明和证实了救心复脉注射液“行气活血、救心复脉、回阳救逆”的作用和机制。临床研究结果表明，救心复脉注射液升血压、抗休克的总有效率达 98.6%，多巴胺为 94.12%，但比多巴胺的升压速度快，幅度高，统计学处理有显著性差异。取得了中药注射剂治疗厥脱证及抗休克的新进展。

（2）复律保心平口服液治疗急性心肌梗死合并心律失常的临床与实验研究：完成制剂学、主要药效学、急性毒性试验、长期毒性试验。临床研究表明对急性心肌梗死合并心律失常的有效率达 87.2%，死亡率 4%，心电图总有效率 88%。且对缓解心绞痛，减少梗死范围及并发症方面有较好疗效。

（3）稳心冲剂治疗急性心肌梗死合并心律失常 200 例临床研究：该制剂已于 1995 年获准新药证书，并向药厂转让，已创经济和社会效益。经临床研究，证实了该药治疗急性心肌梗死合并心律失常的良好临床疗效。

（4）针刺治疗急性心肌梗死合并心律失常的临床与实验研究：已完成临床和动物急性心肌梗死合并心律失常模型两方面的研究。观察了针刺内关、郄门、三阴交等两组对急性心肌梗死合并心律失常的作用。临床总有效率 86.67%。结果还表明针刺可稳定受损心肌细胞膜电位，降低心律失常发生率。与利多卡因比较，无显著性差异，且无利多卡因的毒副作用。

（5）延胡索素治疗急性心肌梗死合并心律失常的实验研究：基本完成延胡索有效部位延胡索素提取及注射液配置的实验室制备工艺，质量基本稳定。药效学研究表明，延胡索素能明显拮抗乌头碱、氢化钙或毒毛花苷诱发以及冠脉结扎形成的在体或离体缺血复灌性所致的各种实验性心律失常，作用与利多卡因相似。同时使复灌区心肌 SOD 活性明显增高。MDA 含量及 Ca^{2+} 含量明显降低。能有效保护急性心肌缺血，明显缩小实验性急性心肌梗死面积和减轻梗死程度，能有效保护心肌缺血再灌注损伤。临床研究因经费不足未完成计划。

2. 解决的关键技术

（1）完善了救心复脉注射液的制备工艺技术，通过反复试验，筛选出合理的工艺流程，提取升压有效成分，采用薄层层析、紫外液相等分析技术，研究主要有效成分（有效部位），并进行含量测定，建立制剂质量控制标准。

（2）基本完成中药延胡索有效部位延胡索素提取注射液配置的实验室制备工艺。

3. 取得的科技成果

（1）稳心冲剂已于 1995 年经卫生部批准获新药证书，并向药厂转让。

(2) 复律保心平口服液已完成申报Ⅱ期临床的各项工作。

(二) 成果转化、商品化及直接经济效益和间接经济效益以及应用前景的评价

本专题已有稳心冲剂获新药证书，并向药厂转让。复律保心平口服液待批Ⅱ期临床。救心复脉注射液已完成临床前的研究工作，正在申报之中。

当前缺乏速效安全的中药抗休克（厥脱）抗心律失常制剂。若将救心复脉注射液研制成新药，将产生较大的社会影响和较大的经济效益。稳心冲剂和复律保心平口服液的投放市场将带来良好的社会和经济效益。

三、计划制定和课题、专题设置的科学性、合理性的后评估

本专题立题依据充足。首先对急性心肌梗死合并休克及心律失常的临床与实验研究进展，做了大量调研，掌握了国内外的动态。并对休克做了流行病学调查。分析了休克的发生率、病因、预后和转归以及休克与中医厥证、脱证的关系，为设计课题提供了依据。研究计划与当时的国内外研究动态和课题的研究目标紧密相连，在研究过程中注视现代医学科学最新发展动向及研究成就，调整或补充内容也是合理的。

四、经费决算和经费使用评价

国家攻关拨款38万元，各承担单位自筹资金23.5万元，经费共计61.5万元。单位自筹资金主要用于添置仪器设备，国家攻关拨款主要用于基础攻关任务和临床研究，经费使用合理。

五、组织管理经验和存在的问题

(一) 组织管理经验

1. 国家和地方主管部门及承担单位加强领导和管理，及时检查督促，并从人力、财力、物力上给予有力支持，是完成攻关任务的重要保证。

2. 课题组团结协作，是完成攻关任务的关键。

(二) 存在的问题

1. 本专题实际上是研究急性心肌梗死合并休克及心律失常的制剂。其中有两个静脉制剂（二类新药），而承担单位的经济实力难以支付巨额开发费用，影响了课题进展。

2. 急性心肌梗死合并休克及心律失常和厥脱证均属危急重症，就诊时医务人员首先考虑抢救，因此有些观察指标难以完成。

3. 分题之间缺少有机的联系和必要的合作，有待改进。

六、验收结论

本专题基本按合同完成计划，同意通过验收。

本专题在治疗急性心肌梗死合并休克及心律失常的临床与实验研究方面已达国内先进水平。建议在“九五”期间继续深入研究，使救心复脉注射液、延胡索素注射液、复律保心平口服液，尽快通过卫生部新药审批，投放市场。

国家中医药管理局科技教育司（章）

验收委员会主任委员傅世恒

1996 年 1 月 21 日

§2 “八五”国家重点科技项目（攻关）的相关论文

§2.1 流行病学调查

休克的回顾性调查与中医辨证分析——附住院病例613例分析

湖南医科大学附属第二医院（湖南 410011）黄道生 杨剑钢 戚正元

内容提要 本文通过休克的回顾性调查，分析了休克的发病率、病因、预后和转归，以及休克与中医厥脱证的关系，提出了诊治的异同，给深入研究提供了依据。

关键词 休克 回顾性调查 中医辨证 比较研究

为了调查休克的发病率、病因、预后和转归，休克与中医厥证、脱证的关系，厥证、脱证的病因病机及其诊治的异同，给深入研究提供依据，开拓思路，我们对1981～1990年期间本院收治住院的休克病例，逐一进行了调查，兹报告如下。

1. 调查方法

1.1 病例选择 本院内科、外科、中医科、传染科、妇产科、儿科等收治住院的休克，有原始病案可查者。

1.2 休克的诊断 以本院病案室归档病案首页所载出院诊断、死亡诊断为准。已尸解者，以尸解病理诊断为准。

1.3 中医辨证 参照《实用中医内科学》《中医对休克的认识及治疗》，根据原始病案所载的资料，分析、判断；资料不全者存疑。

1.4 慢性衰竭、临终前休克者除外。

1.5 全部病案分析、判断，经两人以上认可。

1.6 根据调查目的和需要，预先设计拟制调查表格，逐一做好记录。

2. 调查结果

2.1 一般资料 休克总计613例，其中男性354例占，57.7%，女性259例占42.3%；年龄：婴幼儿35例，少儿59例，青年297例，中年140例，老年82例；职业：工人212

例，农民 140 例，职员 13 例，学生 58 例，知识分子 93 例，其他 97 例。

2.2 休克发病率　1981～1987 年间，休克发病率呈下降趋势，以感染性休克下降幅度较大，约降 41%，1989 年以来又见回升。创伤性休克自 1985 年至 1989 年呈上升趋势，1990 年骤降；失血性休克 1981 年至 1986 年呈稳定和下降趋势；1987 年以后明显上升。心源性休克历年出现较少，但近年有上升势头（见图 1）。

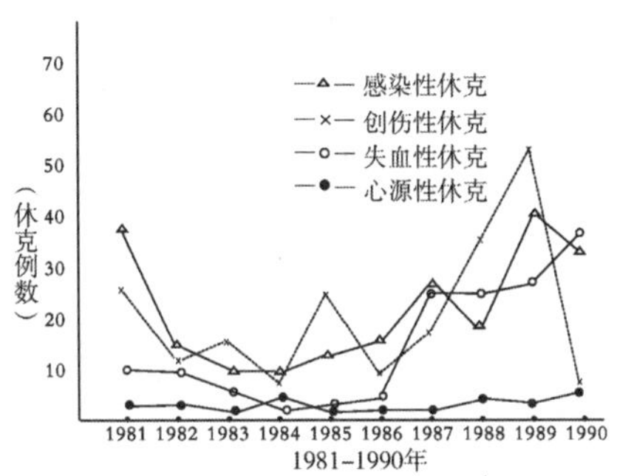

图1　1981~1990年几种主要休克发病情况

2.3 休克分类　感染性休克 211 例，占 34.4%；创伤性休克 201 例，占 32.8%；失血性休克 134 例，占 21.9%；失液性休克 22 例，占 4.6%；心源性休克 26 例，占 4.2%；过敏性休克 12 例，占 2%；其他原因所致休克 7 例，占 1.1%。

2.4 休克与中医辨证　热厥证、寒厥证主要见于感染性休克；血脱证主要见于失血性休克和创伤性休克；气脱证见于心源性休克和创伤性休克的比例相近；气血俱脱证主要见于创伤性休克；津脱证主要为失液性休克，其次在感染性休克中也有少数出现。厥脱并见证以感染性休克为主，在其他休克中亦散见。

2.5 厥证、脱证、厥脱证与休克原发病关系　厥证与严重感染有关，脱证与外伤、烧伤及出血性疾病关系密切。血脱证由外伤出血所致者占 52.5%，由宫外孕破裂出血及上消化道出血等所致者，占 46.8%。津脱证主要是烧伤所致，占 71.4%。气脱证由心血管疾病和创伤所致的比例都是 35.6%。气血脱证也以外伤出血所致者居多，占 73.2%。其他由肾脏疾病及肠梗阻、发热原因待查等所致。厥脱证的原发病见于内科、外科、妇科、儿科、传染科等约 17 种（类）疾病，其中最多的是心血管疾病，占 17.6%，最少的是蛇虫咬伤和风疹。

2.6 厥证、脱证、厥脱证与休克病情程度的关系（表 1）　经用参照单位分析法（Ridit 分析法）分析，厥脱并见证与厥证、脱证组间差异显著，厥脱并见证病情程度较重；厥证与脱证组间无显著差异，二者均较厥脱并见证为轻。热厥证与寒厥证组间差异明显，寒厥证重于热厥证。血脱证与气脱证及气血俱脱证组间差异显著，气脱证、气血俱脱证病情重于血脱证；气脱证与气血俱脱证组间无显著性差异；蛔厥证、津脱证例数较少，未作统计学分析。

2.7 休克西医治疗方法与厥证、脱证、厥脱证关系　各种休克（过敏性休克除外）中的厥证、脱证、厥脱证，普遍使用了抗感染、支持、对症治疗等治疗方法。但在扩容、纠正酸中毒、强心、皮质激素与血管活性药物的运用以及手术治疗等方面，各证不尽相同。热厥证、寒厥证用扩容疗法的百分比是 57.6%和 48.6%，用缩血管药物的百分比是 63.0%和 59.5%，扩血管药的百分比是 74.6%和 72.9%，而血脱证、津脱证治疗则以补充血容量和手术治疗为主，较少使用血管活性药物。气血脱证使用扩容疗法和强心剂的频率略高，其他治疗与血脱证、津脱证基本相同。唯气脱证除使用扩血管药物外，其他疗法的频率近似寒厥证。厥脱证使用扩容、纠正酸中毒疗法的频率和热厥证接近，应用强心与扩血管药物的频率与气血脱证相近，而使用皮质激素方面又近似气脱证。

表 1　　厥、脱各证与休克病情程度的关系调查

	小计	轻度病例（%）	中度病例（%）	重度病例（%）	95%可信限
热　厥	130	83（63.8）	20（15.4）	27（20.8）	0.453～0.547
寒　厥	37	13（35.1）	7（18.9）	17（46.0）	0.253～0.429
蛔　厥	3	2（66.7）		1（33.3）	—
厥证合计	170	98（57.6）	27（15.9）	45（26.5）	0.456～0.538
气　脱	45	19（42.2）	7（15.6）	19（42.2）	0.287～0.477
血　脱	265	174（65.7）	39（14.7）	52（19.6）	0.467～0.533
津　脱	14	6（42.9）	3（21.4）	5（35.7）	—
气血脱	56	20（35.7）	17（30.4）	19（33.9）	0.284～0.423
脱证合计	380	219（57.6）	66（17.4）	95（25.0）	0.473～0.527
厥脱并见	51	17（33.3）	9（17.6）	25（49.0）	0.283～0.433
其　他	12	10（83.3）	1（8.3）	1（8.3）	—
总　计	613	344（56.1）	103（16.8）	166（27.1）	—

2.8 厥、脱各证的预后　厥、脱各证总的治愈率为 72.1%，好转率为 2.1%，恶化率为 0.8%，死亡率 25%。经用 Ridit 分析法分析，脱证与厥证及厥脱并见证组间差异显著，前者治疗效果较好；厥证与厥脱并见证组间无显著性差异，二者治疗效果均逊于脱证。热厥证与寒厥证组间差异显著，寒厥证治疗效果较好。血脱证与气脱证及气血俱脱证组间有显著性差异，前者治疗效果较好，气脱证及气血俱脱证组间差异不显著。蛔厥证与津脱证病例数少，未作统计学处理。

3. 体会与结论

休克（shock）是一种急性循环功能不全的综合征，是临床各科严重疾病的常见并发症。近代由于导致休克的原发疾病谱的变化，感染性休克虽已明显减少，而创伤性、失血性休克等却日趋增多，病死率高，仍然是对人群威胁严重的危急病证。

厥证、脱证、厥脱证，均可构成独立的证候，彼此之间又有联系，能相互转化，可作为休克的中医辨证基础。在休克发生、发展的过程中，有表现为厥证，有表现为脱证，有厥和脱并见者。其病理变化、临床表现、预后和转归错综复杂，但有一定的规律可循。

3.1 发生在各类休克中的比例不同　厥证主要见于感染性休克，其次是过敏性休克、心源性休克；脱证主要见于失血性休克、创伤性休克、失液性休克，其次是心源性休克。

3.2 导致各证的原发疾病不同　厥证的原发病主要是感染性疾病，其次是药物过敏、剧烈疼痛、心肌病、心脏压塞等；脱证的原发病主要是外伤、脏器破裂等大出血、大面积烧伤、肠梗阻、剧烈呕吐及腹泻、大汗等使体液大量丢失，血液浓缩所致。

3.3 临床各具特征　厥证具有引起本证的原发病和相关休克的病史及临床特点，如感染性休克、过敏性休克的指征，同时具有热厥证和寒厥证特点，临床表现有实证、有虚证，有虚实夹杂证。脱证具有引起本证的原发病和相关休克的病史及临床特点，如严重创伤、失血病史并失血性、失液性、创伤性休克指征，临床出现三低一高：即中心静脉压、心排血量、动脉血压低，总外周阻力增高。同时具有血脱或津脱、气脱、气血俱脱证特点，纯属虚证。

3.4 预后和转归有别　热厥证，热盛伤津（阴），可转化为津（阴）脱；寒厥证，阴寒直犯心君，闭阻心脉，卒变为气（阳）脱，亦可厥脱并见，预后较差。脱证，若不迅即阻断病程，便会“亡阴”“亡阳”，则“阴阳离决，精气乃绝”。据观察，急骤失血超过全血量的30%就会发生休克，超过全血量的50%，往往迅速死亡。及时输血、止血、手术，预后较好。

3.5 发病机制不同　脱证，就失血性休克、失液性休克而言，主要是因为全血量减少，外周血管收缩、组织灌流量减少，同时体内继发的功能障碍和代谢变化，又加重循环障碍。从中医病机而论，主要是因为气血精津急骤耗损，血脉不充，脏腑经络失去津血濡养，气随血脱。厥证，就休克的发病机制而言，主要是因为心脏泵血功能障碍，心排血量急骤减少，血管扩张，血容量增加，血容量相对不足，微循环障碍等。中医病机，热厥则为热毒内陷，阳气被遏，郁而不达；寒厥则为寒邪直中或阴寒（痰、瘀）内盛，血脉凝滞，致脏腑功能受损，“阴阳之气不相顺接”而成。

3.6 治疗上同中有异　同者，各证见于休克患者，务必按照休克的常规处理原则进行抢救。异者，厥证急救，抗休克选用血管活性药物，强心或镇痛、扩冠、纠正酸中毒、改善低氧血症、运用皮质激素等治疗措施，病因治疗以抗感染、抗过敏、抗凝等治疗为主。中医治疗有虚实之分，虚则回阳救逆，复脉回厥，养阴生津；实则行气活血、清热解毒，或补泄兼施、寒温并用。脱证，西医主要按创伤性、失血性、失液性休克急救处理，首先手术清创、止血、补充血容量、对症治疗；病因治疗针对原发病。中医治则养阴生津、益气摄血、复脉固脱。厥脱证具有厥证和脱证中的部分或全部特征，可由厥致脱，也可由脱并厥，病机主要是多脏器受损，气血精津逆乱、“阴阳离决”，多见于重度休克，治疗难度大，预后差，其病死率高达49%。

厥证、脱证在《黄帝内经》就有记载，历代医家沿用其名，至明张景岳辈，方有“厥脱”之提法。近代有学者则将厥和脱并为一证。本文认为中医对休克的辨证和研究，急宜跟上近代疾病谱变迁的形势，不能停滞于宏观。正确区分寒厥、热厥、血脱、津脱、气血俱脱、厥脱并见证，意义颇深。临床预后和转归；学术上既体现中医特点，又与现代医学对休克的分类、诊断和发病机制的认识，基本上相对应，利于中西医结合，以微观上深化研究，创立中医对本病证的新理论、新技术，以冀提高抢救成功率。

参考文献

[1] 南京中医学院医经教研组．黄帝内经素问译释．第2版．上海：上海科学技术出版社，1981

[2] 张介宾．景岳丛书．卷十一新1版．上海：上海科学技术出版社，1959

[3] 李楚雄等．临床病理生理学．下册第1版．广州：广东科学技术出版社，1990

[4] 戴自英．实用内科学．第8版．北京：人民卫生出版社，1986

[5] 方药中等．实用中医内科学．上海：上海科学技术出版社，1985

[6] 黄道生．中医对休克的认识及治疗．全国中医内科急症治疗学术交流论文集．1979

[7] 湖南医学院第二附属医院内科教研组．枳实注射液抗休克治疗94例临床观察．全国中医内科急症治疗学术交流论文集．1979

[8] 黄道生．热厥证治疗和体会．广西中医，1984，7（1）：14-17

[9] 灵枢经．卷六．第1版．影印．北京：人民卫生出版社．1984

（原载中国中医急症1992年第1卷第2期）

§2.2 制剂学研究

救心复脉注射液处方组成和根据中医药理论及经验对处方的论述

救心复脉注射液是由单味枳实组方，经过研究而制成的静脉注射剂。方中所用药材为《中华人民共和国药典》1990年版收载的药材。

［处方］枳实1000g。

注射用蒸馏水加至2500mL（即每毫升注射剂相当原生药4g），每支含5mL。

［功效］行气活血，回阳救逆，救心复脉。

［主治］厥脱证（含心源性休克、感染性休克、低血容量性休克、神经性休克等）。

［方义分析］现代医学的心源性休克、感染性休克、低血容量性休克、神经性休克等均属中医厥脱证范畴，中医认为气是主宰生命活动的主要物质基础，脏腑活动的动力。

《素问集注》谓："盖人之所以生动者，籍气煦而血濡、血气不行，则其形若尸矣。"厥脱的病因，病机主要由温病邪毒内陷或内伤脏（心）气或亡津失血，气血逆乱，"阴阳之气不相顺接"而成。本着"急则治其标"的治则，急当调理气机，使气帅血行，贯通心脉，运达周身，阴阳之气重相顺接，方能复脉回厥。

枳实乃理气要药，具行气益气的双相功能。对气虚者能益气，气滞者能行之，气郁者能开之，气逆者能降之。《神农本草经》列为中品，称："主大风在皮肤中如麻豆苦痒，除寒热结，止痢，长肌肉，利五脏益气轻身。"《名医别录》："除胸胁痰癖，逐停水，破结实，消胀满，心下急痞痛，逆气，胁风痛，安胃气，止溏泻，明目。"元素认为有"散败血，破坚积"之功。张仲景擅用之治"痞满""胸痹"及阳气郁结之厥症。本方取其调理气机，活血通脉，寓补于消之意，用单味天然植物枳实制成注射液，由静脉给药，抢救厥脱，功专力重，有回阳救逆，救心复脉之功，故名救心复脉注射液。

选题目的与处方依据、文献古籍、经验或现代有关该品种研究等情况的综述

国家中医药"八五"科技攻关急性心肌梗死合并休克临床与实验研究课题组

1. 选题目的

厥脱是常见危重急症之一，病死率高，对人群威胁大。中医药学对它的治疗有较丰富的经验，但迄今治疗厥脱症的中药剂型多停留在水煎剂，且只能口服给药，影响了药效的发挥，更达不到速效的目的。目前医药市场上尚无真正能升高血压、抗休克、治疗厥脱证的纯中药静脉注射剂，严重阻碍了中医急症工作的开展，不利于中医学的发展。原湖南医科大学附二院中医科、药剂科等经过 20 多年的努力，大量的方药筛选和临床实践，找到了救治厥脱证的有效方药，总结出救心复脉注射液这个处方，应用于临床获得了很好的社会效益。

因此，研究开发该制剂，既可发展传统中医药理论的内容，又可为抢救厥脱急症增加有效手段。同时，对于综合开发利用中药资源也具有重大意义。

2. 处方依据

救心复脉注射液由中药枳实组成。是原湖南医科大学附二院药剂科、中医科首先经过大量的药物筛选和动物实验，发现其具有升高血压等作用，经大量的临床实践证实为抗休克有效的处方（见后）。

枳实是一种沿用已久的植物药。《中华人民共和国药典》（1990 年版）一部收载，具破气消积、化痰消痞的功能，多用于"积滞内停、痞满胀痛，泻痢后重、大便不通，痰滞气阻胸痹、结胸、胃下垂、脱肛、子宫脱垂"。历代本草记述了它的性味、功能。《神农本草

经》列为中品，称之“主大风在皮肤中如麻豆苦痒……长肌肉，利五脏益气轻身”。《名医别录》云：“苦酸、微寒、无毒。”汉代张仲景不仅用它来治疗里实证，也用于治疗胸痹和厥逆症。

本方经药理实验证明具有升高血压，加强心肌收缩力，改善心脏泵血功能，增加冠脉和肾血流量，改善微循环血流，抑制血栓素（TXB_2）的释放，升高 6-Keto-PGF1α 和升高 6-Keto-PGF1α/TXB_2 比值等作用。急性毒性试验救心复脉注射液小鼠一次性静脉给药 LD50 为 69.88g/kg。长期毒性试验，每日量小于 6.0g/kg，给药是比较安全的剂量。其升压的有效成分主要是昔奈福林和 N-甲基酪胺，能兴奋“α 受体和 β 受体，临床观察治疗感染性休克、心源性休克、失血性休克、神经性休克 75 例，临床痊愈率 65.33%，有效率 98.61%，无效 1.33%。

由于枳实中的主要升压有效成分，口服易被人体胃蛋白酶所破坏，无升压效果，故制成注射液。

3. 现代有关该品种研究等情况的综述

见下文“枳实化学成分及药理研究进展之一”。

枳实化学成分及药理研究进展之一

（综述 19 世纪末国外部分）

黄红谦　沈思源　刘剑平

【基原】《中华人民共和国药典》(1990 年版）定为：芸香科植物酸橙 Gitrusaurantiuml，但，国内市场商品药尚有[11]：甜橙 Gitrus sinensisoslbeok，枸橘 Poncirus trifoliata Raf，香圆 Citruswi lsonii Ianaka，枸橼 Citrus medical.

在日本[12]，枳实的原植物是酸橙 Citrus aurantium，var. dai，夏橙 C. natsudaidai，温州蜜柑 C，unshiu 以及其他近缘植物（Rutaceae）的未成熟果实或横切成两半的果实。

[化学成分] 含有多种成分，已知有以下几类。

黄酮类：陈皮苷（hesperidin），新陈皮苷（neohesperidin），柑橘苷（naringin），枸橘苷（poncirin），野漆树苷（rnoifolin），忍冬苷（ionicefin）等[14]。

豆精类：伞形花内脂（umbeliferone），葡萄内脂（auraptene）

精油：d-柠檬烯（d-limonene）、癸醛（decanal）、枸橼醛（citral）、辛醇(octylalcohol)。

生物碱：从生药中分离到两个有效单体：昔奈福林（synehrine；Sp）和 N-甲基酪胺(N-methyltyramine：N-mt)，含量分别为 0.024%～0.18%与 0.02%左右，并已可人工合成。[4]

[研究进展]（国外）　近年，国外有作者[14—20]陆续报道，对枳实和同属的几种药物

进行了研究，颇有进展，兹摘译并综述如下。

1. 枳实成分的定量测定　有作者从几种市场购得枳实，其黄酮苷的鉴定和定量结果见表 1。从表 1 中可以看出，由于生药的原植物、产地等不同而使其成分和含量有很大的差异、原植物的不同以及由于日本的汉方医学、中医学等对枳实及其配制的汉方方剂不同，它们的药理作用和用法等也不可能是相同的。

表 1　　枳实成分的定量测量

样品	N	柑橘苷	新陈皮苷	陈皮苷	枸橘苷
1	3	7.8±0.8	3.9±0.4	—	—
2	3	—	—	24.0±3.6	—
3	3	4.4±0.8	—	—	10.6±1.4
4	3	8.8±0.9	7.4±0.6	—	—

注：样品 1，日本产；样品 2，中国产；样品 3，朝鲜产；样品 4，香港市场。

2. 对含有陈皮、枳实的汉方制剂的分析　含有陈皮、枳实的汉方制剂有“平胃散”“四逆散”等。有作者曾以二氢黄酮苷为指标，分析了柑橘属几种植物的果皮，包括判断植物基原，该研究已做报告。应用这一方法（HPLC），作者分析了几种含有陈皮、枳实的汉方制剂，以进行质量控制。

方法：样品为自配品和市售品，取半日剂量用甲醇回流提取，浓缩后用甲醇定容 500mL，进样，高效液相色谱仪为日立 635-A，标准品：陈皮苷（hesperidin）、柚皮素-7-芸香糖苷（ narirutin）、新陈皮苷（neohesperidin），均系纯品，柚皮甙（naringin）为 Fluka 公司产品。层析柱：Inertsil ODS，Lichrosob RP-18；流动相：乙腈、磷酸盐缓冲液，紫外检测。

实验表明，以本法分析含有陈皮、枳实的汉方制剂时，其他生药成分对分离定量无干扰，可用于市售品的质量控制。即使是同一制剂，各厂家的产品也存在着含量差异。

3. 作用于抗病毒方面的成分　几种自然食物中存在的黄酮如槲皮酮、柚皮酮、橘皮酮、儿茶酸，其对单纯疱疹病毒（HSV-1），骨髓灰质炎病毒Ⅰ型，副流感病毒Ⅲ型呼吸道合胞病毒（RSV）的感染性和复制所具有的影响，已在体外的单层细胞培养基上，用病毒斑缩减技术被研究了。在每种病毒的感染性方面，槲皮酮造成了浓度依赖关系的降低。而且，槲皮酮降低各种病毒的胞内复制，条件是单层细胞被感染后再加入槲皮酮制剂培养。而孵育前把槲皮酮加入单层细胞培养则不会对病毒的感染和复制产生影响。陈皮苷对感染力无影响但可降低各病毒的胞内复制。儿茶酸抑制 RSV、HSV-1 的感染性但非复制，对其他病毒则无影响。柚皮苷对任一病毒的感染与复制均无影响。因此，黄酮对于某些 RNA 病毒（RSV，PF-3，Polio）和 DNA 病毒（HSV-1）的感染和复制方面具有不同的抗病毒谱[14]。

4. 作用于抗氧化方面的成分 Kroyer-G. 报道，冻干橘属果皮（橘、柠檬、柚子）及其甲醇萃取物被研究以发现其抗氧化作用。冻干桔皮作用最强，柠檬皮次之，柚皮最低，但仍有明显的抗氧化性。这种效应在其甲醇萃取物更有升高。用黄烷酮糖苷、橘皮苷元和柚皮苷与相应苷元陈皮苷元和柚皮苷元作对比检验及自氧化研究，证明前者是橘属果皮及其萃取物抗氧化作用的主要部分。为了与商业化自然抗氧化剂 α-生育酚及维生素 C 棕榈酸盐比较其抗氧化性质，同时考虑到其特殊性质及复杂的结构成分，冻柑橘属果皮及其甲醇萃取物应以更高的浓度来使用。另外，黄烷酮抗氧化性与分子结构的关系也被论证研究了[15]。

5 种黄酮作为链破坏抗氧化剂被应用于在 CTAB（三甲基溴化胺）微粒中的亚油酸的自氧化反应中（37℃），以研究其活性。黄烷酮如槲皮酮（qnevcetin）、芸香苷（rutin）和 morin 显示了抗氧化活性，而黄酮如橘皮酮、柚皮酮，没有明显地抑制氧化反应。抑制和增殖反应中的比和速恒量 kinh/kp 以及化学量因子 n 均被抑制[16]。

Affang-A. 等报道黄烷酮没有抗氧化作用。在其实验中发现，槲皮酮、儿茶酸显示出像 BHT（丁基羟甲苯）一样强的抗脂质过氧化作用。“morin、“rutin”“trihydroxyethylrutin”和柚皮苷也很活跃，但作用稍弱，黄烷酮则没有抗氧化作用[21]。

5. 作用于抗侵害及可能防癌方面的成分 儿茶酸，一种黄酮，在试管中可抑制鼠 M04 细胞侵入鸡胚心的片断。这种抗侵害作用可排列如下：（+）儿茶酸＞（-）反儿茶酸＞3-0-甲基-（+）-儿茶酸＞3-0-棕榈油基-（+）-儿茶酸。大多数儿茶酸在细胞培养基中不稳定，其自重组产物趋向于与细胞外间质结合。因此种反应，蛋白酶如组织纤溶酶原激活因子与（t-PA）与细胞外间质板层糖蛋白结合。这种结合导致酶的部分失活。在儿茶酸中我们发现抗侵害与 E 队结合板层蛋白存在正相关性。橘属黄酮在试管中也具有抗侵害作用（fangertin＞nobiletin＞陈皮苷＝板层蛋白酶）。上述试验证明儿茶酸和橘属黄酮在体外具有抗侵害作用，但机制不同[17]。

某些橘属果实中柚皮苷原衍生物的含量很高，这对化学防癌可起到一定作用，这些癌症是由细胞色素 P-450ⅢA4 激活的致癌物所导致的[18]。

6. 可能修饰克隆分泌方面的成分 黄酮，一种含 2-苯基苯（γ）吡喃核的化合物，广泛分布于维管束植物中。因此黄酮摄入在正常平均量的饮食中为 1g/d，它们对消化系统的影响近期才被研究，这个研究利用一个试管中的克隆分泌模型，在 Vssirg 腔中单层 T84 克隆的腺癌细胞增加，实验显示 100μmol/L 的 tangeritin 和 nobiletin——柑橘属果实中所含的多甲基化黄酮，刺激原来不变的可生电的氯分泌而使最大短路电流达 3.3mA/cm^2。相反的，柚皮苷和橘皮苷，橘属黄酮的糖苷化物，仅导致极弱的分泌，说明糖类替代物抑制其分泌潜力。此种由 tangeritin 和 nobiletin 刺激所致的分泌物是 Carbacol 的增强剂，但不是血管活性肠肽的，此分泌可被氯化钡、bumctomldcs、H-89 和氯消耗剂所抑制。这些性质说明 tangeritin 和 nobiletin 通过（CAMP）通路激活氯分泌，但是当血管活性肠肽存在时这些黄酮不能激活 CAMP 通路。这些黄酮不能自氧化，说明反应性含氧剂不介入这种分泌。以上观察说明食物中橘属黄酮可能修饰克隆分泌，且很可能是通过参与胞内分泌通路而达成的。

7. 可能影响溶酶体酶方面的成分 Vlactutiu-GD 等的实验结果证明，某些自然界固有黄酮对成纤维细胞入胞作用及其分泌溶酶体酶均有影响（抑制）。由于大多数人日均摄入 1g 左右此种物质，黄酮很可能会对正常的溶酶体酶生理产生显著影响[20]。

8. 作用于抗过敏方面的成分 在聚乙烯吡咯烷酮（PCA）试验中与抑制肥大细胞释放组胺的生物测定中都显示强大的抗过敏活性。将枳实的甲醇提取物用氯仿与水作分离处理，下层再用丁醇与水分离，发现抑制作用只在氯仿可溶组分中呈现阳性。因此，将氯仿提取物作柱层析，以肥大细胞生物测定作监测手段，将提取物有效部分再用硅胶进行分离，在葡聚糖凝胶 LH-20 与罗伯（Rober）RP-8 的凝胶柱上获得 3 种对组胺释放有明显抑制效应的黄酮。用标准品对照作光谱研究后，测得该 3 种分别为蜜橘黄素（nobilctin）、柑橘黄酮（tengeretin）与 3，5，6，7，8，3'，4'-七甲氧基黄酮（简称：CA4-F3），其中蜜橘黄素为主要黄酮，从 PCA 得知，在口服剂量 50mg/kg 时即显示明显抑制作用[22]。

有作者在致敏的豚鼠上与抗原性发生作用时，以肺部游离过敏性介质作指标，对 32 种生药的提取物作鉴定，抑制其游离量达 60%以下者，仅有枳实（水、醇二种提取物）和其他几种生药，故不认为枳实有抗变态反应作用[12]。

9. 作用于抗炎方面的成分 以枳实为主药的排脓散具有抗炎作用。按角叉菜胶足水肿法作用成分为枳实柑橘苷和新陈皮苷，且与芍药中的芍药苷具有相乘的效果，这说明在评价排脓散或枳实芍药等方剂的抗炎作用时，仅考虑构成方剂的各个生药的作用是不够的，还有必要评价构成生药间的相互作用及其质量[18]。

10. 作用于中枢抑制方面的成分 枳实提取物具有明显的镇静作用，使小鼠安静少动、蜷缩。无催眠作用，但与戊巴比妥催眠有协同作用，使小鼠入睡次数增多。还能使小鼠因醋酸引起的疼痛反应减轻，提高小鼠足的热刺激的疼痛阈值。并有一定的解热降温作用，对家兔因伤寒菌苗引起的体温升高有降低作用。有报道认为所含成分 d-柠檬烯有中枢抑制作用[12]。

参考文献（1～10 省略）

［11］江苏新医学院．中药大辞典．上海：上海科学技术出版社，1993

［12］鹿野美弘，等．枳实、山椒、栝蒌仁的化学和药理．国外医学中医中药分册，1989（6）：17

［13］中国医学科学院药物研究所．中药志．第 3 册．北京：人民卫生出版社，1984

［14］Kaul-TN，et al：Antiviral effeet offlavonoids on hunman viruses. J-Med-virol，1985，15（1）：71-79

[15] Kroyer-G. The antioxidant activiteg of citrus fruit peels. Z-Eranahrungswiss, 1986, 25 (1): 63-69

[16] Wang-PF. et al: Inhihitions of the autoxidantion of linoleic acid by flavonoids in mlcelles. Chem-phys-lipids, 1992, 63 (1—2): 37-40

[17] Bracke-M. et al: Effect of catechins and citrus flavonoids on invasion in vitro Clin-Exp-Metastasis. 1991, 9 (1): 13-25

[18] Guengerich-FP. et al: In vitro inhitition of dihydropyridine oxidation and mlcyosomes hg navingenin and othertlavonoids. Carcinoge-nesis, 1990, 11 (12) 2275-2279

[19] Nguyen-TD. et al: cityus tlavonoidds stimnlateecvehion human colonic T84 cells. T-ivutr, 1993, 123 (2): 259-268

[20] Vladuuliu-GD, et al: Ellecls ol llavvnois on enzgme seevetion and endocgtosis innormal and mncolipidosis tibvobasts lite-sci, 1986, 39 (8): 717-726

[21] Attang-A, et al: Comparison of the pyoteeective etteet of Vayious flavonouids againstlipid peyoxidaeion of evgthrocte memhranesl induced hg cnmene hgdroeroxigel, Fundam-clin-pharmacol, 1987, 1 (6): 451—457

[22] 中国药用植物中的抗过敏物质．国外医学中医中药分册，1987，3：36

[23] 日土左政人．对含有陈皮枳实的汉方制剂分析．国外医学中医中药分册，1989，5：38

与质量有关的理化性质研究的实验资料及文献资料

1. 处方中药味的主要化学成分研究的文献资料

枳实（Fructus aruantii immaturus）

本品为芸香科植物橙 Citrus aurantium L. 及其栽培变种的干燥幼果。

本品含黄酮类成分如陈皮苷、新陈皮苷、柚皮苷、野漆树苷和忍冬苷等黄酮苷类成分；又含对昔奈福林、N-甲基酪胺等生物碱类成分；尚含挥发油、维生素 C 等。

生物碱类中昔奈福林和 N-甲基酪胺为本品中的升压抗休克有效成分。

昔奈福林：为白色结晶，熔点 180℃～181℃（分解），与密龙试剂、茚三酮试剂、三氯化铁试剂（酚羟基）均呈阳性反应。其结构式为：

$$HO-C_6H_4-CH(OH)CH_2NHCH_3$$

（±）昔奈福林

图 1 是枳实药材中提取出的昔奈福林（代号 311）与合成品（昔奈福林）的红外光谱：

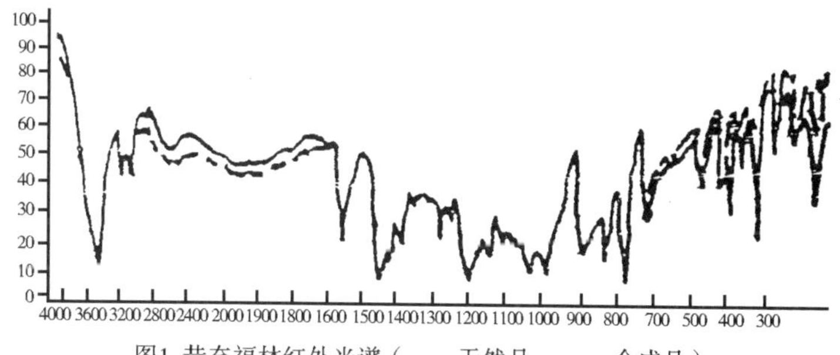

图1 昔奈福林红外光谱（——天然品；……合成品）

N一甲基酪胺：为白色结晶，熔点 130℃～131℃，其盐酸盐熔点为 149.5～150.5℃。与密龙试剂、茚三酮试剂、三氯化铁试剂反应均呈阳性。其结构式为：

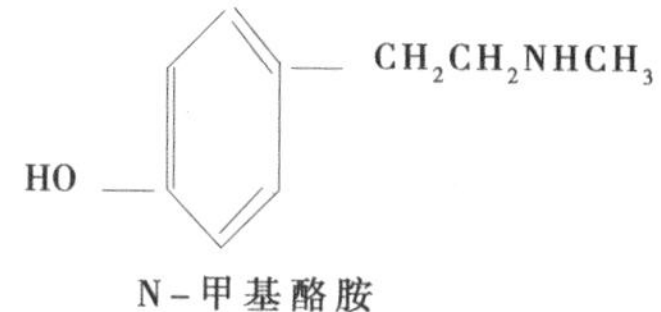

N－甲基酪胺

图 2 是由枳实药材中提出的 N-甲基酪胺（代号 417）与合成品的红外光谱：

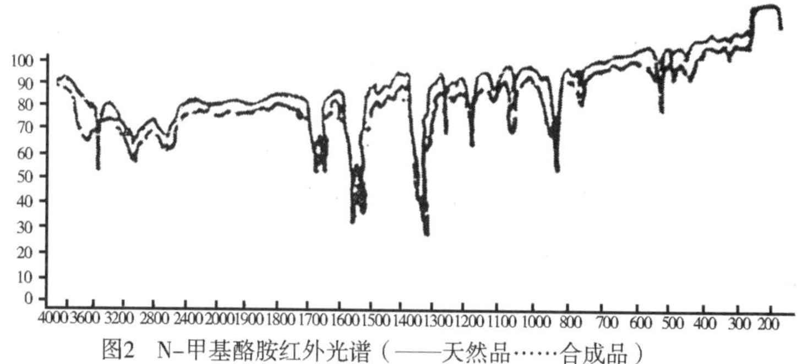

图2　N-甲基酪胺红外光谱（——天然品……合成品）

2. 主要参考文献

2.1 中华人民共和国药典，1990 年版，一部

2.2 中药大辞典，上海人民出版社，1977 年

2.3 枳实研究资料汇编，湖南省枳实研究协作组，1979 年

3. 与质量有关的理化性质的研究资料

枳实主产于江西，但其他许多省份如四川、湖南、贵州均产。近 20 多年来，有关枳实抗休克成分的分析时有报道，由于该品种来源复杂，文献报道分析方法多样，其中所含升压成分的量也有多种结论，为了控制制剂原药材含量，对江西产枳实（江枳实）和湖南产枳实（湘枳实）进行了平行分析。

3.1 仪器与材料

仪器：CS-9000 双波长飞点扫描仪（日本岛津），容量毛细管（美国），自动薄层辅板仪（重庆）。

试药：湘枳实（湖南沅江，为湘枳实生产区），江枳实（江西清江，为江枳实生产区），均为当年出产药物。昔奈福林对照品（中国药品生物制品检查所）。N-甲基酪胺，非对照品，湖南医药工业研究所 1979 年合成品配制。

所用试剂均为分析纯。

3.2 实验方法

3.2.1 试样处理随机取枳实药材，按直径大小分为 Φ8mm，Φ12mm，Φ17mm，Φ21mm，Φ28mm5 个样品档次，粉碎每份取 7g，用 15mL 水充分润湿 2 小时，再于索氏提取器上以 95％乙醇提取 8 小时，取提取液挥去部分溶媒，定容至 100mL，为供试品溶液。

3.2.2 层析条件及线性范围考察：取昔奈福林对照品，加乙醇配成 1mg/mL 的溶液，为对照品溶液；另取 N-甲基酪胺非对照品，配成 0.5mg/mL 的 N-甲基酪胺对照品溶液。于硅胶 G-CMC Na 薄层板上，按昔奈福林 1.0、2.0、3.0、4.0、5.0、6.0、7.0、8.0、9.0、10.0μL/点梯度点样，并同板点上 N-甲基酪胺与昔奈福林的混合液及 N-甲基酪胺对照液，均为 2μL。用正丁醇-醋酸-水（4∶1∶5）上层液饱和 15 分钟，展开，展距 17mm，取出晾干，用 0.5％茚三酮乙醇液喷雾，100℃烘烤 5～8 分钟，立即用玻板盖封，绘制扫描光谱，得昔奈福林 λ_{max}＝505nm，λ_{min}＝670nm，以此将波长作为分析的 λ_S 和 λ_R，进行锯齿形扫描，Δy＝0.1mm，SX＝3，结果，昔奈福林在 1～7μg/点范围内 r＝0.99～0.999，在 1～5μg/点范围内 r＝0.999～0.9999。

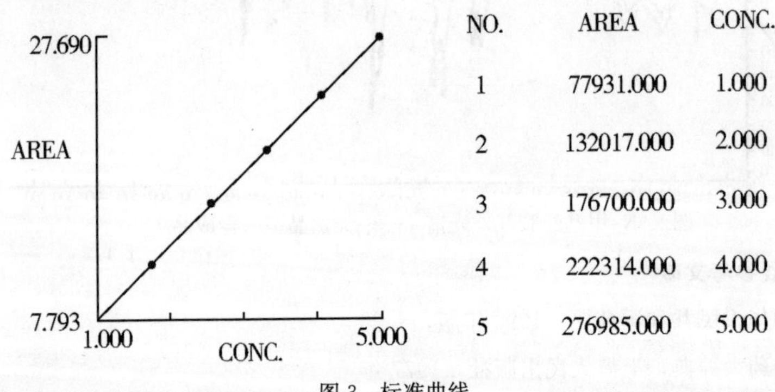

NO.	AREA	CONC.
1	77931.000	1.000
2	132017.000	2.000
3	176700.000	3.000
4	222314.000	4.000
5	276985.000	5.000

图 3　标准曲线

在此展开系统下，昔奈福林与 N－甲基酪胺 R_f 值一致。因为两种成分都是升压有效成分，具药理作用一致，化学结构相似（仅相差一个羟基）[1][6]，在国内外都没有 N-甲基酪胺对照品的情况下，用昔奈福林一个对照品同时控制两个升压成分的含量，具有一定价值。

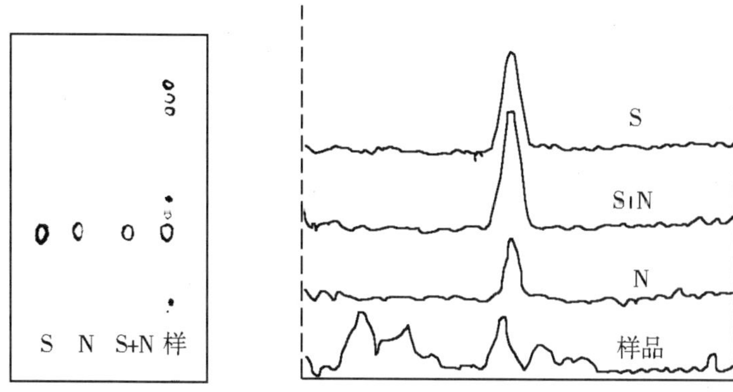

图 4 TLC 直观图谱与扫描图谱

S，昔奈福林；N，N-甲基酪胺

3.2.3 提出率实验：取药材粉末 7g，共五份，水润胀后用乙醇分别回流提取 4 小时、6 小时、8 小时、16 小时、24 小时分别定容至 100mL，于同一薄层板上点样，展开，显色，测定积分值，表明在 8 小时后，积分值已无明显上升。

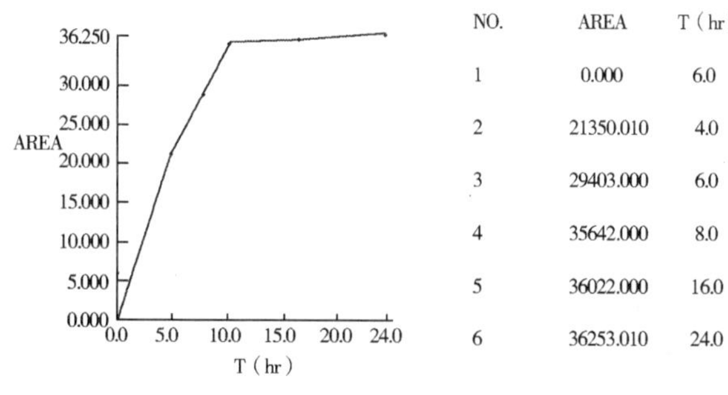

NO.	AREA	T（hr）
1	0.000	6.0
2	21350.010	4.0
3	29403.000	6.0
4	35642.000	8.0
5	36022.000	16.0
6	36253.010	24.0

图 5 提出率实验

3.2.4 样品测定：按上述层析条件，在 20cm×20cm 薄层板上点 1.0、2.0、3.0、4.0μL/点对照品溶液，并同板点上样品溶液，样品点样量 4μL、6μL，展开，扫描条件同上，结果见后。

3.2.5 稳定性考察：将显色后的层析板用玻璃板盖封后，间隔不同时间进行扫描，结果表明在室温下 2 小时内很稳定，置冰箱（1℃～3℃）中稳定性可达 3 天以上，不加封板仅 30 分钟内稳定。

表 1　　斑点稳定性考察（加封板，室温）

时间（min）	15	30	60	90	120	150	180
面积	76453	77468	77831	75970	79365	80827	75034

X±*SD*=77576±2008　　　*RSD*=2.59℃（3 小时）

3.2.6 精密度实验：于同一薄层板上点加昔奈福林与 N-甲基酪胺的混合液（1∶1）2μL，重复 5 点，展开显色后测定积分值，RSD<2%（表 2）。

表 2　　精密度实验

n	1	2	3	4	5
A	132017	129459	137920	136137	134531

X±SD=132813±2583　　RSD=1.94℃

3.2.7 重现性实验：将同一号样品按上述条件测定，2 周内重复 5 次，结果见表 3。

表 3　　重现性考察

n	1	2	3	4	5
含量（mg/g）	4.84	4.77	4.89	4.83	4.75

X±SD=4.82±0.056　　RSD=1.17℃

3.2.8 加样回收实验：精密称取样品粉末 2.5g，各加入 1mg/mL 的昔奈福林对照品液 4mL、7.5mL、10mL，照“样品处理”方法提取，定容，并同时平行处理不加样者作参照，照上述条件测定，结果见后。

3.3 结果

3.3.1 样品测定结果：各种规格的湘枳实与江枳实升压有效成分，结果见表 4（mg/g 生药）。

表 4　　样品测定结果（n=3）

规格（Φmm）	8	12	16	21	28
江枳实		5.2919	5.3846	4.8614	4.3616
湘枳实	5.6825	6.1718	5.2949	4.7325	4.2919

| t |=0.8389<t1-a/2=2.365　　(a=0.05) 两者无显著性差异

3.3.2 样品中加样回收实验结果见表 5：

表 5　　加样回收结果

加入量	回收量	回收率（%）
4.0mg	4.1352	103.38%
4.0mg	3.8340	95.85%
7.5mg	7.0500	94.00%
7.5mg	7.8000	104.00%
10.0mg	9.9760	99.76%
10.0mg	9.7540	97.54%

平均回收率　99.09%　　RSD=4.08%

3.4 讨论

3.4.1 自20世纪70年代发现枳实升压抗休克作用以来，关于枳实中升压成分分析的方法及结果多有报道，从主要相关文献看，枳实中升压成分测定的结果相差不大，这其中除药材来源、产地不同等原因外，另一个重要的原因就是分析条件的不一致。文献报道分析时的提取条件主要有：①药材→80％乙醇冷浸→回流。②药材→甲醇超声15分钟。③药材→甲醇冷浸48小时。④药材→85％乙醇回流8小时。⑤药材→水提取醇沉淀。以上几种提取方法虽然均能将升压抗休克成分提出，但缺乏相互对比的资料，因而几乎是每一种方法所得出的结论均不一致。笔者通过实验发现，上述分析提取条件对分析结果有明显差异。

①参照何氏方法[2]，取药材粉末7g，加80％乙醇冷浸过液，再回流提取4小时，定容至100mL，为供试液A。②参照郑氏方法[3]，取药材粉末7g，加甲醇超声提取15分钟，滤液定容至100mL，为供试液B。③参照冯氏方法[4]，取药材粉末7g加甲醇浸渍48～72小时，每隔2小时在旋涡振荡器上振摇15分钟。滤液定容至100mL，为供试液C。④参照朱氏方法[5]，取药材粉末7g，加85％乙醇冷浸过液，再回流提取8小时，滤液定容至100mL。为供试液D。⑤参照枳实注射液制备工艺[1]，取药材粉末20g，水煮提取两次，每次1小时，滤液稍浓缩后3倍量乙醇沉淀，定容至100mL，为供试液E。⑥取药材粉末7g，用15mL水润胀2小时，再用95％乙醇于索氏提取器中提取8小时，定容至100mL，为供试液F。将如上所述A、B、C、D、E、F6种供试液分析测定，结果见表6。

表6　　各种提取方法测定结果（mg/g生药）

组别	A	B	C	D	E	F
1	4.207	4.799	4.233	5.020	3.030	5.521
2	4.215	4.726	4.169	4.776	2.882	5.332
3	4.110	4.864	4.160	4.917	2.908	5.425
4	3.899	5.089	4.382	4.849	3.074	5.251
5	3.904	4.830	4.392	4.977	3.047	5.475
X	4.104	4.847	4.276	4.898	2.956	5.386

F=3.223>F1－0.05（5.24）=2.62　　　$P<0.05$

通过结果可以看出，各种提取方法差异明显，F法（水溶胀、乙醇回流法）较其他方法具有明显优势。主要原因可能是植物细胞组织由于干缩状态到润湿状态后，成分容易溶出，因水润后药材粉末体积约可膨大3倍以上，而药材干粉直接加甲醇或乙醇体积几乎不膨胀。本实验在考察文献方法时其溶媒与药材比例均近于或高于文献用量，以供试液G的方法为代表进行过加样回收考察且结果满意（98％以上）。因而可推测，即使在加样回收结果满意的条件下仍应注意提取率的问题，因为：①该药材在干燥状态下相当致密，直接用醇类溶剂提取不能使组织细胞扩张，因而组分在提取溶媒与干缩的组织细胞间可能存在一种扩散平衡，而用水润胀后则组织相当疏松，可能有所改善。②所测组分均无颜色，不能以提取液颜色深浅作提尽指标，最好是提取极限考察和加样回收实验二者兼顾。

3.4.2 通过该实验表明，在用枳实做抗休克制剂时，商品药材江枳实与湘枳实没有明显差别，其所含升压抗休克成分的量极相似。

3.4.3 本文试样处理及测定条件均采用随机平行的方式，所获数据较文献有一定出入，但分析条件稳定，试样处理过程较简单，是其特点。

3.4.4 两个生产区的枳实药材均有随药材个体直径变大而升压抗休克成分下降低的趋势，与文献报道一致；但并非越小含量越高，没有明显规律性。

参考文献

[1] 湖南医药工业研究所四室，湖南医学院附二院药剂科．江西枳实和枳壳的商品质量研究．中草药通讯，1976，(5)：6

[2] 何朝清．湖南枳壳（实）的生物碱类成分的分析测定．中草药，1981，12 (8) 9-12

[3] 郑宏钧．反相离子对高效液相色谱法测定柑桔类药材及枳实注射液昔奈福林和N-甲基酪胺．中草药，1983，5 (8)；

[4] 冯怡．薄层色谱扫法测定青皮、枳实、枳壳中昔奈福林的含量，中成药研究，1985，3 (2) 8；

[5] 朱正义．阶导数光谱法测定四川杂枳实中辛弗林含量．药物分析杂志，1987，7 (2)：100

[6] 张治针．江西枳实和枳壳的商品质量研究．中国中药杂志，1987，14 (9)：8

临床研究用药品的原料（药材）及成品的质量标准草案及起草说明

1　质量标准草案

1.1 药品原料（药材）的质量标准草案

枳实

本品为芸香科植物酸橙 Citrus aurantium L. 及其栽培变种或甜橙 Citrus Sinensis Osbeck 的干燥幼果。

本品除应符合《中华人民共和国药典》（简称《药典》1990 年版一部枳实项下的有关规定外，含量测定应按下法操作并符合规定。

【含量测定】

取本品粉末约 7g，精密称定，加 15mL 水使充分润胀约 2 小时，置索氏提取器中用乙醇提取 8 小时，提取液调整体积至 100mL，为供试品溶液。另取昔奈福林对照品，用乙醇制成 1mL 含 1mg 的溶液，作为对照品溶液。照薄层色谱法《药典》(1990 年版一部附录)试验，吸取供试品溶液 5μL、10μL，对照品溶液 2μL、5μL，分别交叉点于同一硅胶 G 薄层板上，以正丁醇-醋酸-水（4∶1∶5）上层液为展开剂，展开，取出，晾干，用 0.5%茚三酮乙醇液喷雾，100℃烘烤 5～8 分钟，立即用玻板盖封，照色谱法（《药典》1990 年版一部附录薄层扫描法）进行扫描，λS=505nm，λR－670nm，测定供试品吸收度积分值与对照品吸收度积分值，计算，即得。

本品含昔奈福林及 N-甲基酪胺等升压成分，升压成分以昔奈福林计不得少于 3mg/g。

1.2 药品成品质量标准草案

【名称】救心复脉注射液 Jiuxinfumai zhusheye

【处方】枳实 1000g

以上一味，制成 50 支，每支 5mL。

【制法】将处方中药材净选，用重蒸馏水冲洗去灰尘与泥沙，再用重蒸馏水煎煮 2 次，每次 1 小时，合并提取液，减压浓缩至相对密度 1.15～1.20（80℃），加乙醇至含醇量 86%使沉淀，静置，取上清液加氢氧化钙 20g，静置，滤过，滤液加饱和碳酸钠溶液调至不产生新的沉淀，静置，滤过，滤液用浓盐酸调至 pH5，减压回收乙醇，加新鲜注射用水溶解，滤过，用活性炭脱色 2 次，精滤，灌装，100℃灭菌 30 分钟，即得。

【性状】本品为橙黄色澄明液体。

【鉴别】(1) 取本品 1mL，加水稀释至 100mL，于可见一紫外分光光度计上测定，在波长 λ=272nm 处有一最大吸收峰。

(2) 取本品，作为供试品溶液。另取昔奈福林对照品，加乙醇制成 1mL 含 1mg 的溶液，作为对照品溶液。照薄层色谱法（《药典》1990 年版一部附录）试验，吸收供试品溶液 4μL，对照品溶液 5μL，分别点于同一用氢氧化钠溶液（1→100）制成的硅胶 G 薄层板上，以乙醇-水（45∶50）为展开剂，展开，取出，晾干，喷以 0.5%茚三酮乙醇溶液，100℃烘烤 5～8 分钟。供试品色谱中，在与对照品色谱相应的位置上，显相同的红色斑点。

【检查】**澄明度**　取本品，依法检查［中华人民共和国卫生部标准 WB1-362（B-121）-91］，应符合规定。

pH 值　应为 4.0～6.0（《药典》1990 年版一部附录）。

蛋白质　取本品，依法检查［中华人民共和国卫生部中药注射剂研制指导原则（试行）1993.4］，应符合规定。

鞣质　取本品，依法检查［中华人民共和国卫生部中药注射剂研制指导原则（试行）1993.4］，应符合规定。

重金属　取本品，依法检查（《药典》1990 年版一部附录），含砷量不得过百万分之五。

草酸盐 取本品，依法检查［中华人民共和国卫生部中药注射剂研制指导原则（试行）1993.4］，应符合规定。

钾离子 取本品，依法检查［中华人民共和国卫生部中药注射剂研制指导原则（试行）1993.4］，含钾离子量应在1.5mg/mL以下。

树脂 取本品，依法检查［中华人民共和国卫生部中药注射剂研制指导原则（试行）1993.4］，应符合规定。

炽灼残渣 取本品，依法检查（《药典》1990年版一部附录），应在1.5%（g/mL）以下。

热原 取本品，用无热原0.9%氯化钠注射液稀释（1→5），取该稀释液依法检查（《药典》1990年版一部附录），剂量按家兔体重每1kg注射10mL，缓缓推注，应符合规定。

无菌 取本品，依法检查（《药典》1990年版一部附录），应符合规定。

溶血试验 取新鲜配制的2%红细胞悬浮液2.5mL，加入生理盐水2.2mL及本品0.3mL，摇匀，置37℃恒温箱内，观察2小时，不得产生溶血和红细胞凝集作用。

其他 应符合注射剂项下有关的各项规定（《药典》1990年版一部附录）。

【含量测定】枳实 照高效液相色谱法（《药典》1990年版一部附录）测定。

系统适应性试验 用十八烷基硅烷键合硅胶为填料，含3.5%戊烷磺酸钠及0.1%冰醋酸的甲醇-水（1∶1）为流动相，检测波长272nm。理论塔板数按昔奈福林峰计算应不低于1000。

对照品溶液的制备 精密称取昔奈福林对照品10mg置50mL容量瓶中，加水稀释至刻度，摇匀，精密吸取7.5mL，置50mL容量瓶中，加水稀释至刻度，摇匀即得（每1mL含昔奈福林30μg）。

供试品溶液的制备 精密吸取本品1mL，置100mL容量瓶中，加水稀释至刻度，摇匀，即得。

测定法 分别精密吸取对照品溶液10μL与供试品溶液10～20μL（视含量高低而定），注入液相色谱仪，测定，即得。

本品每1mL相当于生药4g，含有昔奈福林和N-甲基酪胺等升压成分。含升压有效成分以昔奈福林（$C_9H_{13}O_2N$）计，不得少于2.5mg/mL。

【功能与主治】行气活血，救心复脉，回阳救逆。适用于厥脱症（心源性休克、感染性休克、失血性休克及神经性休克等）。

【用法与用量】用于休克，在补充血容量的同时，成人先用本品5mL加入5%葡萄糖注射液或生理盐水20～40mL中缓慢静脉注射，可视病情重复一次，然后用本品10～20mL，加入10%葡萄糖注射液或生理盐水500mL中静脉滴注，滴速为40滴/min，用药期间应随时监测血压，并根据血压情况调节用量，直至血压稳定。

【禁忌证】高血压禁用。

【规格】5mL/支，每支相当生药 20g，升压有效成分以昔奈福林计不少 12.5mg。

【储藏】密闭，避光。

2. 质量标准草案起草说明

2.1 药品原料（药材）的质量标准草案起草说明

枳实

药典未收载枳实的含量测定项。为了有效地控制原料质量，避免盲目投料，建立了正文所述用薄层扫描法测定升压成分含量的方法，对不同药材及测定方法学进行了较详细考察。

对江枳实和湘枳实原药材含量平行分析的方法，参见前文“与质量有关的理化性质研究的实验资料及文献资料”中“与质量有关的理化性质的研究资料”相关内容。

2.2 药品成品的质量标准草案的起草说明

【名称】救心复脉注射液 Jiuxinfumai zhusheye

临床初步试用及药效学研究表明，本品具有行气活血，救心复脉，回阳救逆作用，因此暂定名为救心复脉注射液。

【处方】本品处方来源于 20 世纪 70 年代曾经试用于临床的枳实注射液。

【制法】本品制法的基本思路来源于 20 世纪 70 年代的枳实注射液。①升压有效成分昔奈福林与 N-甲基酪胺既溶于水又溶于醇，因此采用了水提醇沉法。②20 世纪 70 年代的经验及本次研究多次实验表明，非升压成分在碱性环境中可以得到较好去除，而中性或酸性环境则不能，因此仍然采用 20 世纪 70 年代碱性环境思路。③原来工艺中采用氢氧化钠造成碱性环境，有一定缺陷：一是操作不方便，沉淀不好清洗；二是成品渗透压过高（潜在一定生理性危险性）；其三是成品含量变异太大，主要是环境碱性太强，而升压成分长时间在高碱性环境中不稳定导致含量不稳定。④本研究采用在醇溶液中用氢氧化钙造成中等程度碱性环境的办法，碱度始终控制在 pH 8～9，沉淀好清洗，环境变化敏锐。最大的优点是成品渗透压不高，含量变化范围大为缩小，且平均含量较原工艺制成品明显提高。⑤从成品含量与原生药含量比较，转移率约 20%，似偏低，原因主要是因为注射剂要去除的杂质成分太多，流程较长，因而损失较大。但是与前人的结果比较仍然大有提高，且药效及临床能够保证。至于怎样进一步提高含量，研究工作尚在进行中。

【性状】如正文，三批样品均与正文描述一致。

【鉴别】（1）图 1 为成品的特征吸收光谱，经多次试验，成品均有此特征，故收入正文。

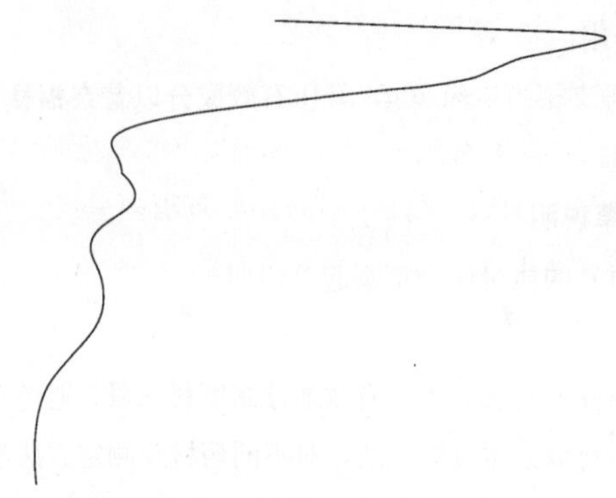

图 1　救心复脉注射液紫外吸收光谱

（2）为枳实中升压成分昔奈福林的特征鉴别，用正文所述方法，这种成分能检出，故收入正文。因为该制剂为单位药材制成品，因此 TLC 谱中未设阴性对照。

反相 HPLC 法测定枳实注射液中昔奈福林的含量

向大雄　赵绪元　陈孝治　谭志荣　谢文斌

提要　以内含 3，5 戊烷磺酸钠，0.1%冰醋酸的甲醇-水（1∶1）为流动相，在 275nm 处检测，在 8～64μg/mL 范围内呈线性关系，相关系数为 0.9998。回收率 96.15%～103.45%。该法可作为该制剂的质控方法。

关键词　昔奈福林　含量　反相高压液相法

枳实注射液应用于临床有明显的升压和抗休克效果。该制剂曾被收入《药典》1977 年版。但由于原工艺制备繁琐、质控困难等原因而未能生产。我们在前人的基础上对工艺进行了较大改进，并对 9 批注射液中昔奈福林的含量进行了测定。昔奈福林的含量测定方法有双波长薄层扫描法[1]、薄层-紫外分光光度法[2]及离子对色谱法[3]。为寻找更佳的测定方法，我们采用反相 HPLC 法进行昔奈福林的分离测定。

1. 仪器及试剂

岛津 LC-6A 液相色谱系统，SPD-6AV 检测器。昔奈福林对照品（中国药品生物制品检定所）枳实注射液（本院自制，4g 生药/mL）。

2. 色谱条件

色谱柱 ResolveC16 不锈钢柱，5pm，4.6ram，×150mm，流动相甲醇-水（1∶1），含 3.5%戊烷磺酸钠，0.1%冰醋酸，流速 0.8mL/min，灵敏度 0.08，检测波长 275nm，进样量 20μL。

3. 标准曲线

精密称取昔奈福林对照品 10mg 置 50mL 容量瓶中，蒸馏水定容。取 0.5mL，1mL，2mL，4mL，8mL，12mL，16mL 分别于 50mL 容量瓶中，蒸馏水定容。分别进样，测定峰面积，绘制峰面积浓度标准曲线。在 8～64μg/mL 范围内呈线性关系，回归方程 Y——1.469＋7.273×10～X，r＝0.9998

4. 加样回收实验

精密量取枳实注射液 0.5mL 于 100mL 容量瓶中，加入 500mg/mL 的昔奈福林对照品，测得平均回收率为 99.80，RSD 为 3.68。

5. 样品的测定

精密量取枳实注射液 1mL 于 100mL 容量瓶中，蒸馏水定容，按回收率实验方法测定，正交设计［（3）］的 9 批样品，结果含量分别为 4.3mg/mL，3mg/mL，9mg/mL，4mg/mL，1mg/mL，3.4mg/mL，3mg/mL，6mg/mL，4.2mg/mL，2mg/mL，4mg/mL，4mg/mL，3mg/mL，3.0mg/mL。

枳实注射液的色谱图如图 1。

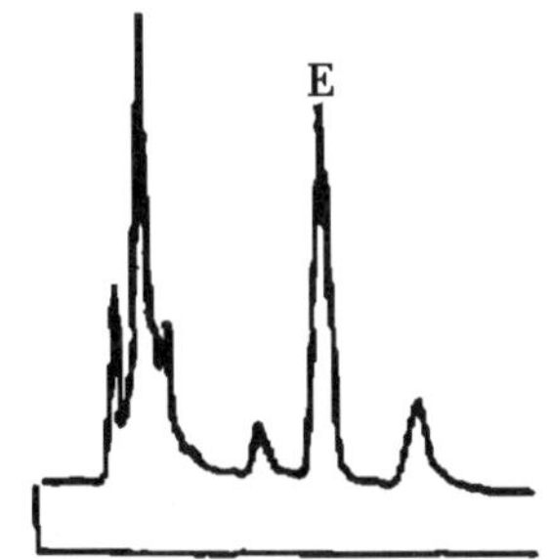

图 1　枳实注射液色谱图　E. 昔奈福林

6. 精密度考察

6.1 日内变异　分别取样品于 7 个 100mL 容量瓶中，测定，得 RSD 为 3.58%（$\overline{x}$ 3.63±0.13）

6.2 日间变异　分别于第 1，第 3，第 5 日取上述样品 1mL 于 7 个 100mL 容量瓶中，测定，得 RSD 为 1.1（$\overline{x}$＝3±0.04）。

7. 讨论

7.1 本实验样品不需要预处理，方法简便、快速，分离效果好，可以作为该制剂的质控方法。

7.2 长时间分析，由于流动相中甲醇的挥发，会导致保留时间前移，故及时更换新流动相。

参考文献

［1］张治针，等．江西枳实和枳壳的商品质量研究．中国中药志 1989，14（9）：8

[2] 郑宏钧，等．反相离子对高效液相色谱法测定柑橘药材及枳实注射液中昔奈福林和N-甲基酪胺．中草药 1993，14（5）：8

§2.3 毒理学研究

救心复脉注射液动物急性毒性试验资料及文献资料

1. 摘要

经过改良寇氏法测得小鼠尾静脉一次注射救心复脉注射液半数致死量为 69.88g 生药/kg，95%可信限为 69.88±4.87g/kg。致死原因可能为急性呼吸循环衰竭。

2. 试验目的

观察一次性静脉注射救心复脉注射液急性毒性作用。

3. 受试药物

救心复脉注射液：由原湖南医科大学第二附属医院药剂科提供，批号：950310，5mL/支，相当于生药 4.0g/mL。为灭菌注射液。低温避光保存。

4. 动物

BALB/C 纯系小白鼠，60 只，体重 18～22g，雌雄各半，由湖南省中医药研究院动物室提供，湘医实动准字（1993）第壹号，合格证 0001850。

5. 试验方法

5.1 采用小鼠尾静脉一次性注射给药，给药过程按无菌术进行，给药体积为 0.45mL，各剂量均用生理盐水配制成等体积。给药后于常温下观察动物行为活动，记录死亡情况，进行肉眼大体解剖观察，对心、肝、脾、肺、肾、脑进行组织学检查。

5.2 按文献方法找出 0%和 100%估计致死剂量分别为 56g/kg、90g/kg，采用改良寇氏法给药[1]。

5.3 计算公式：

$$LD_{50}=\lg^{-x}\left[Xm-i\left(\sum p-\frac{3-Pm-Pn}{4}\right)\right]$$

95%可信限为：

$$LD_{50}\pm 4.5\cdot LD_{50}\cdot i\sqrt{\frac{\sum P-\sum P^{2}}{n-1}}$$

6. 试验结果

表 1　　救心复脉注射液急性毒性原始数据及计算数据

原始资料		计算资料	组次	死亡率	P^2	
P_2 剂量 g/kg	死亡数	已知数据		P		
90	9/10	$Dm=90$	1	0.9	0.81	$\Sigma P=2.9$
81	7/10	$Sm=1.9542$	2	0.7	0.49	
72.9	6/10	$n=10$	3	0.6	0.36	$\Sigma P^2=1.87$
65.6	4/10	k=6	4	0.4	0.16	
59	2/10	$i=0.0458$	5	0.2	0.04	
53	1/10		6	0.1	0.01	

6.1 结果　见表 1。计算出 LD_{50}：

$$LD_{50}=\lg^{-1}\left[Xm-i\left(\Sigma P-\frac{3-Pm-Pm}{4}\right)\right]=69.88\text{g/kg}$$

95%的可信限为：

$$LD_{50}\pm4.5\cdot LD_{50}\cdot i\sqrt{\frac{\Sigma P-\Sigma P^2}{n-1}}=69.88\pm4.87\text{g/kg}$$

6.2 动物死亡　均在半小时内死亡，未死动物观察 7 日未见其他异常表现。给药后，动物迅速出现四肢强直，或者跳跃，心跳与呼吸急剧加快，很快转至呼吸不规则，深长，最后呼吸停止死亡。

6.3 死亡后动物解剖　心肺有广泛淤血，其余脏器未见明显异常。

7. 结论

救心复脉注射液 LD_{50} 为 69.88g/kg，95%可信限为 69.88±4.87g/kg，其致死原因可能系急性呼吸循环衰竭。

参考文献

李仪奎、王钦茂．中药药理实验方法学．上海：上海科学技术出版社，1991

试验设计者：孙兆泉助理研究员

试验负责人：刘礼意研究员

参加者：孙兆泉、唐湘涓、刘礼意

试验日期：1995 年 4 月 10～20 日

原始资料保存处：湖南省中医药研究院中药所重点实验室

试验单位：湖南省中医药研究院中药研究所

救心复脉注射液对大鼠的长期毒性试验

李灿　黄道生　钟炳武　杨剑刚　孙兆泉　刘礼意

摘要　目的：观察救心复脉注射液对大鼠的长期毒性，以了解临床用药的安全性。方法：救心复脉注射液分高、中、低剂量组（分别为 20g/kg，10g/kg，5g/kg）给大鼠肌内注射，每日 1 次，并设生理盐水对照组，连续用药 2 周，停药后恢复期 2 周，观察救心复脉注射液对大鼠的毒性反应及其程度。结果：连续用药 2 周，大鼠全部存活。高、中剂量组部分大鼠给药时出现呕吐、易激动；高剂量组大鼠血糖升高、胸腺激素下降、肝细胞有轻、中度细胞肿胀。经 2 周恢复期，上述现象均消失。低剂量组大鼠未见明显毒性反应。结论救心复脉注射液长期肌内注射给药，高剂量对大鼠有一定的毒性反应，5g/（kg·d）以下大鼠肌内注射给药是比较安全的剂量。

关键词　救心复脉注射液　昔奈福林　N-甲基酪胺　枳实　大鼠　长期毒性

中图分类号　R285.5

文献标识码　A

文章编号　1003-9783（2007）04-0296-03

Long-term Toxicity of Jiuxin Fumai Injection in Rats

LiCan，Huang Daosheng，Zhong Bingwu，Yang Jiangang，Sun Zhaoquan，Liu Liyi

Abstract　*Objective* To observe the long-term toxicity of Jiuxin Fumai Injection and toinvestigate the safety of clinical medication. Methods The rats were given intramuscular injection with Jiuxin Fumai Injection in large，medium，small dosage（respectively 20，10，$5g\cdot kg^{-1}$）every day for two weeks，and normal saline group sevred as the nomrla contro1. Two weeks after drug withdrawal，the toxic reaction in rats was obsevred. *Results* After two weeks continuous administration，all the animals were alive. Some animals were vomiting and getting excited when administered the large dosage and medium dosage injection. The blood sugar elevated，the thoracic gl and coeficient lowered，the hepatic cells were cloudily swollen in the animlas of large dosage group. Two weeks after durg withdrawal，the above phenomenon vanished. There was no obvious toxic reaction in the small dosage injection group. *Conclusion* Long-term administration of Jiuxin Fumai Injection in large dosage shows certain toxic reaction in rats. The safe dosage for intramuscular adminis-tration is lessthan $5g\cdot kg^{-1}\cdot d^{-1}$.

Keywords　Jiuxin Fumai Injection；Synephrine；N-methyhyramine；Citrus anrantium；Rat；Long-term toxicity

救心复脉注射液由枳实组方，采用现代工艺制成，其主要成分为昔奈福林和N-甲基酪胺等。药效学及临床研究表明，本品具有良好的抗休克作用[1~4]。为确保临床用药的安全性，我们按二类新药要求进行了大鼠长期毒性试验[5]。

1. 材料与方法

1.1 药物　救心复脉注射液，由中南大学湘雅二医院药剂科提供，批号：950310，每1mL相当于生药枳实4g。

1.2 动物　健康SD大鼠，体重90～100g，6～8周龄，清洁级，由上海西普尔-必凯实验动物有限公司提供，合格证号：0000215。试验前在观察室观察1周。实验室温度18℃～25℃，相对湿度55%～65%。

1.3 方法　动物随机分为4组，每组20只，雌雄各半。救心复脉注射液低、中、高剂量分别为5，10，20g/（kg·d）[即25%，50%，100%救心复脉注射液5mL/（kg·d），分别为临床推荐剂量的12.5，25，50倍]。对照组给生理盐水5mL/（kg·d），四肢肌内注射给药，每日交替注射部位，按无菌操作进行。给药2周，每日1次。给药结束后，每组剖杀10只动物（雌雄各半）做各项检查。余下动物继续进行恢复性观察2周，于2周后剖杀做各项检查。

1.4 观察项目

1.4.1 一般观察：试验期间每日观察动物外观体征、行为活动、进食量、粪便形状及注射局部变化。每周称体重。

1.4.2 血液学指标：红细胞计数（RBC）、血红蛋白含量（Hb）、白细胞总数及分类（WBC、W-SCR、W-LCR）、血小板总数（PLT）、凝血时间（CT）。

1.4.3 血生化指标：天门冬氨酸氨基转移酶（AST）、丙氨酸氨基转移酶（ALT）、碱性磷酸酶（ALP）、尿素氮（BUN）、肌酐（Gr）、总蛋白（TP）、白蛋白（ALB）、血糖（GLU）、总胆红素（T-BIL）、总胆固醇（T-CHO）。

1.4.4 系统尸解和病理组织学检查：

1.4.4.1 系统尸解：全面细致地检查各系统器官。

1.4.4.2 脏器称重并计算脏器系数：解剖后取心、肝、脾、肺、肾、肾上腺、甲状腺、胸腺、睾丸、卵巢、子宫、前列腺称重计算。

1.4.4.3 病理组织学检查：各组动物均检查心、肝、脾、肺、肾、肾上腺、甲状腺、胸腺、睾丸、卵巢、子宫、前列腺、胃、十二指肠、脑、胸主动脉。

1.5 统计学方法　数据用“$x \pm s$”表示，采用t检验。

2. 结果

2.1 一般状况及症状　高、中剂量组动物在给药时，部分动物出现呕吐，易激动，给药后1～2小时症状减轻或消失。给药各组动物进食量无明显影响，体重与同期对照组比较无显著性差异（$P>0.05$）。受试动物粪便形状基本正常，注射部位未见炎症、结节、活动障碍等异常反应。

2.2 血液学和血液生化指标　与对照组比较，所有血液学指标均无显著性差异（$P>0.05$）。血液生化指标，与对照组比较，高剂量组给药 2 周后血糖升高（$P<0.01$），停药 2 周后血糖恢复正常（$P>0.05$）。其余指标同期各组间比较均未见显著性差异（$P>0.05$），见表 1。

表 1　救心复脉注射液对大鼠血液生化指标的影响（$x \pm s$，$n=10$）

时间	组别	GLU/mmol・L-1	BUN/mmol・L-1	TP/g・L-1	ALB/g・L-1	Gr/μmol・L-1
给药 2 周	高剂量	3.72±1.04	5.62±0.88	105.6±9.6	44.6±5.5	156.6±16.5
	中剂量	2.08±0.51	5.61±0.75	107.3±9.4	45.3±6.1	150.7±18.2
	低剂量	2.15±0.74	5.66±0.81	103.8±8.7	44.8±4.9	161.7±19.3
	对照组	2.08±0.47	5.59±0.92	106.5±9.9	46.2±5.4	158.8±15.4
停药 2 周	高剂量	2.18±0.81	5.65±0.84	107.5±8.8	46.3±5.6	157.8±14.4
	中剂量	2.14±0.48	5.60±0.77	106.6±8.1	44.6±7.2	150.8±14.4
	低剂量	2.07±0.52	5.63±0.85	105.2±9.5	47.0±5.8	160.2±15.7
	对照组	2.10±0.44	5.62±0.90	103.5±9.3	45.9±4.5	146.0±17.9
时间	组别	T-BIL/μmon・L-1	ALT/μ・L-1	AST/μ・L-1	ALP/μ・L-1	T-CHO/μmon・L-1
给药 2 周	高剂量	6.53±2.89	119.2±11.7	321.5±35.6	168.5±22.3	1.81±0.52
	中剂量	7.01±1.68	116.5±13.6	334.6±28.9	172.5±27.1	1.82±0.47
	低剂量	7.63±3.12	118.5±10.5	327.7±31.5	169.2±21.4	1.79±0.51
	对照组	7.34±2.49	122.5±11.4	329.0±29.5	162.1±25.4	1.81±0.45
停药 2 周	高剂量	7.19±3.03	121.5±14.0	336.8±32.7	172.3±17.8	1.82±0.55
	中剂量	7.63±2.60	116.2±11.3	330.6±27.5	179.5±23.6	1.79±0.70
	低剂量	6.94±2.88	115.5±12.7	323.5±33.6	168.8±25.6	1.81±0.47
	对照组	7.61±2.87	120.6±11.8	33.15±32.1	170.4±24.9	1.83±0.53

2.3 病理检查　给药 2 周后检查，高剂量组动物肝脏出现轻中度的肝细胞浊肿，其余各组肝脏未见明显异常。各组其他脏器肉眼及镜下均未见明显异常。停药 2 周后恢复期检查，各组肝脏及其他器官，均未见异常。

2.4 脏器系数　给药 2 周后检查，高剂量组胸腺系数下降（$P<0.01$）；至恢复期与对照组比较无显著差异。其余脏器系数同期各组间比较未见显著差异，见表 2。

表 2　救心复脉注射液对大鼠脏器系数的影响（$x \pm s$，$n=10$）

时间	组别	心	肝	脾	肺	肾	甲状腺
给药 2 周	高剂量	0.29±0.04	4.14±0.67	0.58±0.23	0.78±0.11	0.67±0.07	0.15±0.05
	中剂量	0.28±0.03	4.31±0.58	0.63±0.15	0.75±0.09	0.68±0.08	0.14±0.04
	低剂量	0.29±0.03	4.29±0.55	0.61±0.17	0.77±0.10	0.66±0.07	0.16±0.06
	对照组	0.30±0.05	4.21±0.48	0.67±0.24	0.76±0.12	0.69±0.05	0.14±0.05

时间	组别	心	肝	脾	肺	肾	甲状腺
停药2周	高剂量	0.28±0.04	4.19±0.71	0.61±0.17	0.75±0.11	0.67±0.08	0.15±0.04
	中剂量	0.29±0.03	4.18±0.62	0.65±0.15	0.76±0.12	0.67±0.07	0.14±0.04
	低剂量	0.30±0.04	4.21±0.55	0.66±0.15	0.75±0.09	0.65±0.05	0.15±0.05
	对照组	0.30±0.05	4.30±0.57	0.69±0.19	0.77±0.13	0.68±0.06	0.16±0.07
时间	组别	胸腺	肾上腺	前列腺（n=5）	卵巢（n=5）	睾丸（n=5）	子宫（n=5）
给药2周	高剂量	0.13±0.08	0.018±0.003	0.064±0.010	0.041±0.012	0.98±0.10	0.21±0.09
	中剂量	0.18±0.05	0.019±0.004	0.062±0.009	0.042±0.010	0.97±0.12	0.22±0.07
	低剂量	0.21±0.05	0.019±0.005	0.064±0.009	0.042±0.010	0.95±0.12	0.20±0.07
	对照组	0.23±0.06	0.019±0.004	0.064±0.008	0.044±0.012	0.96±0.09	0.22±0.09
停药2周	高剂量	0.19±0.08	0.018±0.004	0.063±0.010	0.042±0.010	0.99±0.09	0.21±0.08
	中剂量	0.18±0.05	0.018±0.005	0.064±0.008	0.041±0.011	0.96±0.12	0.21±0.07
	低剂量	0.19±0.06	0.019±0.005	0.065±0.008	0.044±0.010	0.95±0.13	0.19±0.08
	对照组	0.19±0.07	0.019±0.005	0.063±0.008	0.044±0.012	0.96±0.11	0.20±0.07

注：与同期对照组比较，$P<0.01$；脏器系数为脏器重量（g）与体重（100g）的比值。

3. 讨论

大鼠连续肌内注射救心复脉注射液2周，中低剂量组动物体重、血液学、血液生化指标和病理检查均无明显异常。高中剂量组（分别为人用量的50倍和25倍）有部分动物表现有呕吐、易激动。高剂量组动物血糖升高，胸腺系数降低，病理检查肝脏有轻中度肝细胞浊肿；但体重、血液学和其他血液生化指标未见明显影响。高、中剂量组动物出现的不良反应或毒性反应在停药2周后恢复期观察时均消失。以上结果表明救心复脉注射液大鼠连续肌内注射，高剂量组有一定的毒性或副作用，但无迟缓性毒性，对机体的损伤是可逆的。低剂量组（为人用量的12.5倍）动物则未见明显毒性反应。结果提示，5g/（kg·d）以下大鼠肌内注射给药是比较安全的剂量。

参考文献

[1] 李灿，黄道生，刘剑平，等．救心复脉注射液对内毒素休克大鼠微循环的影响[J]．中国中医急症，1996，5（4）：171-173

[2] 李灿，黄道生，杨剑钢，等．救心复脉注射液对内毒素休克犬的影响［J］．中医研究，1998，11（5）：7－10

[3] 黄道生，杨剑钢，李灿，等．救心复脉注射液治疗心源性休克的临床研究［J］．中国中西医结合杂志，1998，18（10）：590-593

[4] 黄道生，杨剑钢，刘剑平，等．救心复脉注射液抢救阳气暴脱证40例临床观察[J]．中医杂志，1998，39（8）：470-472

[5] 中华人民共和国卫生部药政局．中药新药研究指南［S］．1993.205-207

（中药新药与临床药理，2007年7月第18卷第4期）

救心复脉注射液致突变作用研究（摘要）

汤百争　李频　严国爱　周智君　方云祥

（原湖南医科大学实验动物学部，长沙 410078）

【摘要】本文用 Ames 实验、体外染色体畸变实验、微核试验对救心复脉注射液进行了致突变性研究。结果显示，救心复脉（Jiuxin Fumai，JXFM）注射液对 TA79、TA98、TA100、TA102 菌株无致突变性；体外细胞染色体畸变实验未引起 CHO 细胞染色体畸变，实验未引起 CHO 细胞染色体畸变率的升高；2.0g/kg、4.0g/kg、8.0g/kg 的救心复脉注射液对小鼠骨髓多染红细胞无诱发微核增加作用。实验结果表明：救心复脉注射液无致突变作用。

【关键词】救心复脉注射液　枳实　突变

Studies on Mutagenicity of Jiuxin Fumai Injection

Tang Baizheng，Li Pin，Yan Guoai，et al.

(Department of Laboratory Animal Science of Hunan Medical University，Changsha 4100 11，China)

【Abstract】In this paper，the effect of mutagenicity of the Jiuxin Fumai Injection was investigated. The results showed that Jiuxin Fumai Injection did not induce positive mutation of strains TA97，TA98，TA100and TA102 in the Ames test. The rates of CHO chromosome aberration of Jiuxin Fumai Injection were negative range （＜ 5%） . The results of micronucleus assay of polychromatic erythrocytes in mice of Jiuxin Fumai Injection at 3 doses of 2.0 g/kg，4.0 g/kg，8.0 g/kgwould not be to induce increase of its micronuclei. It was proved that Jiuxin Fumai Injection had no any mutagenicity in this experiment.

【Key words】Jiuxin Fumai Injection；Fructus Aurantii Immaturus；Mutation

§2.4　药理学研究

救心复脉注射液对戊巴比妥钠所致心力衰竭及心源性休克犬的影响

救心复脉注射液治疗厥脱的药效学研究之一

1. 摘要

用戊巴比妥钠静脉注射造成犬急性心力衰竭和心源性休克模型。救心复脉注射液

0.025mL/kg 体重，0.05mL/kg 体重，缓慢静脉注射，测定药后 1、3、5、10、15、20、40 及 60 分钟的各项指标，结果显示：救心复脉注射液对戊巴比妥钠诱发的麻醉犬急性心力衰竭及心源性休克，可增加心肌收缩力，升高 LVSP、降低 LVEDP，增加 dp/dt_{max}，缩短 R-dp/dt_{max}，增加 CO、HR、SAP、DAP 和左心做功与多巴胺作用相似。

2. 实验日的

为了进一步研究救心复脉注射液抗厥脱的机制，通过观察救心复脉注射液对戊巴比妥钠诱发心力衰竭及心源性休克犬的血流动力学影响，并与多巴胺组进行对照，为临床治疗心源性休克提供药效学基础。

3. 实验材料

3.1 动物　健康杂种犬 20 只，雌雄各半，体重 8.0～12.5kg，随机分为 4 组，每组 5 只。

3.2 药物　救心复脉注射液（本院药剂科提供，每毫升含枳实 4g，批号：940718），盐酸多巴胺注射液（上海天丰制药厂，批号 921103）

3.3 实验仪器　RM6000 型多导生理记录仪（日本）；MFV-1200 型电磁流量计（日本）。

4. 方法与结果

4.1 方法　动物犬，以戊巴比妥钠（30mg/kg）静脉麻醉。气管插管，人工呼吸。颈外静脉插管持续滴注 5%葡萄糖（30 滴/min）；分离股静脉，连接恒速输液泵，以备输入戊巴比妥钠；分离股动脉，插管测血压；于左侧第 4 肋间开胸，剪开心包做心包床，分离升主动脉，放置电磁流量计探头测心排血量，左室心尖部插管连接压力换能器记录左室内压峰值（LVSP）、左室舒张末期压（LVEDP）和左室内压上升最大速率（dp/dt_{max}）；放置心电图肢导联电极，记Ⅱ导联心电图。根据心电图 R 波峰判断心室开始收缩的起点至 dp/dt_{max}的间隔时间（R-dp/dt_{max}）。

术毕，静脉注射肝素注射液（125U/kg），稳定 20 分钟后，记录各项正常指标，作为心力衰竭前的基础值。然后用输液泵恒速输入 2%戊巴比妥钠［0.2mL/（kg・min)］，以 dp/dt_{max}下降 80%作为心力衰竭指标，动脉血压及心排血量下降 40%作为心源性休克的指标。然后以 0.08mL/（kg・min）的速度继续恒速静脉输入 2%戊巴比妥钠，维持 10 分钟，记录各项指标，作为造型后给药前的基础值，然后静脉缓慢注射药物，1 分钟注完，测定药后 1、3、5、10、20、40、60 分钟的各项指标，用 t 检验判断实验结果的显著性。

戊巴比妥钠静脉输入诱发犬急性心力衰竭及心源性休克，血流动力学指标发生明显变化：心排血量（CO）下降率为 56.90%±0.71%，股动脉收缩压及舒张压下降率分别为：52.25%±0.58%和 54.55%±4.32%；左室内压峰值（LVSP）下降率为 59.38%±1.87%；左室舒张末期压（LVEDP）上升率为 183.19%±26.48%；左室内压上升最大速率（dp/dt_{max}）下降率为 78.14%±1.89%；R-dp/dt_{max}上升率为 27.20%±4.5%；心率（HR）由 140.83±4.40 次/min 减慢至 111.73±3.40 次/min，减慢率为 21.92%±1.68%。

上述结果表明，戊巴比妥钠静脉输入使麻醉犬出现典型的急性心力衰竭及心源性休克，模型成功、稳定。

实验分组：①生理盐水对照组（0.5mL/kg）。②救心复脉注射液小剂量组（0.025mL/kg）。③救心复脉注射液大剂量组（0.05mL/kg）。④多巴胺组（0.1mg/kg）。各组加生理盐水至0.5mL/kg。

4.2 结果　救心复脉注射液和多巴胺等药对各项指标影响如下：

4.2.1 对 LVSP、LVEDP 的影响（用变化百分率表示）：如表 1、表 2 所示，生理盐水对照组给药后，LVSP 和 LVEDP 均无明显变化。救心复脉注射液两个剂量组和多巴胺组均可使 LVSP 增加，给药后 5 分钟，LVSP 分别增加 166.90%±53.7%、218%±47.65% 和 240.64%±47.84%，与心力衰竭及休克后（药前）及生理盐水对照组比较，均有显著性差异（$P<0.01$），可持续 15 分钟。救心复脉注射液两个剂量组和多巴胺组均可降低 LVEDP，给药后 5 分钟，下降率分别为 35.45%±6.47%、41.22%±6.23%和 42.41%±9.53%，与药前（203.27%±55.83%、194.58%±61.42%和 190.65%±63.19%）及生理盐水对照组（144.26%±31.58%）比较，均有明显差异（$P<0.05$），可持续10～15分钟。

表 1　对戊巴比妥钠心源性休克 LVSP（mmHg）的影响（$X \pm SD$）

组别		生理盐水 n=6	救心复脉 n=6	救心复脉 n=6	多巴胺 n=6
剂量		0.5mL/kg	0.025mL/kg	0.05mL/kg	0.1mg/kg
心力衰竭及休克前		140.34±33.63 （变化率）	145.55±26.15 （变化率）	147.25±30.25 （变化率）	147.00±37.55 （变化率）
心力衰竭及休克后(药前)		－59.29±12.05 -57.17±9.49	57.88±12.20 -61.67±9.86	60.00±12.25 -59.79±8.98	61.43±11.07 -58.88±6.86
药后(分钟)	1	60.00±10.80 1.20±0.57	168.57±24.78 196.73±41.33$^{*\#}$	202.86±22.15 252.06±85.34$^{*\#}$	217.14±38.00 256.64±33.23$^{*\#}$
	3	58.29±9.76 0.96±0.93	189.29±24.90 230.10±60.29$^{*\#}$	234.29±26.38 301.98±74.31$^{*\#}$	250.00±26.46 316.04±73.51$^{*\#}$
	5	60.00±10.55 1.92±0.22	153.57±26.25 166.90±53.73$^{*\#}$	175.71±26.99 218.96±47.65$^{*\#}$	208.57±47.06 240.64±47.84$^{*\#}$
	10	61.00±12.24 1.18±3.14	115.71±11.314 105.34±34.20$^{*\#}$	131.43±24.10 119.88±17.70$^{*\#}$	122.86±25.80 103.40±48.58$^{*\#}$
	15	61.80±11.55 1.93±3.28	170.57±26.25 21.75±12.64$^{*\#}$	71.71±26.99 20.15±9.67$^{*\#}$	69.57±47.08 15.28±11.52$^{*\#}$
	20	60.10±13.04 1.38±0.25	162.86±14.96 7.46±5.72	60.00±14.14 1.05±5.82	63.17±17.73 3.01±4.22
	40	57.14±11.13 －3.35±1.24	161.71±21.34 6.85±6.23	61.43±24.10 2.84±5.30	62.86±25.80 2.82±3.85
	60	56.87±11.05 －4.43±1.76	59.06±15.77 －1.36±6.47	60.40±10.69 0.81±3.08	60.14±11.50 －2.05±5.19

对照组比较：* $P<0.05$ * # $P<0.01$；对药前比较：# $P<0.05$ # # $P<0.01$

表 2　　对左心室舒张末期压 LVEDP（mmHg）的影响（$X \pm SD$）

组别		生理盐水 n=6	救心复脉 n=6	救心复脉 n=6	多巴胺 n=6
剂量		0.5mL/kg	0.025mL/kg	0.05mL/kg	0.1mg/kg
心力衰竭及休克前		3.06±0.20 (变化率)	2.96±0.17 (变化率)	3.10±0.40 (变化率)	3.16±0.24 (变化率)
心力衰竭及休克后(药前)		7.47±0.88 144.26±31.58	8.91±0.77 203.27±55.83	9.06±0.55 194.58±61.42	9.24±0.87 194.65±63.19
药后(分钟)	1	7.64±1.08 2.12±4.66	6.11±0.75 −31.31±4.46*#	6.34±0.71 −30.06±5.76*#	5.51±0.87 −40.61±5.04
	3	7.73±0.92 2.27±5.56	5.44±0.63 −38.58±6.27*#	5.14±0.88 −43.41±7.73*#	5.34±1.18 −42.70±9.21*#
	5	7.53±1.19 0.46±0.45	5.63±0.73 −35.45±6.47*#	5.34±0.90 −41.22±6.23*#	5.37±1.21 −42.41±9.53*#
	10	7.81±0.79 3.57±1.16	5.94±0.71 −33.30±5.05*#	5.97±0.63 −34.07±5.81*#	6.51±0.43 −27.87±5.15
	15	7.23±1.19 −3.28±1.37	7.44±0.63 −17.08±8.61*#	8.41±4.88 −8.39±4.90	8.37±2.21 −10.09±6.04*#
	20	7.40±0.91 1.07±0.51	8.61±2.71 −3.03±7.36	8.60±3.49 −5.76±5.83	8.97±3.67 −3.07±5.19
	40	7.81±0.80 3.57±1.26	8.94±3.17 0.37±3.60	8.97±3.63 −1.28±3.36	8.92±5.43 −3.46±6.04
	60	7.84±1.85 5.08±1.42	8.93±4.75 0.92±4.48	8.91±5.43 −1.96±4.28	9.46±6.70 2.76±5.09

对照组比较：$*P<0.05$　$**P<0.01$；对药前比较：$\#P<0.05$　$\#\#P<0.01$

4.2.2 对左心室内压最大上升速率（dp/dt_{max}）及左心室开始收缩至发生 dp/dt_{max} 间隔时间（$R\text{-}dp/dt_{max}$）的影响（用变化百分率表示，见表 3、表 4）：生理盐水对照组 dp/dt_{max} 及 $R\text{-}dp/dt_{max}$ 均无明显影响。救心复脉注射液两个剂量组和多巴胺组给药后 5 分钟 dp/dt_{max} 均明显增加，上升率分别为 298.02%±46.03%、410.71%±71.64% 和 403.9%±171.21%，与药前及生理盐水对照组比较，均有显著性差异（$P<0.05$），可持续 10～15 分钟，并可使 $R\text{-}dp/dt_{max}$ 明显缩短，下降率分别为 −14.07%±5.75%、−21.15%±11.55% 和 −25.78%±11.35%（$P<0.05$）。

表 3　对左室内压最大上升速率 dp/dt_{max} (mmHg/sec) 的影响 ($X \pm SD$)

组别		生理盐水 n=6	救心复脉 n=6	救心复脉 n=6	多巴胺 n=6
剂量		0.5mL/kg	0.025mL/kg	0.05mL/kg	0.1mg/kg
心力衰竭及休克前		3000.0±431.1 (变化%)	3100.0±520.0 (变化%)	2900.0±450.0 (变化%)	2880.0±380.0 (变化%)
心力衰竭及休克后(药前)		647.1±131.1 -79.32±6.52	702.9±176.8 -77.87±8.873	702.9±145.7 -77.16±5.29	678.6±139.1 -78.1±3.77
药后(分钟)	1	642.9±139.7 -0.84±6.09	3342.9±708.8 386.29±86.64*#	4457.1±325.9 555.0±122.21*#	4514.3±327.7 583.0±102.18*#
	3	635.7±124.9 -1.64±6.33	3771.4±540.7 457.86±120.12*#	4928.5±419.2 623.14±133.74*#	4785.7±254.5 628.1±131.44*#
	5	635.7±118.0 -1.39±7.52	2757.1±544.2 298.0±46.03*#	3514.3±357.9 410.71±71.64*#	3235.7±534.4 403.9±171.21*#
	10	650.0±115.5 0.80±0.17	1757±345.7 153.0±21.98*#	2371.4±275.2 245.29±53.50*#	1867.1±378.0 186.4±84.41*#
	15	657.1±130.4 1.60±1.15	762.9±161.8 8.69±7.40	764.1±321.5 8.83±6.29	736.7±167.6 8.57±7.15
	20	648.0±180.6 0.23±0.17	756.4±183.2 7.09±6.32	711.5±339.2 1.27±0.26	705.8±264.5 4.23±1.31
	40	652.7±140.3 1.07±0.52	711.2±201.8 2.01±2.89	704.6±283.2 0.76±0.11	693.9±252.7 2.38±0.17
	60	650.9±196.6 0.72±0.53	712.9±268.5 1.68±2.83	684.1±348.0 -3.34±5.15	681.3±35.12 0.68±1.8

对照组比较：*P＜0.05*#P＜0.01；对药前比较：#P＜0.05##P＜0.01

表 4　对左室收缩至 dp/dt_{max} 发生间隔时间（ $R\text{-}dp/dt_{max}$ 毫秒）的影响（$X \pm SD$）

组别		生理盐水 n=6	救心复脉 n=6	救心复脉 n=6	多巴胺 n=6
剂量		0. 5mL/kg	0. 025mL/kg	0. 05mL/kg	0. 1mL/kg
心力衰竭及休克前		80. 00±6. 00 (变化率)	68. 00±12. 20 (变化率)	71. 00±13. 30 (变化率)	74. 00±10. 87 (变化率)
心力衰竭及休克后(药前)		104. 00±36. 41 30. 00±19. 66	90. 00±25. 20 32. 35±9. 73	90. 00±13. 25 26. 75±8. 72	95. 00±23. 55 28. 34±11. 98
药后(分钟)	1	104. 00±24. 15 0. 86±3. 45	68. 00±13. 25 －23. 95±11. 18*#	64. 00±13. 36 －28. 25±13. 74*#	62. 00±14. 06 －34. 21±13. 25*#
	3	102. 00±56. 22 －1. 64±1. 71	67. 00±15. 10 －25. 19±9. 35*#	60. 00±18. 61 －32. 71±16. 89*#	61. 00±16. 18 －35. 36±14. 76*#
	5	103. 00±49. 44 0. 86±1. 97	78. 00±23. 64 －14. 07±5. 76*#	68. 00±26. 10 －25. 16±11. 55*#	71. 00±25. 15 －25. 78±11. 35*#
	10	104. 00±51. 55 0. 97±4. 32	83. 00±27. 21 －7. 81±8. 84	80. 00±30. 45 －12. 10±3. 36*#	86. 00±26. 74 9. 32±8. 52*#
	20	107. 00±71. 21 9. 01±5. 37	90. 00±38. 50 －0. 79±1. 84	92. 00±21. 90 3. 05±4. 25	93. 00±35. 23 －3. 10±3. 62
	40	106. 00±83. 46 2. 19±3. 22	94. 00±29. 04 4. 89±4. 96	95. 00±31. 72 6. 11±5. 98	97. 00±42. 51 4. 52±6. 13
	60	108. 00±75. 69 4. 08±6. 51	92. 00±32. 75 2. 35±3. 54	90. 00±40. 13 －0. 86±1. 56	98. 00±51. 08 3. 57±4. 15

对照组比较：＊P ＜ 0. 05＊＃P ＜ 0. 01；对药前比较：＃P ＜ 0. 05＃＃ ＜ 0. 01

4. 2. 3 对心排血量（CO）及心率（HR）的影响（表 5、表 6）：生理盐水对照组 CO 和 HR 均无明显变化。救心复脉注射液两个剂量组和多巴胺组给药后 5 分钟，心输出量分别由药前的 0. 43±0. 21L/min，0. 40 ±0. 13L/min和 0. 45±0. 18L/min上升到 0. 83±0. 32L/min、0. 82 ± 0. 29L/min、和 0. 88 ± 0. 27L/min，与药前比较，分别增加 86. 46% ± 24. 85%、104. 16%±33. 18%和 105. 83%±55. 2%（P＜0. 01），可持续 10～15 分钟。但救心复脉注射液和多巴胺均可使心率增加，给药后 1 分钟心率与药前心率比较，分别增加 32. 37%±14. 52%、49. 30%±11. 28%和 50. 28%±18. 56%（P＜0. 05），可持续 3～5 分钟，5 分钟后，心率仍有增加，但无明显差异。

表 5　救心复脉注射液对戊巴比妥钠心源性休克犬心排血量（L/min）的影响（$X \pm SD$）

组别		生理盐水 $n=6$	救心复脉 $n=6$	救心复脉 $n=6$	多巴胺 $n=6$
剂量		0.5mL/kg	0.025mL/kg	0.05mL/kg	0.1mg/kg
心力衰竭及休克前		0.99±0.12 (变化%)	1.04±0.17 (变化%)	0.92±0.22 (变化%)	1.05±0.15 (变化%)
心力衰竭及休克后(药前)		0.43±0.12 −56.17±5.36	0.43±0.21 −57.65±4.62	0.40±0.13 −56.43±7.78	0.45±0.18 −57.34±8.18
药后(分钟)	1	0.45±0.13 4.74±9.74	0.81±0.29 108.04±38.39*#	0.8±0.27 103.68±52.13*#	0.95±0.28 121.95±65.42*#
	3	0.43±0.24 1.03±6.03	0.88±0.24 90.67±38.87*#	0.87±0.38 112.35±53.48*#	1.01±0.35 134.42±69.42*#
	5	0.44±0.15 3.01±3.03	0.83±0.32 86.46±24.85*#	0.82±0.29 104.16±33.18*#	0.88±0.27 105.83±55.20*#
	10	0.43±0.17 0.72±1.20	0.54±0.14 31.41±10.16*#	0.60±0.31 43.40±40.47*#	0.56±0.17 28.35±20.91*#
	15	0.43±0.19 0.66±1.62	0.50±0.15 16.86±10.75*#	0.47±0.19 18.23±13.90*#	0.55±0.16 23.04±16.02*#
	20	0.42±0.18 −2.62±2.24	0.43±0.29 −1.05±2.60	0.41±0.26 2.77±3.07	0.47±0.30 5.12±5.83
	40	0.41±0.22 −5.04±5.31	0.41±0.28 −4.87±4.23	0.40±0.25 −0.79±1.61	0.44±0.21 −2.51±2.09
	60	0.42±0.25 −5.17±6.09	0.42±0.29 −3.38±4.14	0.39±0.17 −3.04±3.25	0.43±0.29 −5.01±5.34

对照组比较：*$P<0.05$ *#$P<0.01$；对药前比较：#$P<0.05$ ##$P<0.01$

表 6 救心复脉注射液对戊巴比妥钠心源性休克犬心率（次/分）的影响（$X\pm SD$）

组别		生理盐水 n=6	救心复脉 n=6	救心复脉 n=6	多巴胺 n=6
剂量		0.5mL/kg	0.025mL/kg	0.05mL/kg	0.1mg/kg
心力衰竭及休克前		146.70±9.63 (变化%)	136.4±8.88 (变化%)	138.9±9.12 (变化%)	141.3±7.31 (变化%)
心力衰竭及休克后(药前)		116.7±9.67 -21.63±7.45	109.9±7.76 -19.82±4.31	109.7±9.67 -22.37±5.34	110.6±10.0 -23.86±6.09
药后(分钟)	1	117.6±10.20 1.61±1.94	145.0±14.25 32.37±14.52*#	163.3±12.28 49.30±11.28*#	166.3±25.86 50.28±18.56*#
	3	111.6±8.46 0.11±0.23	133.4±4.89 21.10±7.44*#	145.7±7.18 37.69±14.02*#	149.0±15.10 34.87±9.64*#
	5	120.5±8.50 3.34±1.25	119.1±5.98 8.64±5.73	127.4±7.18 16.69±9.70*#	127.0±15.63 14.62±6.28*#
	10	118.0±10.18 1.43±1.47	113.9±8.34 3.66±3.71	119.4±9.07 9.20±9.12	116.6±10.92 5.49±5.11
	15	118.1±10.76 1.50±1.72	112.4±7.61 2.43±4.20	116.4±8.48 6.30±5.09	113.7±8.58 3.02±4.32
	20	119.0±6.79 2.16±1.54	112.4±7.61 2.43±4.19	115.0±7.53 5.03±4.56	113.7±8.58 3.02±4.31
	40	116.0±11.34 -0.78±0.26	110.4±6.98 0.49±0.09	107.3±8.13 -2.69±0.26	107.8±7.54 -2.91±0.85
	60	110.9±13.50 -5.08±4.69	104.7±7.09 -5.15±2.37	105.2±8.04 -4.87±1.69	106.4±10.35 -4.18±1.80

对照组比较：$*P<0.05**\#P<0.01$；对药前比较：$\#P<0.05\#\#P<0.01$

表7 救心复脉注射液对戊巴比妥纳心源性休克犬收缩压和舒张压（mmHg）的影响（$X\pm SD$）

	组别		生理盐水 n=6	救心复脉 n=6	救心复脉 n=6	多巴胺 n=6
收缩压	剂量		0.5mL/kg	0.025mL/kg	0.05mL/kg	0.1mg/kg
	心力衰竭及休克前		123.40±16.73 (变化%)	126.60±17.48 (变化%)	128.90±20.58 (变化%)	119.30±18.18 (变化%)
	心力衰竭及休克后(药前)		61.6±10.50 −51.74±7.91	61.60±10.55 52.85±4.75	62.50±13.68 −52.23±9.58	56.67±13.79 −52.46±6.18
	药后(分钟)	1	62.30±9.71 1.14±3.21	130.6±24.64 117.29±54.82*#	141.1±40.05 137.37±86.97*#	158.6±46.43 195.40±118.00*#
		3	63.40±8.42 3.22±5.43	134.1±17.85 125.64±59.47*#	141.3±27.02 133.53±74.19*#	166.7±34.55 211.39±102.40*#
		5	64.90±10.12 5.82±1.14	117.4±20.16 97.43±56.34*#	126.4±19.79 106.67±54.43*#	132.7±34.81 142.84±65.18*#
		10	66.20±10.03 8.01±4.25	76.3±13.38 26.34±14.10*#	87.1±18.77 40.00±35.10*#	81.29±23.66 45.60±29.55*#
		15	63.20±8.14 3.06±1.85	66.30±15.13 7.34±2.12	67.9±17.15 8.33±3.25	61.57±14.13 8.86±2.74
		20	61.70±7.91 0.13±0.02	63.2±12.37 3.25±4.02	65.7±7.20 5.47±5.01	60.5±9.73 7.06±5.24
		40	60.90±10.14 −1.25±0.31	62.8±21.63 2.19±1.50	62.9±6.18 1.06±2.37	58.4±8.71 3.61±2.76
		60	59.80±6.16 −2.86±2.07	61.90±23.57 0.76±1.08	63.4±14.39 2.11±3.23	55.70±11.33 1.86±2.07
舒张压	剂量		0.5mL/kg	0.025mL/kg	0.05mL/kg	0.1mg/kg
	心力衰竭及休克前		92.1±20.34 (变化%)	90.8±11.69 (变化%)	88.5±15.57 (变化%)	98.60±18.33 (变化%)
	心力衰竭及休克后(药前)		42.9±8.74 −53.74±2.67	42.9±9.75 −52.94±2.89	46.40±9.00 −50.77±9.34	40.14±12.33 −60.76±11.38
	药后(分钟)	1	43.80±8.52 3.97±4.54	75.30±13.36 86.02±55.38*#	96.0±31.9 113.76±81.61*#	90.1±20.80 137.83±75.02*#
		3	44.5±7.83 3.96±8.18	77.0±15.02 89.14±63.89*#	92.7±21.57 105.94±59.71*#	84.40±19.42 137.1±91.16*#
		5	43.3±10.43 1.16±0.18	65.9±13.57 63.77±50.01*#	72.6±15.10 59.91±37.08*#	73.4±24.59 90.79±65.54*#
		10	43.8±5.41 2.25±0.34	51.9±6.20 24.58±22.64*#	52.6±9.22 15.43±22.24	51.7±14.51 32.89±33.64*#
		15	43.9±7.55 1.01±0.61	46.9±6.20 9.45±7.21	48.3±8.01 5.57±1.28	42.7±10.52 6.59±2.98
		20	44.4±9.52 3.27±0.46	44.4±48.91 3.69±3.54	47.0±15.16 1.84±2.25	41.3±13.84 3.07±3.26
		40	42.7±9.86 −0.81±0.11	43.1±14.70 1.07±2.61	48.6±17.52 4.93±5.02	42.5±13.08 5.64±5.79
		60	41.90±8.09 −2.46±1.43	42.60±13.06 −1.13±3.05	45.8±14.95 −2.24±4.17	40.3±16.32 0.75±1.31

对照组比较：＊$P<0.05$ ＊#$P<0.01$；对药前比较：#$P<0.05$ ##$P<0.01$

4.2.4 对动脉收缩压（SAP）及舒张压（DAP）的影响：结果见表 7。救心复脉注射液两个剂量组和多巴胺组 SAP、DAP 均有升高，但升高 SAP 的作用＞升高 DAP 的作用，因而脉压增宽。给药后 5 分钟，SAP 分别升高 97.43%±56.34%、106.67%±54.43%和 142.84%±65.18%，给药前后自身对比及对照组比较，差异显著（$P<0.05$）。

5. 讨论

心源性休克，是心脏泵血功能低下所致。本实验用戊巴比妥钠诱发犬心力衰竭及心源性休克模型。从导致犬心力衰竭及休克的原因、表现及血流动力学指标的骤然变化来看，这种病理模型，相当于中医的阳气暴脱证。

因内伤脏（心）气，气血逆乱，“阴阳之气不相顺接”而成，按中医“急则治其标”的治则，急当调理气机，鼓动心气，使气帅血行，贯通心脉，运达周身，阴阳之气重相顺接，方能复脉回厥。

救心复脉注射液由枳实研制而成。枳实乃理气要药，具行气益气的双相功能。《神农本草经》列为中品，称其：“……长肌肉，利五脏益气轻身。”临床应用枳实注射液治疗各种休克均获得较好的疗效。本实验亦表明救心复脉注射液对戊巴比妥钠诱发的麻醉犬急性心力衰竭及心源性休克，可增加心肌收缩力，升高 LVSP、降低 LVEDP，增加 dp/dtmax，缩短 R-dp/dtmax，增加 CO、HR、SAP、DAP 和左心室做功。确具有回阳救逆，救心复脉之功，与中医传统理论及文献报道相符[1,2,3]。救心复脉注射液的上述作用与多巴胺对照组比较其作用相似。

实验还表明救心复脉注射液有增加心率的作用，似有“耗气”之嫌（增加心肌耗氧量，但救心复脉注射液小剂量组与多巴胺比较心肌耗氧量的增加没有多巴胺显著）。提示：用于临床时，务必严格掌握用法、用量，中病而止，且须积极进行病因治疗。有文献报道[4]枳实注射液在显著增加冠脉流量的同时，心肌耗氧量的增加并不明显，与流量增加不相平行。这一特点可能对心源性休克的治疗有利。

参考文献

［1］原湖南医学院第二附属医院内科教研组．枳实注射液抗休克治疗 94 例临床观察．新医学杂志，1978（3）：25

［2］黄亚坤．昔奈福林与 N-甲基酪胺治疗休克 53 例的临床观察．中西医结合杂志，1984，（4）2：95

［3］原湖南医学院第二附属医院内科心血管组．枳实治疗心力衰竭的初步临床观察．中草药，1980，11：171

［4］原湖南医学院药理教研组，原湖南医学院第二附属医院内科教研组．枳实对心血管系统的药理作用（二）．湖南医药杂志，1974（2）：35

实验设计者：方云祥副教授、黄道生教授

实验单位：原湖南医科大学药理学教研室、原湖南医科大学附二中医学教研室

试验负责人：方云祥副教授

参加人员：方云祥副教授、李灿主治医师、黄道生教授、杨剑钢主治医师

资料保存：暂存原湖南医科大学药理教研室

救心复脉注射液对内毒素休克犬的影响

救心复脉注射液治疗厥脱证药效学研究之三

李 灿 黄道生 杨剑钢 刘亚辉 方云祥 肖洲生

摘要 静脉注射灭活大肠埃希菌造成犬的内毒素休克模型，救心复脉注射液 0.05mL/kg体重和 0.025mL/kg 体重，缓慢静脉注射，观察药后 1、3、5、10、15、30、60 分钟的各项指标，结果显示：救心复脉注射液两个剂量组均可使内毒素休克犬的心排血量增加，血压上升、尿量增加，其作用与多巴胺相似。

关键词 救心复脉注射液 药效学 内毒素 休克 药物作用 疾病模型 动物犬

中医药对休克的认识和防治积累了宝贵的经验。临床上用枳实及其制剂救治厥脱证（休克）患者收到良好效果[1~3]。本试验用灭活大肠埃希菌造成犬内毒素休克模型，探索救心复脉注射液对犬内毒素休克血流动力学的作用，并与抗休克药多巴胺对照，为临床治疗感染性休克提供药效学基础。

1. 材料与方法

1.1 材料

动物：健康成年杂种犬 15 只，雌雄兼用，体重 8.0～12.5kg，随机分为 3 组，每组 5 只。

试剂：救心复脉注射液（本院药剂科提供，每毫升含枳实等生药 4g，批号：940718），盐酸多巴胺（上海中国天丰制药厂，批号 921103），灭活大肠埃希菌混悬液（1000 亿个菌/mL，由本校病理生理教研室提供）。

实验仪器：RM6000 型多导生理记录仪（日本），MFV-1200 型电磁流量计（日本）。

1.2 方法

动物模型制备：戊巴比妥钠（30mg/kg）静脉麻醉。股动脉插管，记录动脉血压，连接心电图机，记Ⅱ导联心电图。气管切开，插管，人工呼吸，于左侧第 4 肋间开胸，剪开心包，分离升主动脉，套上合适的电磁流量计探头，记录心排血量，腹部切开，作双侧输尿管插管，连接 Y 型管，收集尿液以观察尿量变化。股静脉插管，持续静脉滴注生理盐水（20 滴/min）。

术毕，静脉注射肝素注射液（125U/kg），稳定 2 分钟后，记录各项正常指标，作为休克前基础值。然后从股静脉缓慢注射灭活大肠埃希菌混悬液 1000 亿/（mL·kg）。犬于大肠埃希菌注射后血压呈 3 个时相变化，注射后数分钟，血压急剧下降至休克前值的 20%～60%，继而短暂回升，在注射后 30～60 分钟再次下降。本实验待其平均动脉血压降至休克前基础值（止常）的 1/2 以卜，并稳定 60 分钟后，作为进入休克状态，记录各项观察指标作为用药前对照值。然后恒速静脉注射药物，1 分钟注完，并测定药后各时间各项观察指标。

静脉注射大肠埃希菌后，诱发内毒素性休克，血流动力学指标发生明显变化；收缩压（SAP）和舒张压（DAP）分别由 122.2±14.28mmHg 和 73.6±10.7mmHg，下降到 49.8±13.mmHg 和 33.1±11.mmHg，下降率分别为 59.4%±4.60%和 54.6%±3.32%。平均动脉压（MAP）下降率为 57.0%±2.81%。心排血量（CO）从 1.046±0.07L/min 减少到 0.318±0.06L/min，下降率为 69.6%±10.68%，心率（HR）由 177.6±5.49 次/min 减慢至 149.1±3.23 次/min。上述结果表明，静脉内注射大肠埃希菌出现典型的内毒素休克，模型成功。

实验分组：①生理盐水对照组（C；0.5mL/kg）。②救心复脉注射液大剂量组（CA；0.05mL/kg）。③多巴胺组（DA；0.1mg/kg）。各组药物均加生理盐水至 0.5mL/kg。

2. 结果

观察指标记录内毒素休克造模前，休克用药前及休克用药后 1、3、5、10、15、30、60 分钟的血压、心排血量、心率、心电图（本文报告至药后 15 分钟）；收集内毒素休克造模前 10 分钟内，休克用药前 10 分钟内及休克用药后 10 分钟内的尿量进行比较。统计学处理两组间比较用 t 检验，多组间比较用方差分析，同组间前后比较用配对 t 检验，文中数据用 $x \pm s$ 表示结果。

2.1 对收缩压（SAP）、舒张压（DAP）和平均动脉压（MAP）的影响（表 1）

表 1　对内毒素休克犬收缩压和舒张压和平均动脉压（mmHg）的影响（$n=5$，$x \pm s$）

指标	组别	内毒素休克前（正常）	内毒素休克前（药前）	药后（分钟）				
				1	3	5	10	15
SAP	C	112.4±11.44	48.8±9.47	48.8±9.87	49.7±9.87	49.5±10.10	49.6±13.14	48.8±9.50
	CA	136.0±11.67	48.8±11.88	95.0±21.79**##	105.8±20.55**##	96.8±24.06**##	65.0±79.69*	60.0±36.81*
	DA	120.0±12.64	52.0±12.55	107.0±28.20**##	105.6±13.37**##	98.0±21.97**##	68.0±16. 43*	61.0±11.16*
DAP	C	68.2±9.01	30.6±9.15	30.6±9.15	31.1±10.21	31.7±11.35	29.6±9.30	30.6±9.01
	CA	78.0±8.37	34.0±8.94	61.0±15.17**##	63.0±21.0*##	55.1±23.75#	35.0±15.58#	34.62±16.59
	DA	70.8±11.54	35.0±12.75	54.0±8.94**##	57.2±16.08**##	56.7±9.02**##	35.9±8.37	36.2±8.37
XAP	C	82.9±10.79	36.6±7.75	36.6±11. 82	37.2±11. 82	37.6±8.64	36.2±6.02	35.6±9.33
	CA	93.8±11.29	38.8±2.73	72.2±11.23**##	77.1±20.75**##	68.9±11.33**##	44.7±6.26#	42.7±12.06
	DA	89.0±11.62	40.6±11.69	71.5±17.55**##	73.2±20.00**##	70.3±15.07**##	47.2±8.34*#	44.4±12.54

与生理盐水对照组比较：＊P<0.05，＊＃＃P<0.01。与服药前比较：＊P<0.05，＊＃＃P<0.01。

从表 1 可见，救心复脉注射液大小两个剂量组均有明显升高 SAP、DAP 和 MAP 的作用。升高 SAP 的作用大于升高 DAP 的作用，脉压增宽。药后 3 分钟，分别使 MAP 从 38.8±12.73mmHg 和 40.6±11.69mmHg 升至 77.1±20.75mmHg 和 73.2±20.09mmHg。给药前后自身对比及与生理盐水对照组比较，差异显著（$P<0.05$）。升高血压作用持续达 10 分钟，30 分钟后基本恢复到药前水平。

2.2 对心率（HR）和心电图的影响（表 2）

表 2　对内毒素休克犬心率（次/分）和心排血量（L/min）的影响（$n=5$，$x \pm s$）

指标	组别	内毒素休克前（正常）	内毒素休克前（药前）	药后（分钟）				
				1	3	5	10	15
心率	C	182.0±10.95	151.6±20.07	156.0±25.73	156.0±25.73	156.0±25.73	156.0±25.73	156.0±25.73
	CA	180.4±12.25	145.0±21.33	187.8±18.74*	183.2±26.26*	177.6±27.94*	155.0±11.05*	163.6±13.02
	DA	178.8±8.79	152.0±26.12	178.4±29.56*	183.6±27.56*	178.8±25. 83*	164.0±21.03*	162.0±23.02

从表 2 可见，静脉注射大肠埃希菌造成内毒素性休克状态后，犬心率减慢。救心复脉注射液和多巴胺静脉注射后，均使心率加快，给药后 3 分钟与休克时自身对比，差异显著（$P<0.05$）。但给药后各段时间心率与休克前心率比较，均无明显差异，对心电图 PR 间期、QRS 综合波和 QT 间期等均无明显影响。

2.3 对内毒素休克犬心排血量（CO）的影响（表 3）

表 3　救心复脉注射液对内毒素休克犬心输出量（L/min）的影响（$X \pm SD$）

指标	组别	剂量	内毒素休克前（正常）	内毒素休克前（药前）	药后（分钟）						
					1	3	5	10	15	30	60
心排血量	生理盐水 $n=5$	0.5mL/kg	1.112±0.04	0.438±0.07	0.438±0.07	0.418±0.07	0.428±0.08	0.402±0.08	0.388±0.07	0.385±0.07	0.385±0.07
	救心复脉 $n=5$	0.025mL/kg	1.114±0.11	0.412±0.08	0.614±0.12*	0.682±0.09*	0.682±0.10*	0.504±0.11*	0.456±0.11	0.408±0.07	0.40±0.07
	救心复脉 $n=5$	0.05mL/kg	1.174±0.08	0.426±0.05	0.798±0.07*	0.842±0.07*	0.741±0.07*	0.564±0.12*	0.458±0.10	0.402±0.09	0.402±0.09
	多巴胺 $n=5$	0.1mg/kg	1.184±0.07	0.466±0.06	0.816±0.06*	0.842±0.09*	0.784±0.09*	0.597±0.07*	0.493±0.08	0.450±0.07	0.450±0.07

与对照组比较：* $P<0.05$；** $P<0.01$。

从表 3 可见，救心复脉注射液组和多巴胺组均使犬心排血量明显增加。给药后 3 分钟，分别使心排血量从 0.426±0.05L/min 和 0.466±0.06L/min 上升到 0.842±0.07L/min 和 0.842±0.09L/min。与药前及生理盐水对照相比较，均有显著差异（$P<0.01$）。药后 15 分钟基本恢复到药前水平。两组间比较各时间段心排血均无明显差异。

2.4 对尿量的影响（表 4）

表 4 对内毒素休克犬尿量的影响（$n=5$，$\bar{x}\pm s$）

组别	尿量（mL/10min）		
	内毒素休克前	内毒素休克后	药后
C	1.12±0.28	0.26±0.25	0.16±0.14
CA	1.10±0.43	0.22±0.13	0.32±0.21*
DA	1.06±0.45	0.28±0.19	0.40±0.27*

从表 4 可见，药后 10 分钟与药前 10 分钟尿量比较，救心腹脉注射液组和多巴胺组均使内毒素休克犬尿量增加。

3. 讨论

休克是不同原因引起的以微循环血流障碍，重要器官血液灌流不足，组织缺血缺氧，导致代谢紊乱，酸中毒，以致发生弥散性血管内凝血，出现不能维持细胞正常功能的严重病理过程。临床防治休克一般均应在去除病因的前提下采取综合措施，以支持生命器官微循环灌流，主要方法有提高心排血量，调节血压，补充血容量，疏通循环血流等。

救心复脉注射液中的枳实为一天然小复方，含有 N-甲基酪胺、昔奈福林、枳实总黄酮等多种有效成分，具有兴奋肾上腺能 α 和 β 两种受体及增加心排血量、冠脉和肾血流量等作用[4~7]。已进行的实验研究表明救心复脉注射液能改善内毒素休克大鼠肠系膜微循环状态[8]，本实验观察了救心复脉注射液对内毒素休克犬血流动力学的影响，结果表明用药后心排血量增加，血压回升，尿量增加，提示循环功能改善，与多巴胺组比较，其作用相似。从中医学而言，大肠埃希菌内毒素休克犬模型，相当于温病“热毒内壅、络气阻遏”的热厥证，其病理损害主要为营阴耗损，血脉瘀阻，阳气郁而不达。病程可由厥致脱，或厥脱并见。救心复脉注射液中的枳实，按传统看法，具有行（益）气作用，气行则血行，气血内贯脏腑，外注经络，方能脉复厥回而成回阳救逆之功，故该制剂能发挥急救作用，但不能替代病因治疗，热厥证还务必同时使用清热解毒和养阴生津药，以冀全功。

参考文献

[1] 原湖南医学院附属第二医院内科教研组．枳实治疗休克 75 例的初步临床观察．中草药通讯，1974（4）：38

[2] 原湖南医学院附属第二医院内科教研组．枳实注射剂抗休克治疗 94 例临床观察．新医学杂志，1987（3）：25

[3] 原湖南医学院第二附属医院儿科教研组，药剂科．中药枳实抢救小儿感染性休克 3 例临床分析．中草药通讯，197710：34

[4] 原湖南医药工业研究所四室，等．枳实升压成分的化学研究简报．中草药通讯，1976，5：6

[5] 原湖南医学院附二院内科，等．枳实升压的药理研究．科学通报，1978；4：29

[6] 原湖南医学院药理教研组，等．枳实注射液升压有效成分N-甲基酪胺的药理研究．中草药通讯，1978，4：29

[7] 陈修，等．枳实及其升压有效成分与多巴胺、多巴酚丁胺对心脏功能和血流动力学的对比研究．药学学报，1980，(15) 2：71

[8] 李灿，等．救心复脉注射液对内毒素休克大鼠微循环的影响．中国中医急症，1996，5 (4)：171

（中医研究 1998 年 10 月第 11 卷第 5 期）

救心复脉注射液对内毒素休克大鼠微循环的影响

救心复脉注射液治疗厥脱证的药效学研究之四

李灿　黄道生　刘剑平　黄勇

本试验观察了救心复脉注射液对内毒素休克大鼠肠系膜微循环的影响，结果提示救心复脉注射液能显著升高内毒素休克大鼠动脉血压，改善肠系膜微循环，进一步验证了救心复脉注射液“行气活血、回阳救逆”的作用。

试验目的　通过观察救心复脉注射液对内毒素休克大鼠肠系膜微循环的影响，从微循环方面进一步探讨枳实“行气活血、回阳救逆”抗休克的作用机制。

关键词　救心复脉注射液　内毒素　休克　微循环

1. 实验材料与方法

1.1 试剂　救心复脉注射液（每支 5mL，每 1mL 相当于含生药 4g，由本院药剂科提供，批号：940914）。盐酸多巴胺（20mg/2mL，上海天丰药厂产品，批号：9211011），灭活大肠埃希菌混悬液（1000 亿个/mL，由本校病理生理教研室提供），肝素注射液（12500U/2mL，常州生物化学制药厂产品，批号：931201），乌拉坦（北京化工厂产品，用生理盐水配成 25%溶液）。

1.2 动物及分组　SD 大鼠，雌雄兼用，体重 150～250g，由本院实验动物室提供。19 只大鼠随机分成三组：生理盐水（NS）对照组（$n=6$），盐酸多巴胺（DA）治疗组（$n=6$），救心复脉注射液（CA）治疗组（$n=7$）。

1.3 仪器　二道生理记录仪（LMS-2A 型，成都仪器厂产品），日本产奥林巴斯电视显微录像装置，日立 888M-G 录像机。

1.4 实验方法　用 25%乌拉坦 4mL/kg 剂量行大鼠静脉麻醉，仰卧固定，手术分离左颈内动脉和右颈外静脉，颈内动脉插管内预充肝素盐水，插管后连接到二道生理仪，连续描记动脉血压、脉搏。颈外静脉插管作为注菌、注药途径。沿腹部正中作 1.5cm 的切口，拉出回盲部肠系膜，制备犬鼠肠系膜活体微循环观察标本，用电视显微录像装置将微血管放大200倍，固定观察视野，在监视器屏幕上连续观察微循环情况。三组均于术后血压、呼吸、心率平稳后记录各项观察指标作为正常对照。然后按0.2mL/100g剂量从颈外静脉注入灭活大肠埃希菌混悬液，待血压下降至原血压（MPA）的2/3以下时，即认为造成内毒素休克动物模型。稳定10分钟后记录各项观察指标，作为休克治疗前对照，然后救心复脉注射液组（CA）按0.05mL/100g剂量加生理盐水稀释成1mL，缓慢静脉注射，1分钟注完；多巴胺组（DA）按0.05mg/100g剂量加生理盐水稀释为1mL，用法同CA组；生理盐水组，恒速静脉注射1mL生理盐水，用法同CA组。三组均于静脉注射后按3mL/(100g・h)剂量滴注生理盐水。

1.5观察指标　观察并记录用药治疗后1、5、10、15、30分钟血压。心率及治疗后15分钟毛细血管网交点数（固定视野下毛细血管与周边的交点）。微血管血液流态（采用微血管流态半定量法观察）[1]。

1.6统计学处理　两组间比较用t检验，同组间前后比较用配对t检验，本文中数据均用$x \pm S$表示。

2. 实验结果

2.1对血压的影响（表1）　造模前，三组血压无显著性差异（$P>0.05$），表明基础条件一致。造模后血压下降，至20～30分钟之间血压波动，其后血压缓慢下降，至60分钟下降明显，90～120分钟时血压（kPa）下降至原水平的2/3以下，CA组、DA组、NS组三组血压分别从17.156±2.784kPa、17.636±2.916kPa、16.791±2.10kPa下降为9.535±2.187kPa，10.171±1.947kPa、9.644±1.100kPa，与自身造模前比较，差异极显著（$P<0.01$），证实造模成功。组间无显著性差异（$P>0.05$）。CA组与DA组用药治疗后，即刻血压上升，升高SAP作用大于升高DAP的作用，脉压增宽，治疗后5分钟，分别使血压从9.535±2.187kPa，10.171±1.947kPa上升到12.608±2.777kPa，12.497±2.439kPa，治疗前后比较及与NS组比较差异显著（$P<0.05$），但两组间比较无明显差异（$P>0.05$），其升高血压作用持续约10分钟。治疗后15分钟血压基本恢复到药前水平，三组比较无明显差异（$P>0.05$）。

表1　对收缩压、舒张压的影响（mmHg）

分组		正常	治疗前	治疗后1分钟	5分钟	10分钟	15分钟
收	CA	158.36±14.53	88.57±13.77**	139.00±30. 85*#	113.7±30.10	104.28±21. 80*#	95.57±85.68
缩	DA	155.17±22.78	88. 83±19.05*#	130.00±28.60*#	113.33±20.63*#	98.50±19.02#	87.00±19.12
压	NS	150.17±18.13	84.00±9.86*#	84.00±9.86	84.00±9.86	84.00±9.86	84.00±5.86
舒	CA	113.71±26.99	63.00±18.79*#	99.29±36.22*#	85. 43±21.24*#	78. 86±23.00*#	71.00±26.34
张	DA	120. 83±22.73	70.00±12.51*#	95.33±26.46*#	85.83±17.30*#	75.00±16.27*	67.17±17.56
压	NS	113.83±15.51	66.50±7.56*#	66.50±7.56	66.50±7.56	66.50±7.56	66.50±7.56

前后比较：＃$P<0.05$，＃＃$P<0.01$，与NS组间比较：＃$P<0.05$，＃＃$P<0.01$。

2.2 对心率的影响（表 2） 三组内毒素造模前心率分别为 CA 组 355±31.34 次/min，DA 组 343±40.28 次/min，NS 组 337±53.72 次/min，无显著性差异，静脉注射内毒素造模后心率逐渐减慢。至休克时分别为 274±16.68 次/min、276±18.52 次/min、265±14.82 次/min，与造模前比较有极显著性差异（$P<0.01$）。组间比较无显著性差异（$P>0.05$）。CA 组和 DA 组治疗后 1 分钟内心率略有加快，与休克治疗前比较及与生理盐水对照组比较 $P<0.05$，但治疗后其他各时间段心率与休克治疗前比较及与生理盐水对照组比较均无明显差异（$P>0.05$）。

表 2　　对心率的影响（次/min）

分组	正常	治疗前	治疗后 1 分钟	5 分钟	10 分钟	15 分钟
CA	355±31.34	274±16.68*#	284±14.23*#	275±17.55	269±13.29	260±21.74
DA	343±40.28	276±18.52*#	584±15.402*#	274±20.40*#	270±23.33*#	270±23.33*#
NS	337±53.72	264±14.82	264±14.82	264±14.82	266±20.18	259±33.30

前后比较：#$P<0.01$，##$P<0.05$，与 NS 组间比较：#$P<0.05$。

2.3 对肠系膜微循环的影响（表 3、表 4） 造模前三组肠系膜微循环均属正常范围，血液流态为线流和线粒流，无红细胞聚集，血液流态计分值分别为 CA 组 0.60±0.547、DA 组 0.67±0.516、NS 组 0.50±0.547. 毛细血管网交点数分别为 CA 组 12.66±5.24、DA 组 10.80±1.79、NS 组 9.17±3.19，三组间比较无明显差异。造模后肠系膜微血管血液流态恶化，表现为红细胞聚集，血流减慢，呈粒摆流、泥沙样淤积或停滞，血液流态计分值分别增加为 CA 组 5.00±0.86、DA 组 5.00±0.632、NS 组 5.33±0.605，毛细血管网交点数减少，分别下降为 CA 组 5.171±3.55、DA 组 5.60±3.36、NS 级 4.67±1.97，与自身造模前比较差异显著（$P<0.01$），组间对比无明显差别（$P>0.05$），表明内毒素休克大鼠有微循环障碍，造模后条件一致。治疗后 15 分钟，CA 组和 DA 组血液流态计分值分别下降为 3.83±1.50、4.83±0.408，毛细血管网交点数分别增加为 7.00±3.16、6.00±1.73，虽两组间比较及与自身治疗前比较 $P>0.05$，但与 NS 组比较均有显著改善（$P<0.05$），而 NS 组治疗后血液流态无改善，毛细血管网交点数与治疗前比较则进一步减少（$P<0.05$），以上结果提示救心复脉注射液有“行气活血”、改善微循环作用，与多巴胺比较无明显差异。

表 3　对血液流态的影响（计分值）

分组	正常	治疗前	治疗后
CA	0.60±0.547	5.00±0.836*#	3.83±1.505*
DA	0.67±0.516	5.00±0.632*#	4.83±0.408*
NS	0.50±0.547	5.33±0.605*#	5.58±0.491*

前后比较：*#$P<0.01$，与NS组间比较：#$P<0.05$。

表 4　对毛细血管密度的影响（交点数/视野下）

分组	正常	治疗前	治疗后
CA	12.65±5.24	5.17±3.55*#	7.00±3.16*
DA	10. 8±1.79	5.60±3.36*#	6.00±1.73*
NS	9.17±8.19	4.67±1.97*#	2.66±2.65*

前后比较：*#$P<0.01$，与NS组间比较：*$P<0.05$

3. 讨论

休克是不同原因引起的以微循环血流障碍，重要器官灌流不足，组织缺血缺氧，导致代谢紊乱，酸中毒，以致发生弥散性血管内凝血，出现不能维持细胞正常功能的严重病理过程。现代治疗以支持生命器官微循环灌流为目的，主要措施有提高心排血量，补充血容量，调节血管功能，疏通微循环血流等方法，救心复脉注射液作用于内毒素休克大鼠的机制是多方面的，就本试验结果而论，我们认为有如下几点值得探讨。

3.1 升高血压　升高收缩压的作用大于升高舒张压的作用，因而脉压增宽。血流动力学的原理表明，血液流动有一个重要特征，即当压力降低到一定程度（未到0）时，它便停止流动，瘀滞的微血流也一定要血压升高至一定程度并趋向稳定后，才恢复流动。休克的本质虽不在于血压的高低，但血压的高低在休克防治中却是一个重要问题。就其对微循环而言，血压的高低，代表灌流力的大小，直接影响到灌流量，特别在一些功能较低的微血管中，血压的高低常成为灌流的重要决定因素。本文表明在大鼠休克过程中，血压的起伏与肠系膜微循环的动态变化密切相关。

3.2 改善微循环　微循环的改善，除上述血压因素外，尚与血流的流变性、血管阻力等有关。本试验表明，救心复脉注射液能改善内毒素休克大鼠微血流状态，增加毛细血管网交点数，其改善微循环的机制可能与上述因素有关，但须进一步研究证实。

3.3 从中医观点来看，内毒素所致休克大鼠模型，近似热厥证，由温热毒邪内陷灼伤津血，导致气血逆乱，脉络瘀阻，血运不畅。本着急则治其标的原则，急当调理气机，使气帅血行，贯通心脉，运达周身，阴阳之气重相顺接，方能复脉回厥。救心复脉注射液中的枳实属理气之要药，有行气益气、活血通脉之功。《神农本草经》称其“……利五脏益气轻身”。刘完素认为能“散败血，破坚积”，现代药理研究表明枳实的化学成分较复杂，为一天然小复方，具有强心，升血压，增加心排血量，增加心、脑、肾血流量，增加尿量作用[2—5]，并有抗血栓及抑制血小板聚集和 ATP 释放的作用[6,7]，说明行（益）气活血与改善微循环密切相关，有利于内毒素休克的治疗。

参考文献

［1］徐叔云．药理实验方法学．第 2 版．北京：人民卫生出版社，1991

［2］原湖南医学院第二附属医院内科学教研组，等．枳实对心血管系统的药理作用．湖 fm 科技捷报（医药卫生），1974（1）：12

［3］原湖南医学院第二附属医院内科学教研组，枳实升压成分的药理研究．科学通报，1978，1（1）：58

［4］陈修，等．枳实及其升压有效成分与多巴胺、多巴酚丁胺对心脏功能和血流动力学的对比研究．药学学报，1980，15（2）：71

［5］陈修，等．枳实及其升压有效成分 N-甲基酪胺对心血管受体作用的研究．药学学报，1981，16（4）：253

［6］欧兴长，等．枳实等 11 种中药体外抗血栓作用研究．中西结合杂志，1985，9（6）：358

［7］Teng-CM et al. Antiplalelet action of some CoumarincompoundsisolaiedfromPlant Sources. ThrombRes，1992，66（5）：49

（中国中医急症 1996 年第 5 卷第 4 期）

救心复脉注射液对失血性休克犬的影响

救心复脉注射液治疗厥脱证药效学研究之二

1. 摘要

快速放血造成失血性休克模型，救心复脉注射液 0.025mL/kg 和 0.05mL/kg，缓慢静脉注射，测定药后 5、10、20、40、60、120 分钟的各项指标，结果显示：救心复脉注射液大小两个剂量组对失血性休克犬均有升高血压、增加心率、增加肾血流量和尿量的作用。其作用类似多巴胺。

2. 实验目的

救心复脉注射液对内毒素休克犬有较持久的升压作用，并能使心排血量明显增加，本题已做报告。临床应用救心复脉注射抗休克，效果良好。本文为了进一步研究其对失血性休克（血脱证）的影响，通过对麻醉犬失血性休克模型进行观察，并与抗休克药多巴胺进行对照，为临床治疗失血性休克（血脱）提供药效学基础。

3. 实验材料

3.1 动物 健康杂种犬 20 只，雌雄各半，体重 8.0～12.5 kg，随机分为 4 组，每组 5 只。

3.2 药物 救心复脉注射液（本院药剂科提供，每毫升含枳实 4g，批号：940718），盐酸多巴胺注射液（上海天丰制药厂，批号 921103）。

3.3 实验仪器 RM6000 型多导生理记录仪（日本），MFV-1200 型电磁流量计（日本）。

4. 方法与结果

4.1 方法 动物犬戊巴比妥钠（30mg/kg）静脉麻醉。股静脉插管，持续静脉滴注生理盐水［2 滴/kg · min］。颈动脉插管，记录动脉血压，连接心电图机，记录Ⅱ导联心电图。从左肋缘腰肌外切口暴露和分离左侧肾静脉，套上合适的电磁流量计探头，记录肾血流量。实验结束后，切下左肾称重，计算每 100g 肾重每分钟的流量。同时，作双侧输尿管插管，链接 Y 型管，收集尿液并观察用药前后每 10 分钟的尿量变化。分离一侧股动脉，备放血用。

术毕，静脉注射肝素（125U/kg），稳定 20 分钟后，记录各项正常指标，作为失血性休克前正常值。然后从备用的股动脉快速反复放血，直至血压下降到 40mmHg 左右，并稳定 30 分钟后，然后静脉恒速注射药物，1 分钟注完，并测定药后 5、10、20、40、60、120 分钟各项指标。在整个实验中，从股静脉滴入生理盐水［2 滴/kg · min］。用 t 检验判断实验结果的显著性。

股动脉快速反复放血造成犬失血性休克，犬每千克体重平均失血 30.0±4.0mL。动脉收缩压及舒张压下降率分别为：64.46%±3.55%和 49.51%±4.17%；肾血流量下降率为：58.92%±2.03%；心率减慢，下降率为：14.38%±2.13%；尿量显著减少，说明本实验股动脉快速反复放血出现典型的失血性休克，模型成功。

实验分组：①生理盐水对照组（0.5mL/kg）。②救心复脉注射液小剂量组（0.025mL/kg）。③救心复脉注射液大剂量组（0.05mL/kg）。④多巴胺组（0.1mg/kg）。救心复脉注射液大小剂量组和多巴胺组都加入生理盐水，使其总量成为 0.5mL/kg。

4.2 结果 救心复脉注射液对各项指标影响。

4.2.1 对失血性休克犬收缩压（SAP）、舒张压（DAP）和平均动脉压（MAP）的影响（表 1、表 2）：

表 1　救心复脉注射液对失血性休克犬平均动脉压（mmHg）的影响 $X \pm SD$

组别		生理盐水 n=5	救心复脉 n=5	救心复脉 n=5	多巴胺 n=5
剂量		0.5mL/kg	0.025mL/kg	0.05mL/kg	0.1mg/kg
失血性休克前（正常）		85.1±14.76	83.5±15.21	94.1±10.65	87.1±11.74
失血性休克前（药前）		37.0±7.28	38.6±8.08	41.3±7.66	38.6±5.21
药后（分钟）	5	36.9±9.31	60.5±15.18*	70.4±23.87*	55.8±16.34*
	10	42..9±6.34	67.2±8.01*	80.8±22.58*	74.4±21.67**
	20	41.0±5.63	77.1±13.43**	83.7±17.56**	76.4±25.89**
	40	45.5±6.21$^{\#\#}$	79.8±17.73**	86.4±23.35**	79.7±17.17**
	60	52.2±7.53$^{\#\#}$	81.8±16.80**	85.7±30.38**	83.8±11.07**
	120	63.3±7.31$^{\#\#}$	83.1±20.33**	86.8±34.47	84.1±14.88**

与对照组比较：$*P<0.05$；$**<0.01$；与药前自身比较：$\#P<0.05$；$\#\#P<0.01$。

表 2　救心复脉注射液对失血性休克犬收缩压和舒张压（mmHg）的影响 $X \pm SD$

指标	组　别		生理盐水 n=5	救心原脉 n=5	救心复脉 n=5	多巴胺 n=5
	剂　量		0.5mL/kg	0.025mL/kg	0.05mL/kg	0.1mg/kg
	失血性休克前（正常）		128.0±23.87	119.0±17.46	135.0±15.81	138.0±17.89
	失血性休克前（药前）		51.0±7.42	50.0±7.07	52.0±7.58	46.0±5.48
收缩压	药后（分钟）	5	51.0±10.25	100.0±7.61**	128.0±32.21**	104.0±23.00**
		10	55.0±7.07	104.0±5.58*	141.0±25.10**	134.0±27.02**
		20	49.0±5.48	118.0±14.83**	138.0±25.88**	132.0±38.34**
		40	75.2±6.12$^{\#}$	120.0±18.71**	138.0±31.14**	134.0±23.02**
		60	79.0±7.07$^{\#\#}$	122.0±17.87**	138.0±44.38**	124.0±11.40**
		120	80.0±7.42$^{\#\#}$	122.0±19.24**	137.0±43.53**	125.0±16.58**
指标	剂　量		0.5mL/kg	0.025mL/kg	0.05mL/kg	0.1mg/kg
	失血性休克前（正常）		64.0±8.94	66.0±11.44	74.0±5.48	62.0±6.71
	失血性休克前（药前）		30.0±7.17	33.0±9.08	36.0±6.48	35.0±5.00
舒张压	药后（分钟）	5	33.0±8.37	41.0±19.81*	42.0±13.04*	42.0±8.37*
		10	37.0±5.70 $^{\#}$	49.0±12.45*	51.2±16.35*	45.0±18.71*
		20	37.0±5.70$^{\#}$	57.0±12.04*	57.0±13.04*	49.0±12.45*
		40	31.0±4.18	60.0±15.81*	61.0±11.40**	53.0±9.75**
		60	69.0±7.42$^{\#}$	62.0±17.89**	60.0±13.42**	64.0±11.40**
		120	55.0±7.07$^{\#\#}$	64.0±19.49**	62.0±19.24**	64.0±11.40**

与对照组比较：$*P<0.05$；$**P<0.01$；与药前自身比较：$\#P<0.05$；$\#\#P<0.01$

救心复脉注射液两个剂量组均明显升高 SAP、DAP 和 MAP，作用稳定，持续 2 小时，脉压增宽。给药前后自身对比及与生理盐水对照组比较，差异显著（$P<0.05$）。其升压作用类似多巴胺。

4.2.2 对失血性休克犬心率的影响（表 3）：

表 3　救心复脉注射液对失血性休克犬肾流量［ml/（100g·min)］和心率的影响 $X\pm SD$

指标	组别		生理盐水 $n=5$	救心复脉 $n=5$	救心复脉 $n=5$	多巴胺 $n=5$
指标	剂量		0.5mL/kg	0.025mL/kg	0.05mL/kg	0.1mg/kg
	失血性休克前（正常）		133.0±18.73	123.8±24.44	151.8±20.74	138.4±23.77
	失血性休克前（药前）		52.9±6.99	52.8±15.16	59.8±8.96	59.4±13.56
肾流量	药后(分钟)	5	50.8±4.60	82.0±21.26**	98.5±18.66**	86.0±26.15**
		10	50.2±6.02	88.0±25.61**	111.5±25.59**	110.4±21.51**
		20	52.6±6.54	103.0±24.34**	118.3±32.75**	115.4±19.05**
		40	59.1±6.21	96.4±22.12**	114.4±31.94**	119.8±14.91**
		60	63.0±7.53$^{\#\#}$	90.2±17.78**	105.0±22.98**	110.8±17.82**
		120	69.5±7.31$^{\#\#}$	90.4±18.68**	87.7±22.57**	103.6±17.63**
指标	剂量		0.5mL/kg	0.025mL/kg	0.05mL/kg	0.1mg/kg
	失血性休克前（正常）		195.2±11.54	201.6±12.76	204.4±13.07	196.8±12.54
	失血性休克前（药前）		170.0±10.00	169.6±16.46	171.2±18.09	172.8±12.21
心率	药后(分钟)	5	171.2±8.87	219.6±11.87$^{\#}$	221.6±17.11$^{\#}$	206.4±14.79$^{\#}$
		10	172.8±8.37	212.0±14.63$^{\#}$	213.6±15.96$^{\#}$	209.6±12.76$^{\#}$
		20	201.6±8.53$^{\#}$	206.4±13.67$^{\#}$	209.6±13.07$^{\#}$	206.8±14.04$^{\#}$
		40	201.2±9.07$^{\#}$	203.60±13.96$^{\#}$	210.0±13.49$^{\#}$	203.2±15.79$^{\#}$
		60	201.2±9.07$^{\#}$	208.0±10.95$^{\#}$	195.2±20.81$^{\#}$	203.2±15.79$^{\#}$
		120	201.2±8.35$^{\#}$	207.6±11.78$^{\#}$	194.8±17.92$^{\#}$	204.6±19.57$^{\#}$

与对照组比较：$*P<0.05$，$**P<0.01$；与药前自身比较：$\#P<0.05$，$\#\#P<0.01$

从表 3 可见，救心复脉注射液两个剂量组和多巴胺组静脉注射后，均使心率加快，与失血性休克后（药前）比较，有明显差异（$P<0.05$）。救心复脉注射液组与多巴胺组比较，无明显差异（$P<0.05$）。

4.2.3 对失血性休克犬肾血流量及尿量的影响（表3、表4）：

表4　　救心复脉注射液对失血性休克犬尿量影响（$X\pm SD$）

组别	剂量	尿量（mL/10min）		
		失血性休克前	失血性休克后	药　后
生理盐水 $n=5$	0.5mL/kg	2.94±0.74	0.14±0.09	0.12±0.08
救心复脉 $n=5$	0.025mL/kg	2.28±0.79	0.24±0.11＃＊	0.36±0.05
救心复脉 $n=5$	0.05mL/Kg	2.36±0.82	0.18±0.15＃＊	0.28±0.18
多巴胺 n=5	0.1mg/kg	2.70±0.82	0.22±0.23＃＊	0.34±0.19

与对照组比较：＊$P<0.05$；与休克后（药前）比较：＃$P<0.05$

结果如表3、表4，救心复脉注射液两个剂量组和多巴胺组，均使肾血流量显著增加，给药后10分钟，分别使肾血流量从52.8±15.16mL/（100g·min）、59.0±8.96（mL/100g·min）和59.4±13.56mL/（100g·min）增加到88.0±25.61mL/（100g·min）、111.5±25.59mL/（100g·min）和110.4±21.51mL/（100g·min）（$P<0.01$）。同时都使尿量增加。

以上结果表明，救心复脉注射液对失血性休克犬有升高血压，增加心率、增加肾血流量及尿量的作用。其作用类似于多巴胺。

5. 讨论

失血性休克，主要由大量失血、失水、失血浆等原因，使血容量减少所致。本实验造成的犬失血性休克模型每千克体重平均失血量达30mL，动脉收缩压及舒张压明显下降，肾血流量下降、尿量显著减少，心率减慢。从上述导致休克的病因及失血时心、肾功能的突然变化等方面看，这种动物病理模型，类似中医的血脱证。《灵枢》谓："血脱者，色白夭然不泽，其脉空虚。"该证的本质是"气随血脱"，"血为气母，气为血帅"，血脱者则气无所附，导致气血俱脱（又称阴阳俱脱）。本着血脱者首当益气的治则，急宜回阳救逆、免致"阴阳离决"不可逆转。

救心复脉注射液中的枳实，《神农本草经》认为它有益气的功效，将其归入既能去病又能养生的中品，称其"长肌肉，利五脏，益气轻身"。试验结果表明，救心复脉注射液对失血性休克犬，这种纯属中医虚证（气血俱脱）范畴的危急重症，用之也能明显升高收缩压、舒张压和平均动脉压，脉压增宽，且作用稳定，持续2小时，给药前后自身对比及生理盐水组比较，差异显著。与多巴胺比较无明显差异。还能增加心率，使肾血流量显著增加，这不仅有利于休克的治疗，也说明救心复脉注射液中的枳实是一个天然的"小复方"，具有调理气机、行气益气、回阳救逆之功。

参考文献

[1] 神农本草经．北京：人民卫生出版社，1984

[2] 灵枢．影印北京：人民卫生出版社．1984

实验设计者：方云祥副教授、黄道生教授

试验负责人：方云祥副教授

实验单位：湖南医科大学药理学教研室

参加人员：黄道生教授、方云祥副教授、李灿主治医师、肖洲生讲师、杨剑钢主治医师、刘亚辉主治医师

资料保存：暂存湖南医科大学药理学教研室方云祥

救心复脉注射液对内毒素休克大鼠血浆 6-keto-PGF1α 及 TXB_2 影响的研究

摘要　本实验以血压和 6-keto-PGF1α 及 TXB_2 等作为指标，采用放射免疫分析法（RIA），观察救心复脉注射液对内毒素休克大鼠的影响，结果表明：给药后能使休克大鼠平均动脉血压升高，6-keto-PGF1α/TXB_2 值升高，提示救心复脉注射液能通过理气活血而改善休克状态。

关键词

救心复脉注刻液　内毒素　休克　放射免疫　分析法（RIA）血压　6-keto-PGF1α/TXB_2　平均存活时间

1. 前言

救心复脉注射液由中药枳实提取制成，主要含有昔奈福林，N-甲基酪胺和枳实总黄酮等有效成分，具有兴奋肾上腺素能 α 和 β 两种受体及降低肾血管阻力和增加肾血流量的作用。国外有人报道枳实中含香豆素类化合物，具有抗家兔血小板聚集的作用。临床上用枳实及其制剂救治厥脱证（休克）患者收到良好效果。为了进一步阐明其药理作用，我们用放射免疫分析法研究其对血浆 6-keto-PGF1α 及 TXB_2 含量及其他指标的影响。

2. 材料与方法

2.1 药物

2.1.1 救心复脉注射液（每毫升含昔奈福林 3mg，N-甲基酪胺 1mg，枳实总黄酮等）。由本院药剂科提供。批号：940914。

2.1.2 盐酸多巴胺（20mg/2mL），上海天丰制药厂，批号：9211011

2.1.3 灭活大肠埃希菌混悬液（1000 亿个菌/mL），由本校病理生理教研室提供。

2.1.4 125|-6-keto-PGF1α125|-TXB_2 放免药盒，解放军总医院东亚免疫技术研究所产品。

2.1.5 乙二胺四乙酸二钠（EDTA Na_2），长沙市有机试剂厂产品，批号：931204。

2.1.6 肝素钠注射液（12500U/支），天津市生物化学制药厂产品，批号：930302。

2.1.7 乌拉坦，北京化工厂产品，用生理盐水制成 25％的溶液。

2.2 动物　SD 大鼠。雌雄兼用，体重 150～250g，由本院实验动物室提供。

2.3 仪器　二道生理记录仪，LMS-ZA 型，成都仪器厂产品；GC-911 全自动放射免疫 γ 计数器，中国科学技术大学产品。

2.4 方法

2.4.1 手术操作：用 25％乌拉坦 4mL/kg 剂量行大鼠腹腔内麻醉，仰卧固定，手术分离左颈内动脉和右颈外静脉，颈内动脉插管肝素化后接三通接头至 CY-YB-Y 压力换能器（北京市京华电器设备厂产品），再连接到二道生理仪连续描记动脉血压、脉搏，颈外静脉插管作为注菌，注药途径，待大鼠血压、呼吸频率、心率平稳后开始实验。

2.4.2 动物分组：27 只大鼠随机分成三组：生理盐水（NS）对照组（$n=8$），盐酸多巴胺（DA）治疗组（$n=8$），救心复脉注射液（CA）治疗组（$n=11$）。三组均于术后血压、呼吸、心率平稳后抽动脉血 1mL，接着按 2mL/kg 剂量从颈外静脉注入灭活大肠埃希菌混悬液，二道生理仪连续描记动脉血压，待下降至用内毒素前血压的 2/3 时，即认为造成内毒素休克动物模型。注菌后 1 小时后抽动脉血 1mL。之后 NS 组按 3mL/100g 剂量静脉滴注生理盐水，DA 组按 0.125mg/100g 剂量生理盐水稀释成 3mL/100g 静脉滴注多巴胺，CA 组按 0.0125mL/100g 静脉剂量 NS 稀释成 3mL/100g 静脉滴注救心复脉注射液，三组均小于 1 小时内注完。接着抽动脉血 1mL 并记录注菌后至死亡的时间。

2.4.3 样本采集和处理：取一次性空针快速动脉取血 1mL（先将三通管道中肝素液抽出），立即注入含 2％EDTA Na_2 溶液 0.1mL 的 Eppcndorf 离心管中颠倒混匀，离心 15 分钟，分离血浆，放－20℃保存，待测 6-keto-PGF1α 及 TXB_2 值。

2.4.4 放免测定：6-keto-PGF1α 及 TXB_2 的测定使用同一份血浆标本采用竞争性放免非均衡法。

2.5 观察指标

2.5.1 血压颈内动脉插管肝素化后接三通接头至 CY-YB-Y 压力换能器，再连接到二道生理仪连续描记，单位：千帕（KPa）。

2.5.2 6-keto-PGF1α 及 TXB_2 用放射免疫分析法测定，单位：皮克（pg）。

2.5.3 平均存活时间从术后注菌至死亡的时间，单位：小时（h）。

2.6 统计学统计　两组间比较用 t 检验，多组间比较用方差分析，同组间前后比较用配对 t 检验，本文中数据均用 $X \pm SD$ 表示。以 $P<0.05$ 为差别有显著性。

3. 结果

3.1 救心复脉注射液对血压的影响（表 1）　三组大鼠在注射灭活大肠埃希菌混悬液 1 小时后动脉血压均下降［DA 组、CA 组 SAP 下降（$P<0.05$）；MAP 下降（$P<0.05$）；CA 组 DAP 下降（$P<0.05$）］，说明内毒素休克模型制造成功。NS 组用生理盐水后血压

仍继续下降；DA 组用多巴胺静脉滴注后血压升高，但前后比较差别无显著意义。CA 组用救心复脉注射液后 MAP，SAP 升高，前后比较均差别显著（$P<0.05$）。

表 1 救心复脉注射液对血压的影响（$X\pm SD$）

		手术后	注菌 1 小时后	用药 1 小时后
SAP	NS	19.5±3.0	15.25±3.6	11.0±0.82
	DA	17.5±1.32	12.83±2.02*	14.67±2.08
	CA	20.07±3.71	11.92±2.54*	18.5±3.63*
DAP	NS	15.38±2.21	11.13±5.23	7.5±1.29
	DA	11.5±1.32	8.67±1.53	11.33±1.53
	CA	14.25±1.13	8.92±3.69*	13.69±4.33
MAP	NS	16.75±2.47	12.5±4.68	8.67±0.98
	DA	13.5±0.44	9.84±2.02*	12.44±1.64
	CA	16.19±1.45	9.92±3.27*	15.28±3.99*

SAP：收缩压 DAP：舒张压 MAP：平均动脉压 * 前后比较，$P<0.05$

3.2 对血浆 6-keto-PGF1α，TXB_2 6-keto-PGF1α/TXB_2 的影响（表 2） 大鼠注射灭活大肠埃希菌混悬液后可引起 6-keto-PGF1α 与 TXB_2 的平衡失调，血浆 6-keto-PGF1α 值降低而 TXB_2 值升高（CA 组 $P<0.05$），6-keto-PGF1α/TXB_2 值下降（CA 组 $P<0.05$）。NS 组注射生理盐水后 6-keto-PGF1α 与 TXB_2 的值均下降，6-keto-PGF1α/TXB_2 值也下降。DA 组注射多巴胺后 6-keto-PGF1α 升高，TXB_2 升高，6-keto-PGF1α/TXB_2 值升高。CA 组注射救心复脉注射液后 6-keto-PGF1α 升高，TXB_2 下降，6-keto-PGF1α/TXB_2 值升高（$P<0.05$）。

表 2 救心复脉注射液对血浆 TXB_2，6-keto-PGF1α，6-keto-PGF1α/TXB_2 的影响（$X\pm SD$）

		手术后	注菌 1 小时后	用药 1 小时后
6-keto-$PGF_{1\alpha}$	NS	897.93±497.88	666.14±85.3	471.27±172.66
	DA	1062.25±590.06	1020.15±677.30	1348.63±538.75
	CA	741.45±250.72	737.17±243.18	1155.43±538.63*
TXB_2	NS	530.08±194.96	644.60±81.52	624.04±344.48
	DA	794.28±270.01	740.19±185.55	815.13±198.57
	CA	427.47±224.52	722.39±142.87*	611.17±152.89
6-keto-$PGF_{1\alpha}$/TXB_2	NS	1.60±0.39	1.04±0.14	0.84±0.29
	DA	1.51±0.96	1.39±0.78	1.84±1.00
	CA	2.16±1.07	1.03±0.31*	1.91±0.78*

* 前后比较 $P<0.05$

3.3 救心复脉注射液对大鼠平均存活时间的影响　静脉注射灭活大肠埃希菌混悬液后 DA 组与 CA 组平均存活时间均延长。但与 NS 组比较（P>0.05），差别无显著意义。表明救心复脉注射液对大鼠平均存活时间无影响。

表 3　救心复脉注射液对大鼠平均存活时间的影响

	NS	DA	CA
平均存活时间	3.88±1.44	2.28±0.35	4.61±1.00

三组间比较差别无显著意义，$P>0.05$

4. 讨论

4.1 实验结果的意义　本实验表明，给大鼠注入大肠埃希菌内毒素后，血压下降，注菌后 1 小时的血压与注菌前的血压比较，差别有显著意义（$P<0.05$）。说明内毒素休克造模成功，6-keto-PGF1α 值下降，TXB_2 值上升，6-keto-PGF1α/TXB_2 值下降，CA 前后比较差别有显著意义（$P<0.05$）。

内毒素休克造模成功后，静注 CA，用药后 1 小时的血压与休克时血压比较，差别显著（$P<0.05$）。说明 CA 能明显升高血压而起抗休克的作用。此时的血浆 6-keto-PGF1α 值明显升高（$P<0.05$），TXB_2 值下降，前后比较差别不明显（$P>0.05$），但 6-keto-PGF1α/TXB_2 值明显升高（$P>0.05$），说明 CA 能纠正休克时的 TXA_2-PGI_2 平衡失调。

本实验结果表明 CA 对延长大鼠平均存活时间的影响不明显，三组间比较 $P<0.05$。

4.2 TXA_2-PGI_2 平衡失调在休克病变中的意义　TXA_2 和 PGI_2 均系花生四烯酸的衍生物。细胞膜释出的花生四烯酸在环氧酶的作用下，合成前列腺素内过氧化物，再经 TXA_2 和 PGI_2 合成酶的作用形成 TXA_2 和 PGI_2。但它们在生理 pH 值和温度下极不稳定，很快降解为稳定的产物 TXB_2 和 6-keto-PGF1α。TXA_2 促发血小板聚集和释放反应，使白细胞趋化和聚集，强力收缩血管；PGI_2 则与之相反，对机体具有保护作用。在正常情况下 TXA_2 和 PGI_2 的产生和释放处于动态平衡状态，是维持血管张力、血小板功能和许多其他细胞功能的重要因素。休克时由于组织缺氧、感染、组胺释放以及补体系统激活等因素，可促使 TXA_2 增多，同时血管内皮因缺氧、酸中毒和内毒素作用而受损，故 PGI_2 生存减少，结果是 TXA_2-PGI_2 平衡失调。

4.3 CA 升高 PGI_2/TXB_2 值起休克作用的机制　溶酶体是广泛存在于细胞内的一种胞质小体，内含 40 多种酶，溶酶的主要功能是把细胞吞噬和胞饮而来的大分子颗粒进行消化，把各种大分子物质分解成更小的颗粒。休克时溶酶体膜通透性升高，完整性破坏，溶酶释出，其机制与 PGI_2 及 cAMP 减少有关。PGI_2 对溶酶体有稳定作用，而 TXA_2 则有损害作用，TXA_2-PGI_2 平衡失调可损害溶酶体膜；休克时组织内 cAMP 减少，影响细胞代谢和溶酶体膜的稳定性，若 cAMP 升高，使膜漏增强，溶酶体释放。

有资料表明前列环素是通过影响细胞内 cAMP 的水平而发挥作用。cAMP 在膜内腺苷酸环化酶（AC）作用下由 ATP 而生存，对细胞功能起调节作用。PGI_2 是重要的 cAMP 内源性刺激物，能激活血小板的 AC，使细胞内 cAMP 量增加，通过依赖于 cAMP 的蛋白激酶，使血小板中肌球蛋白轻链激酶磷酸化，从而使肌球蛋白磷酸化减少，血小板的收缩和颗粒的分泌受到抑制，产生抗血小板聚集的作用。相反地，TXA_2 降低血小板中 cAMP 水平，并促进 Ca^{2+} 进入细胞质，提高 Ca^{2+} 的浓度。

一方面 Ca^{2+} 激活磷脂酶 A2，促使 TXA_2 合成；另一方面 Ca^{2+} 激活钙调素，转而激活肌球蛋白轻链激酸，使肌球蛋白磷酸化而致血小板的收缩和颗粒的释放，导致血小板聚集作用。

本研究提示，CA 使 6-keto-PGF1α/TXB_2 值增高，可能通过稳定溶酶体膜，防止或减少溶酶外漏，保护细胞受损而起抗休克作用。或者是通过升高血浆 cAMP 值从而起保护细胞及抗血小板聚集的作用。另有报道，枳实中的 N-甲基酪胺亦可使大鼠血浆 cAMP 含量增加。

4.4 CA 使 6-keto-PGF1α/TXB_2 值增高的可能原因探讨

据报道，枳实中的一些香豆素类化合物抑制家兔的血小板聚集和 ATP 释放。这与 6-keto-PGF1α/TXB_2 值增高时的结果相似，由此推测：香豆素类化合物与 6-keto-PGF1α/TXB_2 值增高有一定的内在关系。至于两者间的确切关系，尚待进一步研究。

4.5 中医学的认识

休克与中医厥脱证在病因病机及临床表现上有其共同的病理生理学基础。中医认为，大肠埃希菌内毒素属疫毒病邪，能戕杀正气，灼伤血络，“血被蒸熬”成瘀，气血逆乱，阴阳之气不顺接而致厥逆。内毒素所致大鼠休克模型，其病理生理学改变与 PGI_2-TXA_2 平衡失调相关联，并主要表现为由实到虚，虚实夹杂的热厥兼气滞毒瘀互结证。以精神淡漠、四肢厥冷，舌和趾端发绀、皮毛竖立、脉微欲绝为主症。治疗宜急固其脱兼理气活血化瘀为法。

救心复脉注射液由枳实加工制备而成，它含多种成分，是一个“小复方”，具有“气虚者能益之，气实者能行（决）之”的功效。在内毒素休克表现为热厥、气滞血瘀之际，能起到行气活血、回阳救逆、改善微循环之效。

设计者：刘剑平硕士，原湖南医科大学附二院中医教研组

指导：黄道生

救心复脉注射液对豚鼠心室肌细胞L型钙电流的影响（摘要）

方芳[1]，宋涛[1]，谢立新[1]，梁宋平[2]，刘美丽[3]，周宏灏[4]，方云祥[1]，

（1. 中南大学药学院，长沙 410078；2. 湖南师范大学生命科学学院，长沙 410081；3. 天津医药工业研究所，天津 300193；4. 中南大学临床药理研究所，长沙 410078）

摘要 目的：探讨救心复脉注射液（枳实提取液）有效成分昔奈福林（311）、N-甲基酪胺（417）对豚鼠心室肌细胞膜L型钙通道电流（ICa-L）的影响。方法：用酶解法分离单个心室肌细胞，采用全细胞膜片钳技术，观察昔奈福林、N-甲基酪胺对豚鼠心室肌细胞膜ICa-L的影响。结果：用昔奈福林（10，25，50，100mmol/L）时能增大ICa-L，增加率分别为8.27%，27.29%，41.01%和48.74%（P＜0.05）。用N-甲基酪胺（10，25，50，100mmol/L）时能增大ICa-L，增加率分别为10.05%，30.12%，43.05%和51.90%（P＜0.05）。昔奈福林和N-甲基酪胺只改变电流幅度，不改变I～V曲线形状。结论：昔奈福林和N-甲基酪胺有浓度依赖性的增大豚鼠心室肌细胞ICa-L，促进钙通道开放的作用。

关键词 中药　心室肌细胞　钙电流　膜片钳　豚鼠

中图分类号 R331.38

文献标识码 A

文章编号 1672-7347（2004）05-0521-04

Effect of Jiuxinfumai injection on L-type calcium currents in single guinea pig ventricular myocytes

Fang Fang[1], Song Tao[1], Xie Lixin[1], Liang Songping[2], Liu Meili[3], Zhou Honghao[4], Fang Yunxiang[1]

（1. SchooL of Pharmaceutical Sciences, Central South University, Changsha, 410078; 2. School of Life Sciences, Hunan Normal University, Changsha410081; 3. Tianjin Institute of Pharmaceutical Research, Tianjin 300193, China; 4. Institute of Clinical Phamocology, Central South University, Changsha 410078, China）

Abstract: *Objective* To determine the effect of 311 and 417, both active ingredients isolated from Jiuxinfumai injection (Citrus Aurantium) on L-type calcium currents (ICa-L) in ventricular my- ocytes of guinea pigs. *Methods* Single myocytes were dissociated by enzymatic dissociation method. The whole-cell patch-clamp recording technique was used to record the change of calcium current afterthe administration of 311 and 417. *Results* 311 (10, 25, 50, 100 mmol/L) increased the ICa-L by 8. 27%, 27.29%, 41.01%, and 48.74% ($P<0.05$), respectively. 417 (10, 25, 50, 100 mmol/L) in-creased the ICa-L by 10.05%, 30.12%, 43.05%, and 51.90% ($P<0.05$), rcspectively. Both 311 and 417 changed the ICa-L significantly in a concentration-dependent manner. They did not change the shapeof I～V cruves. *Conclusion* 311 and 417 can increase ICa-L in ventricular myocytes of guinea pigs in adose-response manner.

Key words: Chinese materia medical; ventricular myocyte; L-type calcium current; patch

§2.5　临床研究

救心复脉注射液治疗厥脱证的临床研究

黄道生　常业恬　杨剑钢　李灿　刘剑平　黄勇

提要　本文报道救心复脉注射液（简称 CA）治疗厥脱证（休克）81 例，总有效率 95%，对照组多巴胺注射液（简称 DA）49 例，总有效率 87.8%。其中神经性休克、失血性休克两组的总有效率相同；心源性休克、感染性休克等的总有效率 CA 高于 DA。同时表明 CA 和 DA 的作用基本相似。但 CA 以升压速度比 DA 快、幅度高，并对多种休克患者的心率具双向调节作用，且无毒副反应为其特色。是一种具有良好开发前景的抗休克中药新制剂。

关键词　中药制剂　救心复脉注射液　厥脱证　抗休克

我们已基本完成救心复脉注射液制剂工艺、质控标准、毒理、药理研究。观察了救心复脉注射液对心源性休克及心力衰竭、感染性休克、失血性休克等动物模型的影响，获良好效果。为进一步验证该制剂的功效，继续进行了临床研究，兹报告如下。

1. 临床资料

130 例厥脱证患者的诊断符合“中药新药治疗厥脱证的临床研究指导原则”的诊断标准[1]，其中神经性休克的诊断标准结合文献自拟[2]。经本院及国家中医药管理局医政司厥脱急证协作组单位确诊的住院或急诊留观病例，救心复脉注射液治疗组（以下均简称 CA）81 例，多巴胺注射液对照组（以下均简称 DA）49 例。CA 组：男 38 例，女 43 例；DA 组：男 31 例，女 18 例。年龄：CA 组 17～85 岁，平均 60.9 岁，DA 组 17～80 岁，平均 58.9 岁。

厥脱辨证及程度：CA 组气阴耗伤证 8 例（9.9%）、阳气暴脱证 64 例（73%，其中兼邪毒炽盛 5 例、兼心气不足 3 例、兼气滞血瘀 11 例）、真阴衰竭证 9 例（11%，其中兼邪毒炽盛4例、兼心气不足1例、兼气滞血瘀1例），轻度55例（79%），中度14例（17.3%），重度12例（14.8%）；DA组阳气暴脱证41例（83.7%，其中兼邪毒炽盛3例、兼心气不足3例、兼气滞血瘀4例）、真阴衰竭证8例（16.3%，其中兼邪毒炽盛4例、兼心气不足1例、兼气滞血瘀1例），其中轻度33例（67.3%），中度7例（14.3%），重度9例（18.4%）。

休克分类，CA组神经性休克40例（49.4%）、心源性休克11例（24.7%）、感染性休克10例（12.3%）、失血性休克7例（8.64%）、过敏性休克4例（4.9%）；DA组神经性休克27例（55%）、心源性休克11例（22.4%）、感染性休克6例（12.2%）、失血性休克11例（22.4%）、过敏性休克2例（4%）。

2. 研究方法

2.1CA组抗休克治疗　救心复脉注射液（每毫升含枳实相当于生药4g，批号940718，本院药剂科提供）。静脉注射：收缩压低于50mmHg者或据病情只需要在较短时间内用药者，首次用5mL加入生理盐水或5%葡萄糖注射液稀释至10mL，每次1～2mL，30秒内静脉注完，视血压可重复2～5次或改用静脉滴注。静脉滴注：收缩压高于50mmHg者或据病情需要较长时间用药者，以救心复脉注射液5～20mL加入生理盐水或5%（10%）葡萄糖注射液250～500mL中，静脉滴注，剂量在0.001～0.004mL/（kg·min）范围内。据病情调节滴速或调整药液浓度，以维持收缩压在90mmHg左右（原有高血压病者维持收缩压在100～120mmHg）。当血压稳定时，渐减药量或停药。常规治疗（不用血管活性药物）：吸氧、止痛、止血、抗凝、抗心律失常、抗感染，补充血容量，纠正水、电解质紊乱等，根据病情选用。

2.2 DA组抗休克治疗　多巴胺注射液（上海天丰制药厂）。静脉注射：收缩压低于50mmHg者或据病情只需要在较短的时间内使用者，多巴胺20mg，用生理盐水或5%（10%）葡萄糖注射液，稀释至10mL，每次0.5～2mL于30秒内静脉推完，视血压情况可重复2～5次。静脉滴注：收缩压高于50mmHg或据病情需要较长时间用药者，用多巴胺注射液20～40mg加生理盐水或5%（或10%）葡萄糖注射液250～500mL中，静脉滴注，剂量在2～10μg/（kg·min）范围内，酌病情调节滴速，以维持收缩压在90mmHg左右（原有高血压病者维持收缩压在100～120mmHg左右）当血压稳定时，渐减药量或停药。常规治疗：同CA治疗组，神经性休克CA和DA抗休克用药，均系静脉注射。

2.3观察项目　厥脱证主证，脉象及药后不良反应，临床表现，一般体检项目，血压和心率，呼吸的动态监测（直至此数据稳定在正常范围），血、尿、粪常规及肝、肾功能等生化检测。

2.4统计学处理　计数资料χ^2检验，计量资料t检验，等级资料Ridit检验。

3. 结果与分析

3.1疗效标准　厥脱证及休克疗效评定标准[1]。厥脱症状疗效标准，着眼于神志、面色、四肢厥冷、出汗、尿量的恢复程度，采用计分法。表情淡漠、呆板不语；面潮红；肢端凉冷限于指、趾；自汗或盗汗限于手足；尿量<30mL/h，属轻度，各记1分。但欲寐或郑声谵语、烦躁不安；面（唇舌爪甲）苍白；肢端凉冷、未超过踝、腕关节；自汗或盗汗限于手足、面额；尿量<400mL/d，属中度，各记2分。昏迷；面发绀或两颧嫩红夹白游移不定；肢端凉冷超过踝、腕关节；冷汗淋漓或全身自汗，盗汗不止；尿量<100mL/d，属重度，各记3分。按积分值做前后和组间比较。

3.2 总疗效　CA组痊愈50例（61.7%），显效14例（17.3），有效13例（16%），无效4例（5%），总有效率95%。DA组痊愈24例（49%），显效11例（22.4%），有效8例（16.3%），无效6例（12.2%），总有效率87.8%。

3.3 厥脱轻、中、重度疗效（表1）

表1　　厥脱程度与疗效两组比较

	组别	例数	痊愈（%）	显效（%）	有效（%）	无效（%）	总有效率（%）
CA	轻	55	40（72.7）	9（16.4）	6（10.9）	0（0）	100
	中	14	7（50）	3（21.4）	3（21.4）	1（7.1）	92.8
	重	12	3（25）	2（16.7）	4（33.3）	3（25）	75
DA	轻	33	19（57.6）	10（30.3）	4（12.1）	0	100
	中	7	3.（42.9）	1（14.3）	2（28.6）	1（14.2）	85.8
	重	9	2（22.2）	0	2（22.2）	5（55.6）	44.4

注：CA中、重优于DA，但$P>0.05$

3.4 休克疗效（表2）　神经性休克、失血性休克两组总有效率相同。CA对心源性、感染性、过敏性休克总有效率高于DA，但统计学处理$P>0.05$。

表2　　休克疗效两组比较

组别	疗效	心源性（例%）	感染性（例%）	神经性（例%）	失血性（例%）	过敏性（例%）
CA	痊愈	9（45）	4（40）	29（72.5）	7（85.7）	2（50）
	显效	6（30）	1（10）	5（12.5）	1（14.3）	1（25）
	有效	3（15）	2（30）	6（15）	0	1（25）
	无效	2（10）	2（20）	0	0	0
	总有效率	90	80	100	100	100
DA	痊愈	2（18.2）	1（16.7）	19（70.4）	1（33）	1（50）
	显效	2（18.2）	1（16.7）	6（22.2）	2（66）	0
	有效	5（45.5）	1（16.7）	2（7.4）	0	0
	无效	2（18.2）	3（50）	0	0	1（50）
	总有效率	9（81.8）	3（50）	27（100）	3（100）	1（50）

4. 主要观察指标的变化

4.1 厥脱症状的变化（表 3）

表 3　厥脱主症积分治疗前后两组比较

分组	主症	神志变化	面色变化	四肢厥冷	汗出情况	尿量	合计
CA	治前	1.9±0.5	2.2±0.5	1.2±0.7	0.6±1.1	0.9±1.1	6.8±2.6
	治后	0.1±0.6△△	0.2±0.7△△	0.1±0.5△△**	0.1±0.4△△*	0.1±0.8△△	0.8±2.4△△*
DA	治前	1.9±0.7	2.2±0.4	1.4±0.8	0.7±1.2	0.7±1.1	6.9±2.9
	治后	0.4±0.9△△	0.5±1.0△△	0.4±0.8△△	0.2±0.7△△	0.2±0.7△△	1.9±3.7△△

注：与治前比△$P<0.01$，△△$P<0.01$；两组相比＊$P<0.01$，＊＊$P<0.01$

4.2　血压动态变化　静脉 1 次给药（表 4）即刻升压，2 分钟达峰值与多巴胺相比（$P<0.05$），维持 5～10 分，需反复给药。静脉 1 次给药（表 5）血压徐缓上升，作用持续稳定，并与休克性质相关。感染性、失血性休克 CA 均优于 DA（$P<0.05$～0.01），心源性、过敏性休克两组基本相似。CA 和 DA 均升高收缩压（SAP）和舒张压（DAP），加大脉压。但 CA 对心源性休克升 DAP 的幅度大于升 SAP（DA 却反之）。

表 4　神经性休克静脉给药两组血压动态比较　(kPa，$x\pm s$)

	组别	用药前	药后 2 分钟	药后 5 分钟	药后 10 分钟
SAP	CA	12.08±1.54	15.89±3.53△△**	14.24±2.70△△	12.97±2.16△
	DA	11.34±1.30	13.74±1.54△△	14.18±2.20△△	13.92±2.07△△
DAP	CA	7.53±1.40	9.56±2.24△△**	8.45±1.68△△	7.76±1.49
	DA	6.86±0.95	8.08±1.11△△	8.18±1.16△△	8.43±1.54△△

注：与治前比△$P<0.05$，△△$P<0.01$；两组相比＊<0.05，＊＊$P<0.01$

表 5　心源性、感染性、失血性、过敏性休克静脉滴注给药两组血压动态比较　(kPa，$x\pm s$)

分组		药前	药后 2 分钟	5 分钟	10 分钟	30 分钟	1 小时	2 小时	3 小时
心源性									
SAP	CA	8.4±3.6	8.8±4.0	10.2±3.0△	11.1±3.2△	12.2±1.7△△	12.5±1.7△△	13.2±1.3△△	12.8±2.0△△
	DA	10.3±1.3	11.1±1.9	11.5±2.2	11.3±2.5	11.4±2.1	12.0±4.5	12.4±4.5	11.8±4.5
DAP	CA	5.3±3.1	5.8±3.0	6.8±2.6△	7.3±2.0△	8.0±0.9△	8.5±0.8△△	8.7±1.1△△	8.5±1.4△△
	DA	7.0±1.5	7.5±1.4	7.6±1.5	7.9±1.4	7.9±1.4	7.6±3.0	8.0±3.0	7.7±2.9
感染性									
SAP	CA	9.2±3.8	10.3±3.9	10.8±4.2*	12.3±3.1△**	12.8±3.1△△**	13.1±3.1△△**	13.1±3.3△△	14.0±2.7△△*
	DA	5.7±4.6	5.8±4.6	5.8±4.6	5.6±4.5	6.0±4.9	6.4±5.1	9.0±5.1	8.8±5.1
DAP	CA	6.0±2.4	6.4±2.3*	6.6±2.5*	7.6±1.3**	8.2±1.6△**	8.2±1.5△**	8.0±1.7△	8.4±1.6△
	DA	3.1±3.5	3.1±3.5	3.1±3.5	3.1±3.7	3.3±3.7	3.6±3.9	5.6±4.7	5.3+4.7

分组		药前	药后2分钟	5分钟	10分钟	30分钟	1小时	2小时	3小时
失血									
SAP	CA	11.2±2.02	11.9±1.65	13.3±2.2△	13.3±1.95	13.5±1.82△	13.8±1.34△*	14.18±1.07△*	14.84±1.51△*
	DA	10.2±0.77	11.3±2.4	11.1±2.04	10.67±1.33	11.56±0.77	11.56±0.77	11.33±0.94	11.33±0.94
DAP	CA	6.34±2.99	6.38±2.92	8.36±1.20*	8.44±0.79**	8.91±0.98**	8.86±0.83**	9.47±0.66△**	9.62±0.43△**
	DA	4.00±3.53	4.84±4.24	4.44±3.85	4.00±3.53	4.00±3.53	4.00±3.52	6.67±0.00	7.33±0.94
过敏性									
SAP	CA	8.33±5.80	8.33±5.80	8.5±5.85	9.17±6.67	10.17±7.33	10.17±7.33	10.17±7.33	12.83±3.14
	DA	10±0.94	9.33±0.00	9.33±0.00	10±0.94	11±0.47	9.67±2.36	8.33±4.24	8.33±4.24
DAP	CA	5.33±3.61	5.33±3.61	5.67±3.83	6.33±4.54	6.33±4.54	6.33±4.54	6.33±4.54	8.00±1.89
	DA	6.67±1.89	5.33±0.00	5.33±0.00	6.33±0.472	6.0±0.94	5.33±1.89	3.33±4.71	4.0±3.77

注：与治前比较△$P<0.05$，△△$P<0.01$；两组相比＊$P<0.05$，＊＊$P<0.01$

4.3 心率的动态变化（表6）

表6　对休克状态时心率（HR）的影响两组比较（次/min，$x\pm s$）

	药前	药后2分钟	5分钟	10分钟	30分钟	1小时	2小时	3小时
A组 CA $n=28$	123.26±25.4	122.3±25.8	120.7±27.1	117.8±34.7	111.9±35.1△	108.4±33.0△	107.2±33.3△△	104.2±34.2△△
DA $n=19$	122.6±16.3	57.8±15.7	116.2±32.8	115.1±33.3	114.6±38.7	109.5±36.3	110.0±39.5	106.2±36.4
C组 CA $n=28$	49.0±17.9	57.8±25.3	64.2±15.7△△	63.5±14.1△△	62.1±15.3△△	67.7±12.0△△＊	65.2±13.2△	65.2±12.0△
DA $n=3$	51.3±11.7	52.0±10.6	53.0±12.1	53.0±11.6	53.3±9.9	48.7±9.9	51.7±7.6	50.3±5.5

注：1. HRA组≥100次/min，C组≤60次/min；2. 与治前比较△$P<0.05$，△△$P<0.01$，组间比较＊$P<0.05$

4.4 脉象变化　治前CA和DA组均系病理脉象，以细数居多分别是48.9%和30.6%，余属微弱、沉、迟、涩脉分别占39.5%、7.4%和55.1%、4.1%；无脉各占4.9%和10.2%。治后转为平脉或虚缓脉者CA占53.1%，DA占14.3%。

4.5 其他指标变化　心源性休克病例、治疗前CPK、LDH均升高，治疗后均下降，其中CA组的LDH与治疗前比$P<0.05$，CA对AmL的全血、血浆黏度、红细胞压积有一定改善。安全性考察表明，肝、肾功能、血尿常规两组与治前比及组间相比，差别无显著性意义（$P>0.05$）。CA组有1例静脉注射时出现一过性胸闷、心悸症状，余未见其他不良反应。

5. 讨论和体会

厥脱证病机与急救原则　厥脱证与休克有相似的病理生理基础和发病机制。现代医学认为休克是一种急性循环功能不全的危重综合征。中医认为厥脱主要由邪毒内陷或内伤脏气或亡津失血、气血逆乱"阴阳之气不相顺接"而成。所指脏腑、气、血、津等，概言之皆系阴和阳的衍化，二者均赖“气”的活动，而具生机。有谓：“盖人之所以生动者、籍气煦而血濡，气血不行，则其形若尸矣。”[8]当厥脱危及生命之顷刻，气与血相权，气的作用和位置更重，“有形之血不能速生，无形之气必当亟固，才能维系生命，免致气绝暴脱。故此，着眼整体，调和气血”，燮理阴阳，率先拯救气机，气帅血行，贯通心脉，运达周身，使阴阳之气重相顺接，复脉回厥至关紧急。

本研究结果表明，CA 符合厥脱急救治疗的要求，且颇具特色。临床总有效率 95%；DA 总有效率 87.8%，两组相比无显著差异（$P>0.05$）。疗效分析，CA 和 DA 对神经性和失血性休克总有效率相同，对心源性、感染性、过敏性休克总有效率 CA 高于 DA。两组疗效均与厥脱程度相关，轻、中度的疗效均优于重度。表明 CA 和 DA 作用相似，且 CA 升压速度比 DA 快、幅度高，对心率具有双向调节作用，且 CA 以升压速度比 DA 快、幅度高，对心率具双向调节作用，且无毒副作用为其特色。

抗厥脱的主要机制：救心复脉注射液由中药枳实主方[3]。历代医家多认为枳实是破气消积药。“为血分中之气药，惟此称最”[4]。古代个别著作称其尚具有益气功能：“……长肌肉利五脏，益气轻身”[5]。并有“安胃气、止溏泄、明目”[4]之效。长期以来，由于中药限于水煎的剂型和口服的给药途径，其“益气”潜能，难以显示。本研究采用现代工艺制成注射剂，经静脉给药、功专力重，擅能行（益）气活血、救心复脉、回阳救逆。其药效学基础，可能由多因素综合而成。

5.1 升高血压　低血压导致重要器官气血不足，心脑肾严重损害，甚至心肌梗死、心脏骤停、凝血机制障碍、DIC 等。故积极进行病因治疗的同时，及时使用升压药，仍十分必要。CA 中含有昔奈福林、N-甲基酪胺等。前者兴奋 α-受体，能收缩血管，后者兴奋 β-受体，能扩张血管，两者相互协同，相互制约，调节血管舒缩功能，升高收缩压，舒张压，加大脉压，并维持在适当水准。临床观察，一般升收缩压的幅度、大于舒张压。但对心源性休克，则升舒张压幅度的比率，大于升收缩压（多巴胺却反之）。这对本病非常有益。

5.2 增加心脏泵血功能　临床研究表明，CA 有良好的强心效应。本文报道的有效病例，其心力衰竭症状、体征获改善或恢复正常，心功能分级明显好转，且对心率减慢，对心动过缓患者使心率增快，提高了心排血量，有益于治疗。DA 则未显示此种作用。心主血脉，脉象的改善，在一定程度上也反映心功能由衰至盛的佳势。治疗前细数、微弱、沉迟涩等病理脉象占 90%，CA 治疗后平脉或虚缓脉达 50%。

CA 对戊巴比妥钠所至心力衰竭及心源性休克犬的影响[7]表明；能增强心肌收缩性能，增加左心室内压最大上升速率（LVSP），增高左心室内压最大上升速率（dp/dt_{max}），同时缩短左心室开始收缩至发生（dp/dt_{max}）间隔时间。早期利用猫心乳头肌标本进行实验的结果，亦证明枳实及其有效成分具有直接加强心肌收缩性能的作用。随着心肌收缩力的加强，心泵血功能的改善，心排血量增加。与此同时，心室舒张功能改善，舒张末压期，

LVEDP降低，利于减轻前负荷，冠脉血流量增加。

心泵血功能改善和升高血压、互为影响，因心泵功能增强、心输出量增加可导致动脉收缩压升高。舒张压升高是维持冠脉灌注压，保证心肌血氧供给的必要条件，同时也提示外周阻力有增高。这一点又可能加重心脏的后负荷，不利于心源性休克等治疗，由于CA升压的同时，加强心肌收缩力，改善心脏泵血功能，使心脏建立起足够的张力以克服外周阻力，从而有效的保证重要器官的灌注量，改善休克时的动力学紊乱，亦乃本制剂“益气”的优势，以别于其他血管活性药物。

5.3 改善微循环　我们认为与“行气活血，气帅血行”有关：①本身是个天然“小复方”，除含升压有效成分外，尚含香豆精、总黄酮等，具有抗血栓及抑制血小板聚集和ATP释放的作用，能改善血液流态。②升高血压，在改善全身循环的同时，改善微循环。血压的高低，代表灌流力的大小，直接影响到灌流量，特别在一些功能较低的微血管中，灌流压下降，可导致白细胞阻塞于毛细血管，使血流受阻，微循环障碍。笔者在实验中观察到大鼠在休克过程中，肠系膜微循环的改善与恶化的动态变化，几乎与血压的升和降同步。临床厥脱证患者也不例外，经用CA后，在血压回升的同时，患者神、色、汗、尿及肢冷均随之改善，按积分值判定与对照相比（$P < 0.05$），提示脉复厥回整体情况好转的同时，末梢循环也有改善。

5.4 稳定内环境，纠正休克状态时 PGI_2-TXA_2 平衡失调由于 TXA_2 和 PGI_2 的作用相反、互相拮抗，故其作用保持平衡，对内环境有稳定意义。在实验研究中观察到内毒素休克，大鼠血浆6-Keto-PGEIa/TXB_2 值降低。用CA治疗后，6-Keto-PGEIα 值升高，TXB_2 也升高，但6-Keto-PGEIα/TXB_2 值升高。前后自身对比及与生理盐水组比较差异显著（$P < 0.05$），也提示本品参与改善微循环并伴有稳定内环境的作用。

5.5 改善肾功能，增加尿量　本研究揭示CA有强心利尿之效。厥脱时心气虚及血脉瘀阻、导致肾脏失养、肾气受损、出现少尿无尿，使用CA在血压和症脉转佳的同时，尿量增加。动物实验亦表明，人和动物实验的某些结果不完全一致，尚待深入研究。临床观察CA对心率具有双向调节作用，但给正常麻醉犬和休克犬，静脉注射CA和DA，在升高血压的同时，增加心律，使用大剂量似增加心肌耗氧量和耗氧指数，但小剂量CA注射不大明显。提示：临床用于心力衰竭及休克患者，仍应掌握时机、用法、用量，避免大剂量静脉注射使血压突然升得过高，宜小量静脉滴注维持。务必积极进行病因和整体治疗。总之，救心复脉注射液基本达到“安全、有效、稳定、可控”的要求，可用于治疗厥脱证（休克）。

承天津中医学院附属一医院卢绍强、罗莉教授，内蒙古中蒙医院宋一亭教授，辽宁中医学院附院刘智慧教授，湖南中医学院附二院肖春芳副主任医师，深圳市中医院杜少辉主治医师协助部分临床观察特此鸣谢。

参考文献

[1] 中华人民共和国卫生部．中药新药临床研究指导原则第1辑，1993

[2] [德] 薛特勒．薛氏内科学．第2版．北京：人民卫生出版社，1991

[3] 国家药典委员会．中华人民共和国药典第一部．北京：化学工业出版社，1990

[4] 江苏新医学院．中药大辞典．上海：上海科学技术出版社，1993

[5] 吴普，等．神农本草经．北京：人民卫生出版社，1986

[6] 李灿，等．救心复脉注射液对内毒素休克犬微循环的影响．中国中医急症，1996，6：171-173

[7] 黄道生，等．救心复脉注射液治疗心源性休克的临床研究．中国中西医结合杂志，1998，18 (10)

[8] 张隐庵．黄帝内经素问集注．上海：上海科学技术出版社，1959

（中国医药学报，1998年第13卷增刊）

救心复脉注射液治疗心源性休克的临床研究

黄道生　杨剑刚　李灿　刘剑平

内容提要　目的：验证救心复脉注射液（CA）治疗心源性休克的临床疗效。方法：用CA静脉给药治疗心源性休克20例（其中AmL15例），用多巴胺注射液（DA）作对照（11例）。结果：CA组有效18例（90.0%），无效2例（10.0%）；DA组有效9例（81.8%），无效2例（18.2%），组间比较，$P>0.05$。结论：CA和DA均能升高血压，增加心泵功能，改善厥脱证的症脉，但CA比DA升压速度快，幅度高，作用稳定，对心率有双相调节作用，使心动过速患者心率减慢，使心动过缓患者心率增快。

关键词　救心复脉注射液　心力衰竭　心源性休克　厥脱证

Clinical Study of Jiuxin Fumai Injection in Treatment of Cardiogenic Shock

Huang Daosheng　Yang Jiangang　Li Can　Liu Jianping.

Abstract　*Objective* To increase the cure and improvement rates and to decrease the mortality rate in the treatment of cardiogenic shock. *Methods* Thirty-one patients with cardiogenic shock were studied, and received Jiuxin Fumai injection (JXFM) in research group ($n=20$) or dopamine (DA) in control group ($n=11$). *Results* Eighteen effective cases

(90.0%) and 2 ineffective cases (10.0%) in JXFM group, 9 effective cases (81.8%) and 2 ineffective cases (18.2%) in DA group. There was insignificant difference statistically, $P>0.05$. *Conclusions* JXFM and DA had the same effect in elevating blood pressure, enhancing pump function of the heart and ameliorating collapse syndrome. They are safe, effective, convenient for use and prompt in responding. However, JXFM showed raising blood pressure faster, higher as well as more stable, and the dual phase phenomenon in adjusting heart rate, which could slow down tachycardia as well as speed up bradycardia were observed.

Key words Jiuxin Fumai Injection, cardiogenic shock, heart failure, collapse syndrome

1994 年 7 月～1996 年 1 月，对救心复脉注射液治疗心源性休克（厥脱证）进行临床研究，现报道如下。

1. 临床资料

1.1 诊断标准厥脱证标准参照《中药新药治疗厥脱的临床研究指导原则》[1]，心源性休克标准参照世界卫生组织标准[2]。

1.2 观察病例均为本院及国家中医药管理局医政司厥脱急症协作组单位确诊为心源性休克的住院或急诊留观患者。其中治疗组（CA 组）20 例，对照组（DA 组）11 例。CA 组男 14 例，女 6 例；年龄 17～85 岁，平均 61.65 岁；DA 组男 10 例，女 1 例；年龄 17～73 岁，平均 47.27 岁。

1.3 原发病及厥脱辨证　CA 组冠心病急性心肌梗死 15 例，严重心律失常 3 例，风湿性心脏病并感染性心内膜炎、心肌病各 1 例。其中急性心肌梗死患者的梗死部位：前壁 5 例，前侧壁 2 例，广泛前壁 2 例，下壁 5 例，正后壁 1 例。厥脱辨证：CA 组气阴耗伤证 1 例，阳气暴脱证 3 例。阳气暴脱夹气滞血瘀证 12 例，阳气暴脱夹心气不足证 1 例，真阴衰竭证 3 例；厥脱程度：重度 4 例，中度 7 例，轻度 9 例。

DA 组冠心病急性心肌梗死 10 例。梗死部位：前间壁 1 例，前壁 1 例。广泛前壁 2 例，下壁 5 例，正后壁 1 例；厥脱辨证：阳气暴脱证 2 例，阳气暴脱兼邪毒内陷证 1 例，阳气暴脱夹气滞血瘀证 3 例，阳气暴脱夹心气不足证 4 例，真阴衰竭证 1 例。厥脱程度：重度 3 例，中度 5 例，轻度 3 例。

2. 治疗方法

2.1CA 组抗休克治疗　救心复脉注射液（每毫升含枳实生药 4g，其主要成分为昔奈福林和 N-甲基酪胺，批号 940718，本院药剂科提供）。静脉注射：收缩压低于 50mmHg 者或根据病情只需要在较短时间内用药者，首次 5mL 加入生理盐水或 5%葡萄糖注射液稀释至 10mL，每次 1～2mL，30 秒内静脉注完，视血压可重复 2～5 次或改用静脉滴注。静脉滴注：收缩压高于 50mmHg 者或根据病情需要较长时间用药者，以救心复脉注射液 5～20mL 加入生理盐水或 5%（10%）葡萄糖注射液 250～500mL 中，静脉滴注，剂量为 0.05～0.2mL/（kg・min）。根据病情调节滴速或调整药液浓度，以维持收缩压在

90mmHg左右（原有高血压病者维持收缩压在100～120mmHg）。当血压稳定时，渐减药量或停药。常规治疗（不用血管活性药物）：吸氧、止痛、止血、抗凝、抗心律失常、抗感染，补充血容量，纠正水电解质紊乱等，根据病情选用。

2.2 DA组抗休克治疗　多巴胺注射液（上海天丰药厂生产，批号921103）。静脉注射：收缩压低于50mmHg者或根据病情只需要在较短时间内使用者，多巴胺20mg，用生理盐水或5%（10%）葡萄糖注射液，稀释至10mL，每次0.5～2mL于30秒内静脉注完，视血压情况可重复2～5次。静脉滴注：收缩压高于50mmHg或根据病情需要较长时间用药者，用多巴胺20～40mg加入生理盐水或5%（10%）葡萄糖注射液250～500mL中静脉滴注，剂量为2～10μg/（kg·min），根据病情调节滴速，以维持收缩压在90mmHg左右（原有高血压病者维持收缩压在100～120mmHg），当血压稳定时，渐减药量或停药。常规治疗：同CA治疗组。

2.3 观察项目　厥脱证的主症[1]及不良反应。一般体检项目（重点监测血压、心率），血、尿、粪常规，心电图、肝、肾功能及酶学和血液流变学检测。

2.4 统计学处理　计数资料采用 χ^2 检验，计量资料采用 t 检验，等级资料采用Ridit检验。

3. 结果

3.1 疗效评定标准　总疗效参照《中药新药治疗厥脱的临床研究指导原则》[1]评定。厥脱症状疗效采用记分法判定。

3.2 总疗效　CA组：临床治愈9例（45.0%）、显效6例（30.0%），有效3例（15.0%），无效2例（10.0%），总有效率90.0%。DA组临床治愈2例（18.2%），显效2例（18.2%），有效5例（45.0%），无效2例（18.2%），总有效率81.8%。两组比较无显著性差异（$P>0.05$）。

3.3 厥脱症状疗效　对厥脱证的主症如神志、面色、四肢厥冷、出汗、尿量多等，采用正常、轻、中、重度记分法（分别记0、1、2、3分），比较治疗前后的积分值，结果见表1。

表1　**两组厥脱症状积分值比较（分，$x\pm s$）**

组别	例数		神志	面色	四支厥冷	汗出情况	小便量
CA	20	治疗前	1.65±0.67	2.70±0.47	1.45±0.69	1.60±1.27	1.70±0.92
		治疗后	0.35±0.93***	0.40±0.88**	0.30±0.73**	0.15±0.67**	0.25±0.79**
DA	11	治疗前	1.27±0.79	2.45±0.52	1.82±0.98	2.27±1.19	1.18±1.08
		治疗后	0.4±0.82*	0.91±1.04**	0.54±0.69**	0.63±0.92**	0.45±0.93**

注：与本组治疗前比较，＊$P<0.05$，＊＊$P<0.01$，＊＊＊$P<0.001$

3.4 两组血压比较　两组病例均于用药后即刻升压。CA 组于用药后 5 分钟明显上升（$P<0.05$），30 分钟升至接近正常值，其后各时段血压稳定在 96～108mmHg 之间，自身前后比较有显著性差异（$P<0.001$）；DA 组用药 5 分钟后各时段血压波动在 85～88mmHg 之间，升幅较小，自身前后对比无显著性差异（$P>0.05$）。提示 CA 比 DA 升压速度快、幅度高、作用稳定，两组收缩压（SAP）、舒张压（DAP）及平均动脉压（MAP）结果见表 2。

表 2　　对收缩压、舒张压、平均动脉压的影响（mmHg，$\bar{x}\pm s$）

组别	治疗前	治疗后								
		2分钟	5分钟	10分钟	30分钟	1小时	2小时	3小时	12小时	24小时
CA SAP	63.37±26.88	65.72±29.76	76.17±22.64*	83.00±23.97*	91.27±12.48**	93.44±12.50**	98.78±10.07**	96.11±15.20**	99.73±13.48*	103.07±9.18**
DAP	39.47±23.46	43.33±22.68	50.89±19.77*	54.47±15.03*	59.89±6.43	63.39±6.34**	65.28±8.12**	63.39±10.39**	65.87±7.25*	69.36±6.55*
MAP	47.46±23.72	51.13±23.79	59.21±19.34*	64.27±17.41	68.98±17.85**	69.73±16.34**	72.94±18.92**	70.57±20.85**	72.73±21.74*	75.07±22.44*
DA SAP	77.09±9.43	83.27±14.14	86.00±16.74	85.09±19.01	85.55±16.08	87.82±33.44	93.18±33.81	88.80±33.65	87.80±32.12	90.80±34.49
DAP	52.82±11.29	56.36±10.51	57.09±11.05	58.01±10.49	59.55±10.25	57.09±22.38	59.82±22.08	57.40±21.95	59.80±21.97	61.20±26.28
MAP	61.53±9.91	65.95±10.57	67.35±11.76	67.65±12.96*	68.22±11.77	68.00±25.79	70.94±25.68	67.86±25.45	69.13±25.24	71.06±28.77

注：与本组治疗前比较，*$P<0.05$，**$P<0.01$

3.5 对心功能的影响　参照 KiLLip 的分类法[3]其心功能情况：治疗前 CA 组Ⅱ级 1 例（5%），Ⅲ级 5 例（25%），Ⅳ级 14 例（70%）；治疗后Ⅱ级 10 例（50%）、Ⅲ级 8 例（40%）、Ⅳ级 2 例（10%）。DA 组Ⅱ级 3 例（27.3%）、Ⅲ级 5 例（45.5%）、Ⅳ级 3 例（27.2%）。治疗后Ⅱ级 9 例（81.8%），Ⅲ级 0 例，Ⅳ级 2 例（18.2%）。提示两组患者的心功能均有改善，在 CA 组属Ⅳ级者较原来下降 40%，DA 组Ⅳ级下降为 0。

3.6 对心率的影响　将两组休克状态（用升压药前）的心率（HR）各分为 A（≥100 次/min）、B（60～100 次/min）、C（≤60 次/min）。观察用药后 2 分钟、5 分钟、10 分钟、30 分钟、1 小时、2 小时、3 小时、12 小时、24 小时、48 小时的变化。结果：使用 CA 的 A 组 HR 减慢，C 组 HR 加快，B 组则无明显变化。以药后 1 小时明显，A 组由 138.1±31.9 次/min 降至 112.1±46.0 次/min，C 组由 41.4±23.9 次/min 增至 66.4±14.4 次/min（$P<0.05$），药后 12 小时基本恢复正常，A 组为 83.4 次/min，C 组为 64.0 次/min（$P<0.05$）；使用 DA 的 A 组仅药后 1 小时由 131.6±13.1 次/min 降至 106.6±13.1 次/min（$P<0.05$），而 B 组则由 80.0±12.7 次/min 增至 88.0±18.3 次/min，C 组则由 51.3±11.7 次/min 降至 48.7±9.9 次/min，延至 48 小时 A 组仍为 110.0±0 次/min，B 组为 83.5±12.5 次/min，C 组为 60.3±16.6 次/min（$P>0.05$）。

3.7 脉象的变化　治疗前两组各有无脉2例，余均为细数、微弱、沉、迟、涩的病理脉象，治疗后转为平脉，CA组10例，DA组2例。

3.8 呼吸变化　CA和DA组治疗前分别为21.8±11.4次/min，21.06±4.05次/min，治疗后分别为19.41±7.11次/min，19.21±3.5次/min，两组治疗前后比较及组间比较无显著性差异（$P>0.05$）。

3.9 体温变化　治疗前体温低于正常者，CA组占88.2%（15/17例），DA组占62.5%（5/8例），与厥脱证肢冷形寒相符，用药后体温仍低于正常者CA组5例（29.4%），DA组4例（50%），提示阳气回复、厥脱好转。

3.10 AMI并休克患者血清LDH、CPK的变化　急性心肌梗死合并休克患者于用药前检测CPK、LDH均升高，CA组CPK（IU/L，下同）为668.60±638.85，LDH（IU/L，下同）为416.40±325.20，治疗后分别为155.70±139.44和210.60±99.16，自身前后比较，有显著性差异（$P<0.05$）。DA组CPK为482.00±401.00，LDH为631.70±216.60，治疗后分别为139.30±203.10和376.30±292.30，自身治疗前后比较无显著性差异（均$P>0.05$）。

3.11 血液流变学变化　提示CA对AMI的全血、血浆黏度，红细胞压积均有改善。

3.12 毒副反应观察　病例肝肾功能、血、尿等常规，与治疗前比较基本一致，临床未发现毒副反应。

4. 讨论

4.1 心源性休克由心泵功能衰竭所致，是临床常见危重急症导致死亡的主要病因。据文献报道病死率约80%[4]，近年采用监护和中西医结合治疗，病死率有所下降，如北京及本院报道[5]均为25%。救心复脉注射液治疗心源性休克的总有效率高于对照组和国内的报道。心源性休克颇似中医学的心病厥脱。多见于“心痹”“真心痛”。“真心痛，手足青至节，心痛甚，旦发夕死，夕发旦死”[6]。因损伤心气，心阳暴脱所致。心气是血液循环的动力，心气虚损，轻则血运不畅，重则瘀滞，致内不能濡养脏腑，外不能温煦肌肤，上不能升清，下不能降浊，气血乖乱，“阴阳之气不相顺接”而成厥脱证。治则急宜益气（阳）活血，使气帅血行，贯通心脉，运达周身，阴阳之气重相顺接，以冀复脉、固脱、回厥。救心复脉注射液由枳实组方，用现代工艺制成注射剂，既含升压有效成分确保升压效应，又有益于机体的其他成分，而成“天然小复方”，对休克（厥脱）患者产生保护作用。

4.2 实验研究结果显示其作用机制[7]　①增强心肌收缩性能：增加左室内压峰值（LVSP），增高左室内压最大上升速度（dp/dt_{max}），同时缩短左室开始收缩至发生（dp/dt_{max}）间隔时间（R-dp/dt_{max}）。早期研究[8]，利用猫心乳头肌标本进行实验，结果证明，枳实及其有效成分具有直接加强心肌收缩性能作用。②增加心脏泵功能：随着心肌收缩力的加强，心泵功能改善，心排血量增加。③改善心室舒张性能：使左室舒张末期压（LVEDP）降低，利于减轻前负荷。④增加冠脉血流量：用药后即刻使冠脉流量增加

26.82%。⑤升高血压，升高收缩压的作用大于升高舒张压的作用，因而脉压增宽。因心泵功能增强，心排血量增加，导致动脉收缩压升高。舒张压升高是维持冠脉灌注压、保证心肌血氧供给的必要条件，同时也提示外周阻力有增高。在这种状态下，可能加重心脏的后负荷，不利于心源性休克的治疗。但对此存在不同的看法，有学者认为[8]，由于心肌收缩力的加强，心脏泵血功能的改善，使心脏能够建立起足够的张力以克服外周阻力，从而有效地保证重要器官的灌注量，改善休克时的血流动力学紊乱，心血管活性药物在抗休克的应用中，这点目前逐渐受到强调[9]。本研究支持这种看法，同时表明救心复脉注射液具备这样的优势，以别于其他血管活性药物。

临床表明，救心复脉注射液对心率具有双向调节作用，但在实验研究中给正常麻醉犬和休克犬静脉注射救心复脉注射液和多巴胺，在升高血压的同时，增加心率，使用大剂量似增加心肌耗氧量和耗氧指数，但小剂量救心复脉注射液注射不大明显。提示：临床用于心衰及休克患者，仍应注意掌握时机、用法、用量，避免大剂量静脉注射使血压突然升的过高，宜小量静脉滴注维持，且须积极进行病因治疗。总之，临床验证与动物药效学试验基本相符，救心复脉注射液“基本符合安全、有效、稳定、可控的要求”，且比多巴胺注射液升压速度快，幅度高，作用稳定，对心率具有双向调节作用，可用于心源性休克及厥脱证的急救。

（本研究承天津中医学院附属第一医院急症部卢绍强、罗莉教授，内蒙古中蒙医院宋一亭、王素英主任医师，辽宁中医学院附属医院刘智慧教授等大力支持，谨谢）

参考文献

[1] 中华人民共和国卫生部．中药新药临床研究指导原则．第一辑．1993

[2] 戴瑞鸿．内科疾病诊断标准．上海：上海科学技术出版社，1991

[3] 侍作胜，王彦炯，吴强，编译．实用冠心病监护治疗学．北京：中国华侨出版社，1992

[4] 陈柏泉．心源性休克的特点与诊治中的突出的问题．中级医刊，1991，26（10），2

[5] 黄道生，杨剑钢，戚正元，等．休克的回顾性调查及中医辨证分析．中国中医急症，1992，1（2），97-100

[6] 灵枢经．北京：人民卫生出版社，1984

[7] 李灿，黄道生，刘剑平，等．救心复脉注射液对内毒素休克大鼠微循环的影响。中国中医急症，1996，5（4）：171-173

[8] 贾宏钧，冯清泉，郭兆贵．枳实及其有效成分对猫心乳头肌收缩性与自动节律性的影响．科学通报，1980，11：522

[9] Loeb HS，Gunnar RM. Vasoactive agents in the treatmentoy Shock Ledingham (ed.) Shock excerpta Medica，1976

（中国中西医结合杂志1998年10月第18卷第10期）

救心复脉注射液抢救阳气暴脱证（神经性休克）40例临床观察

黄道生　杨剑刚　刘剑平　李灿　常业恬　何荣芝

摘要　本文报告椎管内麻醉所致阳气暴脱证，西医诊断为神经性休克者67例，其中用救心复脉注射液治疗40例，对照组用多巴胺注射液治疗27例，有效率均达100%。两组相比，救心复脉注射液比多巴胺升压速度快，幅度高，且对心率具有双向调节作用，而且无明显毒副反应。

主题词　心阳暴脱/病因学 心阳暴脱/中医药疗法 救心复脉注射液

外科手术时施行椎管内麻醉过程中常并发低血压，甚至心搏骤停或死亡[1]，常规使用麻黄碱及血管活性药物抢救。我们认为此症近似中医厥脱阳气暴脱证，并符合西医神经性休克诊断。应用救心复脉注射液抢救，获满意效果，兹报告如下。

1. 临床资料

全部病例均为在本院手术室施行椎管内麻醉过程中发生并发症的患者，共67例。其中救心复脉注射液治疗组（以下简称治疗组）40例。男16例，女24例，年龄15～75岁；多巴胺组（简称对照组）27例，男13例，女14例，年龄24～87岁。厥脱轻重分级[2]治疗组轻度37例，中度3例；对照组轻度25例，中度2例。

诊断标准：中医根据《中药新药治疗厥脱证临床研究指导原则》诊断标准[2]。西医神经性休克诊断依据，结合参考文献[2,3]自拟：①由于椎管内麻醉导致的突然血压下降。②面色或口唇苍白，四肢湿冷，恶心，呕吐，脉搏细数。③收缩压低于80mmHg。④脉压小于20mmHg。⑤原血压高者，收缩压较原水平下降30%以上。凡具有第①②项，加上③④⑤项中一项者，诊断即可成立。

2. 治疗及观察方法

2.1 治疗组　抗休克治疗：救心复脉注射液（每mL含相当生药枳实4g，批号940718，由本院药剂科提供）5mL，用生理盐水稀释至10mL，每次1～2mL于30秒内静脉注射完，据血压情况可重复2～5次。西医常规治疗：支持、病因治疗，不使用麻黄碱和其他血管活性药物。

2.2 对照组　多巴胺注射液（上海天丰药厂生产）20mg，稀释至10mL，每次0.5～2mL，于30秒内静脉注完。据血压情况可重复2～5次。常规治疗同治疗组。

2.3 观察项目　厥脱阳气暴脱证主症、脉象及用药后不良反应、一般体检项目。血压和心率、呼吸的动态监测用惠普78352型监测仪连续监测至术毕。术后回病室按常规观察48小时。

2.4 统计学处理　计数资料用 x^2 检验，计量资料用 t 检验，等级资料用 Ridit 检验。

3. 结果分析

3.1. 疗效标准：厥脱证及休克疗效评定标准参见文献[1]。厥脱症状疗效标准，采用计分法。表情淡漠，呆板不语，面潮红，肢端凉冷限于指、趾，出汗限于手足；尿量＜720mL/24h 者属轻度，各记 1 分。但欲寐或郑声谵语，烦躁不安，面（唇舌爪甲）苍白，肢端凉冷未超出踝、腕关节，出汗限于手足、头颈，尿量＜400mL/24h 者属中度，各记 2 分。昏迷，面发绀或两颧嫩红夹白，游移不定。肢端凉冷超过踝、腕关节，冷汗淋漓或全身自汗盗汗不止，尿量＜100mL/24h 者属重度，各记 3 分。按积分值做前后和组间比较。

3.2 疗效　治疗组痊愈 29 例（72.5%），显效 5 例（12.5%），有效 6 例（15.0%），总有效率 100%。对照组痊愈 19 例（70.4%），显效 6 例（22.2%），有效 2 例（7.4%），总有效率 100%。

3.3 主要观察指标变化

3.3.1 两组厥脱主症治疗前后积分变化比较：表 1 示，两组自身治疗积分相比，差异均有显著性（$P<0.05$）。

表 1　两组厥脱主症积分比较（$\overline{X}\pm s$）

组别	例数	神志变化	面色变化	出汗情况	四肢厥冷	小便量
治疗组						
治前	40	1.86±0.45	2.30±0.50	1.2±0.58	0.43±0.90	0.81±0.38
治后		0.16±0.38*	0.23±0.78*	0.15±0.44*	0.02±0.17*	0.35±0.41*
对照组						
治前	27	2.14±0.51	1.88±0.51	1.15±0.32	0.08±0.28	0.35±0.95*
治后		0.23±0.86*	0.15±0.70*	0.13±0.41*	0.03±0.18*	0.30±0.81*

注：两组自身治疗前后比较 $P<0.05$。

3.3.2　血压变化　治疗组和对照组均能升高收缩压和舒张压，治前分别为 12.08±1.54/7.53±1.40kPa 和 11.3±1.3/6.9±1.0kPa；治疗后分别为 15.0±2.3/9.0±1.5kPa 和 14.6±1.7/8.4±1.2kPa。两组自身治疗前后比较差异有显著性（$P<0.01$），但组间相比差异无显著性（$P>0.05$），血压稳定时间，治疗组为药后 1.45±0.75 小时，对照组为 1.43±0.66 小时，两组相比差异亦无显著性（$P>0.05$）。其静脉注射一次给药后两组血压动态变化表明，药后 2 分钟相比，差异有显著性（$P<0.05$），提示治疗组升压速度比对照组快、幅度高，见表 2。然而作用持续时间，从趋势图（略）分析，两组则大体相同。

表 2　　静推给药 1 次后两组血压（kPa）动态变化比较（$\overline{X}\pm s$）

组别	例数	用药前	药后 2min	药后 5min	药后 10min
收缩压					
治疗组	40	12.08±1.54	15.89±3.53$^{\triangle\triangle**}$	14.24±2.70$^{\triangle\triangle}$	12.97±2.16$^{\triangle}$
对照组	27	11.34±1.30	13.74±1.54$^{\triangle\triangle}$	14.18±2.20$^{\triangle\triangle}$	13.92±2.07$^{\triangle\triangle}$
舒张压					
治疗组	40	7.53±1.40	9.56±2.24$^{\triangle\triangle**}$	8.45±1.58$^{\triangle\triangle}$	7.76±1.49
对照组	27	6.86±0.95	8.08±1.11$^{\triangle\triangle}$	8.18±1.16$^{\triangle\triangle}$	8.43±1.54$^{\triangle\triangle}$

注：与治疗比较△$P<0.05$，△△$P<0.01$，组间比较＊$P<0.05$，＊＊$P<0.01$

3.3.3 对心率的影响　表 3 示，A、B、C 三组治疗前心率分别为＞100 次/min、60 次/min、＜60 次/min。A 组中的对照组，B 组中治疗组及 C 组患者心率，治疗前后自身相比差异有显著性（$P<0.05$）；A 组的治疗组，B 组中的对照组患者心率，组间比较差异有显著性（$P<0.01$）。

3.3.4 脉象及其他指标变化　两组治前均以细数、微弱脉为主，治疗组和对照组分别为 37 例（92.5%）和 27 例（100%），治疗组沉涩脉尚有 3 例（7.5%）。治后治疗组有 26 例（65.0%），对照组有 14 例（51.9%），脉转为平缓或虚缓，组间比较差异无显著性。两组治疗前后呼吸、心电图及肝、肾功能等生化检查无明显变化。临床亦未发现明显毒副反应。

表 3　　对心率（次/min）影响比较（$\overline{X}\pm s$）

组 别		治 前	治 后
A 组	治疗组	128.3±25.1（5）	110.9±22.1（5）*
	对照组	115.9±15.0（6）	110.5±10.4（6）△
B 组	治疗组	88.3±10.1（30）	89.8±18.1（30）△
	对照组	75.3±12.1（21）	86.4±12.0（21）*
C 组	治疗组	49.9±21.9（5）	66.4±18.8（5）△

注：△与治疗前比较 $P<0.05$，＊组间比较 $P<0.05$

4. 讨论

本工作表明，救心复脉注射液对椎管内麻醉所致阳气暴脱证（神经性休克）与多巴胺注射液作用相似，疗效达 100%，救心复脉注射液尚具下列优点：①起效时间快，升压幅度高，因此，用于抢救阳气暴脱证优于多巴胺，它能更及时地使血压恢复到正常值，避免低血压引起的系列并发症。②作用时效比较合适。治疗组 1 次性用药后的血压呈缓慢下降趋势，但药后 10 分钟仍高于用药前水平。由于椎管内麻醉时的血压下降大多经历时间比较短，病因解除后，患者的自动调节机制恢复，如果这时升压药仍在起效，二者的重叠作用势必会引起血压升得过高。因此，救心复脉注射液正好可以针对治疗特点，且严格按规定剂量用药，就避免了血压的大幅度波动，从而维持术中血流动力学平稳，为手术创造良好的环境。③救心复脉注射液对心率具有双向调节作用，可使过快的心率（＞100 次/min）变慢，过慢的心率（＜60 次/min）变快，对心率 60～100 次/分之间者影响不大。而多巴胺无此作用。

阳气暴脱证乃厥脱证之一，一般由汗、吐、下，亡津失血致气随津、血暴脱，阴阳之气不相顺接而成。由椎管内麻醉所致者，属药源性疾病。本文认为本病病因、病机与椎管内麻醉遏制督脉有关。督脉乃奇经八脉之一，《难经》谓："督脉者，起于下极之俞，并于脊里，上至风府，入于脑"[4]。"督"含都统之意，诸阳脉皆会于此，故"属阳脉之海"[5]。其生理功能和病候与诸阳经有关，解剖学研究认为[6]腧穴与相关脏器的神经分布属于同一脊髓段，或在该内脏的神经节段，躯体内脏的这种神经节段性支配，与经穴（尤其是腹背部）主治病症有很大的一致性。因其循行路线及络属相关经络和内脏（心、脑、肾）颇与现代椎管内麻醉所阻滞的部位相似，故督脉受遏，诸阳经温煦失司，阴气独盛，心肾不济，气血失调，脉络失养，阴阳相离，而成斯证。

救心复脉注射液由枳实组方，采用现代工艺制成，其主要有效成分为昔奈福林和N-甲基酪胺等。经药效学研究证明，对正常麻醉犬和戊巴比妥钠诱发的心源性休克及心力衰竭犬、失血性休克犬、内毒素休克犬，均能升高血压，可加强心肌收缩力和心脏泵血功能。增加冠脉及肾血流量，调节血管舒缩功能等。临床用于厥脱证，包括心肌梗死合并休克、感染性休克、失血性休克、过敏性休克等均可获满意效果。

参考文献

[1] 邬景文，马嘉谋．医源性疾病．长沙：湖南科学技术出版社，1986
[2] 中华人民共和国卫生部．中药新药临床研究指导原则（第一辑）．
[3] G·薛德勒．薛氏内科学．北京：人民卫生出版社，1991
[4] 秦越人．难经集注．北京：人民卫生出版社，1988
[5] 南京中医学院．黄帝内经素问译释．第2版．上海：上海科学技术出版社，1982
[6] 国家中医药管理局．建国40周年中医药科技成就．北京：中医古籍出版社，1989

救心复脉注射液治疗感染性休克10例小结

李灿　黄道生　肖春香　杜少辉

感染性休克又称败血性休克，属临床危急重症，病死率高，是医学界关注的热点之一。救心复脉注射液为我院研制的中药抗休克制剂，被列为国家"八五"重点科技项目。笔者用救心复脉注射液治疗感染性休克10例，疗效较好，现总结如下。

1. 临床资料

本组10例均为住院或急诊留观的感染性休克患者，其中男4例，女6例；平均年龄82.84～59岁。病种：中毒性肺炎4例，肺源性心脏病并感染2例，慢性肾炎并感染2例；

中医辨证：所有病例均属邪毒内陷所致，其中气阴耗伤 1 例，阳气暴脱 5 例，真阴衰竭 4 例。厥脱程度：轻度 2 例，中度 3 例，重度 5 例。感染性休克和厥脱证诊断标准参照《中药新药治疗厥脱的临床研究指导原则》。

2. 治疗方法

救心复脉注射液（每 mL 含枳实等生药 4g，批号 940718，本院药剂科提供）。收缩压低于 50mmHg 者，或据病情需要只须在较短时间内用药者，首次用救心复脉注射液 5mL 加入生理盐水或 5%葡萄糖注射液稀释至 10mL，每次 1～2mL，30 秒内静脉注完，视血压可重复 2～5 次，或改用静脉滴注。收缩压高于 50mmHg 者，或据病情需要较长时间用药者，以救心复脉注射液5～10mL加入生理盐水或 5%（10%）葡萄糖注射液 250～500mL 中，静脉滴注，剂量为 0.001～0.004mL/（kg·min），据病情需要调节滴速或调整药液浓度，以维持收缩压在 90mmHg 左右（原有高血压病者维持收缩压在 100 ～ 200mmHg）。当血压稳定时，渐碱药量或停药。配合常规（不用血管活性药物）吸氧、抗感染、扩充血容量、纠正水电解质紊乱。

3. 治疗结果

3.1 疗效标准　参照《中药新药治疗厥脱的临床研究指导原则》拟定。治愈：血压回升，厥脱改善，症情稳定。显效：用药后 3 小时内血压回升，12 小时内厥脱改善，24 小时内症情稳定。有效：用药后 3 小时内血压回升，24 小时内厥脱改善，48 小时内症情稳定。无效：用药后血压不回升、厥脱未改善、症情不稳定。厥脱主症疗效标准：对邪毒内陷厥脱证主症，采用：正常计 0 分，轻度计 1 分，中度计 2 分，重度计 3 分。比较前后的计分值，评定厥脱主症是否改善。

3.2 治疗结果　本组 10 例中，临床治愈 4 例，放弃 1 例，有效 3 例，无效 2 例，总有效率为 80%。

3.3　厥脱主症疗效（见表 1，略）

表 1 治疗前后厥脱主症计分比较（$X \pm S$）注与治疗前比较，$*P<0.01$

表 2 说明以升高收缩压（SAP）为主，舒张压（DAP）升高的幅度较收缩压小，用药前后比较，用药后 30min 及以后各时间段血压均较用药前明显升高（$P<0.05$）

注：与治疗前比较，$*P<0.01$

3.4 治疗后对血压的影响（见表 2，略）

3.5 安全性考察　治疗前后检测肝、肾功能，未发现对肝肾功能的损害，亦未发现其他不良反应。

4. 讨论（略）

随师伍瀚超教授临证：从心搏骤停二次抢救成功一例看枳实对心源性休克的疗效

原湖南医学院第二附属医院内科

黄道生按：本人当时正在本院内科心血管病室进修，随师伍瀚超主任值班，恰遇其住院病友心脏骤停，故一同参与本例抢救，目睹了枳实注射液的起死回生之效，在场地医务人员无不为之惊喜！余从中医学角度思其证，突然脉绝，不能言，四肢凉，面色苍白，当属亡阳之证，阴阳相离。经用本院制剂“枳实注射液”行气活血，复脉回厥，获效，欣喜之至，亦为后来本人专事中医厥脱证之科研，增强了信心。（以下为伍瀚超主任执笔的全文）

1973年以来，我们曾经过反复动物实验，证明枳实注射液有升压、强心、利尿等药理作用，在升压的同时，心、脑、肾血流量增加，而且毒性小，安全度大。尔后，又相继应用于临床抗休克治疗，显著有效率达74.5%，疗效满意。1978年10月，我们成功地抢救了一例自主心跳先后停止达52分钟的风湿性心脏病患者，在整个复苏过程中我们迅速地建立了有效循环，随后又用枳实注射液处理了心脏复苏后的心源性休克，获得显著效果，抢救是成功的。现报道如下。

病历摘要

郭××，52岁，女，住院号145953。因劳累性心悸，气促24年，间发气喘、咳嗽，端坐呼吸20年，复发加重，于1978年10月12日零时急诊入院。

患者于1954年起出现劳累后心悸，气促。1968年第1次分娩后突发气喘、咳嗽，端坐呼吸，诊为风湿性心脏病，急性左心衰竭，经治疗病情好转。嗣后20年来，上述症状反复发作，尤以1968年以后更加频繁，1972年又发现血压高达190/110mmHg，虽长期服药治疗，血压常有波动。1978年7月以来，先后因发作左心衰，两次住入本院。几个月来，经常服用洋地黄与利尿药治疗。

入院检查：急性重病容，端坐呼吸，唇指发绀，颈静脉充盈，两肺中下均有湿性啰音，心界增大，心尖搏动在左侧第5肋间锁骨中线外2cm处。心律绝对不齐，强弱快慢不一，心率130次/min，心尖区有Ⅱ级收缩期吹风样杂音与舒张中后期隆隆样杂音，主动脉瓣区及胸骨左缘第3～4肋间有舒张早期吹风样杂音，$P2>A2$，腹尚平软，肝大右肋下3cm，下肢轻度浮肿，血压160/110mmHg。

入院诊断：风湿性心脏病，二尖瓣狭窄与关闭不全，主动脉瓣关闭不全，心房颤动。高血压病，高血压性心脏病，全心衰竭。

入院后，主要给予强心、利尿治疗。10月12日服地高辛0.25mg，13日服0.25mg，症状有所好转，13日心电图示：心房颤动伴交界处逸搏及短症逸搏性心律，左室肥大劳累，ST-T改变示洋地黄作用。14日上午仍给地高辛0.25mg，至此，住院两天半期间共服地高辛 0.75mg。当日午饭后于 12 点零 2 分，突然眼球上翻，全身抽搐，听不到心音，扪不到大动脉搏动，随后呼吸停止。医护人员乃立即进行胸外心脏按压，并做气管内插管正压给氧，先后心腔内注射肾上腺素、异丙肾上腺素及阿托品各 1mg。心跳仍未恢复，此时心电示波显示心室颤动，先后又予溴苄胺 250mg，利多卡因 50mg 心内注射及 4%碳酸氢钠溶液 200mL 静脉注射，室颤未能控制。随后经过 3 次直流电击，除颤成功，自主心跳恢复。12 时 38 分恢复窦性心律，继之自动呼吸恢复。12 时 50 分，心率 104 次/min，有多源多发性室性早搏，并有短暂室性阵速，血压 86/40mmHg，立即给予利多卡因 100mg 静脉注射，室性阵速停止，随以 1mg/min 的利多卡因静脉滴注维持。此时仅偶有室性早搏出现，血压仍为 86/40mmHg，乃以枳实注射液 20g/min 静脉注射，接着以 100g/min 加入 10%葡萄糖注射液 500mL 内静脉滴注，滴速 30～60 滴/min，以提高及维持血压。用枳实注射后，血压由 86/40mmHg 逐渐增高至 120～150/70～100mmHg，同时采取头部降温，用 20%甘露醇进行脱水治疗，补充钾盐，患者当夜神志即逐渐恢复。10 月 15 日上午 9 时 40 分又发生心室颤动，患者全身抽搐，再次进入昏迷。我们立即进行紧急抢救，并再一次进行胸外直流电除颤，一次成功。9 时 56 分，心脏再一次恢复自主搏动，但出现复苏后休克，血压降至 60/40mmHg，频发多源多发性室性早搏，急性脑缺氧十分严重，病人仍频频抽搐。我们及时采取了有力对策，在反复使用利多卡因静脉注射与静脉滴注治疗下，频发性室性早搏在半小时内基本被控制，仅偶发室性早搏。在心律失常控制之后，休克并无好转，血压在 70/54mmHg 左右，我们仍坚持应用枳实注射液强心、升压。给药后，效果比较显著，血压逐渐升高，休克较快得到纠正，血压维持在 110～170/80～100mmHg，心率在 110～120 次/min。第二次复苏后 21 个小时，神志逐渐有所恢复，再度复苏后的第 5 日，此时心律失常已多日未发，我们试停枳实注射液，血压立即下降至 80/40mmHg，再加用枳实注射液，血压又复回升至 110/70mmHg 以上，并保持平稳。以后逐渐减量维持，一共持续静脉滴注枳实注射液达 12 日之久，总量共 2580g，未见明显副作用。在撤去枳实注射液静脉滴注之前，加用口服枳实煎剂，并肌内注射生脉针 3 日，确保血压平稳。经过两个月的积极治疗与细致护理，患者一般情况好转，血压、心率、呼吸均平稳，智能完全恢复，于 1978 年 12 月 16 日出院。

讨论

临床上引起心搏骤停的原因很多，结合本例的病史，药物治疗性情况以及心电图变化，其心搏骤停的原因，考虑以洋地黄毒性反应所致的可能性最大。

心搏骤停的抢救措施是综合性的，患者突发性心搏骤停之后，我们紧急行动，分秒必争，立即采取了各项抢救措施，迅速地建立了有效人工循环，为最后的心脏复苏成功创造了有利条件。

患者恢复自主心跳之后，随即出现休克，肢体发凉，肢端发绀，复苏后 4 个半小时完全无尿，加上反复的严重的心律失常，成为这个阶段的突出表现。至于患者复苏后休克的原因，结合病史，心脏的基本情况与当时的具体表现，虽然复苏后有过反复心律失常的发生，但较快能控制，而心律失常停止后，血压仍低，因此我们考虑主要是复苏后心肌收缩无力，心功能不全的反应，亦即发生了心源性休克。

如何处理复苏后的心源性休克？结合本例的具体情况，我们考虑患者的心搏骤停是由于洋地黄毒性反应所致，使用洋地黄类正性肌力作用的制剂是不适宜的，因此决定试用枳实注射液。关于枳实，近年的进一步研究发现其强心升压作用与所含的昔奈福林及N-甲基酪胺有关。昔奈福林是直接α-受体兴奋剂，对心脏β-受体也有一定兴奋作用。N-甲基酪胺有显著的增加冠脉流量，降低冠脉阻力，增加肾血流量和利尿等作用，两者结合起来，对强心升压可产生良好的药理效应。我们曾对20例不同病因的有水肿的心衰患者，用枳实注射液静脉滴注进行短期内心肾功能改善的观察，初步证明枳实有增加心脏排血量，增加肾小球滤过率等作用，在增加心肌收缩率的同时，对心率及节律均无不良影响，与过去的动物实验所得结果一致，近半年来，我们在临床工作中也曾对某些心衰病例，尤其是对洋地黄耐受性差或接近洋地黄中毒边缘的心衰患者使用枳实注射液静脉滴注治疗，也发现有较明显的强心利尿作用。本例复苏后，心源性休克的治疗是综合性的，但血管活性物质仅用过枳实注射液，其他强心剂均未用过，最后休克得以控制，血压完全稳定，住院两个月期间未再发生充血性心力衰竭。实践说明枳实注射液在纠正复苏后心源性休克，巩固复苏后循环功能，改变整个复苏过程的结局方面确实起到了良好的作用。

§3　黄道生教授历年来有关厥脱病证的部分科研论文

§3.1　枳实治疗休克的临床观察及辨证分析

我科近年来用枳实注射液抢救治疗休克患者，其中资料较全者20例，现报告如下：

1. 临床资料

1.1 一般情况　20例均为急诊住院患者，其中男性患者14例，女性6例；年龄15～20岁6例，32～48岁7例，50～58岁7例。

1.2 原发病　中毒性肺炎17例，肺源性心脏病、心力衰竭各1例，药物过敏1例。

1.3 休克程度　轻型10例，中型6例，重型4例。

1.4 中医辨证　热厥13例，阳脱1例，阳郁1例。

2. 用法、用量

成人用法：一般先用枳实注射液20～40g，加入10%葡萄糖40mL，静脉缓慢注射，继以20～80g/100mL液体中连续滴注。也有开始即行静脉滴注者，液体滴注速度，视病情而定，一般为 25～30 滴/min。至血压稳定。

在使用枳实注射液作为升压抗休克治疗的同时，除针对休克病因及一般抗休克治疗（如输液、纠正酸中毒，中药，个别病例使用激素）外，一律未使用其他升压药物。

3. 疗效观察

3.1 疗效标准：

显效：用枳实注射液后立即或 3 小时内，收缩压上升至 90mmHg 以上，脉压增大至 30～40mmHg，心音增强，脉搏有力，肢端回温，尿量增加，并且血压稳定 5 小时以上不再下降者。

有效：（短暂效果）用枳实注射液后立即或 3 小时内，收缩压有所回升，但始终未能升到 90mmHg 或血压不能稳定 5 小时以上者。

无效：用枳实注射液后血压及全身情况均无好转。

3.2. 结果 显效 13 例，有效 4 例，无效 3 例。

3.3 疗效分析（表 1、表 2、表 3）

表 1 **休克程度与疗效关系**

休克程度 / 疗效	轻度休克		中度休克		重度休克例数	
	例数	%	例数	%	例数	%
显效	6	30	5	25	3	10
有效	4	20				
无效			1	5	2	10
合计	10		6		4	

上表看出：枳实对阳脱证的显效率较低。

表 2 **辨证分型与疗效关系**

辨证 / 疗效	热厥		阳脱		阴脱		阳郁	
	例数	%	例数	%	例数	%	例数	%
显效	10	50	1	5	1	5	1	5
短暂效果	2	10	2	10				
无效	1	5	2	10				
合计	13		5		1		1	

表 3　　积实用药量时间与疗效观察

病例	原发病	休克型别	中医辨证	休克好转时间用药量		休克纠正时间用药量		全程时间用药量	
				时间	用量（g）	时间	用量（g）	时间	用量（g）
1	中毒性肺炎	中	热厥	30 分钟	40	6 小时	160	60 小时	930
2	中毒性肺炎	中	热厥	2 小时	60	8 小时	120	36 小时	600
3	中毒性肺炎	轻	热厥	30 分钟	40	4 小时	60	12 小时	120
4	中毒性肺炎	轻	热厥	30 分钟	40	4 小时	80	8 小时	120
5	中毒性肺炎	中	热厥	60 分钟	60	3 小时 45 分钟	120	20 小时	260
6	中毒性肺炎	中	热厥	2 小时	40	4 小时	100	4 小时	100
7	中毒性肺炎	中	热厥	1 小时	60	8 小时	120	8 小时	120
8	中毒性肺炎	轻	热厥	60 分钟	20	4 小时	60	4 小时	69
9	中毒性肺炎	轻	热厥	3 小时	40	4 小时	80	4 小时	80
10	中毒性肺炎	中	热厥	60 分钟	40	2 小时	80	40 小时	460
11	中毒性肺炎	轻	阳脱	12 小时	120	20 小时	240	32 小时	320
12	中毒性肺炎	轻	阳脱	4 小时	80	60 小时	120	60 小时（间断药）改多巴胺	120
13	中毒性肺炎	轻	阳脱	4 小时	100	8 小时			100
14	中毒性肺炎	轻	热厥	25 分钟	10	20 小时	44	20 小时	44
15	中毒性肺炎	重	热厥	30 分钟	50	24 小时	300	36 小时	500
16	药物过敏	轻	阳郁	30 分钟	40	16 小时	200	16 小时	200
17	中毒性肺炎	轻	热厥	45 分钟	20	3 小时	50	12 小时	94
18	先心病、房缺、心功能不全、心律不齐、中毒性肺炎	重	阳脱	60 分钟	40	24 小时	260	10 天	1980
19	肺心病、肺功能不全、心衰、中毒性肺炎、中毒性心肌炎	重	阳脱	20 分钟	60				280（无效死亡）
20		重	热厥	30 分钟					120（无效死亡）

表 3 表示：枳实升压的用药量、时间与休克程度关系密切。轻度休克从用药至好转时间平均为 2 小时 31 分钟，用药量 45.5g；纠正平均时间 15 小时，用药量 103.7g；全程用药时间 22 小时 40 分钟，用药量 108g。中度休克用药至好转时间平均 1 小时 15 分钟，用药量 50g，至纠正平均时间 6 小时，平均用药量 116.6g，全程 24 小时，用药量 291g。重度休克好转时间平均 45 分钟，用药 45g，纠正时间平均 24 小时，用药量 280g。全程 138 小时，用药量平均 1.240g。

轻度休克其中有一例酸中毒因纠正不及时，一例因中途停药，延长了病程。

4. 体会、讨论

枳实是一种沿用已久的植物药。《神农本草经》记载了它的性味、功能："味苦寒，主大风在皮肤中如麻豆苦痒，除寒热结，止痢，长肌肉利五脏，利气轻身。”但临床多与其他药物配伍成方剂应用，方剂较单味药物的用途广，其功能和作用也随药物的种类而变化。《伤寒论》和《金匮要略》中，载使用含枳实的方剂主要有：①用于行气，通便或急下存阴的大承气汤，厚朴七物汤。②用于表里双解的大柴胡汤。③用于消水饮的枳术散。④用于妇人行气逐瘀止痛的枳实芍药散。⑤用于治厥逆证的四逆散，“少阴病，四逆，其人或咳或悸，或小便不利，或腹中痛，或泄利下重者，四逆散主之”。⑥用于治疗“胸痹症”有3方：“心中痞，诸逆，心悬痛，桂枝生姜枳实汤主之”；“胸痹，胸中气塞，短气，茯苓杏仁甘草汤主之，枳实姜汤亦主之”。“胸痹心中痞，留气结在胸，胸满，胁部逆抢心，枳实薤白桂枝汤主之。人参汤亦主之。”由此可见，古人不仅在里实证方面用它来行气消瘀，去除病邪，也用于治疗气机受阻，虚实夹杂的病症，以上所举治胸痹三方，其中有两个亦主之（替代方），症同方异，一用“枳实姜汤”代“茯苓杏仁甘草汤”的宣肺化饮；一用“人参生姜汤”代“枳实薤白桂枝汤”温阳、行气、和营。这说明枳实配伍后，可通过调整气血的关系起消补兼施的作用。

前面提到的厥逆、胸痹症，都是气血逆乱，虚实夹杂的表现，而且与现代医学中的早期休克、冠心病、心功能不全等有相似之处。我们临床观察发现枳实注射液治疗休克的患者中，中医辨证属热厥（大多数感染中毒性休克）和阳气内郁（过敏性休克）的效果似优于阳脱证，因病例少，难以定论，有待今后进一步研究。

枳实注射液既不同于枳实原药，又不同于以枳实为主的复方，是中西医结合的一种新制剂。枳实注射液的药理，经动物试验及临床证明，具有显著升高血压和增加心肌收缩力的作用。其升压所用与兴奋α受体有关，同时兼有兴奋β受体的作用或其他直接作用，与去甲肾上腺素相比，枳实具有升压作用时间久，出现心律失常或反射性的心率减慢较少，在收缩压及舒张压升高的同时，脉压增大。动物实验证明：能增加心、脑、肾灌流量，能直接增加心肌收缩性能，明显改善心脏泵血功能。枳实在抗休克治疗中，除了其外周缩血管升压作用外，其增强心肌收缩力，改善心脏泵血功能也是一个重要因素。它一方面能使外周阻力增高，同时又使心脏能够建立起足够的张力以克服外周阻力，从而能更有效地保证重要器官的灌注量，改善休克时的血流动力学紊乱。

经初步分离，提纯，结构式测定，发现枳实的有效成分主要是：昔奈福林（代号311）和N-甲基酪胺（代码417）。过去我院药厂自制枳实注射液多为天然产品制剂，现已人工合成枳实有效成分单体“311”“417”。

枳实注射液对于升压抗休克，临床证明疗效肯定，且安全，无副作用。

我院内科首次报告临床治疗休克94例，显效率74.5%，短暂效果22.3%，无效3.2%。“湖南省小儿感染性休克科研协作组”临床观察100例，显效57%，短暂效果21%，无效22%。我科临床观察20例，显效65%，短暂效果20%，无效20%，较之内科报道的显效率稍低，跟“湖南省小儿感染性休克科研协作组”报道的疗效相近。我们认为枳实是一种较安全、可靠的升压药，临床可以推广使用。但休克的临床表现很复杂，病情危重，变化快，必须中西结合进行抢救，针对休克病因，积极治疗原发病，控制感染，扩充血容量，及时纠正酸中毒才能不断提高有效率。就我们观察的无效病例来分析，原因有：①计量较小或未连续用药，如例 13（136941）休克性肺炎患者，入院血压 60/40mmHg，只用了 100g 枳实注射液，静脉滴注，4 小时后改用多巴胺。②观察不严密，有酸中毒未及时纠正，例 11（138808）休克性肺炎，血压 70/50mmHg。T 40.9°C，CO_2CP 27.1mL%（27.1mmol/L），虽在 24 小时内连续用枳实注射液 240g，但忽略了补充碳酸氢钠，血压仍然不升，经补充 4%碳酸氢钠 200mL，同时静脉滴注枳实注射液，休克很快纠正。③原有疾病较严重，在无效病例中有一例患肺心病，肺功能不全、充血性心力衰竭、心源性休克，屡用抗生素，强心利尿，兴奋呼吸及多种升压药无效，最后死亡。另一例是中毒性肺炎并中毒性心肌炎。④与休克的程度有直接关系：重型 4 例，其中无效 2 例，短暂效果 2 例。从中医辨证分析，阳脱证 5 例，其中 2 例无效（包括死亡 1 例，中毒性心肌炎 1 例）都是重型休克，2 例短暂效果。这些因素值得我们注意。

（全国中医内科急症治疗学术交流论文集．1979. 全国首届中医治疗急症学术经验交流会宣读）

§3.2　中西医结合治疗休克型肺炎 27 例临床分析

内容摘要　本文报告中西结合治疗休克型肺炎 22 例，治愈率 77.2%，好转率 22.8%，无一例死亡，经与抗生素＋激素＋血管活性药物治疗组比较，有显著性差异。中药＋扩容组 5 例（轻型）全部治愈。表明中医中药对抗休克、抗感染、抗炎的作用是肯定的。中西结合取长补短、能提高休克型肺炎疗效。

本文初步阐述休克型肺炎与中医“风温病”出现的逆证相似，并指出其辨证特点，强调温病治则“泄热和阴”，适用于休克型肺炎的处理。在抢救措施和给药途径上，应吸取现代医学的长处。

近年来，我科收治休克型肺炎 27 例，其中中西结合治疗者 22 例，中医药＋扩容治疗者 5 例，全部治愈出院。现报道于后。

1. 临床分析

一般情况：全部患者均由我院急诊室收入我科住院治疗，其中男 18 例，女 9 例，最大年龄 64 岁，最小 14 岁，平均 36 岁。

2. 主要症状及体征

肺炎起病至休克发生的时间：24 小时内 15 例，占 55.5%；48 小时内 10 例，占 37%；72 小时、88 小时各 1 例。

体温：高热 39℃～40℃者 15 例，占 55.5%。33℃以上 6 例，占 22%；37.5℃以上 5

例，占 19.2%。体温不升者 1 例，伴畏冷者 24 例。

皮肤温度、色泽和汗液：四肢厥冷者 18 例，占 66.6%，其中 6 例及时检测了肛温和皮肤趾温，其肛趾温度差 7.3℃～10℃者 1 例，10℃～15℃者 2 例，15℃～20℃者 1 例，20℃～28.5℃者 1 例。血压回升，肛趾温差缩小。有大汗者 12 例，面色发绀者 6 例，面色红者 2 例，苍白者 2 例。

神志：嗜睡恍惚者 8 例，烦躁者 6 例，神疲者 14 例，本组病例均未出现昏迷。

呼吸系：呼吸气促者 15 例，呼吸增快频率 > 28 次/min 者 19 例，占 70.3%，呼吸音低者 17 例，出现干湿啰音者 18 例，咳嗽者 25 例，胸痛者 22 例，吐铁锈色痰者 17 例。

心率：> 100 次/min 者 17 例，占 62.9%，在 80～99 次/min 者 10 例，心音低弱者 8 例。

血压改变：收缩压在 61～80mmHg 者 21 例，占 77%（其中 80mmHg 者 5 例），40～60mmHg5 例，占 18%；< 40mmHg12 例，占 44%。

尿量：24 小时完全无尿者 4 例，占 14.8%；< 300mL 者 9 例，占 33%。

胃肠道：呕吐 4 例，腹泻 1 例。

脉象：本组病例脉微细者 18 例，占 59.2%；微细欲绝者 5 例，占 18.5%；滑数者 4 例，占 14.8%。在补液和枳实升压的过程中脉搏由弱变强，由数转缓，是病情趋向好转的征兆，在休克纠正后，大都转为脉缓，小弦脉。

舌象：舌质深红者 16 例，占 59.2%；红绛者 4 例，占 14.8%；淡红者 2 例，淡白者 1 例。舌苔黄薄者 13 例，占 48%；黄腻者 14 例，占 51.8%。

酸中毒和电解质紊乱：本组有 21 例测了二氧化碳结合力，出现代谢性酸中毒者有 16 例，占 76%。其中轻度酸中毒者 9 例，中度 5 例，重度 2 例，正常 4 例。在休克期测了血钠者 11 例，其中有低血钠者 5 例；测血钾者 18 例，有低钾者 5 例，高钾 1 例；测血氯者 11 例，有低氯者 5 例；测血钙者 6 例，低钙 2 例。

实验室检查：血常规示白细胞总数：仅 1 例白细胞下降，其余增高。其中白细胞总数在（10～15）$\times 10^9$/L 者 4 例。（15～20）$\times 10^9$/L 者 8 例，（21～25）$\times 10^9$/L 者 5 例，(25.1～38）$\times 10^9$/L 万者 9 例。

X 线检查：其中大片状阴影 25 例，小片状阴影 2 例，病变部位在右上肺者 9 例，右下肺 5 例，右中肺 2 例，左上肺者 3 例，左中肺 1 例，左下肺 7 例。

3. 治疗方法

3.1 抗休克

3.1.1 枳实注射液：凡休克患者，即用 10～20g 加入 50%葡萄糖注射液内，静脉缓慢注射，于 15～30 分钟内，可见血压上升，脉搏逐渐增强，面色红润，此时继用 40～100g 加入 500mL 液体内静脉维持，直至血压稳定时，酌减用量乃至停用。本组 26 例使用枳实注射液者 25 例显效，占 95.4%；1 例无效，改用其他升压药。

3.1.2 扩张血容量：一般先使用葡萄糖盐水或右旋糖酐 40（本组使用右旋糖酐 1 例），葡萄糖用于维持阶段，在休克初期不宜使用高渗葡萄糖。

3.1.3 纠正酸中毒：采用 4%碳酸氢钠溶液 200～300mL，纠正代谢性酸中毒，然后根据化验结果调整剂量，一般提高到 40%容积左右。本组有 21 例代谢性酸中毒轻者经扩容后纠正，重者经补碳酸氢钠后得到纠正。

3.1.4 输氧和改善通气功能：本组病例大都采用鼻导管给氧。保持呼吸道通畅，注意排除呼吸道分泌物。

3.1.5 激素应用：氢化可的松 2mg/kg，加入 5%或 10%葡萄糖注射液和葡萄糖盐水中静脉滴注，12～24 小时，重复 1 次，连用 2～3 次后停用。中西医结合组病例有 9 例配合激素治疗。

3.2 抗感染

3.2.1 抗生素首选青霉素、链霉素，若青霉素过敏试验阳性或用药后效果不好者，改用庆大霉素，或红霉素，或氯霉素，或四环素。中西医结合组曾用青霉素者 21 例，用链霉素者 18 例，用庆大霉素者 3 例，用四环素者 10 例，用红霉素者 5 例，用氯霉素者 2 例。

3.2.2 马英注射液：用量按每次 1g/kg，12～24 小时加入 5%或 10%葡萄糖注射液内静脉缓慢滴注，马英注射液与液体之配比 1∶10 为宜。中药组 2 例使用马英注射液，同时口服马英汤（处方同上）痊愈。中西结合组配合马英汤者 8 例，配合静滴马英注射液者 2 例。

3.2.3 白花蛇舌草针：（本院药剂科制）中西结合组曾用该制剂者 7 例，同时配合口服清肺解毒汤＋扩容并使用该制剂者 3 例。

3.3 辨证论治　本组病例中医辨证为热盛伤阴 5 例，热深厥深 18 例，气阴二虚 4 例。

热盛伤阴治则：清热解毒为主，佐以养阴。方剂：①马英合剂（附方 1）加玄参、麦冬、竹叶、生石膏、甘草。②清肺化痰汤（附方 2）。

热深厥深治则：解毒，泄热保津。方剂：选用犀角地黄汤（附方 3），清营汤（附方 4）合马英汤加减。

气阴二虚治则：益气养心。方剂：①生脉针（附方 5），首次用4～6mL，加入 50%葡萄糖注射液 40mL 内，静脉缓慢注射，或用生脉针 10～20mL，加入 5%～10%葡萄糖注射液或葡萄糖盐水内，静脉滴注，每日 1 次。本组使用该药 7 例（包括热厥 3 例），用后可以使加快的心率转缓，且有止汗、保津作用。②生脉散合竹叶石膏汤（附方 6）加减，煎服。③独参汤：人参 15～20g 煎服，本组 3 例用之。④玉屏风散（附方 7）加人参、牡蛎，用于自汗不止。⑤三甲复脉汤（附方 8）。

4. 疗效分析

4.1 疗效标准

痊愈：①休克纠正。②肺炎临床症状及体征消失。③实验室：白细胞总数及中性粒细胞恢复正常。④X线检查肺部炎性病灶消失。

好转：①休克纠正。②临床症状改善。③实验室检查：白细胞未恢复正常。④X线检查：肺部炎性病灶未完全吸收。

无效：病情恶化乃至死亡。

4.2 总疗效　中西医结合组痊愈17例，占77.2%；好转5例，占22.7%。与抗生素+激素+血管活性药物组比较，经统计学处理 $P < 0.05$，有显著性差异。中药+扩容组痊愈5例，因例数少未作比较（表1）。

表1　休克型肺炎平均住院日及预后比较

组别及例数＼项目			平均住院日	痊愈	好转	无效（死亡）
中西医结合组	小计	22	13.25	17（77.2%）	5（22.7%）	0
	抗生素+中药+枳实	13	13.19	11（84.6%）	2（15.3%）	0
	抗生素+中药+激素+枳实	9	16.2	6（66.6%）	3（33.3%）	0
中药+扩容		5	13.2	5	0	0
西药组	小计	20	17.6	13（65%）	3（15%）	4（20%）
	抗生素+升压药	5	12.6	3（60%）	1（20%）	1（20%）
	抗菌素+激素+升压药	15	20.2	10（66.6%）	2（13.3%）	3（13.3%）

4.3 理化检测分析

4.3.1 休克纠正时间：治疗后血压开始回升和恢复正常的平均时间，以中药+扩容组最短，开始回升时间为111.5分钟，恢复正常时间为13小时；其次是中西结合组，以抗生素+激素+血管活性药物（枳实除外）组较缓慢，开始回升时间平均为390分钟，恢复正常时间39.7小时。如用激素治疗病例，其血压开始回升和恢复正常的平均时间，较之未用激素者明显延长。血压回升的同时，脉搏由微细转而有力，心音增强，心率转缓，肢端回温，尿量增加，血压亦趋稳定，表明休克好转或纠正。

4.3.2 体温恢复：治疗后体温开始下降的时间，三组比较在55～64.3小时之内，其恢复正常的平均时间，中药+扩容组为2.5日，西药组为3.8日，中西结合组为4.7日。在西药组中配用激素治疗者，较之中西医结合组中药配激素治疗者，其体温恢复正常的平均时间缩短2.57日，提示激素和清热解毒的中药配合用于治疗感染性疾病，其疗效不好，尚待摸索经验。

4.3.3 白细胞恢复：中西医结合组和中药组，差别不显著，恢复正常的平均时间在7.38～7.8日之间。其中1例出院时还未恢复正常，有2例在12～18日恢复，恢复延缓的原因，与正气虚，余邪未尽，并发胸膜炎、胸腔积液、肺不张等病有关。

4.3.4X线变化（表2）：中西医结合组和西医组比较，完全吸收率二者接近，其未完全吸收者，中西医结合组中5例，占23%。其原因：有2例住院治疗的日数较短（9日），低于同组患者平均住院之治疗日，有 3 例是感染严重，入院时白细胞在（28～38）$\times 10^9$，并伴有胸膜炎、胸腔积液、肺不张。

表 2　　**休克型肺炎治疗前后 X 线变化（三组对比）**

组别及例数 \ 治疗前后 X 线变化		治疗前 X 线示病变部位						治疗后变化		
		右上	右中	右下	左上	左中	左下	完全吸收	不完全吸收	无效
中西医结合组	小计	6	2	5	3	1	5	17	5（44%）	
	中药＋抗生素＋枳实	2	2	3	2	1	3	11	2	
	中药＋抗生素＋激素＋枳实	4		2	1		2	6	3	
中药＋扩容		3					2	5		
西药组	小计	5	3	6			2	13	3（66%）	4（5%）
	抗生素＋升压药	2	2	4			1	11	2	1
	抗生素＋激素＋升压药	3	1	2			1	2	2	3

5. 体会和讨论

5.1 中医对本病的认识及辨证　祖国医学里没有休克性肺炎的名称，但从其临床特点和发病季节看，属“温热”范畴，尤与“风温”证相近似。“风温为病，春月与冬季居多，或恶风或不恶风，必身热咳嗽，烦渴，此风温症之提纲也。”温热病的发展过程一般是由浅入深，从卫分→气分→营分→血分，但温邪甚者，可以直接侵入营血，出现逆症，而迅速出现卫分和气分的症状，叶天士云：“温邪上受，首先犯肺，逆传心包。”风温证亦然。“风温毒邪始得之，便身热口渴，目赤咽痛，卧起不安，手足逆冷，泄泻，脉浮者，热毒内壅，络气受阻”或“风温证热渴烦闷，昏愦不知人，不语如尸厥，脉数者，此热邪内蕴，走窜心包络”。这些征象，与我们现在临床所见的起病急骤，大多数在 24～48 小时之内发生休克的特点相似。这时候肺炎的初期症状还不典型（相当卫分），患者就发生了休克，出现高热、神昏烦躁、四肢厥冷、脉微欲绝、血压下降等危象，与休克性肺炎基本上是一致的。由于本病具有来势猛，发展变化快的特点，在进行辨证时应注意以下特点：

一是热盛伤阴：毒邪为风温致病之因，热从毒而生，毒是本，热是标。热毒互结最能化火化燥。“温热阳邪也，阳盛伤人之阴也”。就温病而论，阴主要指津液，故伤阴症状以“燥”和“热”为特征，且出现较早，如高热、汗出、气促口渴、得食即吐、面赤唇枯、皮肤干燥、舌红、苔黄、脉数、尿少，休克性肺炎伴有酸中毒、失水、电解质紊乱者多见之。

二是热深厥深：由于热毒过盛，津液亏损，阳气无所依附，气血趋于向内，不能宣通四肢，故身大热，而四肢厥冷。经云“热深厥亦深”便是。症见高热，汗出热不解，恶寒，四肢厥冷，肛趾温差度加大，神志恍惚或昏迷，或嗜睡，或烦躁，口渴喜冷饮，无尿，少尿，舌红或绛，苔黄腻，脉微欲绝，或细数。辨证时尤宜注意区别“阴盛格阳”的假热证，“热深厥深”的假寒证（阳盛格阴）。

三是气阴两虚：早期多见热迫汗出，津随汗泄，因血汗同源，都为心所主，汗多致心血不足，则心气亦虚，症见自汗，心悸，但欲寐，脉微细，后期病及下焦，劫灼肝肾之阴，多见颧红、潮热、盗汗、心烦等虚热内扰之症，宜与热邪亢盛之实证相鉴别。

5.2 治则与治疗　“肺胃为温邪必犯之地”，温邪“燥则伤阴，热则伤津，泄热和阴，又为风温病一定之治法也，反此即为逆矣。”（陈平伯《外感温病篇》）诚属真谛。也与现代医学对感染中毒性休克处理原则，重点在控制感染，扩张血容量，基本上一致。泄热就是使用清热解毒的药物，祛除热毒。我们通过多年实践，在清肺解毒汤的基础上，进行筛选，去掉了辛燥之品，增加了甘寒之品，全方精减为五味药组成马英合剂，并将剂型改为注射剂，静脉滴注，重点是解毒治本。据初步观察，该制剂具有一定抗感染、抗高热的效果，本文中药＋扩容治疗组，取效 5 例，其中有 2 例是使用该制剂控制感染的。如一轻度休克肺炎患者，入院时血压 80/50mmHg，体温 38.9℃，白细胞总数 33×10^{9}/L，即用马英注射液、枳实注射液各 20g 静脉滴注，同时，口服马英汤，血压在 2 小时内开始回升，24 小时内，血压、体温恢复正常，6 日内血常规恢复正常，最后肺部炎性病变全部吸收，痊愈出院。说明清热解毒的药物对重症感染也具有一定效果。“养阴”是针对热邪易致耗液伤津而采取的一种保护人体津液的治疗措施。叶天士明确指出：“救阴不在血，而在津与汗”。因此温病忌过汗，免伤心液，热邪入里，当用甘寒、咸寒以“养阴”，这是自始至终，都要注意的治则。养阴，还须同时清热，“泻阳之有余之所以补阴之不足”便是。我们用生脉针（散），并配合清热药口服，意在清热救阴并举。中医所称伤阴症状，重者和休克时有效血容量不足相似，在有效血容量不足的情况下，可使末梢循环衰竭，以及心、脑、肾血流灌注不足，这时需要立即补充血容量。我们吸取了西医液体疗法的长处。立即建立静脉输液途径，从静脉补液。若伴有酸中毒者，同时建立两条输液管，一条补充 4% 碳酸氢钠，一条给枳实和其他药物。克服了单纯口服给药的局限，使药物很快吸收，利于抢救休克患者。在输液的顺序上，一般是先盐后糖，见尿补钾，先快后慢，随时观察患者的血压、脉搏、心率，酌情调整输液速度。休克性肺炎患者，肺实质本身有炎性病变，输液时量不宜过大，以免引起肺水肿或加重心脏的负担而出现急性左心衰（水饮凌心）。

附方

1. 马英注射液　马鞭草 250g，金银花提取物 10g，蒲公英 250g，连翘（10%）250g，黄芩苷 10g，氯化钠（0.6%）6g，（制剂、用量用法参见“马英注射液静脉给药为主治疗感染性疾病的临床观察”）。马英合剂，处方同。金银花、黄芩均为生药，用量酌减，煎剂，口服。

2. 清肺解毒汤　柴胡、黄芩、黄连、瓜蒌、半夏、连翘、金银花、枳壳、甘草。

3. 犀角地黄汤：犀角、地黄、赤芍、牡丹皮。

4. 清营汤：犀角、生地黄、玄参、竹叶心、金银花、连翘、黄连、丹参、麦冬。

5. 生脉针：人参、麦冬、五味子。

6. 竹叶石膏汤：竹叶、石膏、麦冬、人参（党参）、半夏、粳米、甘草。

7. 玉屏风散：黄芪、防风、白术。

8. 三甲复脉汤：炙甘草、干地黄、白芍、麦冬、阿胶、牡蛎、生鳖甲、生龟甲。

参考文献

[1] 温热经纬·外感温热篇．中医书局，1955

[2] 黄道生．中医对休克的认识及治疗，全国中医内科急症治疗学术交流会论文集，1979

[3] 原湖南医科大学附属二医院中医科．清肺解毒汤合百花草治疗肺炎的临床及免疫功能观察．中草药．1980

[4] 原湖南医科大学附属二医院中医教研组．马英注射液静脉给药为主治疗急性感染疾病的临床观察（内部资料）．1981

（黄道生　何明大整理，原载湖南中医药杂志）

§3.3　热厥证的治疗和体会（附32例病例分析）

我们在1975年～1980年治疗热厥证32例，其中有26例按中医辨证施治加枳实注射液和抗生素治疗，有6例按中医辨证施治加枳实注射液和清热解毒药物注射剂静脉滴注治疗，均取得一定疗效。本文着重介绍中医的治疗及体会。

1. 临床资料

1.1 一般资料　32例均诊断为“感染中毒性休克”，中医辨证为热厥证。其中男21例，女11例；年龄最大65岁，最小14岁，平均45岁。

1.2 原发病　中毒性肺炎27例，急性泌尿道感染1例，流行性出血热1例，败血症、败血症并弥散性血管内凝血、出血性坏死性小肠炎各1例。中医辨证属风温犯肺者27例，热毒直入营血者4例，膀胱湿热所致者1例。

1.3 厥逆（休克）发生至入院治疗时间：24小时以内15例，25～48小时14例，49～72小时2例，88小时1例。

1.4 主要症状及体征

发热：体温在37.5℃以上6例（原为高热在入院前用过退热药），38℃以上9例，39℃～40℃17例，伴恶寒27例。

厥冷：全部病例均四肢厥冷。

肛趾温差：据14例的检测结果，在7.3℃～28℃之间，平均为15℃，经治疗后趾温上升，肛趾温差缩小至5℃～6℃，手足转为温暖。

心率：100次/min 22例，80～99次/min 10例。

呼吸：气促18例，呼吸频率＞28次/min 22例。

舌象：舌质红17例，绛10例，淡红2例，淡白1例；舌苔黄薄13例，黄腻14例，黑腻3例，2例未检。

脉象：微细数20例，微细欲绝8例，滑数4例。

排泄物及其他：24小时内小便完全没有8例，＜300mL 9例。大便：腹泻2例，便血2例。呕吐8例。大汗14例。皮下瘀斑，呕血、鼻血8例。面色：发绀9例，色赤3例，苍白2例。

1.5 实验室检查

生化：在休克期测二氧化碳结合力25例，出现代谢性酸中毒18例。

血常规：白细胞总数增高29例，下降1例，2例未检。

2. 诊断标准

2.1 西医诊断符合感染性休克诊断标准（全国中医内科急症治疗学术交流会拟定）。

2.2 中医辨证　①原发病为热毒所致的温热病。②症状以高热和四肢厥冷并见为特征，肛趾温差大于6℃。③脉象改变：数脉＞100次/min，细数或沉细数或脉微欲绝。④神志改变：轻则谵语或神疲，“但欲寐”，重则“昏愦不知人，不语”。⑤小便改变：量少或完全无尿。⑥其他：如舌绛、皮下出血点。

以上①②③为必须条件，余各条兼见其中之一便可。

3. 治疗方法

3.1 急救

3.1.1 枳实注射液：本组病例全部用枳实注射液治疗，首次剂量10～20g加入50%葡萄糖40mL内，静脉缓慢注射，于15～30分钟内，可见血压上升，脉搏逐渐增强，肢端逐渐回温。此时，继用40～100g加入5%葡萄糖盐水或10%葡萄糖500mL内静脉滴注，液体滴注速度视病情而定。

3.1.2 生脉针（附方1）：首次用4～6mL，加入50%葡萄糖注射液40mL内，静脉缓慢注射，或用生脉注射液10～20mL，加入5%葡萄糖盐水或10%葡萄糖200mL内静脉滴注，每日1次，用后心率转缓，汗止。使用该制剂者8例。

3.1.3 独参汤：白参30g，水蒸取汁，频服。

在使用以上急救药物的同时，立即建立静脉输液途径，补充血容量。若有酸中毒者，使用4%碳酸氢钠溶液，并输氧和改善通气功能，保持呼吸道通畅。

3.2 祛邪

3.2.1 证属风温犯肺者，治以清肺化痰，用清肺解毒汤（附方3）。

3.2.2 证属膀胱湿热者，治以清热利湿，用八正散加减。若无尿、少尿、呼吸有尿臭味，化验非蛋白氮及尿素氮升高者，为浊阴上泛之关格证，方用凤尾草30g，生大黄30g，生牡蛎 30g，煎水，保留灌肠。

3.2.3 证属阳明腑实者，治以泄热通便，用大承气汤加减。

3.2.4 证属热毒入营血者，治以清营凉血，用清营汤或清瘟败毒饮加减。

3.2.5 清热解毒药物注射剂：马英注射液（附方 2），按每次 1g/kg，加入 5%葡萄糖盐水或 10%葡萄糖注射液内，静脉缓慢滴注。马英注射液与液体之配比以 1∶10 为宜，每隔 12 小时或 24 小时 1 次，至体温正常时，改口服马英汤。

3.3 扶正

3.3.1 阴虚：证属肺胃阴虚者，治以益胃润肺，方用益胃汤加减；证属肾虚者，治以滋肾养阴，方用左归饮加减；证属肝肾阴虚，治以滋肾柔肝，方用三甲复脉汤加减。

3.3.2 气虚：证属心气虚者，治以益气养心，方用生脉散；证属肺气虚者，治以益气固卫，方用玉屏风散加减；证属脾气虚者，治以健脾益气，方用参苓白术散加减。

3.3.3 气阴两虚：证属余邪未尽者，治以益气生津，佐以清热，方用竹叶石膏汤加减；证属正气未复者，方用复脉汤合生脉散加减。

3.4 抗生素　有 26 例选用青霉素、链霉素、庆大霉素、红霉素等。

4. 疗效标准

痊愈：休克纠正；原发病临床症状及体征消失；实验室检查白细胞总数恢复正常；X 线检查肺部炎性病变吸收。

好转：休克纠正；原发病临床症状改善，实验室检查白细胞总数未恢复正常；X 线检查肺部炎性病变未完全吸收。

无效：治疗观察 8 小时血压及全身情况均无好转。

5. 疗效分析

32 例中，痊愈 24 例，好转 5 例，死亡 3 例。其中风温犯肺所致者痊愈 22 例，好转 5 例；膀胱湿热 1 例痊愈；热毒直入营血痊愈 1 例，死亡 3 例。休克程度：轻度 23 例，痊愈 18 例，好转 5 例；中度 5 例均治愈；重度 4 例，治愈 1 例，死亡 3 例。

6. 病例介绍

杨某，男，36 岁，已婚，住院号 160674。于 1980 年 1 月 2 日下午突起畏寒，高热，汗出，咳嗽，痰中夹血丝，右侧胸痛，口渴欲饮，不思食。1 月 3 日，四肢寒冷，神疲，小便少（尿量 24 小时小于 400mL），血压下降，急诊住入我科。

体格检查：体温 38.3℃，肛趾温差 16.2℃，呼吸 24 次/min，脉搏 100 次/min，血压 70/50mmHg。胸透为右上肺大叶性肺炎征。血常规：白细胞 28.4×10^9/L，中性粒细胞 0.89，淋巴细胞 0.11。

西医诊断：右上肺大叶性肺炎（休克型）。中医辨证：热厥（风温犯肺，逆传心包）。

治疗经过：即给马英注射液 100g，枳实注射液 80g 分别加入 5%葡萄糖盐水 500mL 和 10%葡萄糖注射液 500mL 内静脉滴注，同时口服清肺解毒汤。当晚四肢回温，小便 3 次，次日上午6时体温37.1℃，血压90/70mmHg，肛趾温差6.0℃，脉平。休克纠正，继用上法治疗3日，体温正常，血压稳定（100/80mmHg），心率80次/min，后用竹叶石膏汤、益胃汤调治，共住院14日，痊愈出院。

7. 讨论

7.1 热厥的病因病机　热厥多见于温热病，与现代医学中的感染中毒性休克相似。本文报告热厥（感染中毒性休克）32例，有由风温犯肺，逆传心包所致者，有膀胱湿热内陷而致者，有热毒直入营血者，足见温热毒邪是引起热厥的根本原因。温热毒邪，一旦侵入人体，正气便与之相争。邪正相争的临床特征是："通身大热而四肢独冷"（见《温热经纬·疫证条辨》）。热能耗伤阴津，使阳气失去依附，其焰更张；热扰心神，五脏失其主宰，营卫运行受阻，使气血趋向内脏，不能宣达四肢，阳盛于内，阴盛于外。阳盛则热，阴盛则寒。脉为血府，热盛则脉张，寒盛则脉缩，故内脏血运畅盛以应心脑的急需，维系生命，四肢血运衰减，呈现里热外寒，而成厥逆之证。这种内脏和体表的血脉及体温调节功能，互不协调的现象和机制，近似古人所总结的厥证病机："凡厥者，阴阳气不相顺接，便为厥。"若能使其恢复机体内在的平衡与统一，热退，厥回，脉复，乃"阴阳气"相顺接也；若久不复原（即不可逆）者，脏腑、经络，失其气、血、精、津的温煦濡养，便发展为亡阴、亡阳，终至"精气乃绝，阴阳离决"。

7.2 热厥的诊断　凡临厥逆危急之证，首先要求正确鉴别厥逆的性质，是寒厥还是热厥，只有辨证无误，才能进行有效的治疗。热厥实质为真热假寒。所谓假寒是指恶寒肢厥的表面现象。本文报道的32例，初期恶寒者占84%，它产生的机制与肢厥机制相同。由于假寒，临床容易与寒厥混淆，须严格鉴别。喻嘉言说："盖阴厥得之阴证，一起便直中阴经"。我们观察的寒厥患者，多有宿疾，如心、肺、肾病变，素体虚寒，起病即表现为阴证，虽亦有肢厥，肢温低，但全身症状无热象，体温正常或体温不升，有时寒厥也会出现假热，如两颧娇红等现象，这是由于阴寒极盛，浮阳外越，阴盛于下，格阳于上，是里真寒而外假热，与热厥之里真热而外假寒有本质上的区别。

7.3 热厥的治疗　包括急救、祛邪、扶正三方面。急救主要是益气、救阴、升压回厥，先抢救生命，才有后续治疗的机会。我们的实践证明，使用枳实注射液配合扩张血容量等措施，对于抗休克治疗，确有较好的效果。据我院内科、小儿科、中医科报告的243例疗效分析，显效率为57%～74.5%，短暂效果为20%～22%，无效为3.2%～22%。用于感染中毒性休克，中医辨证属热厥者，有升压回厥、急救心复脉及利尿等作用，《神农本草经》称枳实有"益气"功能，临床用于热厥证有效，可能系通过调整气血关系，"血因气逆必须先理其气，气行则血无不行"，纠正了内脏与体表的气血功能互不协调的局面，使阴阳之气重相顺接，而脉复厥回，为后续治疗创造条件。但枳实煎剂，口服之有效成分易被胃蛋白酶所破坏，故无升压效果。

祛邪，是在审证求因的基础上，针对热毒的措施。厥由热变，热从毒生，因此重点是清热解毒。既往清热解毒中药，多采用口服或肌内注射的给药途径，由于药物的吸收慢，不能适应厥证急速变化的需要，患者及家属不合作，难以坚持治疗，故多同时使用抗生素抗感染。1980年我们在治疗温热病常用方药的基础上，筛选出马鞭草、蒲公英等药物（务必按照中药新药审批办法的要求，采用现代制剂工艺标准）制成静脉注射剂，用于治疗温热病（多为急性感染）33例，有效率79%，配合治疗本证6例有效，较之口服中药疗效有所提高。但热毒极重（严重感染）者，仅有少数几种制剂，不能适应病情的变化，更谈不上满足辨证施治的需要了。因此，多研究一些安全、速效、质量稳定，可控的中药制剂，是急症治疗亟待解决的问题。

热毒能直接戕伤正气。“阳盛伤人之阴也”，阴在温病中，主要是指津液。叶天士说：“救阴不在血，而在津与汗。”温热病一旦出现厥逆，即使在早期，也由于热毒互结，化火化燥，热迫汗出，津随汗泄，可出现伤阴或气阴两虚症状。伤阴轻者，一般采用生脉针静脉滴注或肌内注射，同时口服生脉散或重用益胃汤；伤阴重者立即静脉补充血容量。但静脉补液不能替代温热病的养阴疗法。若病及下焦，灼伤肝肾之阴，肾阴亏损，肾气不足，开阖失常，当开者不开，则无尿，少尿。宜重用养阴清热方药，少佐渗淡之品，切忌峻利；当阖不阖，精关不固，尿多不禁者，急当滋肾摄精。恢复期，正气未复，余热未尽者，分别选用滋阴养胃，健脾益气，滋阴养心，养血柔肝，佐清余热，调理得当，可收全功。

急救、祛邪、扶正三者互相联系，互为影响，临床必须严密观察病情，灵活运用，以期调整和恢复人体阴阳平衡，达到正胜邪却的治疗目的。

附方

1. 生脉注射液：人参100g，麦冬300g，五味子150g，注射用水适量，共制成1000mL，每支含2mL，供静脉或肌内注射。

2. 马英注射液：马鞭草250g，金银花提取物10g，蒲公英250g，连翘250g，黄芩苷10g，氯化钠6g，注射用水1000mL。以上两种制剂均为湖南医学院第二附属医院药剂科制，制备及质量控制另详。其煎剂处方同上，（金银花、黄芩均为生药），用量酌减。

3. 清肺解毒汤（本科自拟）：柴胡、黄芩、黄连、栝楼皮、半夏、连翘、金银花、枳壳、甘草。

（广西中医药1984年7卷第1期）

§3.4 肛趾温差与热厥证

1980年，笔者对住院治疗的感染中毒性休克患者进行临床观察，重点观察了肛趾温差与热厥证的关系，并和气虚证、献血员对照，现报道如下。

1. 对象、方案

感染中毒性休克14例（符合全国中医内科急症治疗学术交流会所拟诊断标准），原发病属肺炎 10 例，急性泌尿道感染 1 例，败血症、败血症并弥散性血管内凝血、急性粒细胞性白血病并肺部感染各 1 例。中医辨证均属热厥证。男 8 例，女 6 例，年龄最小 14 岁，最大 65 岁，平均 42 岁。

气虚证：男 9 例，女 1 例，年龄最大 68 岁，最小 53 岁，平均 61 岁，为我院住院患者。同组患者分为（一）、（二），分别提示在气温较高和较低条件下，追踪检测的 ΔT。

献血员：甲组男 4 例，女 26 例，年龄最大 46 岁，最小 16 岁，平均 35 岁，在气温较低时所测 ΔT。乙组女 6 例，男 10 例，年龄最大 46 岁，最小 16 岁，平均 28 岁，在气温较高时所检测的 ΔT。

肛趾温差（用 ΔT）检测法：在入院时和住院期间，定期用普通肛表测定肛门温度，用 7151 型半导体温度计测定趾部皮温。测温时间应在 3 分钟以上。部位为双足拇指和次趾缝间，以两次平均温度为准。或用 ST-1 型数字体温计亦可检测。测趾温时，室内温度宜保持稳定，排除外来的寒、热干扰。

肛趾温差＝肛温－趾温。

2. 观察结果

2.1 热厥证、气虚证、正常人的肛趾温差（表 1）

表 1　　热厥证、气虚证、献血员的肛趾温差

组别	例数	肛温（℃）		趾温（℃）		ΔT（℃）	检测日期室温均数	
		全距	均数	全距	均数	日期	日期	室温（℃）
热厥	14	38.9	2.4	23.9	21	15	1～8 月期间	14～21
气虚（一）	11	36.7	1.1	29.2	13.8	7.5	11 月 3 日	14～21
气虚（二）	11	36.9	1	34	4	2.9	8 月 3 日	31～35
献血员（甲）	30	37.1	1.3	30.6	8.3	6.5	11 月 6 日	14～21
献血员（乙）	16	37	0.8	34.2	3.6	2.8	8 月 3 日	31～35

热厥证肛温在 38.1℃～40.5℃之间，平均为 38.9℃；趾温在 10℃～31℃之间，平均为 23.9℃；肛趾温差在 7.3℃～28℃之间，平均为 15℃。表明同一病人身体上的不同部位的温度不同，它既有高热又有四肢厥冷的现象。这与中医所称的“通身大热而四肢独冷”的热厥证相符。

气虚患者、献血员的肛温较稳定，气虚患者平均为 36.7℃～36.9℃；献血员平均为 37℃～37.1℃。趾部皮温受外界气温的影响，当高温季节（室温 31℃～35℃）献血员组的趾温波动在 32℃～35.6℃，平均为 34.2℃，肛趾温差平均为 2.8℃；低温季节（室温 14℃～21℃）趾温在 27℃～35.3℃，平均为 30.6℃，肛趾温差 6.5℃。气虚组在高温季节测得的趾温 32.1℃～36.1℃，平均为 34℃，肛趾温差平均 2.9℃；低温季节趾温在 20.3℃～34.1℃，平均为 29.2℃，肛趾温差平均 7.5℃。气温的变化能影响趾温可使气虚患者和献

血员的 ΔT 发生部分变化。在室温相近的条件下，气虚患者和献血员相比，他们趾温的±平均是 0.2℃～1.4℃，肛趾温差±平均是 0.1～1℃，无明显差别；两者与热厥证相比，趾温的±平均在 5.3℃～6.7℃，肛趾温差±平均在 7.5℃～8.5℃，有显著差别。从肛趾温差分级频数分析（表 2），热厥证全部大于 7℃，其中重度改变者占 57%；气虚证、献血员中 70%的人小于 7℃，有重度改变者只占 10%（气虚证）。以上结果表明，检测肛趾温差对诊断热厥证具有一定的特异性。

表 2　　热厥证、气虚证、献血员肛趾温差分级频数

T（℃）分级例（%） 组别	7 以下（正常）	7～9.9（轻）	10～14.9（中）	15～28（重）
热厥（14）	0	5（36）	1（7）	8（57）
气虚（10）	7（70）	0	2（20）	1（10）
献血员（30）	21（70）	8（27）	1（3）	0

2.2 肛趾温差与热厥程度的关系　肛趾温差在 19.5℃～28.8℃者 4 例，其中重度休克 3 例，血压在 30mmHg 下，伴昏迷、出血、无尿等闭脱证候，中度休克 1 例。肛趾温差在 7.3℃～18.7℃之间者 11 例，其中重度休克 1 例，轻度休克 10 例，血压改变较小，波动在 70～80/40～60mmHg，其脉压多大于 20mmHg。

2.3 肛趾温差与热厥证的预后　肛趾温差越大，提示厥逆危重，预后差。肛趾温差大于 19.5℃的 4 例中，治疗无效死亡 2 例（占 50%）；大于 10℃的 5 例中，死亡 1 例（占 20%）；小于 10℃的 5 例中，全部治愈。

2.4 肛温趾温恢复正常时间　热厥经用救阴升压（静脉输液及枳实注射液）治疗之后，先见血压回升，次是趾温回升，ΔT 缩小，待原发病（主要是感染）被控制后，肛温才缓慢下降，渐至正常。（见附图）11 例有效病例，趾温和血压开始好转的时间为 1～6 小时，平均 3 小时；恢复正常时间为 2～48 小时，平均为 20 小时。肛温开始下降的时间为 5～36 小时，平均 19 小时；恢复正常时间为 12～120 小时，平均为 65 小时。

热厥（休克型肺炎）肛趾温差（治疗前后）

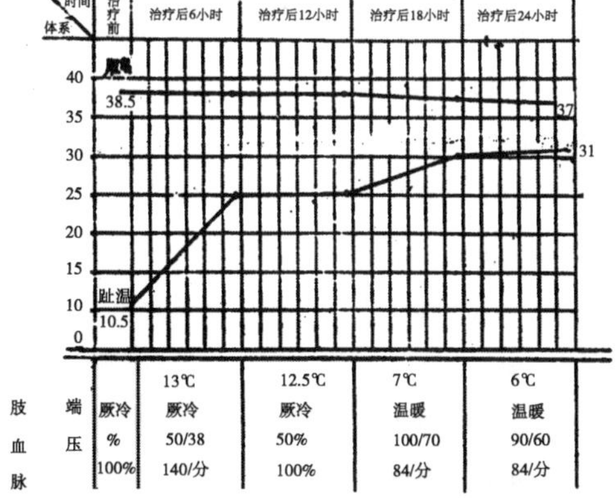

时间 体系	治疗前	治疗后6小时	治疗后12小时	治疗后18小时	治疗后24小时
肛温	38.5				37
趾温	10.5				31
		13℃	12.5℃	7℃	6℃
肢端	厥冷	厥冷	厥冷	温暖	温暖
血压	%	50/38	50%	100/70	90/60
脉	100%	140/分	100%	84/分	84/分

3. 讨论、体会

3.1 肛趾温差与热厥的病因、病机　热厥最早见于（《素问·厥论》)。张仲景在《伤寒论》云:“伤寒一二日至四五日厥者，必发热；前热者，后必厥”，“凡厥者，阴阳气不相顺接，便为厥。厥者，手足逆冷者是也。”后世医家沿用其名，并对病因、病机有进一步的发挥。张介宾云:“厥逆者直因精气之内夺。”明清温热病学家指出瘟疫、热毒内陷是热厥的根本原因。陈平伯云:“风温毒邪……手足逆冷……热毒内壅，络气阻遏。”温热毒邪，伏于体内，正气与之相争，症见发热、热能耗伤人体阴津，使阳气失去依附而不能宣通于肌表，即阳盛于内，故里热（如肛温高）；阳为阴郁而外寒（如趾温低)，便形成了肛趾温差。这种里热外寒的现象，古人谓“阴阳气不相顺接”。现代医学认为，感染中毒性休克是由细菌和它的毒素引起的血管痉挛，微循环障碍，有效血容量不足，组织缺血、缺氧和主要器官损害的综合征。有人认为由于交感神经系统的作用，使小动脉收缩，外周阻力升高，肢端血流量减少，温度降低；同时，静脉张力增加，储存于静脉中的大量血液，挤入中心循环，以增加有效血容量。因为局部温度和血流量关系密切，故检测肛趾温差可以了解肢端厥冷和发绀的情况”。温热毒邪，伏于体内，正气与之相争，症见发热、热能耗伤人体阴津，使阳气失去依附而不能宣通于肌表，即阳盛于内，故里热（如肛温高)；阳为阴郁而外寒（如趾温低)，便形成了肛趾温差。这种里热外寒的现象，古人谓“阴阳气不相顺接”。

3.2 肛趾温差与热厥的诊断　热厥多见于严重感染性疾病，如“风温毒邪”“热毒内壅”“走窜心包络”“侵入营血”，症状以高热和四肢厥冷并见为特征。神志改变轻则“烦闷”、谵语或神疲，“但欲寐”；重则“昏愦不知人、不语”，脉微细数或脉微欲绝，且变化突然，常与血压改变同时发生，趺阳脉突然微细时，常提示四肢厥逆。小便量少，色赤，乃至癃闭，舌质红、绛，提示热盛伤阴，病程短者一般见苔薄，病程较久多见黄腻苔或黑苔提示热毒或湿热较甚。总之为“真热假寒”的复杂表现。检测肛趾温差，能较客观的反映真热假寒的本质，较准确的判断厥逆程度，避免医者主观触觉可能造成的误诊，故可作为诊断热厥的指征，根据我们的实践，在低温季节肛趾温差大于7.5℃、高温季节大于6℃，结合病史、临床特点、脉、舌、血压改变等条件，在排除冻伤、一般阳虚肢冷、寒厥证、周围血管疾患之后，便可诊断热厥。

3.3 肛趾温差与热厥的治疗　参照肛趾温差的变化可以确定治则。指导输液，补充有效循环血量，判断预后。如趾温在休克时下降，ΔT 增大，说明病情加重；恢复期明显上升，ΔT 缩小，说明病情好转，治疗有效。

病例：患者，男，52岁。因突起发热、恶寒、咳嗽胸痛1日，急诊入院。体格检查：肛温38.3℃，趾温10.5℃，ΔT 27.8℃，心率140次/min，呼吸28次/分，血压0。舌质绛，少津，苔黄腻，脉微欲绝，神情烦躁，嘴唇、肢端发绀，四肢厥冷，全身出汗。听诊心音低弱，右肺呼吸音低，膝反射迟钝。实验室检查：白细胞 28×10^9/L，中性粒细胞

0.84，二氧化碳结合力29.2mmol/L。

入院诊断：休克型肺炎，代谢性酸中毒。

辨证：热厥，风温犯肺，逆传心包。

住院治疗经过：立即给氧，用枳实注射液40g，加入50%葡萄糖注射液50mL内，静脉缓慢注射，输4%碳酸氢钠200mL，口服中约马英汤，同时肌内注射青霉素、链霉素，继用枳实注射液100g，加入5%葡萄糖盐水、10%葡萄糖注射液各500mL内缓慢注射。治疗6小时后，血压50/30mmHg，肛趾温差13℃，脉搏100次/min，肢端仍厥冷，提示有效循环血量不足，肢端血流量还未改善。乃继续静脉补液1000mL，并加入枳实注射液100g静脉滴注，治疗18小时，血压100/70mmHg，脉搏84次/min，肛趾温差7℃，肢端转为温暖。治疗24小时，肛温37.5℃，趾温31℃，ΔT 6.5℃，至此休克纠正，热退厥回，病情稳定，乃减少静脉补液和枳实用量，中药改为养阴清热。

此例患者入院时ΔT 27.8℃，四肢厥冷、发绀，表明气血不能充达四肢，末梢循环很差，证属“热深厥亦深”，经过治疗，肛温由38.5℃降至37.5℃，趾温10.5℃升至31℃，说明肢端血流量增加，气血运行正常“热微厥亦微”，治疗有效。

（上海中医药杂志1972年第7期）

§3.5　中药静脉给药抢救热病急症159例的临床观察报告

黄道生　陈孝治　周中山　齐国香

我们遵照中医辨证论治的理论，从20世纪70年代开始先后研制成治疗热病急症的多种静脉注射剂和大输液制剂，用于临床收到较好效果。现报道如下。

1. 临床资料

观察对象：均系1980-1984年由急诊室收入住院患者计159例。其中男71例，女88例。平均年龄36岁，最大者76岁，最小者13岁。

病种：急性肺炎30例，中毒性肺炎4例，慢性支气管肺炎并感染20例，肺脓肿1例，急性胆囊炎18例，胆石症、胆道蛔虫并感染8例，急性胰腺炎54例，急性肾盂肾炎11例，急性膀胱炎13例。

中医辨证：就病因和脏腑辨证归纳为：肺热壅盛55例，肝胆湿热30例，脾胃湿热50例，膀胱湿热24例；就病程中人体正气盛衰状态和出现的变逆症归纳为：热盛伤津30例，气阴两虚16例，热盛动风6例，热毒内陷所致厥脱5例。

2. 辨证标准

2.1 共同特点　①近期内有外感六淫或饮食所伤者。②卒然发热，体温在37.5℃以上，或伴咳嗽，或腹痛，或呕吐，或尿痛，尿频者，或手足厥冷者。③脉数或弦或滑，舌质红苔黄腻者。④排除肿瘤、虚痨、瘀血、气郁等所致发热者。

2.2病位特征　①肺：突起咳嗽，痰黄或夹血，或干咳无痰，气促，胸痛。②肝胆：突起右胁、腹疼痛，黄疸，往来寒热，口苦。③脾胃：突起腹痛拒按，腹胀，呕吐或嗳腐反酸或大便秘结。④膀胱：小便频数，急迫，热灼痛，淋漓不尽，尿量短少，色黄或赤。

2.3变逆证及兼夹证　①热盛动风：高热，神志昏迷，或烦躁不安，抽搐者。②热厥：通身大热，而手足厥冷，血压下降，或神昏，或燥扰不宁，小便短少，脉数。③热盛伤阴：口渴喜饮，盗汗，唇枯，舌质绛，苔少或黄燥灰黑燥苔，大便秘，尿少，脉细数。④气阴两虚：神萎，面色淡白，头昏乏力，自汗盗汗，且伴热盛伤阴证候者。

凡具有2.1项中的①②④及2.2项中之一项者，认可为热病急症并确定相应的脏腑辨证病名；凡具有2.3项中之一者，认可为热病急症并确定其变逆证或兼夹证之辨证。

3. 治疗方案

3.1邪盛正未虚者，以祛邪为主

3.1.1肺热壅盛，膀胱湿热：宜清热解毒。选用马英注射液（见附方1）每次50mL加入5%葡萄糖盐水或10%葡萄糖注射液500mL内静脉滴注。每日2～4次，连续滴注。

2%黄芩苷注射液：每次50mL，加入5%葡萄糖盐水或10%葡萄糖注射液500mL内静脉滴注。每日2～4次，连续滴注。

3.1.2肝胆湿热，脾胃湿热：宜清热利湿，解毒。选用茵栀黄注射液：每次50mL，加入5%葡萄糖盐水或10%葡萄糖注射液500mL内静脉滴注。每日2～4次，连续滴注。

利胆排石针（见附方3）：每次50mL，加入5%葡萄糖盐水或10%葡萄糖注射液500mL内，静脉滴注。每日2～3次。

3.1.3热盛动风：宜清热解毒，熄风或醒脑开窍。选用醒脑静注射液：4mL肌内注射。每日2次；或6～10mL加入50%葡萄糖注射液50mL内缓慢静脉注射，正在输液的患者，亦可从莫非管中滴入。

清开灵注射液：用法同醒脑静注射液。

3.2正虚邪却，以扶正为主

3.2.1阴津受损：宜育阴生津。选用育阴注射液：每次500mL，静脉滴注。每日2～3次，或与生津注射液交替，连续滴注。

生津注射液：每次500mL，静脉滴注。每日2～3次。或与育阴注射液交替连续静脉滴注。育阴注射液、生津注射液输入量，视机体伤津耗液程度，酌情增减，成人一般每日总量（两药相加）为1000～3000mL。

3.2.2气阴两虚：宜益气养阴。选用参麦注射液（或生脉注射液）：每次6～10mL。加入5%葡萄糖40mL内缓慢静脉注射；或20～40mL加入5%葡萄糖盐水或10%葡萄糖注射液200mL静脉滴注，或加入育阴注射液、生津注射液内静脉滴注。

3.2.3热厥：宜益气救阴，活血通脉，固脱回厥。选用枳实注射液：血压下降者首次用量10～20g加入50%葡萄糖40mL内，缓慢静脉注射，可即刻升压，随即用该药40～

100g 加入 50%葡萄糖盐水或 10%葡萄糖注射液 500mL 内静脉滴注维持。或加入育阴注射液、生津注射液内静脉滴注。

311 注射液、417（均为枳实的有效成分）注射液，各 20mg 加入 50%葡萄糖注射液内缓慢静脉注射。或各 60～100mg 加入 5%葡萄糖盐水或 10%葡萄糖注射液 200～500mL 内，缓慢静脉滴注。

参麦注射液：用法同前。

3.3 邪盛正虚，宜扶正祛邪，并酌其标本缓急

3.3.1 先攻后补：热病早、中期热盛伤阴者，先用马英注射液、茵栀黄注射液等清热解毒、利湿；继用生津注射液、育阴注射液，育阴生津。

3.3.2 先补后攻：气阴两虚而热邪稽留者先用参麦注射液、育阴注射液、生津注射液扶正。抢救患者生命。然后再选用清热解毒制剂祛邪。

3.3.3 攻补兼施：热毒内陷之厥脱证，扶正和祛邪均刻不容缓。宜立即建立两条输液通道。一条给枳实注射液、参麦注射液、育阴注射液等；一条输马英注射液、茵栀黄注射液或醒脑静等。

3.4 辅助治疗

3.4.1 马英合剂：每次 100mL，每日 3 次，口服。因病情好转停用马英注射液的患者，改用马英合剂口服。

3.4.2 加味葶苈大枣泻肺合剂：每次口服 100mL，每日 2～3 次，宜于肺热壅盛，体温正常后，而痰湿未尽，肺部炎性病变久不吸收者。

3.4.3 大承气汤：每次 50～100mL，每日 1～2 次或必要时使用，适于肝胆湿热，脾胃湿热而苔黄腻，腹痛便秘者。

4. 疗效观察

4.1 疗效评定

显效：体温在 4 日内恢复正常，临床症状消失，理化检查恢复正常者。

有效：体温在 4 日内下降在 0.5℃以上，症状减轻；理化检查有所改善者。

无效：4 日之内体温无变化或反而升高者。

4.2 观察结果

4.2.1 总疗效：显效 112 例，占 74.4%；有效 32 例，占 20.1%；无效 15 例，占 9.4%。

4.2.2 各证疗效：肺热壅盛，显效 30 例，占 57%；有效 16 例，占 30.2%；无效 7 例，占 13.2%。肝胆湿热，显效 22 例，占 68.8%；有效 7 例，占 21.8%；无效 3 例，占 9.38%。脾胃湿热，显效 43 例，占 86%；有效 6 例，占 12%；无效 1 例，占 2%。膀胱湿热，显效 17 例，占 70.8%；有效 3 例，占 12.5%；无效 4 例，占 16.7%。

4.2.3 对发热的影响：治疗前体温在 37.5℃～37.9℃者 63 例，38℃～38.9℃者 55 例，

在39℃～40℃以上者41例。治疗后恢复正常者138例，占86.8%。，恢复正常的时间，其中肺热壅盛，平均2.8日；肝胆湿热，平均2.44日；膀胱湿热平均3.1日，脾胃湿热，平均3.4日。

4.2.4对舌脉的影响：治疗前舌象以黄腻苔为主，占50%。治疗后均恢复至薄黄苔、薄白苔；治疗前脉象改变以滑、弦、数居多，占87%。治疗后除无效病例外，均恢复正常平脉。

4.2.5对白细胞的影响：治疗前白细胞计数在10×10^9/L以上者112例，20×10^9/L万以上者18例，30×10^9/L以上者8例，少于4×10^9/L者5例。分类计数中性粒细胞在0.80以上者95例，0.90以上者30例。经治疗后恢复正常者132例，占92.3%。

4.2.6对肺部炎性病变的影响：治疗前经X线摄片示肺部有大片状密影者21例，小片状密影者7例，淡薄云雾状影3例，肺纹理增粗15例，肺脓肿1例。治疗后复查炎性病变完全吸收者24例，部分吸收者10例，未吸收者18例。

4.3用药剂量、时间与疗效关系分析（表1）

表1　　中药静脉制剂治疗热病急症用药量、时间与疗效的观察

效果 / 用量与作用时间 / 药物名称	显效			有效			无效		
	平均用药时间	每日平均用量	每例平均总用量	平均用药时间	每日平均用量	每例平均总用量	平均用药时间	每日平均用量	每例平均总用量
马英注射液	4.5日	104	494	5.7日	95.3	543	3.42日	103.8	372
茵栀黄注射液	7.1日	119.8	850.6	5.8日	99.5	577.6	3日	200	600
黄芩素	7.2日	40	289	7日	72	505			
利胆排石注射液	7.5日	100	750	6日	100	600	3日	100	300
生津注射液	4.78日	1195	5714						

4.4典型病例（略）

5. 讨论

5.1中药静脉给药治疗热病急症的含义和重点　中药静脉给药是以中医学理论为指导，根据中医辨证和治则，采用中药静脉注射剂，通过静脉输入的方式，达到治疗热病急症的目的。

中医辨证是中药静脉给药治疗热病急症的前提。如本文报道之急性热病（病例均来源于我院急诊室，经西医诊断，故沿用其病名），其中有中毒性肺炎、肺炎、急性胆囊炎、胆石症并感染、急性胰腺炎、急性肾盂肾炎、急性膀胱炎等。虽然是人体不同系统的疾患，病位分别在上、中、下三焦的肺、脾、胃、肝胆、肾、膀胱等脏腑。但临床上都出现发热，恶寒汗出热不解，口渴思饮，舌质红苔黄腻，尿黄或赤，大便秘结，脉滑数等证候群。通过辨证求因，认定是热毒和湿热所致。病原作用于机体，正气与之相争，正气也会受损。因此，辨证既不能忽略病邪的危害，又当注意自身正气盛衰状态。

中药静脉给药作为一种治疗手段，目的是祛除病邪和扶持正气。祛邪和扶正务必随着急症的发展变化情况，按照标本缓急的原则及时调整输入的药物及剂量、速度。至于先攻后补，或先补后攻或攻补兼施，或用单味药制剂，或复方制剂，或联合用药当随机应变。

5.2 中药静脉给药吸收了当代制药技术的长处，改进了中药剂型和投药途径，有利急症治疗。注入的药物，由于是通过血脉达到作用部位，所以药效比口服迅速。也不会像内服药那样易受消化液食品和酶的干扰与破坏。药物的剂量能充分发挥作用。对于神志昏迷、吞咽困难、呕吐频繁、腹胀严重而不能口服给药的患者，唯有采取静脉注射的途径，才能达到抢救生命的目的。注射给药特别是静脉滴入，可根据病情需要，随时增减剂量，获通过调节输液速度控制药物的剂量。注射剂的功用较之原生药：有的类似，如黄芩素能消炎、制菌、止血，仍保持了生药黄芩清热利湿、解毒泻火的作用；有的则完全不同，出现了新功效，如枳实注射液或从天然枳实中提取的有效成分，具有升血压、抗休克作用，这是枳实煎剂口服所没有的功效。

5.3 中药静脉给药值得注意和改进的问题　注入的药物必须制剂化、成品化、规范化，保证用药安全。特别是供静脉使用的中草药制剂，对质量要求高。临用之前，还应逐支地做外观检查，若发现色泽变化或沉淀等情况，严禁使用。两种以上制剂联合使用时，必须进行配伍禁忌试验。中草药成分复杂，特别是复方制剂，可能发生配伍禁忌的机会较多，在没有试验根据时，不要任意混合使用，注意过敏反应，输液反应，并立即处理。

中药静脉给药治疗热病急症收到良好效果，既保持和发扬了传统的辨证论治的优越性，又吸收了现代新技术的长处，丰富了中医中药的内容，是中医急症研究的重要途径。但中药静脉给药尚处在探索阶段，中药注射剂的质量尚不稳定，用药剂量一般偏大，肌内或皮下注射，病人难以耐受。而目前能供静脉注射用的制剂，品种太少，作用受限，不能满足临床需要，在作用机制和中医理论上有待深入研究。中药静脉给药，应严格掌握适应证，谨慎推行。

附方：

1. 马英注射液含：马鞭草、蒲公英、黄芩等

2. 茵栀黄注射液含：茵陈、栀子、黄芩、大黄

3. 利胆排石注射液含：土茵陈、金钱草、大黄、黄芩、枳壳、云木香、栀子、北柴胡等

4. 参麦注射液含：人参、麦冬

注：参加制剂研究的还有薛芹、肖轼、梁燕玲；参加临床观察的还有：李爱忠、李跃钧、陈长久、何明达、施欣红、杨建芳、苏兰湘及进修医师易飞鸾、周小平、齐兵国。

本文承郑艺文教授审阅一并致谢。

（湖南中医杂志 1987 年六期及《中医急症研究》发表）

§3.6 休克型肺炎的辨证与急救

休克型肺炎颇与“风温”重证相似。温热病的发展，一般由浅入深，从卫分→气分→营分→血分。但温邪甚者，直接侵入营血，迅即出现逆证。休克型肺炎，起病急剧，多在一、二天之内，肺炎初期症状（相当卫分）还不典型之时，便发生休克。症见高热（或体温不升）神昏或烦躁，脉微欲绝，血压下降等危象。诚如陈平白所云：“风热毒邪始得之，便身热口渴，目赤咽痛，卧起不安，手足逆冷，泄泻，脉浮者，热毒内壅，络气阻遏”是也。然其体有虚实之殊，邪有深浅之意，有辄现热盛伤阴者，热深厥深者和气阴两虚者，临证尤宜随机应变。

温邪极易伤耗阴津，以“燥”和“热”为特征的症状出现较早。如高热，汗出，口渴，气促，得食即吐，面赤，唇枯，肌肤干燥，舌红苔黄干，脉数尿少。休克型肺炎伴酸中毒、失水、电解质紊乱者多见之。

热毒过盛，津液亏损，阳气无所依附，不能宣达四肢，故胸腹灼热，而四肢厥冷，正所谓“热深厥亦深”也。症见高热，汗出热不解，恶寒，四肢厥冷，肛趾温度差加大，神志恍惚或昏迷，或嗜睡，或烦躁，口渴喜冷饮，无尿，少尿，舌红或绛，苔黄腻，脉微欲绝，或细数，此又当与“阴盛格阳”的假热真寒相鉴别。

热迫汗出，津随汗泄或热灼伤津，津伤气耗，必然导致气阴两虚。早期主要病变在心肺，肺气虚和心阴虚并见，气促，自汗，心悸，但欲寐，脉微细：后期病及下焦，劫灼肝肾之阴，多见颧红、潮热、盗汗、心烦等虚热内扰之症，宜与热邪亢盛之实证相鉴别。

总之，毒邪乃风温致病之因，故清热解毒乃正本清源之治，自宜贯彻始终。但口服汤剂有缓不济急之虞，余经多年实践，筛选出马鞭草、蒲公英、连翘、黄芩等制成注射剂作为基础用药，静脉滴注，直达病位，解毒治本，收效甚捷。若热盛伤阴者伍以竹叶石膏汤；热厥深者伍以清营汤；神昏者伍以醒脑静注射；气阴两虚者配生脉注射液静脉点滴；若阴津急剧耗损，气随阴脱者，急用枳实注射液行气活血，升压救脱，庶几阴阳顺接，气复津生，正胜邪却。

（原载长江医话）

§3.7 流行性脑脊髓膜炎

流行性脑脊髓膜炎，属祖国医学温病范畴。系瘟疫热毒之邪所致，病变多循卫、气、营、血规律发展。但临床上单纯卫分症状罕见，其原因：①初期症状类似一般外感，为期短暂，易被忽略，往往在患者就医之前，病变已传入气分；②热毒直入营血，有的患者一旦被发现，便陷入昏迷、出血等危险期，甚或暴然厥脱，不及时抢救而夭折。

邪入气分是本病治疗的关键时期。症见高热为主，兼烦躁、口渴、汗出、脉数。斯时若能迅速控制高热，阻断病邪传入营血，诸症可随之缓解，预后亦佳，否则逆症丛生。余遇此证，拟清气解毒治则，方用银翘白虎汤（金银花 20g，连翘 15g，生石膏 30g，知母 12g，陈粳米 15g，麦冬 12g，鲜芦根 20g）煎水，每日两剂，日夜投服；外用“泥疗”除热，即取燕子窝泥（亦可用净黄土代），捣碎、加鲜蛋清，制成泥饼，（人约 10cm×15cm、厚 2～3cm）成人用 2 个、小儿用 1 个敷患者胸腹部；有冷冻设备者，可用冰生理盐水 500～1000mL 保留灌肠。若腑实不通，大便秘结者，用增液承气汤或凉膈散通腑泄热。若卫分证未罢，而卫气同病，壮热无汗或少汗者，仍宜解肌，透邪外达，使热随汗散。方用自拟双解饮：麻黄 10g，青蒿 15g，防风 12g，葛根 15g，生石膏 30g，甘草 3g，煎水浓缩至 100mL，一次顿服（儿童酌减）。或同时用西河柳煎水揉抹全身皮肤（也可用醇浴），嘱患者静卧盖被取汗，可使体温迅速下降 1℃～2℃。得汗后需继续用清热解毒药物，祛除病邪以防“汗出辄复热”。

本病营分证，由热毒炽盛、化火化燥、邪陷心包或引动肝风所致。现高热、头痛、颈项强直、角弓反张、抽搐、谵语，或神志不清脉数、舌红绛症属痉厥极期。急宜清营解毒、醒脑开窍、熄风定惊，用醒脑静或清开灵注射剂 6～10mL，加入 50％葡萄糖注射液中静脉缓慢推注。若症状无改善，隔 2～4 小时候重复用一次。亦可用上药肌注，每次 4mL，每日二次；如无注射剂，可酌情选用安宫牛黄丸、紫雪丹、至宝丹急救；同时用清营汤加蜈蚣 3 条、全蝎 10g、藤耳 15g 煎汤频服；伴喘促、痰鸣者去生地、玄参、加石菖蒲 6g、川尖贝 10g、天竺黄 12g；呕吐甚者加半夏 10g、橘皮 10g、竹茹 12g。外用凉惊丸（散）：龙胆草、青黛、钩耳、防风各 15g，川连 3g、天竺黄 10g 共研末，另用薄荷、银花各 15g 煎汤调以上药末，敷于患者膻中至中脘穴处。

本病血分证以瘀斑为主。有如针点状者，有成片成斑者。乃热毒入营血，损伤阳络，血溢脉外，瘀滞肌肤而成。余师愚谓之“热疫斑疹”，急宜活血解毒，方用清瘟败毒饮加紫草、红花、桃仁、归尾。然而病至此期，营阴受损，正气日衰，病势危笃，治疗多采用综合措施。如活血解毒、醒脑开窍、育阴生津、复脉救脱，可选用丹参注射液、醒脑静注射液，生脉注射液等注射剂从静脉给药，庶几逆转恶变，化险为夷。

（湖南中医学院学报 1980 年第 1 期）

§3.8　中药治愈急性重型肝炎合并肝性脑病 1 例

1. 病历摘要

张某某，女，20 岁，未婚，工人。长沙市人，住院号 112730。

因乏力、食欲差 6 天，眼黄 2 天，于 1974 年 1 月 17 日上午 10 时入院。

患者于1月11日晚腹痛，次日乏力，不思饮食，伴厌油、恶心、呕吐，畏冷发烧，近3天加剧，进食、饮水则呕，尿黄，未大便，1月16日发现巩膜黄染，在院外曾以感冒及阑尾炎治疗，病情加重入院。

既往有接触黄疸肝炎病人史。

体查：体温36℃，脉搏78次/min，血压110/90mmHg。

急性病容，精神萎靡，神清，自动体位。全身皮肤黄染，浅表淋巴结无明显肿大，巩膜黄染，瞳孔等圆，五官端正，颈软，胸对称，心率78次/min，率齐，无杂音，肺清晰，腹平软，无压痛，肝于肋下1厘米，质软，脾未扪及，无腹水征。脊柱四肢无畸形，膝反射未引出。

化验：黄疸指数88U，麝香草酚浊度8U，硫酸锌浊度18U，谷丙转氨酶611U。

入院诊断：急性传染性黄疸型肝炎。

入院后，给输液，护肝治疗，病情迅速恶化，于当日下午7时出现神志异常，躁动，言语重复，叩诊肝浊音界缩小，经会诊为急性黄色肝坏死，肝性脑病前期。急输鲜血150mL，用μ氨酸静脉滴注，地西泮（安定）10mg肌内注射，晚上11时又阵发性烦躁，吵闹不休，继之神志不清，瞳孔散大，对光反射消失，膝反射消失，肝上界扪不出。呈中度昏迷状态。1月18日凌晨中医急会诊。

2. 辨证施治

患者猝然全身发黄，色如橘色，迅即黄疸加深，先伴恶心、呕吐，周身不适，继之狂躁不安，昏迷不省人事，牙关紧闭，瞳孔散大，小便涩赤，量少，大便干结数日未解，脉微欲绝，舌苔难辨。证属急黄，胆毒内陷，逆传心包，病势危重，急宜解毒活血，凉血开窍，透邪外达。方用犀角散化裁：升麻15g、犀角3g（磨冲）、赤芍10g、牡丹皮10g、天花粉12g、绵茵陈15g、红花3g、石菖蒲10g、甘草10g。嘱浓煎鼻饲，每日2剂，另安宫牛黄丸1颗，兑服。

1月19日查房：进上方1剂后小便增多，全身大汗，神志不清，呼之不应。时喉中痰鸣，嘴唇颤动，乃于原方加川贝10g、当归15g，急煎鼻饲，于当天下午5时，患者神志逐渐苏醒，开始能识别亲人，呼叫要吃药。

1月20日上午9时查房：神志清楚，问之能答，并能吃少量稀饭与水果。口苦，眼睛、皮肤黄染未减，小便黄如浓茶，量较前多，大便仍结，脉沉细，舌红绛，苔黑。肝风已平，神志清楚，但津液伤损，热毒炽盛。于前方去石菖蒲，加生地黄15g，每日2剂。

1月2日再诊，黄疸仍深，大便10余日未行，舌绛黑苔未退，尿量虽多，色仍深黄，脉细数，除前方续服外，另加用凉膈散，通便泄热，每日1剂，另煎，于晚餐后服，连服3天，进药后，当晚解黑便3次。

1月23日：神志恢复已5天，精神转佳，大便已畅，但舌苔黑、质绛，脉见小弦，于前方去犀角，加黄芩10g，枳壳10g，郁金10g，每日2剂。

1 月 31 日复查肝功能：黄疸指数降至 42U，麝浊 8U，锌浊度（一），谷丙转氨酶 350U。黑苔已退，但舌质仍红并见瘀点，拟用清肝化瘀汤（自拟）为主：当归 15g、赤芍 12g、天花粉 12g、茵陈 15g、郁金 10g、枳壳 10g、黄芩 12g、车前子 12g、升麻 15g、生地黄 15g、丹参 15g、甘草 6g，每日 1 剂。

2 月 4 日查房：神清，黄染减退，胃纳增加，每日能食米饭 6 两，但食后有腹胀感，胁隐痛，大便偏溏，尿微黄，苔净质红，脉细缓。证属肝脾受损，一则肝脏瘀热未尽，气阴两伤；一则脾虚失运，正虚邪恋。法宜清肝养血，益气健脾并进，主方归芍六君化裁：当归 15g、白芍 10g、天花粉 10g、绵茵陈 15g、郁金 10g、丹参 15g、黄芩 10g、白术 10g、云苓 12g、厚朴 6g、甘草 3g，5 剂，每日 1 剂。至 2 月 9 日胃纳增进，大便正常，但食后觉饱胀，腹隐痛，尿微黄，脉濡，舌红苔净。复查肝功能，黄疸指数 14U，麝浊 7U，锌浊正常，谷丙转氨酶 184U，血清总蛋白 7.58mmol/L，白蛋白 4.94mmol/L、球蛋白 2.64mmol/L，白蛋白与球蛋白之比为 1.87/1。改健脾益气为主，佐以清肝解郁，方用香砂六君加减：参须（或太子参）6g、云苓 12g、白术 10g、藿香 10g，连翘 10g、川楝 10g、甘草 3g，服方调理 10 余日，黄疸消退，精神转佳，食欲、二便正常，诸症消失，舌苔已转薄白，脉弦细，于 2 月 17 日复查肝功能：全部正常，谷丙转氨酶 155U，而于 2 月 19 日出院。

3. 讨论

急性黄色肝坏死，肝性脑病，属中医所称“急黄”，为热毒侵入营血，使肝脏坏死引动肝风所致。这种致病物质（病毒），古代医家称为“热毒”、“疸毒”，可由饮食不节，循脾胃而着于肝胆，也可循营血直犯肝胆，两者均能损害肝脏的藏血和疏泄功能。病邪由脾胃而至肝胆者，先有湿热阻滞中焦，脾胃不和的症状，继之湿热化火、郁于肝胆；病邪循营血而犯肝胆者猝然发黄，黄疸迅速加深，热毒迅即随营血扩散，内陷心包，上冲髓海，下伤肾元，横逆犯脾，至肝脾心肾俱败，甚则旦夕或数日之间，危及患者生命，故称“急黄”。

病理损害，以肝脏坏死，气血逆乱为主。“血因气逆则凝而不通，毒因气滞则凝而不散”，着于肝脏之疸毒，先使本脏气滞血瘀，肝组织失其濡养，迅即坏死，萎缩，则肝脏贮藏、调剂全身血液功能丧失，血不能运于诸经，诸经之血亦不能复归于肝。髓海、心包受毒邪重灼，并失气血所养，症见动风，神志异常，烦躁，谵语或嗜睡，昏迷；脾失所养，精微不能传输，水湿不能运化则纳呆、呕恶；肾失所养，气化不利，分清泌浊功能障碍，尿少、尿闭，临床表现为肝脾肾俱败。斯时人体的抗病能力，修复能力极为低下，而内陷之疸毒继续危害机体，形成正虚邪盛的危笃状态。

犀角散加减方，主要由解毒活血药物组成。解毒药物有升麻、天花粉等，以升麻为君，每次用量 12～15g，累计用量 300g 为本方特点。前人治疗某些病毒所致的传染性疾病如天花、麻疹内陷的危症，亦采用“陷者举之”、“托毒外达”法，叶天士治疗温热病，有

“入营犹可透热转气”的法则。历代本草称：升麻“性甘、辛、微寒，味微苦”，功能：“透疹、解毒，升提阳气”。“消斑疹，行瘀血，治阳陷眩晕”，“小儿惊痫、热壅不通”。如张仲景用升麻鳖甲汤治疗阳毒、阴毒症。孙思邈首用升麻犀角相伍，治疗重症黄疸。现代药理证实升麻还有解热、解毒、镇静作用。该方所加活血凉血药有赤芍、红花、丹参、当归，能“祛瘀生新”，证之现代药理，有改善血液循环，改善血液的流变性，增加组织的血氧供应，有利于渗出物的吸收，抗感染，增加新陈代谢，促使增生性病变的转化和吸收等作用，还具有抑制血小板聚集，疏通微循环和影响机体免疫状态等效能，有人认为微循环障碍，有可能促使和加重肝细胞坏死，从而导致肝衰竭发生并引起急性肾衰竭以及弥散性血管内凝血而致广泛内脏出血，主张及早使用预防微循环障碍的治疗措施。笔者在先辈的启示下，继之使用清肝活血解毒法治疗重症肝炎（见《湖南医药杂志》1974 年 6 期）之后，用犀角散加减抢救肝性脑病 1 例成功，特将治疗经过及个人管见提出就正于中西同志，谨望见教。

（见《湖南医药杂志》1974 年 6 期）

§3.9　在综合医院开展中医急症工作的做法和体会

我院是一所具有 880 张床位的综合医院，技术力量雄厚，业务科室设置齐全。有专门的急诊科和 1CU 病房，承担着大量的急诊抢救任务。我院中医科设门诊、病房（20 张床），中药房、中医实验室。现有中医教授 2 名、副教授 6 名、主治医师 7 名、住院医师 2 名、护士 6 名担负着中医医疗、科研、教学任务。为了继承发扬我国传统医药学。更好地为防病治病服务，我科从 20 世纪 70 年代开始研究中药剂型改革，探索中医药治疗急症方法。1983 年全国中医急症工作会议确定我院为卫生部中医急症厥脱证协作组（现为国家中医药管理局医政司厥脱急症协作组）成员。根据会议精神，我们制订了规划，充分利用医院现有技术设备条件，开展中医急症的医疗、研究、教学工作，并获得了一定成绩。

1. 中医治疗急症概况

1983～1993 年中医门诊共计 382212 人次，平均每年 34746.5 人次。住院人次总计 2373 人次，平均每年 215.7 人次，其中从急诊科收入的急诊患者 1268 人。11 年间，年平均床位周转率 10.8 人次/床，最高 15.3/床最低 9.7/床，年平均治愈率 25.7%，好转率 67.8%，死亡率 1.6%。收治的急症有休克 39 人次，败血症 6 人次，心力衰竭 67 人次。呼吸衰竭 25 人次，支扩咯血 24 人次，上消化道出血 91 人次，急性脑血管意外 31 人次、肺炎 126 人次，急性胰腺炎 345 人次，其他各类感染 276 人次。此外，承担了国家中医药“八五”科技攻关课题《急性心肌梗死合并休克的临床与实验研究》及湖南省卫生厅重大中医药科研课题 3 项。已发表论文如《中药静脉给药抢救热病急症 159 例的临床观察》及

《休克的回顾性调查与中医辨证分析》等38篇，同时举办了两期中医急症学习班，为湖南省各基层中医院培训了100多名中医急症骨干。

2. 中医急症工作带来的变化

2.1 提高了中医学的地位，改善了中医科在综合医院里的形象　由于中医长期以来放弃了“急诊”阵地，导致社会舆论认为中医是“慢病郎中”，不能治疗急症，在综合医院里的中医门诊和中医病房的患者，大都是慢性病，偶尔收治个别较重的患者，也是用大堆的西药治疗，中药成了装门面的“配像”。因此有些患者把中医病房当作“疗养室”，来这里疗养，有的手术前患者把中医病房当作过渡场所来这里作术前准备。因而，不能充分发挥中药防病治病的特色和作用，使一些人瞧不起中医。开展中医急症治疗工作后，改变了这种状况。一位败血症（血培养诊断）高热40℃的患者，由我科收入病房，用中药制剂静脉注射治疗2天体温正常，1周血培养阴性，痊愈出院。西医和西学中的同行，亲眼见我们用枳实注射液抗休克、清热解毒针剂静脉滴注，成功地抢救了危急症，他们都非常“信服中医药，相信中医的确能治急症”。当他们遇到了用西药无效或效果不佳的患者时，多愿使用中药或中西医结合治疗。如我院的小儿科、传染科、内科、外科曾普遍使用枳实注射液抗休克，用清热解毒和清热利湿针剂治疗传染性、病毒性肝炎，化脓性胆管炎、新生儿黄疸及各种急性感染性疾病，收到了满意的效果，实践使他们受到了教育，转变了看法，也提高了中医本身的自信心，增强了西医学习中医的积极性，促进了全院中西医结合科研工作。

2.2　救治了大批患者，扩大了两个效益　中医收治急症，加快了床位的周转，提高了病床使用率、治愈率。使为数较少的中医病床发挥了较大的效用，满足了更多的患者住中医病房的要求。病房收治急症为主时，病床使用率达到100%，病床年周转率最高15.3人次。由于突出中医特色，减少了昂贵的西药的使用，增加了辨证施护和各种中医治疗手段，如保留灌肠、急煎中药、中药雾化、中药离子导入及中医检测等服务性项目，在减轻患者医药费负担的同时，全科的经济效益，自1985年来收入逐年有较大幅度的增高，扭转了中医科靠发劳务费、吃补助的局面。

2.3　加快了中医队伍自身建设的步伐　中医治疗急症，对中医本身是一场考验。当拜金主义盛行时，我们强调突出中医特色，贴心为病人服务，主动收治急症，涌现了不少好人好事。医护人员都以病房为家，护士冒着酷暑为急症病人急煎中药，细心护理。副主任医师朱伟光，主治医师扬健芳、李爱忠、苏南湘、李耀钧、何明大、周中山、黄世一、李灿等通宵达旦地细心，严密观察患者，把握患者每个关键环节，直到患者痊愈。家住院外的黄道生教授，遇着危重患者，有时节假日也不回家，每当患者情况变化，下级医师需要请示和咨询时，只要打个电话，他即刻骑车赶到病房指导医治。1985年冬举办湖南省中医急症学习班，正值大雪纷飞的严寒时节，八十高龄的郑艺文教授，不顾年高体弱，从附二院到学校，坚持为学员授课。

3. 几点体会

3.1 医院各级领导的支持、重视是搞好中医急症工作的关键　1991 年元旦，当《湖南省中医管理条例》颁布时，医院党政领导亲自参加并发动全院各职能科室的负责人学习《条例》，制订贯彻措施。主管医疗的副院长亲自审订《中医示范病历》《中医病房收治住院病种的规定》。1993 年下半年由于张其亮院长和凌天牖副院长的关怀，在医院经费紧张的情况下，给我科添置了一台价值 6 万多元的床旁监护仪，充实中医病房。但是，在综合医院毕竟是西医为主体，中医是少数。院领导要考虑全盘工作，不可能把精力集中在某一个科室，作为基层中医科主任，应充分理解，主动当好院领导的中医工作参谋。在中医急症方面，自己首先要拿出周密计划、切实可行的措施，及时、主动地请示汇报。凡是合理的意见，院领导都支持。综合医院中医科一般未承担急诊任务，我们是"自讨苦吃"。没有奉献精神是不行的，回顾我科开展中医急症工作"两起一落"的历程，都与科室领导有直接关系。科主任既是行政顿导，又是学术带头人。抓中医急症或其他工作一样，要头脑清醒，明确主攻目标，把握方向，带好一班人，才能把中医急症搞上去。

3.2 坚持中西结合造就一支过硬的技术队伍　开展中医急症医疗工作，务必提高现有中医技术素质，更新诊疗手段。我们强调在巩固中医专业思想，熟练掌握中医诊疗技术的基础上，提倡和鼓励青壮年中医学习掌握与本专科有关的西医基础理论、基本技术操作、物理诊断和处理急症的方法。采取派到内科急症科、ICU 病房轮转的方法培训技术队伍，按照创三甲的要求考核青年医师，并参加全院统一考核，督促提高技术水平，为中医急症的开展奠定了基础。

3.3 坚持急症用中药剂型改革的研究　多年来开展中医急症的实践表明，固有的中药膏丹丸散汤不能满足现代急症医疗的需要，必须进行改革，寻找和研究高效、速效的中药剂型和给药途径，为中医治疗急症提供精良的武器。我们从 20 世纪 70 年代末开始，根据中医药治疗温热病理论，设计了系列清热解毒、养阴生津、救心复脉的中药注射剂，由院药厂研制、生产，供院内使用。如清热解毒的马英注射液、三草针、白花蛇舌草注射液、黄芩苷注射被，清热利湿退黄的茵栀黄注射液，养阴生津的育阴针、生津针（大输液制剂），救心复脉（抗休克）的枳实注射液等。其中以对枳实注射液的研究较深、较广，持续研究达 20 年之久，大体经历 3 个阶段。①该制剂于 1973 年开始进行药效学、制剂学研究。实验研究证明，它有兴奋和 β 受体作用，能使血浆中及心肌中 cAMP 和 cGMF 含量增加，具有强心、改善心脑肾血流量、升血压、抗休克作用。用天然枳实制成的注射剂，含有 N-甲基酪胺和对昔奈福林为主的多种成分"小复方"，但升压有效成分含量不稳定，澄明度存在问题。临床观察各种休克 283 例，总有效率 87%。②对枳实的升压有效成分进行分离、提纯，得到两个单体，化学结构鉴定为昔奈福林和 N-甲基酪胺。优点是含量稳定，便于质控，但缺少天然枳实注射液的类似"小复方"作用。③按照新药审批办法二类新药的要求，进行研制（救心复脉注射液）。国家中医药管理局将其纳入国家中医药"八五"

科技攻关课题，由我院牵头组织了制剂、药理、临床方面科技人员开展攻关。通过近3年的研究已有新的进展，制剂工艺方面经100余批次的实验，对原工艺进行了改进，使流程缩短，质量更趋稳定，药效学方面已完成救心复脉注射液对正常麻醉犬心脏血流动力学的药理作用，救心复脉注射液对戊巴比妥钠诱发心力衰竭及心源性休克犬的影响，救心复脉注射液对大肠埃希菌所致犬内毒素休克的影响，救心复脉注射液对犬内毒素休克的影响，救心复脉注射液对犬失血性休克的影响，救心复脉注射液对小鼠的急性毒性试验。从现有的实验和临床研究结果来看，其抗休克作用类似多巴胺，而且其他功能和用途优于多巴胺，且无多巴胺的毒副作用。除中药静脉制剂外，还研制了中药灌肠剂、雾化剂、口服剂（止血、止痛、止呕、退热），冷藏中药止血合剂备用。近年来由于药政法的实施，院内制剂受到限制的情况下，陆续引进国内药厂生产的双黄连粉针剂、醒脑静、生脉针、参附针、复方丹参针、血栓通等以适应中医急症需要。

3.4 坚持医药护团结协作的原则　中医治疗急症工作，是一项仍处在探索阶段的新工作，起点高、技术难度大，必须充分调动医师、药师、护士三者的积极性，同时要及时协调三者的相互关系，才能搞好这项工作。以应用中药静脉注射剂治疗热病急症为例，首先是从研究制剂起步的。在研制过程中，每一步都凝集着医师和药师智慧的结晶和共同劳动的汗水，为了解决中药注射剂热原反应问题，医药两家在选择药品品种上，处方配伍上反复修改，反复进行动物实验，然后投入临床。在临床实践中，又不断地发现问题，再反馈到研制上加以深化、完善，历时多年，才获得解决中药静脉给药和多种剂型、多途径给药，用于中医急症，需要护士熟练的操作技术和细心观察病情、辨证施护等，并主动配合医生才能保证医疗、护理质量。

总之，近10年来我们在综合医院开展中医急症工作方面，虽然做了一些工作，取得一定成绩，但是历程艰难，时有起落，也有问题和教训。其中体会较深的是在中药剂型改革中，开发意识和效益观念不强，当时在医药市场没有中医注射剂的条件下，为了满足院内开展中医急症的需要，花了很多功夫搞系列制剂，但没有和新药开发研究同步一个个地进行，走了些弯路，播种虽多，结果甚少。在改革开放的新形势下，我们要努力学习全国各兄弟单位的先进经验，把中医急症医、教、研工作推上一个新台阶。

（原载中国中医急症1995年第4卷第3期）

Content

Introduction

"Jue Tuo Disease Syndrome and Shock" is a monograph research on shock in relation with the Jue Tuo disease syndrome and the cardio and cerebral vascular disease. From perspective integration of TCM (Traditional Chinese Medicine) and western medicine, this book is uniquely merging with TCM documents, experiments and clinical researches that is rare among the Chinese medicine history.

For a long time, the analysis and definition on the syndrome of Jue and Tuo disease in TCM has been frequently discussed and debated. This book initiated to clarify the categorization by broad and narrow sense for the syndrome of Jue and Tuo disease, during which the term of broad sense "Jue Tuo Disease Syndrome" embodies Jue disease, Tuo disease and Jue Tuo syndrome; and the term of narrow sense is specifically the "Jue Tuo syndrome".

The whole book consists of 2 parts and 1 appendix. In the first part, the broad sense of Jue Tuo Disease Syndrome was discussed and categorized into 4 chapters as synopsis, Jue disease, Tuo disease, and Jue Tuo syndrome, respectively. In the second part, expounds of researches on shock and its common complications by integration of TCM and western medicine were discussed within two chapters. In the appendix, the clinical research on treatment of Jue Tuo syndrome by Jiuxin Fumai injection, supported by the Chinese 8th "5-year" project of national key scientific research, were illustrated, followed with related academic papers Jue Tuo disease syndrome by Professor Daosheng Huang.

This book is a pioneer in categorizing Jue Tuo Disease Syndrome from broad sense, which comprehensively illustrated this syndrome from its origin, etiology, pathogenesis, diagnosis, therapeutic principle and methods. It primarily studied and illustrated the identity (the same characteristics) of the narrow sense Jue Tuo syndrome under TCM and western medicine to differ with Jue disease and Tuo disease, which advanced the academlc theories of Jue Tuo disease syndrome into application, and provided a more systematic, leveled and significant guideline.

This book can be referred as guidance for clinical application, for it feasibly emerged the research results of the Chinese 8th "5-year" project of national key scientific research, as well as studies wortdwide, and preserved the experience of Chinese traditional treatment on Jue Tuo disease syndrome, as well as summarized and sorted contemporary the development of research and treatment on shock under the integration of TCM and western medicine, during modern time of China. The author contributed his medical skills through analysis in each in terms of "treatment according to circumstances", which can be used as clinical guide. This book is for medical students and doctors at intermediate or advanced level in TCM, integration of TCM and western medicine area, as a reference or guideline of clinical diagnosis, teaching as well as research. Owing to my advanced age, and the eagerness of accomplishing the whole text within my ability, may I apologize for the errors or omissions which would inevitably occur. At last, I would extend my gratitude to the president Xu for his dedicated proof reading.

Daosheng Huang

Haikou, China

16th November, 2011

Introduction of Prof. Daosheng Huang

Daosheng Huang, male, was born Nov. 1934in Yiyang Hunan province (China). He previously worked as botanic physician, professor in TCM, and supervisor for graduate students. Professor Huang was the former director in department of TCM, director of teaching and research department of TCM at the Second Xiangya Hospital (formerly the second affiliated hospital of Human medical university). Prof. Huang used to serve as member of the Chinese Society of TCM Institute, expert of National Natural Science Foundation, accreditation expert of China Administration of Science and Technology, director of Hunan consortium of Jue Tuo emergency at China National TCM Administration, executive director of Hunan Institute of TCM, deputy director of Hunan Provincial Institute of TCM, senior committee of Hunan Branch of Chinese Medical Association, committee of new drug assessment of Hunan province, editorial board of Hunan TCM Journal. In 1994, he was nominated as the first patch of "Hunan TCM practitioners" .

Huang Daosheng was born as the fifth-generation descendant in medicine family. He started studying TCM from his father at an early age, then entered Hunan TCM Training School (currently Hunan University of TCM) and graduated in 50's of 19 century. Up till now, he has engaged in clinical application, teaching and research of TCM over 50 years. During those years, he dedicated himself to the medical skills and researches and became a rigorous scholar in TCM as well as western medicine, grasped key-note skills from various scholars and experts, specialized in warm disease, cardio and cerebral vascular disease, and penetrated into the research on Jue Tuo disease syndrome and shock. He once held the "Acute myocardial infarction with shock and arrhythmla in clinical and experimental study" and "clinical research on treatment of Jue Tuo syndrome by Jiuxin Fumai injection" supported and sponsored by the Chinese 8th "5-year" project of national key scientific research, among which the research results had been accredited to advanced level in China.

He has also undertaken a number of Hunan TCM research projects, participated in writing 10 TCM books as chief and honorary editor, published over 40 academic papers in domestic and international journals. As bachelor and master supervisor, professor Huang has educated many talents on TCM and integration of TCM and western medicine, who have already made many contributions in China and abroad.

After retirement, he didn't stop learning and serving patients, they referred him as "Spring Dawn in TCM Circles" and "Medical Elite". This book was dedicated by his great concentration and thus written as a research overview in his life.

展望（代后记）

当今太平盛世国泰民安、社会和谐，百姓物质文化生活水平日益提高，人们对于生命健康质量更加关注，国家对于发展中医药事业越来越重视，制定了近期和长远规划，采取增加投入等具体措施，使中医药事业出现了史无前例的大好形势，展现出美好前景。

《厥脱病证与休克研究》在文献上对它进行了梳理，从古代复杂的初始病名，沿用病名、中广泛搜寻、探索，然后删繁择优；并经流行病学调查，实验研究，临床研究印证，将其整理归纳为广义厥脱病证（包括厥病、脱病、厥脱证）、狭义厥脱证。本书较全面地论述了广义厥脱病证的源流、病因、病机、诊断、治则、治法，分别介绍了厥病类、脱病类的证治。其中重点研究和阐述了狭义厥脱证与休克，获得了有价值的成果。

作为救治厥脱病证的药物——救心复脉注射液，是湘雅医学院新老两代医药学工作者历经三十年的艰辛研究，继承和创新的成果。由于天然药物成分复杂，历来都是口服给药，见效慢，不能救急，要把它的主要成分弄清，并改为“静脉注射剂”，又要保留原有的药效，不失本色，因而一路走来，并非顺利，曾历经探索、合成、剂型改进三个险要关口。特别是在“八五”攻关期间，由于国家科委、国家中医药管理局的重视和资助，得以列为重点（攻关）项目。按照新药审批办法的要求，完成了临床前研究的各项任务，增添了与厥脱病证相关内容的研究，加大了研究的深度与广度。就研究的范畴而言，涉及中医学、中西药制剂学、毒理学、病理生理学、临床医学、分子生物学等多学科的综合性研究。采用当代先进的技术手段，实验研究分别在整体、离体、器官、细胞、亚细胞及分子水平上，作了多层次研究。临床研究采用病证结合以病分证或以证概病双重诊断方式进行，按国际或国内的诊断和疗效判断标准作依据，选择冠心病合并心源性休克、神经性休克、失血性休克、感染性休克病例为观察对象，并设多巴胺组对照比较。临床研究结果表明：救心复脉注射液总有效率达98.6%，多巴胺组为94.12%，但比多巴胺组的升压速度快、幅度高，经统计学处理有显著性差异。通过以上研究，使救心复脉注射液达到了“安全、有效、稳定、可靠”的要求。国家中医药管理局于1996年元月进行了验收评估，结论是：本专题在治疗急性心肌梗死合并休克及心律失常的临床与实验研究方面已达国内先进水平。建议在“九五”期间继续深入研究，使救心复脉注射液尽快通过卫生部审批，投放市场。

时光流逝，可惜当时是旧的医疗体制、医药分家、单位无力交付巨额开发费用，专题负责人退休，市场经济形势下的药品生产商对投入多、销量少、经济效益不大的产品不愿意开发，虽经多方联系，终因无门可入，只得抱憾搁置。

生命科学是一门复杂的尖端科学。人们对于厥脱病证与休克的认识和研究永无止境，需要长期的、不断的深入和更新，才能适应社会的进步和人类的健康需要。仰望后世学者不断充实厥脱病证中医学术理论，使之更系统、更全面，把它建设成为厥脱病证学科。诊断方面对厥病类，脱病类要一个一个地深入研究，建立起切实可行的诊断标准。治疗上不断创新，探索新方法，新制剂。救心复脉注射液经多年研究表明是中药中抗厥脱证的安全有效、稳定可靠的制剂，应当争取成为新药。把老祖宗传下来的宝贵遗产继承好，发扬好，为保护民族健康做贡献。

2013年11月修改于海南岛

＊＊＊

鸣谢！

蒙湖南省政协原副主席、国内外著名血液生理学专家、原湖南医科大学（现名中南大学湘雅医学院）校长、博导徐有恒教授为本书作序；中华肾病学会秘书长、中南大学湘雅医学院常务副院长、原湘雅二医院党委书记、一级主任医师、中南大学肾病研究所所长、著名肾病专家刘伏友教授主审；肾内科周安副教授，中医科王哲主任，李灿副教授，金万存硕士，湖南中医药大学胡华硕士等参与部分章节编写及调研给予大力支持，并此鸣谢。

图书在版编目（CIP）数据

厥脱病证与休克研究 / 黄道生主编. -- 长沙 : 湖南科学技术出版社，2014.7

ISBN 978-7-5357-8019-5

Ⅰ. ①厥… Ⅱ. ①黄… Ⅲ. ①脱证—研究 Ⅳ. ①R241.3

中国版本图书馆 CIP 数据核字(2014)第 023672 号

厥脱病证与休克研究

主　　编：黄道生

责任编辑：邹海心　罗列夫

出版发行：湖南科学技术出版社

社　　址：长沙市湘雅路 276 号

http://www.hnstp.com

邮购联系：本社直销科　0731 - 84375808

印　　刷：东莞虎彩印刷有限公司

（印装质量问题请直接与本厂联系）

厂　　址：东莞市虎门镇陈黄村工业区石鼓岗

邮　　编：523923

出版日期：2014 年 7 月第 1 版第 1 次

开　　本：700mm×1000mm　1/16

印　　张：27.5

字　　数：420000

书　　号：ISBN 978-7-5357-8019-5

定　　价：68.00 元